科学出版社“十四五”普通高等教育研究生规划教材

中西医结合诊治内分泌代谢性疾病

主　编　方朝晖

科学出版社

北　京

内 容 简 介

本教材是一本专为中医药、中西医结合专业研究生编写的研究生教材，旨在培养高层次的创新型医学人才。本教材以中医辨证论治为主导，结合西医的先进诊断治疗技术，全面介绍了内分泌代谢性疾病的中西医诊治方法。全书分为上下两篇，共13章，系统阐述了内分泌代谢性疾病的概况、病因、临床表现、诊断、实验室检查、治疗方案及预防和预后等，突出了中医药在防治这些疾病中的独特优势。本教材吸收了国内外先进的诊断治疗方法，并继承传统中医药优秀的成果，力求突出实用性、先进性和新颖性。

本教材可供专业医生、研究生及大专院校医学生参考使用。

图书在版编目（CIP）数据

中西医结合诊治内分泌代谢性疾病 / 方朝晖主编 .北京 : 科学出版社 , 2025. 6. --(科学出版社“十四五”普通高等教育研究生规划教材).
ISBN 978-7-03-080942-1

Ⅰ. R58

中国国家版本馆CIP数据核字第20247Y8E90号

责任编辑：郭海燕　王立红 / 责任校对：刘　芳
责任印制：徐晓晨 / 封面设计：陈　敬

科学出版社 出版
北京东黄城根北街16号
邮政编码：100717
http://www.sciencep.com
固安县铭成印刷有限公司印刷
科学出版社发行　各地新华书店经销
*
2025年6月第　一　版　开本：787×1092　1/16
2025年6月第一次印刷　印张：17
字数：491 000

定价：120.00元
（如有印装质量问题，我社负责调换）

本书编委会

主　　编　方朝晖

副主编　马　丽　王　斌　朴春丽　杨晓晖

陆　灏　余江毅　岳仁宋　赵林华

编　　者（按姓氏笔画排序）

马　丽（新疆维吾尔自治区中医医院）

王　斌（天津中医药大学第一附属医院）

方朝晖（安徽中医药大学第一附属医院）

朴春丽（广州中医药大学深圳医院）

李鹏辉（开封市中医院）

杨晓晖（北京中医药大学东直门医院）

余江毅（江苏省中医院）

张　芳（开封市中医院）

张博荀（成都中医药大学附属医院）

陆　灏（上海中医药大学附属曙光医院）

陈清光（上海中医药大学附属曙光医院）

季学磊（芜湖市第二人民医院）

岳仁宋（成都中医药大学附属医院）

赵进东（安徽中医药大学第一附属医院）

赵林华（中国中医科学院广安门医院）

赵能江（厦门大学附属第一医院）

段玉红（陕西中医药大学附属医院）

费爱华（安徽中医药大学第二附属医院）

倪英群（安徽中医药大学第一附属医院）

倪海祥（浙江中医药大学附属第一医院）

曹　赟（浙江中医药大学附属第一医院）

鲍陶陶（安徽中医药大学第一附属医院）

学术秘书（按姓氏笔画排序）

王帆竞（安徽中医药大学）

李金菊（安徽中医药大学）

黄　蓓（安徽中医药大学）

前　　言

在21世纪的医学领域，内分泌代谢病学已成为一门至关重要的学科。随着分子生物学技术的迅猛发展，内分泌代谢性疾病的诊断与治疗水平不断提升。《中西医结合诊治内分泌代谢性疾病》教材，正是在这样的背景下应运而生，旨在为我国研究生教育体系中的高层次人才培养提供专业、系统的学术支持。

本教材的编写，紧紧围绕国家对高层次、创新型人才的培养需求，以问题为中心，突出学科的重点、难点、疑点和热点。我们致力于综述研究进展，提出新科研成果，同时正视现状，解读困惑，激发灵感，引发思索，面向未来。

全书共分13章，内容涵盖内分泌代谢性疾病的中西医诊治，包括疾病概况、病因及发病机制、临床表现、诊断与鉴别诊断、实验室检查、治疗方案等。本教材特别强调中医辨证论治的独特优势，结合现代医学的先进诊断治疗方法，力求在实用性、先进性和新颖性上达到平衡。

本教材以纲要性表述为主，为研究生和教师留有思索和研究的空间。编写过程中，我们吸收了国内外的先进理念与技术，继承并发扬了传统中医药的优秀成果，确保内容的科学性和前瞻性。

本教材面向的专业读者群体包括内分泌科医生、中医院校的师生及相关专业的研究生。无论是临床实践还是学术研究，本教材都能提供丰富的参考价值。

在本教材的编写过程中，得到了众多同行和专家的宝贵意见与支持。在此，我们表示衷心的感谢。同时，我们也意识到书中可能存在的不足之处，期待读者的批评与指正，以期不断完善和提高。

此外，犀牛角和虎骨两种药品已停止供药用，本著作中古医籍或方剂涉及这两药时，仅供参考，建议使用其代用品。根据国家相关规定以及《中国药典》中禁用药品在临床均建议用其相应代用品。

本教材的出版，是对我国中医药教育和内分泌代谢病学研究的一次有益尝试。我们坚信，通过不断的学术交流与实践探索，能够为促进中西医结合诊治内分泌代谢性疾病的发展做出贡献。

编　者

2025年2月

目　　录

上篇　总　　论

下篇　分　　论

上篇　总　　论

第一章 中西医结合内分泌代谢性疾病的概念与研究范畴

一、引　言

内分泌代谢性疾病是指由于内分泌腺或内分泌组织本身的分泌功能或结构异常，以及靶细胞对激素敏感性降低等原因，导致的代谢异常疾病。在西医视角下，这些疾病多与激素分泌过多、过少或激素作用异常有关。而在中医学中，内分泌代谢性疾病往往被归纳为脏腑功能失调、气血津液紊乱等病机范畴。

中医学认为，人体的生命活动依赖于脏腑功能的正常运行和气血津液的平衡状态。内分泌代谢性疾病的发生，往往与脏腑功能失调、气血津液紊乱等因素密切相关。例如，肝主疏泄，调节气机，与内分泌系统的调节功能密切相关；脾主运化，负责水谷精微的吸收和运化，与营养物质代谢密切相关。因此，从中医学的角度来看，内分泌代谢性疾病的治疗应该注重调节脏腑功能、平衡气血津液。

二、内分泌代谢性疾病的中医学概念

（一）脏腑功能失调与内分泌代谢性疾病

在中医学中，脏腑功能失调是导致内分泌代谢性疾病的重要因素之一。例如，肝主疏泄，若肝气郁结，则会导致气机不畅，影响内分泌系统的调节功能。此时，患者可能出现情绪波动、失眠多梦等症状，同时也可能伴有内分泌激素的异常分泌。因此，在治疗这类疾病时，应该注重疏肝解郁，调节气机，以恢复内分泌系统的正常功能。

（二）气血不足或气血瘀滞对内分泌代谢的影响

在中医学中，气血被视为人体生命活动的基本物质。气血的充足与否，直接影响着人体脏腑功能的正常运作。当气血不足时，脏腑功能将难以维持正常，从而导致内分泌代谢出现紊乱。

气血不足主要表现为气虚和血虚两种状态。气虚时，人体机能减退，脏腑功能低下，新陈代谢减缓，内分泌激素的分泌和调节功能受到影响。例如，在甲状腺功能减退症中，患者常表现为气虚证候，如乏力、懒言、气短等，这与其甲状腺激素分泌减少、代谢率降低的病理状态密切相关。而血虚时，血液供给不足，脏腑组织得不到充分的营养滋润，也会导致内分泌代谢异常。如糖尿病患者，在中医辨证中常出现血虚证候，如面色萎黄、头晕眼花、心悸失眠等，这与其胰岛素分泌不足、血糖代谢紊乱的病理状态相吻合。

另外，气血瘀滞也是导致内分泌代谢异常的重要因素。气血瘀滞时，血液循环不畅，脏腑组织得不到充分的血液供应和氧气，从而导致新陈代谢障碍和内分泌激素分泌异常。如多囊卵巢综合征患者，在中医辨证中常出现气滞血瘀证候，如月经后期或闭经、多毛、痤疮等，这与其内分泌代谢紊乱、雄激素分泌过多有关。

（三）津液代谢异常与内分泌代谢性疾病的关系

津液是人体内的液态物质，具有滋润、濡养和调节机体阴阳平衡的作用。当津液代谢异常时，也会影响内分泌代谢的平衡。津液不足时，人体缺乏足够的滋润和濡养，脏腑功能受到影响，内分泌代谢出现紊乱。如干燥综合征患者，在中医辨证中常出现阴虚证候，如口干、眼干、皮肤干燥等，这与其唾液腺、泪腺等分泌腺津液分泌减少、内分泌激素分泌异常有关。而津液过多或停滞时，也会导致内分泌代谢异常。如痰湿内阻证候在肥胖症患者中较为常见，患者体内痰湿过多，阻碍气血流通，影响脏腑功能和新陈代谢。这种痰湿内阻的状态与肥胖症患者内分泌代谢紊乱、胰岛素抵抗等病理状态密切相关。

（四）中医证候与内分泌代谢性疾病的分类

在中医学中，内分泌代谢性疾病的分类主要基于证候表现。通过辨证施治的方法，中医将内分泌代谢性疾病分为实证和虚证两大类，并根据具体证候进行进一步分类。

实证主要包括气滞、血瘀、痰湿等证候。这些证候通常表现为体内气血运行不畅或痰湿内阻等病理状态，与内分泌代谢紊乱密切相关。例如，气滞血瘀证候在多囊卵巢综合征、糖尿病等内分泌代谢性疾病中较为常见；痰湿内阻证候则常见于肥胖症等内分泌代谢性异常疾病。

虚证则主要包括气虚、血虚、阴虚等证候。这些证候通常表现为体内气血或阴液不足等病理状态，导致脏腑功能低下和内分泌代谢异常。例如，气虚证候在甲状腺功能减退症中较为常见；血虚证候则常见于糖尿病患者等。

此外，中医还根据具体证候将内分泌代谢性疾病进一步分类。如消渴病（糖尿病）根据证候的不同可分为上消、中消和下消三种类型；虚劳病（慢性疲劳综合征）则可根据病因和证候的不同分为气虚型、血虚型、阴虚型等多种类型。这些分类有助于中医在临床实践中更加精准地辨证施治，提高治疗效果。

三、内分泌代谢性疾病的中医学研究范畴

（一）病因病机研究

在中医领域，对内分泌代谢性疾病的病因病机研究是深入理解和治疗这些疾病的基础。这一研究主要包括两个方面：外界环境因素和内部因素。

外界环境因素对内分泌代谢的影响：中医认为，人体的健康与外界环境息息相关。气候变化、环境污染、地理位置等因素都可能影响人体的内分泌代谢。例如，寒冷的气候可能导致人体阳气不足，影响血液循环和内分泌系统的正常运作；而长期生活在污染严重的环境中，可能导致体内毒素积累，影响脏腑功能和内分泌代谢。

内部因素（情志、饮食、劳逸等）与内分泌代谢性疾病的关系：情志因素在中医中被视为影响人体健康的重要因素之一。长期的精神压力、情绪波动可能导致气机不畅，影响脏腑功能和内分泌代谢。饮食因素同样重要，不合理的饮食习惯可能导致脾胃功能失调，影响营养物质的吸收和代谢。劳逸因素也不可忽视，过度劳累或过度安逸都可能影响气血流通和脏腑功能，进而影响内分泌代谢。

（二）辨证施治原则

在中医治疗中，辨证施治是核心原则。针对内分泌代谢性疾病，中医通过辨证施治的方法，根据患者的具体证候进行精准治疗。

辨证论治的基本方法：中医辨证施治的基本方法包括望、闻、问、切四诊合参。通过观察患者

的面色、舌苔、形体等体征，询问病史和症状，以及进行脉诊等手法，中医医师可以全面了解患者的病情和证候特点。在此基础上，中医医师会结合患者的体质、年龄、性别等因素，制订个性化的治疗方案。

针对不同证候的中医治疗方法：对于不同的证候，中医采用不同的治疗方法。例如，对于气血不足的证候，中医会采用补益气血的方法，如使用黄芪、当归等中药进行补益；对于气滞血瘀的证候，中医会采用活血化瘀的方法，如使用桃仁、红花等中药进行活血化瘀。同时，中医还注重整体调理和个体化治疗，旨在恢复脏腑功能的正常运作和内分泌代谢的平衡。

（三）中药治疗研究

中药治疗在内分泌代谢性疾病的治疗中占据重要地位。中药通过调节人体内环境、改善脏腑功能等方式，对内分泌激素分泌功能进行调节。

中药对内分泌激素的调节作用：中药中的许多成分具有调节内分泌激素的作用。例如，一些中药可以降低血糖、调节胰岛素分泌；一些中药可以促进甲状腺激素的合成和分泌；还有一些中药可以调节性激素的平衡等。这些作用使得中药在内分泌代谢性疾病的治疗中具有独特的优势。

中药复方在内分泌代谢性疾病治疗中的应用：中药复方是中医治疗的重要手段之一。通过合理的配伍和组合，中药复方可以发挥协同作用，提高治疗效果。在内分泌代谢性疾病的治疗中，中药复方被广泛应用于调节内分泌激素、改善脏腑功能等方面。例如，在糖尿病的治疗中，一些中药复方可以降低血糖、改善胰岛素抵抗；在甲状腺功能减退症的治疗中，一些中药复方可以促进甲状腺激素的合成和分泌等。

（四）非药物治疗研究

除了中药治疗外，中医还注重非药物治疗在内分泌代谢性疾病中的应用。

针灸、推拿等非药物疗法在内分泌代谢性疾病中的应用：针灸、推拿等非药物疗法在中医治疗中具有重要地位。这些疗法通过刺激人体经络穴位、调节气血流通等方式，对内分泌代谢性疾病进行治疗。例如，针灸可以刺激胰岛素分泌、降低血糖；推拿可以改善血液循环、促进新陈代谢等。这些非药物疗法在内分泌代谢性疾病的治疗中具有一定的辅助作用。

生活方式干预（如饮食、运动、情志调节等）的研究：中医强调生活方式干预在内分泌代谢性疾病治疗中的重要性。通过合理的饮食、适当的运动、情志调节等方式，可以改善患者的体质和脏腑功能，进而调节内分泌代谢。例如，在糖尿病的治疗中，中医强调饮食控制和运动锻炼的重要性；在甲状腺功能减退症的治疗中，中医注重情志调节和情绪管理等。这些生活方式干预措施在内分泌代谢性疾病的治疗中具有积极作用。

四、内分泌代谢性疾病的西医学概念及研究范畴

（一）内分泌学

内分泌学是研究内分泌腺及相应激素的学科，与其他临床学科不同，内分泌学很难通过解剖学的原则进行严格界定，因此内分泌疾病的首发表现可为其他系统的症状，所以了解学习内分泌系统的相关知识有助于临床各个学科疾病的诊疗。中西医结合诊治内分泌代谢性疾病主要从疾病的诊断、临床表现及治疗、预后多个方面进行研究。

内分泌系统主要由内分泌腺（包括垂体、甲状腺、甲状旁腺、肾上腺、性腺等）和分布在心血管、胃肠、肾、脂肪组织、脑（尤其下丘脑）的内分泌组织与细胞组成。激素的作用方式有四种：①内分泌（endocrine）：是经典的作用方式，即激素通过血液转运到达作用的靶组织；②旁分

泌（paracrine）：即在激素产生的局部发挥作用，如睾酮分泌进入血流，它也可以作用于睾丸局部控制精子形成；③胞分泌（intracrine）：即细胞内的化学物质直接作用在自身细胞；④神经分泌（neurocrine）：如下丘脑的视上核和室旁核合成精氨酸加压素（arginine vasopressin，AVP），经下丘脑-垂体神经移行至垂体后叶。

经典内分泌学是以内分泌腺体疾病为核心研究对象发展起来的。激素是生物细胞分泌的微量活性物质，现代内分泌学已经将激素的定义扩展到了具有调节作用的所有化学信使物质。内分泌疾病包括经典内分泌腺（下丘脑、垂体、甲状腺、甲状旁腺、肾上腺和性腺）疾病和非内分泌腺[各种组织的神经内分泌细胞、胺前体摄取及脱羧（amine precursor uptake and decarboxylation system，APUD）细胞]内分泌疾病两个部分，内分泌功能通过激素调节体内代谢，适应内外环境的变化，因此环境因素对内分泌系统有深刻影响，可造成急性或慢性应激性疾病；另外，心、肺、胃、肠、胰、肝、肾、脂肪组织的神经内分泌细胞功能紊乱也可引起内分泌代谢障碍（如 Bartter 综合征、Gitelman 综合征、Liddle 综合征、慢性肾病-矿物质骨病、高钙尿症、肾石病、肾钙盐沉着症、家族性肾性糖尿病、胃泌素瘤、血管活性肠肽瘤、生长抑素瘤、类癌综合征、代谢性胰腺炎、自身免疫性胰腺炎、肠易激综合征等）。

1. 激素产生过多

1）内分泌腺肿瘤：如甲状腺腺瘤、甲状旁腺腺瘤、胰岛素瘤、胰高血糖素瘤、醛固酮腺瘤、嗜铬细胞瘤等。这些肿瘤多为良性，自主性分泌激素，临床表现为该腺体的功能亢进。如胰岛素瘤引起的低血糖，肾上腺皮质肿瘤引起的皮质醇增多症。然而更多的肿瘤无分泌激素的功能。如垂体瘤的尸检患病率为 7%～20%，甲状腺癌的尸检患病率为 6%～36%。这些肿瘤无临床症状，在体检和筛查时发现，所以称为“偶发瘤”（incidentaloma）。体积较大的肿瘤可以压迫邻近组织，出现相应的症状和体征。如垂体腺瘤压迫视交叉出现视力减退、视野缺损和偏盲症状，压迫其他垂体细胞引起垂体其他激素缺乏。

2）多发性内分泌腺瘤病（multiple endocrine neoplasia，MEN）：多个内分泌腺肿瘤或者增生产生过多的激素。性质是良性或者恶性。如 MEN-1 型包括甲状旁腺腺瘤、胃肠胰肿瘤和垂体增生或者腺瘤。原因是 MEN-1 基因突变所致。

3）伴瘤内分泌综合征（paraneoplastic syndromes）：也称异位激素分泌综合征。分泌异位激素的肿瘤细胞多数起源于分布在体内的神经内分泌细胞。这些细胞具有 APUD 的特性，它们多从神经嵴外胚层衍化而来。正常情况下 APUD 细胞不分泌激素，恶变为肿瘤细胞后可以合成和分泌激素，如肺燕麦细胞癌分泌的促肾上腺皮质激素（adrenocorticotropic-hormone，ACTH）引起的异位促肾上腺皮质激素综合征（ectopic ACTH syndrome，EAS）。恶性肿瘤可以分泌过量的甲状旁腺激素相关蛋白（PTHrP）、活性维生素 D 等激素，引起高钙血症。

4）自身抗体产生：如毒性弥漫性甲状腺肿（Graves 病）的甲状腺刺激性抗体（TSAb）刺激甲状腺细胞表面的促甲状腺激素（thyroid stimulating hormone，TSH）受体，引起甲状腺功能亢进症。

5）基因异常：如糖皮质激素可治性醛固酮增多症（glucocorticoid remediable aldosteronism）为常染色体显性遗传疾病。正常情况下醛固酮合成酶在肾上腺皮质球状带表达，由于异常的染色体交换形成的融合基因导致醛固酮合成酶在束状带表达，所以可被糖皮质激素所抑制。

6）外源性激素过量摄入：如过量糖皮质激素摄入所致的医源性库欣（Cushing）综合征；过量甲状腺素摄入引起的甲状腺毒症等。

2. 激素产生减少

（1）内分泌腺破坏

1）自身免疫损伤：如 1 型糖尿病、桥本甲状腺炎、艾迪生（Addison）病时分别损伤胰岛 β 细胞、甲状腺细胞和肾上腺皮质细胞所致的腺体功能减退症。

2）肿瘤压迫：如垂体瘤压迫促肾上腺皮质激素分泌细胞产生的继发性肾上腺皮质功能减退症。

3）感染：如病毒感染所致的亚急性甲状腺炎。

4）放射损伤：如 ^{131}I 治疗甲状腺功能亢进症引起的甲状腺功能减退症。

5）手术切除：甲状腺切除所致的甲状腺功能减退症。

6）缺血坏死：希恩综合征（Sheehan syndrome）是由于产后大出血引起的垂体前叶缺血坏死所致。

（2）内分泌腺激素合成缺陷　多为遗传性疾病。如由于甲状腺激素合成酶缺陷引起的先天性甲状腺功能减退症。

（3）内分泌腺以外的疾病　如肾脏破坏性病变，25-羟维生素 D 不能在肾脏实现 1a 羟化，减少活性维生素 D 的产生，进而导致肾性骨病。

3. 激素在靶组织抵抗

激素受体突变或者受体后信号转导系统障碍导致激素在靶组织不能实现生物学作用。临床大多表现为功能减退或功能正常，但是血中激素水平异常增高。例如，生长激素受体突变造成拉龙（Laron）侏儒；甲状腺激素受体基因突变引起甲状腺激素抵抗综合征。

（二）代谢性疾病

机体对能量摄取、利用和储存的过程称为新陈代谢。新陈代谢是生命的基本形式，更是高级生命的基础。而能量代谢是所有生物代谢的重要过程和体现。新陈代谢使机体各组织、器官之间，机体与环境之间不断进行物质交换和转化，同时体内物质又不断进行分解、利用与更新，为个体的生存、活动、生长、发育、生殖、衰老及维持内环境恒定提供物质和能量。新陈代谢包括物质合成代谢和分解代谢两个过程。分解代谢是指机体将复杂的大分子物质（如糖、蛋白质和脂肪等）分解为小分子物质[如腺嘌呤核苷三磷酸（ATP）、二氧化碳和水]的过程，即产生和利用能量的过程；合成代谢是指机体将简单分子（葡萄糖、氨基酸、脂肪酸）合成大的复杂分子的过程（糖原、蛋白质、脂肪），即能量储存的过程。近年发现很多微量元素包括铁、铜、锌、钴、锰、碘、铬、钒、硒等为机体所必需，在机体物质代谢过程中起着重要的甚至是关键的作用。随着分子生物学、系统生物学、各种组学（蛋白质组学、基因组学、代谢组学）的发展，人们扩展了对代谢性疾病的认识。学者们对传统的代谢性疾病如糖代谢紊乱、脂代谢紊乱、钙磷代谢紊乱的探索不断深入，进一步阐明了其发病机制和遗传学异常，尤其在能量代谢紊乱与肿瘤、衰老、认知功能障碍等疾病关联方面的研究进一步丰富了代谢性疾病谱。人类对多种代谢相关疾病发病机制的阐明，对后者精确诊断及防治策略产生深远影响。新陈代谢的过程十分复杂，因遗传和环境因素影响导致的营养不足和营养过剩及某些代谢途径的异常，均可以导致代谢相关疾病的发生。

1. 遗传性代谢性疾病

遗传性代谢缺陷的病因主要是基因突变、DNA 结构改变，从而引起机体的许多蛋白质（如各种酶、受体、细胞膜蛋白、血红蛋白等）结构和功能紊乱，继而影响细胞和器官功能。基因突变的本质可以从遗传密码中碱基序列和突变蛋白质中氨基酸顺序改变来推断，这已经广泛应用于各种血红蛋白和葡萄糖-6-磷酸脱氢酶等的先天性变异的诊断。DNA 限制性内切酶分析及 DNA 测序分析技术可直接分析 DNA 结构的改变，如点突变、插入、缺失、颠倒等。对人类 DNA 序列多种突变与疾病关系的研究不仅可以解释这些疾病的发病机制，而且对基因突变导致的相关临床表型研究有助于揭示这些基因的功能，可能形成治疗靶点，为遗传性疾病的基因治疗提供可能。青少年发病的成人型糖尿病（MODY），是一种常染色体显性遗传方式糖尿病，如 MODY1、MODY2、MODY3 分别是肝细胞核因子 4α（hepatocyte nuclear factor 4 alpha，HNF-4α）基因、葡萄糖激酶基因（CCK）及肝细胞核因子 1α（hepatocyte nuclear factor 1 alpha，HNF-1α）基因突变所引起。现已发现单基因突变引起的肥胖病。瘦素（leptin）基因突变是最先报道的常染色体隐性遗传的单基因突变肥胖病，表现为患者血清瘦素水平极度低下，出生时体重正常，但在数月内食欲亢进，体重增加迅速，伴有严重的胰岛素抵抗，成年后发展为糖尿病。瘦素受体（leptin receptor，LEPR）基因突变导致瘦素受体信号传导通路受损，其临床特征类似于瘦素基因突变（瘦素缺乏）患者的部分临床表现。

2. 获得性代谢性疾病

获得性代谢性疾病较多见，常继发于内脏器官（如肝、肾、心、肺、胰、胃肠）疾病并发严重功能障碍或衰竭时造成的代谢紊乱。

1）肥胖可以引起全身多器官、多代谢紊乱，包括胰岛素抵抗、2 型糖尿病、脂质代谢紊乱、脂肪组织代谢异常、脂肪肝、心肌代谢异常等。

2）幽门梗阻或高位肠梗阻引起呕吐的情况下，患者常因丢失大量盐酸而引起碱中毒，严重胃肠液丧失而引起酸中毒、失水和严重电解质紊乱。

3）肝功能严重损害或衰竭时，体内多种物质代谢失常较严重，包括肝细胞损伤引起的胆红素代谢和排泄异常可引起肝细胞性黄疸、血浆白蛋白降低、血氨升高和氨基酸代谢产物水平升高。肝细胞损伤严重时，胆固醇水平明显降低，胆汁淤积时胆固醇和甘油三酯均可增高。肝细胞损伤可以引起肝糖原合成和储存减少，容易发生低血糖。类固醇激素代谢失常引起男性乳房发育或引起女性月经周期紊乱、继发性醛固酮增多症和水钠潴留。严重肝病引起维生素 D 不能在 C25 位上羟基化而激活，可引起钙磷代谢紊乱与代谢性骨病。

4）胰腺病变导致外分泌腺腺泡损坏严重时常影响蛋白质、脂肪的消化吸收和胰源性腹泻；如引起胰岛损伤 B 细胞严重破坏时，常引起胰源性糖尿病。

5）心力衰竭及周围循环衰竭时，常因有效循环血量减少，组织灌注降低引起组织缺氧，继而引起多种代谢紊乱，继发性醛固酮增多症和水、盐、电解质紊乱。

6）肾衰竭时，蛋白质、脂肪、水及电解质等代谢呈多种复杂变化，表现为代谢性酸中毒。维生素 D 的 C1 位羟基化障碍，常引起抗药性维生素 D 缺乏症、低钙血症和继发性甲状旁腺功能亢进症。肾小管功能紊乱常导致肾小管性酸中毒伴失钾、失钠、失钙、失磷和高氯性代谢性酸中毒和代谢性骨病等。

7）肺功能衰竭引起缺氧和二氧化碳潴留，表现为呼吸性酸中毒，且常与代谢性酸中毒和（或）代谢性碱中毒混合存在。

3. 遗传和环境因素相互作用引起的复杂性疾病

在许多代谢性疾病的发病机制中，往往是遗传和环境因素包括不良生活方式共同作用的结果。肥胖和 2 型糖尿病是多基因异常和多种环境因素所导致的复杂性疾病，与营养过剩、体力活动减少等不良生活方式有关。多基因异常导致的复杂性疾病患病率高，影响人类健康，在代谢性疾病中占有重要地位。

（方朝晖）

参考文献

姜泉，周新尧，唐晓颇，等，2024. 干燥综合征病证结合诊疗指南. 中医杂志，65（4）：434-444.

潘紫萌，孙森，王颖，等，2021. 痰湿对多囊卵巢综合征不孕症患者内分泌代谢的影响. 中华中医药杂志，36（7）：4308-4312.

吴倩，杜立娟，谈钰濛，等，2021. 内分泌代谢病从气化论治及五苓散新用. 世界中医药，16（5）：717-720.

喻松仁，邓逸菲，张一文，等，2023. 从中医痰湿相关理论探讨调控自噬干预肥胖的理论依据. 中华中医药学刊，41（4）：135-138.

中国中西医结合学会妇产科专业委员会，2024. 多囊卵巢综合征中西医结合诊治指南. 中国中西医结合杂志，44（1）：5-18.

Eslam M，Newsome P N，Sarin S K，et al，2020. A new definition for metabolic dysfunction-associated fatty liver disease：an international expert consensus statement. J Hepatol，73（1）：202-209.

Méndez I，2024. Editorial：Immunoendocrine system from physiology to pathology. Front Endocrinol（Lausanne），15：1474004.

Teixidó-Trujillo S，Porrini E，Menéndez-Quintanal L M，et al，2024. Induction of diabetes by Tacrolimus in a phenotypic model of obesity and metabolic syndrome. Front Endocrinol（Lausanne），15：1388361.

Zhu Q F，Jiang G J，Lang X E，et al，2023. Prevalence and clinical correlates of thyroid dysfunction in first-episode and drug-naïve major depressive disorder patients with metabolic syndrome. J Affect Disord，341：35-41.

第二章 中西医结合内分泌代谢性疾病的学术发展源流

一、传统中医对内分泌代谢性疾病的认识

古代中医经典文献中对内分泌代谢性疾病的论述及记载相对较少，主要集中于糖尿病及甲状腺相关疾病。

《黄帝内经》中对于糖尿病已有较全面的论述，在病名上有“消渴”“鬲消”“消瘅”等记载，对糖尿病的发病也认识到其与饮食不节密切相关。如《素问・奇病论》云：“此肥美之所发也，此人必数食甘美而多肥也，肥者令人内热，甘者令人中满，故其气上溢，转为消渴。”其描述与现代医学认识到的热量摄入过多所致糖耐量异常发生、发展极为符合。《黄帝内经》之后，历代对于糖尿病及其相关并发症的论述更多。如《圣济总录》论消渴“渴而饮水多，小便中有脂，似麸而甘”，证明古人已经认识到消渴病多饮、小便呈现出类似小麦麸皮而带甜味的临床特点。《医学心悟・三消》中则已经提出“治上消者，宜润其肺，兼清其胃；治中消者，宜清其胃，兼滋其肾；治下消者，宜滋其肾，兼补其肺”的消渴病治疗方法，至今对于临床应用中医药防治糖尿病仍有一定的指导意义。

关于甲状腺相关疾病的记载，最早可追溯到公元前 7 世纪的《山海经》，并命名为“瘿”。《诸病源候论・瘿候》中指出了忧恚气结（情志）及饮水质量（水土）会导致瘿病的发生。《外科正宗・瘿瘤论》中提出了瘿病的相关治法，主要包括“行散气血”“行痰顺气”“活血散坚”等，其记载的“海藻玉壶汤”沿用至今。这些都显示传统中医对甲状腺疾病已有较深入的认识，并对其治疗方法进行了广泛探索。

除对一些常见现代内分泌代谢性疾病有着较为全面的认识之外，传统中医学的一些理论和观点与现代内分泌代谢病学对人体生理及病理过程的认识存在一致性。以《素问・上古天真论》中所述“女子二七，而天癸至，任脉通，太冲脉盛，月事以时下，故有子”为例，体现了传统中医对女性生殖内分泌周期的理解，与现代内分泌代谢病学中对性腺功能和月经周期的认识有着相似之处。而中医气血理论所强调的气血平衡对维持机体健康的重要性与现代内分泌系统通过激素调节机体代谢的作用有着异曲同工之处。此外，《黄帝内经》中提出的“食饮有节，起居有常”的养生观念，也符合现代内分泌代谢病学对生活方式在糖尿病等内分泌代谢性疾病干预中重要性的认识。这些都彰显了传统中医药理论的科学性，也为现今防治内分泌代谢性疾病提供了宝贵的经验与实践指引。

二、西医内分泌代谢病学的发展历程

内分泌代谢病学是一个研究内分泌系统及其相关疾病的学科，其起源可以追溯到 19 世纪中期，主要分为临床内分泌学与实验内分泌学。1855 年英国内分泌学家托马斯・艾迪生（Thomas Addison）揭露了肾上腺皮质功能减退症（hypoadre-nocorticism）的核心症状和病理特征，为临床内分泌学的研究揭开了序幕。同年，法国生理学家伯纳德（Claude Bernard）教授提出了两大发现，其一是葡萄

糖在肝脏中以糖原的形式进行储存，其二是中枢神经系统具有明显的调节血糖的作用，并提出了“内分泌”的概念，极大地推动了糖尿病的研究进程。此后，1921 年加拿大外科医生班廷（Frederick Banting）等成功提取出胰岛素，并于 1922 年开始应用于临床，为糖尿病患者的治疗带来了曙光，标志着糖尿病治疗的新纪元。1935 年，斯坦（Irving Stein）和利文撒尔（Michael Leventhal）两位学者相继描述了多囊卵巢综合征的症状和体征，这一综合征的识别对女性生殖健康和内分泌代谢病学领域产生了重要影响。自 19 世纪中期以来，医学界相继发掘出一系列内分泌代谢病学的宝贵知识，包括甲状腺功能亢进症、甲状腺功能减退症及肢端肥大症等。这些疾病以其独特的病理生理学特征，宛如医学苍穹中的璀璨星辰，吸引了无数学者的目光，并激发了他们深入研究的热情。由此，西医临床内分泌学迎来了前所未有的繁荣与发展。

西医实验内分泌学的发展历程也是内分泌代谢病学的重要组成部分，经历了多个重要时间节点和里程碑事件。1849 年德国生理学家 Arnold Adolph Berthold 研究了雄鸡的睾丸对于性特征和行为的影响，提出了一种开创性假设：睾丸可能分泌一种物质，该物质通过血液循环作用于身体其他部位，从而调节雄性特征和行为。这一假设不仅奠定了实验内分泌学的研究基础，而且对内分泌代谢病学的演进产生了深远影响。随后，在 1902 年，英国生理学家贝利斯（Bayliss）和斯塔林（Starling）在探究胰腺提取物对肠道作用的过程中，首次提出了“激素”的概念，用以描述由特定器官分泌、通过血液传输至其他器官并影响其功能的化学物质。随着时间的推移，激素在现代医学中的角色逐渐被明确，学者们开始对其进行深入探究。1896 年，德国化学家鲍曼（Eugen Baumann）证实了甲状腺的聚碘功能，并首次从甲状腺中分离出碘。随后，在 1914 年，美国化学家肯德尔（Edward Calvin Kendall）成功分离出甲状腺素。20 世纪 30 年代，科学家们在肾上腺皮质激素的研究上取得重大突破，成功分离出多种类固醇激素，这些激素在调节血压、电解质平衡、免疫反应等过程中扮演着重要角色。1956 年，美国加州大学的李卓皓等首次从人的垂体中提取出生长激素，这对于理解生长和代谢机制具有划时代意义，并为后续的生长激素治疗提供科学基础。这些激素的分离、鉴定与合成，不仅丰富了内分泌学的知识体系，也为相关疾病的诊断和治疗开辟了新途径。

在医学科技的浪潮中，内分泌代谢病学正经历着翻天覆地的变化。20 世纪后期，内分泌干扰物的研究揭示了环境化学物质对人体内分泌系统的潜在影响，而代谢综合征的提出则加深了对心血管疾病与 2 型糖尿病之间的内在关联的认识。21 世纪初，人类基因组计划的完成标志着基因组学时代的开启。基因组学技术的进步为内分泌代谢性疾病的分子机制研究和个体化治疗提供了新的途径。此外，糖尿病治疗策略的多样化，如胰高血糖素样肽-1 受体激动剂（glucagon like peptide-1 receptor agonist，GLP-1RA）和钠-葡萄糖共转运蛋白 2 抑制剂（sodium-glucose cotransporter 2 inhibitor，SGLT-2i）的开发，以及闭环胰岛素输送系统的应用，为患者带来了更个体化且有效的治疗方案。这一系列科研进展不仅拓宽了医者们对内分泌代谢性疾病的认识，也为临床治疗提供了丰富多样的选择，极大地促进了人类健康事业的发展。

三、中西医结合在内分泌代谢病学中的应用与探索

（一）中西医结合治疗内分泌代谢性疾病的雏形（明清至新中国成立前，即公元 1368～1949 年）

明清时期至 20 世纪初，传统中医已经对内分泌代谢相关疾病，如糖尿病、甲状腺疾病有了自己的认识并总结出相关治疗方法。到了近现代，随着西医的传入，一些医家开始尝试将中西医理论相结合，探索内分泌代谢性疾病的治疗方案。

张锡纯（公元 1860～1933 年），近代中西医汇通派的代表人物之一，其著作《医学衷中参西

录》是中西医结合思想的早期体现。虽然该书并不专注于内分泌代谢性疾病，但在书中详细介绍了中医的基本理论和实践方法，同时结合西医的病理学、药理学等知识，体现了中西医结合的初步尝试。该书中对于糖尿病做出了这样的记载“消渴，即西医所谓糖尿病，忌食甜物”，认为是中焦膵病，而累及于脾。其中的膵，是脾之副脏，“有时膵脏发酵，多酿甜味，由水道下陷，其人小便遂含有糖质。迨至膵病累及于脾，致脾气不能散精达肺则津液少，不能通调水道则小便无节，是以渴而多饮多溲也”，并提出以“玉液汤”“滋膵饮”治疗本病。天津卢抑甫在对滋膵饮的述评中描述：“按糖尿病一证，在西医病理上之研究，由于膵脏之岛素组织萎缩，制造内分泌物之机能减却。”从中可以看出，医者们认为的膵脏其实是胰腺，并且滋膵饮中使用的猪胰子，即猪之膵，属于古时脏器疗法，以脏补脏。虽然古人不知晓其中有内分泌物质的作用，但是暗合了现今西医使用胰岛素治疗糖尿病的科学原理。

施今墨（公元 1881～1969 年），中国近代中医临床家、教育家、改革家，“北京四大名医”之一。早在 20 世纪 30 年代，施今墨先生就开始倡导中西医病名统一，用西医疾病分类学的方法作为诊断标准，认为用中医辨证的灵活性加上西医诊断的标准化，能在临床中创出一条中西医结合、集中西医各自优势的新方法。对于糖尿病，他指出“古人所谓之消渴病，即近世之糖尿病也”，并根据自己多年临床实践，提出黄芪伍山药，苍术配玄参，一阴一阳，一脾一肾应用于糖尿病的治疗，可有降低血糖，减除尿糖之功。

北京协和医院，被誉为我国内分泌学科的摇篮之一，其前身“协和医学堂”成立于 1906 年，1921 年随着协和医院的建筑群竣工，其正式成为一所集医疗、科研、教学为一体的大型综合医院。首任中国人院长刘瑞恒（公元 1890～1961 年），通过其在任期间的工作，推动了医学教育和研究的进展，为内分泌代谢性疾病的研究和中西医结合治疗创造了相关条件并培养出诸多人才。而且早在 1920 年，北京协和医院就已经开始了妇女骨软化症的研究，并在 1925 年成立了内分泌代谢性疾病病房，这是中国第一个内分泌代谢病学科的雏形。

在这一时期，虽然中西医结合内分泌代谢病学还处于初级阶段，但其雏形的出现为后续的研究和发展奠定了基础，开启了中西医结合治疗内分泌代谢性疾病的先河。

（二）新中国成立后中西医结合内分泌代谢病学的发展（公元 1950～1979 年）

1954 年，毛泽东主席强调中西医结合的重要性，并指示成立中医研究机构，同时鼓励西医学习中医，共同参与研究工作。1955 年 12 月 19 日，根据毛泽东主席和党中央的指示，卫生部中医研究院（现中国中医科学院）在北京成立，这是中西医结合的重要里程碑。1956 年，卫生部在北京、上海、天津、广州、武汉、成都等地举办“西学中”班，培养了一批中西医结合人才。

1955 年英国化学家桑格（Frederick Sanger）完成了胰岛素的全部测序工作，并因此获得 1958 年的诺贝尔化学奖。1965 年，中国科学家成功完成了世界上第一次人工合成具有生物活性的牛胰岛素，这是中国科学家在内分泌代谢性疾病研究中取得的重大进步，这一成果为中国内分泌代谢性疾病的研究注入了新的活力，也为中西医结合治疗内分泌代谢性疾病提供了更多选择。

在此期间，涌现出一大批优秀的内分泌学家。在中国北方，刘士豪教授（公元 1900～1974 年）于 1958 年在北京协和医院建立第一个内分泌专科，任内分泌科主任；首次建立并完善了中国胰岛素放射免疫测定方法和醛固酮测定方法。朱宪彝教授（公元 1903～1984 年），天津医学院首任院长，20 世纪 50 年代倡导并主持地方性甲状腺肿和克汀病的研究，使中国在这一领域跻身国际先进行列，并于 1978 年创立了天津市内分泌研究所，是中国内分泌领域第一个专业研究机构。在中国南方，邝安堃教授（公元 1902～1992 年）创建了上海瑞金医院内分泌科并担任内分泌科主任，担任上海市内分泌代谢病研究所所长。20 世纪 50 年代，瑞金医院内分泌科在邝安堃教授的带领下，开始运用现代医学方法研究中医阴阳学说和虚证理论，建立了可的松阳虚动物模型等，这是中西医结合内分泌研究的经典范例。因此，邝安堃教授被尊为中西医结合内分泌代谢性疾病研究的开创者之一。陈家伦教授（公元 1926～2020 年），我国内分泌代谢事业及中西医结合内分泌代谢事业的开拓者之一，上海交通大学医学院附属瑞金医院内分泌代谢病学科创建者之一，瑞金医院终身教授、博士生导师。他在 20 世纪 50 年代就参与用大剂量肾上腺皮质激素注射建立了中医的“阳虚”动物模型，并观察到某些中药有恢复机体平衡的作用。70 年代，他参与探讨了细胞内第二信使与中医虚证间相互关系的研究并取得重要成果。

这些西医内分泌学家通过他们的努力，不仅推动了中国内分泌学的发展，也进一步推进了中西医结合内分泌代谢病学的发展。同时，中医学家也在这一时期，对中西医结合内分泌代谢病学的发展做出了重要贡献，其中最具代表性的就是祝谌予教授。

祝谌予（公元 1914～1999 年），师从施今墨。1939 年东渡日本就读于金泽医科大学医学专门部，系统学习了西医知识。回国后，在临床采用西医诊断，中医辨证来治疗疾病，毕生致力于中西医结合事业。1975 年，首次在北京协和医院建立“糖尿病专科门诊”，是国内最早针对糖尿病这一西医疾病设立的中医专科门诊，开辟了中西医结合治疗糖尿病的先河。祝谌予教授继承施今墨先生经验，强调辨病与辨证须相结合来分型论治，并倡导“活血化瘀法”贯穿糖尿病治疗始终，从瘀进行辨治，在临床每获效验。

（三）改革开放后中西医结合内分泌代谢性疾病的深入发展（公元 1980 年至今）

改革开放后，在国家政策的支持下，中西医结合的研究和临床应用得到了广泛推广，特别是在内分泌代谢性疾病的治疗上，传统中医的辨证施治与西医的病理生理研究相结合，取得了显著成效。临床研究方面，开展了一系列遵循现代医学临床研究原则的中医药临床研究，为中医药干预内分泌代谢性疾病提供循证依据。同时，应用现代科学技术，学者们开展了基础与临床研究，以期更好地阐释中医药的作用机制，也尝试探索内分泌代谢性疾病的中医证型、中医理论与现代医学理论及相关客观实验室指标的内在联系。

对中药黄连素的研究，是中西医结合研究的成功范例。研究者们，如上海瑞金医院内分泌科宁光院士团队，通过多中心、分层随机、双盲和安慰剂对照等方法，探究了黄连素治疗初发 2 型糖尿病合并血脂异常患者的临床效果，证实了黄连素的降糖作用。此研究得到了国际同行的高度关注。首都医科大学附属北京同仁医院杨金奎教授团队对其降糖机制进行深入研究，发现黄连素具有高糖依赖的促胰岛素分泌作用，即在高血糖时促进胰岛素分泌，而在正常或低血糖水平时不发挥作用，从而降低低血糖风险。这些研究将中西医结合治疗糖尿病推向了新的高度，不仅证实了中药提取物的临床应用价值，也为中医药现代化和国际化做出了贡献。

其他类似的研究很多，通过研究，在糖尿病、甲状腺疾病防治领域，开发出金芪降糖片、津力达、桑枝总生物碱、夏枯草口服液等多个中药新药，在内分泌代谢性疾病临床防治方面发挥一定作用。

除了运用现代科学技术，在中药新药研发方面获得较多进展，学者们也试图结合现代医学对内分泌代谢性疾病的最新认识，通过临床观察和总结，对内分泌代谢性疾病中医病因、病机理论做出新的、更符合临床实践的阐释。

国医大师吕仁和教授针对糖尿病提出“脾瘅”“消渴”“消瘅”分期辨证思想，针对糖尿病微血管并发症提出“微型癥瘕”病理学说与“化结消癥”治法，并总结了糖尿病及其并发症“二五八”防治方案、“六对论治”的辨证论治方法，以及患者自我调整的“三自如意表”、“十八段锦”自我锻炼功法等。

林兰教授在三消辨证理论的基础上，以八纲辨证为纲，以脏腑辨证为目，结合现代医学对糖尿病的认识，通过临床深入观察，总结出糖尿病患者具有热盛、阴虚、气虚、阳虚四大基本证候。并归纳和总结出阴虚热盛、气阴两虚、阴阳两虚三个证型。这一临床分型方法大大推动了糖尿病的中西医结合治疗，至今仍是临床最常采用的辨证分型体系。

仝小林院士提出新的糖尿病中医分类理论及其病机理论，认为糖尿病分属中医“消瘅”和“脾瘅”，其中医病机依据糖尿病不同分期，可分为郁、热、虚、损四个阶段，这一理论的提出，为临床探索中医药防治糖尿病的新治法、新方药提供了很好的指导。

（四）未来展望

随着科学技术的不断发展和医学研究的深入，中西医结合在内分泌代谢性疾病治疗领域将迎来更加广阔的发展前景。未来内分泌代谢性疾病的治疗将更加注重个体化和精准化，医生可以根据患者的个体特征制订个性化的治疗方案，提高治疗效果和预后，而这恰恰是中医药的长处，中医药强调整体观、个体化辨证论治的理念及长期的临床实践，将为中西医结合在内分泌学领域注入生命力，从而更好地推动内分泌疾病的现代化诊治。同时，新型生物学技术的应用将为内分泌代谢性疾病的治疗带来新的突破，智能医疗设备的普及也将帮助医患共同更好地管理疾病。此外，中西医结合将更好地融合现代医学技术和传统中医治疗理念，形成综合治疗模式，通过多种手段的结合全面管理内分泌代谢性疾病，最终实现医疗水平与患者生活质量的提高。

（陆　灏）

参考文献

陈家伦，许曼音，2011. 内分泌学的发展概况. 见：临床内分泌学. 上海：上海科学技术出版社：1-8.

邝安堃，丁霆，陈家伦，等，1979. 阳虚（甲状腺功能减退）和阴虚（甲状腺功能亢进）病人血浆环核苷酸的对比. 中医杂志，20（7）：21-24.

庞博，赵进喜，王世东，等，2013. 施今墨诊疗糖尿病学术思想与临证经验. 世界中医药，8（1）：60-63.

彭国瑞，许志奇，杨学海，等，1984. 不同糖皮质激素所致“阳虚” 动物模型的实验研究. 中医杂志，25（4）：74-76.

史银春，石晓琪，陈宗俊，等，2021. 从“六对论治” 谈国医大师吕仁和教授茵陈应用经验. 世界中医药，16（7）：1122-1125.

汤卡罗，2015. 人工合成胰岛素的精神代代相传：纪念我国人工合成结晶牛胰岛素 50 周年. 大学化学，30（2）：1-5.

仝小林，胡洁，李洪皎，等，2006. 糖尿病中医新论. 中华中医药杂志，21（6）：349-352.

谢春光，2012. 瘿病. 见：中医内科学. 北京：中国中医药出版社：296-302.

玉山江，2002. 林兰教授诊治糖尿病经验. 中医研究，15（2）：43-44.

Mendel L B，1897. Professor eugen baumann. Science，5（106）：51-53.

Nieschlag E，Nieschlag S，2014. Testosterone deficiency：a historical perspective. Asian Journal of Andrology，16（2）：161-168.

Raju T N，1999. The Nobel chronicles. 1950：Edward Calvin Kendall（1886-1972）；Philip Showalter Hench（1896-1965）；and Tadeus Reichstein（1897-1996）. Lancet（London，England），353（9161）：1370.

Sims E K，Carr A L J，Oram R A，et al，2021.100 years of insulin：celebrating the past，present and future of diabetes therapy. Nature Medicine，27（7）：1154-1164.

Walker J，2014. Frederick Sanger（1918-2013）. Nature，505（7481）：27.

Zhao M M，Lu J，Li S，et al，2021. Berberine is an insulin secretagogue targeting the KCNH6 potassium channel. Nature Communications，12（1）：5616.

第三章 中西医结合内分泌代谢性疾病的理论基础

随着中国特色社会主义进入新时代，以及社会经济的繁荣与人们生活水平的提升，社会主要矛盾也随之转变，这使得医学领域所面对的挑战和服务内容呈现出新的趋势。代谢性慢性病病例数量显著上升，多器官、多因素交织的复杂疾病逐渐增多，老年病的患病率大幅增加，并涉及多脏器及功能性疾病的增多，这些变化都促使医学界更加注重对患者的人文关怀和心理疏导。世界卫生组织（World Health Organization，WHO）对健康的定义强调了“不仅为疾病或羸弱之消除，而系体格、精神与社会之完全健康状态”。因此，在新时代背景下，“以人为本”“整体观念”“中西医结合”的理念应运而生并得到了迅速发展。

习近平总书记强调，国家应坚定贯彻“中西医结合发展”的战略方针，致力于促进中医药与西医药的互补与和谐共进。目前，尽管中西医在临床和技术层面已初步实现“联合合作”，但要实现全面、深度的融合仍有一段路要走，特别是在理论体系上亟须深入探索与完善。这主要是因为中医和西医对待许多具体问题时持有不同的观点。例如，在诊治同一种疾病时，两者各自依据其独特的“理论-方法论”进行，有时能够产生“1+1＞2”的协同效果，但偶尔也会出现“＜2”的效果，甚至“＜1”的尴尬局面。导致中西医“貌合神离”的主要原因是缺乏一个成熟的中西医结合理论体系作为支撑。缺乏这一体系的医学难以成为主流医学。鉴于此，我们需要将中西医结合医学置于深厚久远的中医药文化背景下去深度剖析与研究，梳理其理论脉络，以更全面地理解中西医差异，从而更有效地推动中西医结合持续发展，实现医疗领域的全面进步。

中西医结合内分泌代谢病学是一门独特的学科，它基于中医理论的深厚底蕴，与现代医学在内分泌代谢性疾病方面的认知与诊断技术相结合，旨在对此类疾病进行诊断、治疗及预防。这一学科的核心理念在于实现中西医的优势互补，以期在临床实践中达到更好的疗效。其理论基础可从“辨病与辨证”“中医病因病机与现代生理病理学研究”“中医药治疗与现代药理学研究”三个方面详细讨论，具体如下。

一、辨病与辨证

“辨证论治”作为传统中医的核心原则，体现了其独特的治病理念。西医则根据实验室检查、影像学结果及患者的临床表现，并参考权威指南，将疾病细分为具体的类型，如通过检测血糖、胰岛功能、甲状腺功能等，以明确疾病的分类和严重程度。而中医则秉承“整体观念”和“辨证论治”的理论体系。在临床实践中，中医医生在整体观念指导下，全面分析望、闻、问、切四诊资料，同时综合考虑患者的体质、生活习惯、情绪状态等因素，进行精确的辨证论治。其所辨之“证”是“证候”的简称，是对疾病一定阶段病理生理变化反应状态的概括，如阴阳两虚证、气血津液亏虚证、痰瘀互结证等证。值得注意的是，同一证型可能出现在不同的疾病中，中医常采取“异病同治”的治疗策略。然而，“证”的凝练体现了共性，而不同的“病”各具有独一无二的特性。以共性的“证”可能会忽视不同疾病本身之间的差异性，忽略了审因论治、求机论治的重要性，进而限制了临床疗效。

随着现代医学技术的迅速发展与引入，中医传统的“辨证论治”原则亦面临着不小的挑战。例如，甲状腺结节、糖尿病肾脏病等内分泌代谢性疾病，早期常无明显临床症状，这可能导致“无证可辨”的困境，增加了漏诊或误诊的风险。另外，即使经过治疗后患者证候有所改善，但现代检测指标可能仍显示异常或疾病进展，这种情况下就出现疗效上的矛盾。单一的辨证论治疗效评价在面对这种复杂情况时，往往显得力不从心，难以全面准确地评估治疗效果。

近年来，随着中医现代化水平的不断提升，众多学者开始深入探讨中医的辨证论治与西医的辨病论治之间的关联。中医辨证论治是以证候为核心，探寻病因、病位、病性、邪正盛衰等本质，依据辨证所得到的结果来确立相应的治疗方法，基本过程可概括为“分析病情—确定病位—分析病势—确定病因—拟定治则”。而西医的辨病论治则是在临床证候要素的基础上进一步精确诊断并分型，从而达到提高疗效之目的。西医的辨“疾病”与中医的辨“证候”各有侧重，但两者并非相互排斥，而是可以相互补充，有机结合，相辅相成，共同为患者提供更全面、更精准的治疗方案。

中西医结合在内分泌代谢病学的应用中，首要任务是“辨病”，随后进行“辨证”。准确的“辨病”是有效辨证论治的前提。辨病是对疾病进行宏观上的把控和判断；辨证是在辨出疾病的基础上，对患者的疾病本质进行辨析。临床上辨证分型多种多样，如本虚标实之分、虚实夹杂之分、气郁化火之分、痰瘀互结之分、阴虚火旺之分等。结合西医诊断疾病的病理生理机制与中医因人、因时、因地的三因制宜诊治，制订个体化的治疗方案，“病证结合”的诊疗模式能更有效地指导临床诊治。例如，患者主诉“口干多饮多尿”，医生需要通过相关的临床检测，以及询问患者的既往史、家族史、用药史等，判断是否为“糖尿病”。在确诊糖尿病后，再根据相关指标进行细化分型，综合四诊信息，辨证论治，综合判断，最终予以中西医结合治疗，以实现整体调理的目的。《糖尿病肾病病证结合诊疗指南》（2022 年）与《糖尿病肾脏病中西医结合防治专家共识》（2023 版）均提倡“病证结合”模式。特别是针对糖尿病肾脏病，建议分期辨证，分为微量白蛋白尿期、临床蛋白尿期及肾功能不全期三期，以及气阴两虚证、脾肾阳虚证、阴阳两虚证、肾虚瘀毒证四证，同时湿热、瘀血两个主要兼夹证贯穿全病程，相较于单纯的辨证论治更具优势。

然而，中西医“病证结合”并非仅仅将西医与中医诊治方式简单相加，而是需要在深刻理解与尊重各自独特理论体系的基础上，寻找最佳的治疗策略。在实践中，医生需要不断学习、深入交流，以提高对疾病的全面认知，并灵活地将中西医的治疗方法相结合，从而追求最佳的治疗效果。

总结而言，“先辨病后辨证”与“病证结合”的原则在中西医结合治疗内分泌疾病中发挥着至关重要的桥梁作用。它强调了对疾病本质的把握和个体化的治疗策略。通过中西医的互补融合，我们能够更全面、更精准地理解和治疗内分泌系统疾病，从而有效提升患者的生活质量和预后效果。未来，随着医学研究的不断深入，中西医结合在内分泌疾病治疗中的应用将会更加广泛和深入，为更多的患者带来福音。

二、中医病因病机与现代生理病理学研究

中医产生于经验医学时代，注重整体，但相关病因病机解释不足；西医产生于实验医学时代，诊断技术为其优点，但整体综合论述不足。因此，实验医学时代向整体医学时代、生物医学模式向生物-心理-社会医学模式成功过渡的必要条件，必然为整体与局部的并重、综合与分析的并重、经验与实验的并重。传承是创新的基础，而创新则为传承的动力。中医药文化源远流长，其理论博大精深，传承精华、守正创新意义重大，是中医人义不容辞的责任。然而，无论是中医病因病机的理论传承还是技术传承，我们都应该保持谦逊和自省的态度，不断审视自身，寻找问题，以期在继承中发展，在发展中创新。

中医和西医在疾病的分类、病因、病机等方面虽存在交集，但各自独特视角和理论框架方面也有显著差异。面对现代生理病理学研究迅猛发展的挑战，中医学界内部出现了不同的声音。一部分

学者基于中西医范式不同，不可通约的认识，提出反对西化，回归中医病因病机研究的独立发展，自成体系；而另一部分学者渐渐弃本逐末，放弃传承中医之精华，仅仅简单粗暴地利用西医对疾病发病机制的解释来改造和同化中医，导致“中医西医化”的现象。从科学理论发展的视角来看，中医与西医两种不同的理论范式之间的竞争与选择，并非简单的优胜劣汰，由一方取代或同化另一方。相反，两者有可能在新的时代背景下各自独立发展到一定阶段，在吸收各自合理内核的基础上实现一种更高层次上的串联、并联、交联式结合互补。

中医将疾病分为外感病和内伤病两大类。外感病证以六淫、疫疠邪气等致病因素为主要诱因，内伤病证以脏腑功能失调、气血津液代谢障碍、经络四肢气血阻滞或不荣为主要发病机制。而西医则更多依靠基础实验或生理病理学研究的结论，结合现代诊疗技术，如X线、B超、计算机断层扫描（computed tomography，CT）等检查方法，提供对某一疾病有关的形态结构、生理功能等客观化数据，对疾病的诊断和后续病因病机探讨起重要作用。

在探讨内分泌代谢性疾病时，中医病因病机理论首先强调情志、饮食、环境等多种因素对发病的影响，如过度劳累、饮食不节、情志不畅等。与此同时，现代生理病理学则详细揭示了这些因素如何影响内分泌系统的正常功能，如压力引发的激素失调等。两者结合，以现代生理病理学解释中医病因病机，为理解内分泌代谢性疾病的病因提供了全面视角。其次，中医注重脏腑功能失调、阴阳失衡作为内分泌代谢性疾病的病机，如肝郁化火、脾虚湿阻等；而现代生理病理学则从激素水平、细胞代谢等角度解析病理过程。通过基础实验研究发现内分泌代谢性疾病的发生发展与免疫功能异常、微循环障碍、氧化应激及炎症等多种表型相关，涉及多个靶点、多条通路。中西医结合，有利于更好地解读中医对疾病病机的认识，赋予中医病机新时代的意义。再者，中医的脏腑学说与现代生理学的器官系统研究相结合，如肾主水液代谢、肝主疏泄等，为我们理解内分泌激素的分泌和调节机制提供了新思路。例如，中医的“痰湿”概念与现代生理病理学的脂代谢紊乱相互印证，有助于我们更深入地理解肥胖和糖尿病等疾病的病理机制。综上，从病因理论的融合、病机分析的互补、病理过程的协同研究三个维度来看，现代生理病理学的研究成果为中医病因病机理论提供了实证支持。同时，中医丰富的临床经验也为现代生理病理学提供了宝贵的临床观察数据，共同推动了内分泌代谢性疾病研究的深入发展。

因此，在内分泌代谢性疾病机制的研究道路上，我们亟须汲取两种医学的理论精髓，应将现代医学体系的解剖概念、生理学、病理学、生物化学及分子生物学、基因组学和蛋白质组学等与中医相关疾病的病因病机相互融合，以现代生理病理学为手段，研究和解释中医病因病机的内含。国医大师邓铁涛教授在这一领域做出了卓越的贡献。他创新性地将传统四诊与现代检查优势互补，在继承传统四诊八纲的基础上，融入重视治未病思想和现代实验室检查诊断技术，形成了独特的中医临证新思维“五诊十纲”。这种新思维将中医治未病理念与现代预防医学思想、传统宏观辨证和现代微观辨证相结合，不仅体现了中西医结合理念，也是一次伟大的中医学的守正创新，为中医及中西医结合领域的学者树立了典范。

综上所述，中医病因病机理论与现代生理病理学在内分泌代谢性疾病领域的相互融合，不仅极大地丰富了我们对这类疾病的认识，更为临床实践提供了坚实的科学依据。这种融合有助于我们更加全面、深入地理解内分泌代谢性疾病的发病机制，从而有效提升对此类疾病的预防和治疗水平。

三、中医药治疗与现代药理学研究

上述中医理论传承的百家争鸣，也使中医诊治至今尚未形成系统化的临床路径和指南共识，同时中医理论和技术的粗放滞后也造成了中医药创新成果进展缓慢的后果，技术创新也显得力不从心。然而，青蒿素的成功研发是一次中医药学现代化创新发展的重大突破，它充分展示了中医药经典和临证经验与现代科技结合的巨大潜力。但我们不能止步于此，在此基础上，我们未来仍然需要思考如何实现传统中医药从“单一主体”向“多元主体”的转变，从“技术创新”到“系统创新”的全面升级。

中医药和西医药在治疗内分泌代谢性疾病方面各有优势。中药以其多成分、多靶点、多途径的特点，能够全面调节整体功能，显著改善患者的整体状况。中药可以通过调节脏腑功能、平衡气血津液等方式，有效改善患者的内分泌状态，实现治疗疾病的目的，但可能存在靶向性不够精确的情况。而西药则以其针对性强、作用迅速的特点，能够快速控制病情、缓解症状，尤其适合针对病因进行干预，如直接补充激素等，达到迅速控制病情的目的。中西医结合在内分泌代谢性疾病治疗中，既发挥中药的整体调节作用，又利用西药的针对性治疗效应，全面改善患者的内分泌状态，提高治疗效果。同时，中药和西药的结合使用还可以减少药物副作用的发生，提高患者的治疗安全性。

现代药理研究不仅是中西医结合内分泌代谢病学发展的核心方向，更是研究中医理论和中药作用机制的重要方法。中医药的治疗原理和中药的药理作用机制在本质上有相通之处，都是通过调节人体各系统、器官或细胞功能来实现治疗作用。在现代药理研究中，以细胞因子作为信号分子的细胞信号转导通路可以作为药物作用机制的一种研究方向。由于不同疾病涉及不同的靶点、通路，因此细胞因子及其信号转导通路就成为中药药理作用机制研究中经常要面对和解决的重要问题，这亦赋予传统中医理论中的“君臣佐使”新的内涵，有利于优化中医药组方。因此，强烈提倡用现代药理学研究成果指导中医药发展，推动中西医结合在内分泌代谢性疾病治疗领域进一步融合与创新。

1）从中药成分科学解析的角度看：采用现代分子生物学方法进行中药有效成分研究，不仅能了解到一些单个成分对机体的作用及机制，而且可以进行多个成分或多种成分联合作用机制的研究，为中医药的药效学研究提供科学依据。

2）从药效验证与优化的角度看：通过药理学实验，可以验证中药的药效，如抗炎、抗氧化等作用，这有助于筛选和优化中药配方，提高治疗效果。

3）从明确中药作用机制的角度看：现代药理学研究揭示了中药作用于机体的具体靶点，这有助于理解中药的治疗机制，从而指导临床用药。

4）从剂量与配伍研究的角度看：通过现代药理学研究，可以确定中药的合理剂量范围，以及不同药物之间的配伍关系，避免不良反应，提高治疗的安全性。

5）从疾病靶点的精准治疗角度看：现代药理学的靶向药物研究，如基因靶向、蛋白靶向等，为中医药的靶向治疗提供了理论支持，如中药的抗肿瘤、抗心脑血管疾病等作用。

6）从临床研究与证据积累的角度看：现代药理学研究结果可以作为中医药临床研究的基础，通过大规模的临床试验，积累更多的证据，提高中医药治疗的科学性和有效性。此外，现代药理学与中医药的结合，促进了跨学科研究，推动了中医药的现代化进程，使其在治疗复杂疾病时更具有竞争力，也更利于国际医学界认可度的提升，有助于中医药在全球范围内的推广和应用。上述各种角度都提示现代药理学研究为中医药治疗内分泌代谢性疾病提供了丰富而又宝贵的资料和思路。

同时，现代药理学研究在中医药研发中扮演着举足轻重的角色。它是实现老药新用，药物有效成分筛选、评价、提取，以及中药剂型优化、中药复方制剂开发和应用等目标的关键环节。以中药剂型为例，中药的剂型丰富多样，包括汤剂、膏剂、丸剂、散剂、颗粒剂等。每种剂型的确定与制备工艺都离不开现代药理学研究的支持。汤剂，是指用水或酒作为溶剂，将药物煎煮成一定浓度的溶液后服用。膏剂是经过浸泡、煎煮、静置过滤、浓缩、收膏、分装等工序制作而成。由于膏剂浓缩程度高、服用量小、用药方便、易于保存，而且口感较好，患者易于接受，临床使用越来越多。丸剂，是将药物粉碎后制成直径＜100μm 或＞200μm 的小丸或细粉末，其目的在于减轻药物对肠胃的刺激，便于吞咽和吸收，但药效强度可能不如汤剂、膏剂等剂型。散剂，是一种或数种药物经粉碎、混匀而制成的粉状药剂，根据临床用法，可分为口服散剂（服散、煮散）和外用散剂。被认为是我国最早临床应用的剂型之一，既可用于慢性疾病的治疗又可用于急病抢救，用药人群广泛。在固体制剂中，颗粒剂不仅保留了中医特色，保持了原汤剂的特点，口服吸收好，质量较为稳定，同时也克服了汤剂需煎煮、携带服用不便等缺点，使用方便、剂量准确，患者易于接受，能确保临床疗效，因此现在越来越多的中药复方制剂选择颗粒剂型。同一中药方，不同剂型临床会呈现不同疗效；同一种剂型，也需要根据患者的疾病状况、体质特点进行辨证选择，确保最佳治疗效果。

综上所述，现代药理学研究为中医药治疗奠定了坚实的科学理论基础，并为其实践应用提供了明确指导，极大地推动了中医药的现代化和国际化进程，使其在临床实践中展现出更高的科学性和有效性。进入新时代后，习近平总书记关于中医药的重要论述在理论上涵盖了中医药思想、中医药事业、中医药战略、中医药文化等多个维度。对应到实践，其着力解决的问题则分别指向中医药学在新时代的思想启示、中医药事业在新时代的发展路径、中医药战略在国家战略中的作用方式、中医药文化守正创新的复兴意义。其中传承中医经典理论和临床实践的精华，不断实现中医药理论和技术方法的创新，是确保中医学可持续发展的必由之路。路途中必将充满机遇与挑战，但中西医结合模式，通过融合中医学的整体观、系统观、预防观和养生观及医学人文等思想，致力于中医与西医、基础与临床、医学与药学、研究与转化等多方面的整合，已在实践过程中取得显著成果，成为中医学在新时代的创新发展典范，特别是在内分泌代谢病学的治疗领域提供了全新的治疗方向，具有重要的理论和实践意义。

（余江毅）

第四章　中西医结合内分泌代谢性疾病的病因病机

第一节　中医阐述内分泌代谢性疾病病因

中医药文化底蕴深厚，是中华文明的瑰宝。中西医结合诊治内分泌代谢性疾病，是中医药文化与现代医学的完美结合。它不仅体现了中医药的独特魅力，也展示了中华文化的包容性和创新力。作为医学工作者，我们应有文化自信，积极推广中西医结合的诊疗模式，为世界医学发展贡献中国智慧。

内分泌代谢性疾病的核心是代谢物质及激素水平或作用的异常。人体内的每一种物质及激素都不是孤立存在的，在体内存在相互制约来达到一个动态平衡来维持正常生命活动，这个动态平衡，从最根本来说，就是阴阳动态的平衡。正如《素问·阴阳应象大论》开篇即说："阴阳者，天地之道也，万物之纲纪，变化之父母，生杀之本始，神明之府也，治病必求于本。"调和阴阳是治病根本。内分泌代谢性疾病的激素水平及作为激素发挥生理作用必需环节的第二信使的含量变化、激素与受体的结合紧密程度、在靶组织中发挥的生物学效应，都和阴阳的变化密切相关。而阴阳的变化又与遗传、环境、体质、衰老等相关，在个体上表现出不同的临床特质。

一、体 质 因 素

（一）体质与病因

体质因素是由先天及后天共同决定的，如阴虚体质、阳虚体质，其中先天因素不可调控，但可通过调整脏腑功能、气血之盈亏等后天调和方式来使得阴阳平和，反映了机体阴阳运动形式的可控性。由于体质的多态性，形成了个体对疾病的发生、发展过程及其在治疗、转归、预后等方面的明显差异。在内分泌代谢性疾病中，要特别强调：辨体质与辨病因、辨病机有机结合，以更好地指导临床实践。体质决定对某种致病因素和某些疾病的易感性。体质的强弱决定着正邪的虚实及偏盛。体质是影响发病与发病程度的内在因素。如甲状腺抗体的存在及是否出现临床症状，体现内分泌代谢的免疫应答与体质的平衡关系是否失衡。体质的易感性及反应性与脏腑虚实及体内的阴阳平衡密切相关。

（二）体质与病机

体质的特殊性会导致病理性质发生不同的变化。因禀性有阴阳，脏腑有强弱，故机体对致病因子有寒化、热化、湿化、燥化的区别。患者体质不同，其病变过程则不尽相同。疾病传变与否，虽与邪之盛衰、治疗得当与否有关，但主要还是取决于体质因素，尤其是代谢类疾病，如糖代谢异常，出现胰岛素抵抗，不良的代谢记忆效应，患者发生糖尿病及其并发症的程度和速度都有差别，这与个体体质属性、阴阳失和的程度不可分割。所以，我们在观察疾病发生、发展的过程中，必须认识到患者的体质特点，关注体内阴阳变化，分清寒热虚实、阴阳表里，这也是临床治疗的一个出发点。

二、外感病因

（一）外感六淫

六气是风、寒、暑、湿、燥、火六种外感病邪的统称，能导致机体发生疾病的六气便称为“六淫”。阴阳相移，寒暑更作，气候变化都有一定的规律和限度，超过了一定的限度，使机体不能与之相适应的时候，就会导致疾病的发生。如亚急性甲状腺炎为机体感染外邪，发生甲状腺部位的瘀堵不通而出现疼痛及正邪相争而患病。肾上腺感染六淫之邪，发生肾上腺皮质功能减退症，结核性脑膜炎出现抗利尿激素分泌失调综合征（SIADH），也属于外感六淫之邪所致的脏腑失衡。

（二）疠气

疠气是一类具有强烈传染性的病邪，疠气对机体作用部位具有一定选择性，从而在不同部位上产生相应的病证。疠气会造成人类内分泌腺体损伤，使激素合成及分泌异常，出现激素减低或亢进的一系列表现。

三、内伤病因

（一）七情内伤

作为病因，七情是指过于强烈、持久或突然的情志变化，导致脏腑气血阴阳失调而发生疾病的情志活动，因七情而病称为因郁致病。此外，由于某些慢性疾病，机体脏腑功能长期失调，引起人的精神情志异常，称为因病致郁，两者互为因果。情志活动是否致病还与机体的耐受力、调节能力有关。七情可以直接伤及脏腑，通过影响脏腑之活动而产生病理变化。七情致郁，可表现为气不周流而郁滞或升降失常而逆乱。七情不舒，气机郁结，气滞而血瘀，气郁而聚湿生痰，化火伤阴，或在肌肤，或在脏腑，变病多端，这就是长期的情志失调发生器质性病变的病理基础。长期的情志抑郁，可以影响胰岛素敏感性及增加胰岛素抵抗而使血糖升高；长期焦虑抑郁状态会造成血皮质醇应激性升高，而造成激素水平及代谢异常，如果影响到性腺轴的调控则妇女月经不调、痛经、闭经、多囊等。

（二）饮食失宜

饮食失宜，损伤脾胃，以致脾胃的受纳、腐熟、运化功能失常，水谷精微不能正常运化，同时还能生热、生痰、生湿，产生种种病邪，成为疾病发生的一个重要原因。

饥饱失常：饮食应以适量为宜，过饥过饱均可发生疾病。营养不良会造成中枢性闭经、脱发，这与摄食不足，化源缺乏，终致气血衰少，无以濡养脑窍有关。气血不足，则形体消瘦，正气虚弱，抵抗力降低易于继发免疫或感染性疾病，造成腺体损伤，出现功能减退的临床病证。反之，暴饮暴食，过饱，会刺激更多的胰岛素分泌代偿降低血糖的需要，但同时又造成脂代谢及尿酸合成与排泄障碍，进而形成湿浊瘀毒的病理状态，这与现代医学所提及的不良代谢记忆效应造成血管内皮炎症损伤及氧化应激，糖基化终产物、缺氧、肠道菌群失调的机制变化不谋而合。

饮食偏嗜：饮食结构合理，气味调和，寒热适中，无所偏嗜，才能使人体获得各种需要的营养。若饮食偏嗜或膳食结构失宜，或饮食过寒过热，或饮食五味有所偏嗜，可导致阴阳失调，或某些营养缺乏而发生疾病。例如，沿海城市的碘摄入过量，会增加甲状腺功能亢进症及甲状腺结节的发生概率。缺碘区会发生甲状腺肿大。缺乏维生素D的摄入或者缺少光照，会造成骨软化症。

五味偏嗜：人的精神气血，都由五味资生。五味与五脏，各有其亲和性，如酸入肝，苦入心，甘入脾，辛入肺，咸入肾。如果长期存在五味偏嗜，就会使脏腑机能偏盛偏衰，久之可以按五脏间相克关系传变，损伤他脏而发生疾病。此外，嗜好太过，可致营养不全，缺乏某些必要的营养，而殃及脏腑为病。内分泌少见的一些遗传性疾病，或者基因突变类疾病，会出现饮食偏嗜，进而又影响脏腑机能。

（三）劳逸损伤

劳力过度可以损伤内脏功能，致使脏气虚损，可出现倦怠、乏力、消瘦等症，即所谓“劳则气耗”。劳神过度可耗伤心血，损伤脾气，出现心脾两虚证，甚则耗气伤血，使脏腑功能减弱，正气亏虚，乃至出现虚劳证。房劳过度会耗伤肾精，可致肾精亏虚证，或男子遗精滑泄、性功能减退，甚或阳痿。过度安逸使人体气血运行不畅，筋骨柔脆，脾胃呆滞，体弱神倦，或发肥胖症等。

四、其他病因

（一）内生五邪

内生五邪是指脏腑阴阳气血失调所产生的内风、内寒、内湿、内燥、内热（火）五种病理变化。内风主要是由体内阳气亢逆变动而形成，以动摇、眩晕、抽搐、震颤为临床特征，甲状腺功能亢进症的震颤要考虑到内风的病因。内寒则是由于机体阳气虚衰，虚寒内生，或阴寒之邪直中的病理状态，严重甲状腺功能减退症临床会有此表现。内湿是因为脾的运化功能和输布津液的功能障碍，从而引起水湿、痰浊停滞的病理状态。内燥则是指机体津液不足，机体各组织、器官、孔窍、肌肤失其濡润而出现干燥枯涩的病理状态。内火是由于阴虚阳亢、气血、痰瘀郁结等原因导致热邪在体内聚积，产生火热内扰的病理状态。内生五邪与内分泌激素水平不足或过度密切相关。

（二）病理产物

在疾病发生和发展过程中，原因和结果可以相互交替、转化，痰饮、瘀血、气滞都是在疾病过程中所形成的病理产物，它们滞留体内又可成为新的致病因素，作用于机体，引起各种新的病理变化。肾上腺皮质功能减退症的主要病因是结核，是机体正气不足，外感六淫，邪气久羁而向元阳不足、命门火衰方向转化。病情迁延日久，可发生危象。

第二节　中医阐述内分泌代谢性疾病病机变化

疾病的发生、发展和变化，与患病机体的体质强弱和致病邪气的性质密切相关，是机体正气、邪气相争的过程，结果导致阴阳失衡而发病。内分泌代谢性疾病是影响多系统、多器官、多组织的一类疾病，需要把局部病变与全身状况联系起来，从机体脏腑经络之间的相互联系和制约关系来探讨疾病的发展和转变，形成整体联系的病理观。人体脏腑之间，在生理上及病理上存在着相互联系和相互制约的关系。内分泌激素水平的变化，与之呼应五脏相通，移皆有次。

一、邪正盛衰

在疾病的发展变化过程中，虚与实体现了人体正气与病邪相互对抗消长运动形式的变化，“邪气盛则实，精气夺则虚”，随着邪正的消长，疾病反映出两种不同的本质，即虚与实的变化。邪盛时，因脏腑功能运行受阻，产生痰浊、瘀血、实热等病理产物，临床上可见一些急性起病高血糖、血糖水平波动、功能亢进性疾病、结节增大、癌类疾病、血尿酸高、电解质异常，正虚时，因脏腑功能不足，可见甲状腺功能减退症、肾上腺皮质功能减退症、垂体功能减退症等疾病。

二、阴阳失调

阴阳失调病理变化的主要表现，不外阴阳盛衰、阴阳互损、阴阳格拒、阴阳转化及阴阳亡失等几个方面，其中阴阳偏盛偏衰是各种疾病最基本的病理变化，这种变化通过疾病性质的寒热表现出来。阴盛或阳虚则多见各脏腑功能减退，如甲状腺功能减退症、肾上腺功能减退症、胰岛功能减退症；阴虚或阳盛，则多见脏腑功能亢进，如甲状腺功能亢进症。阴阳严重亏虚，则可见腺体危象。

“阴平阳秘，精神乃治”（《素问·生气通天论》）。内外因素的影响超过了人体的适应力，破坏了人体的阴阳动态平衡，而人体的调节机能又不能立即消除这种干扰，以恢复生理上的平衡时，人体就会出现阴阳失调，而发生疾病。内分泌疾病中激素水平、受体表达、中间产物的变化，以及代谢性疾病中代谢产物的堆积引起一系列浊毒内蕴、毒瘀胶痼的病理状态，正是病因与机体相互作用而产生的一个邪正斗争的过程，表现为机体脏腑功能异常，气血紊乱，阴阳失调，对外界环境适应能力降低，劳动能力明显下降或丧失，并出现一系列临床症状与体征，是机体阴阳失调而发生的异常生命活动过程。

三、气血失调

气血的病理变化总是通过脏腑生理机能的异常而反映出来的，在病理情况下，气病必及血，血病亦及气，其中尤以气病及血为多见。气血失调的病机，同邪正盛衰，阴阳失调一样，不仅是脏腑、经络等各种病变机制的基础，也是分析研究各种疾病病机的基础。在内分泌腺体疾病中，虽然是激素的合成、代谢、分泌、作用异常，但最终表现在机体上，是出现了气血失调。

四、津液失常

津液代谢失常，是津液的输布失常、津液的生成和排泄之间失去平衡，以致形成水液潴留、泛滥等病理变化。任何一脏及任何一种生理功能异常，均能导致津液代谢失常，形成体内津液不足，或是津液在体内潴留，从而内生水湿或痰饮。

（一）津液不足

津液不足多由燥热之邪或五志之火，或高热、多汗、吐泻、多尿、失血，或过用辛燥之剂等引起津液耗伤所致。液较稠厚，流动性较小，是以濡养脏腑，充养骨髓、脑髓、脊髓，滑利关节为主。如人体津液大量丢失，气失其依附而随之形成气随液脱的危重状态，如糖尿病酮症酸中毒及甲状腺危象。

（二）湿浊困阻、痰饮凝聚

津液的输布障碍，导致津液在体内循行迟缓，因而津液不化，水湿内生，酿成痰饮的一种病理变化。津液的输布障碍和排泄障碍，两者虽然有别，但亦常相互影响和互为因果，其结果则导致内生水湿，酿为痰饮，形成湿浊困阻、痰饮凝聚和水液潴留等病理变化。湿浊困阻、痰饮凝聚是内分泌代谢性疾病非常多见及重要的因素，因其导致气机升降失常、脏腑功能失用，代谢产物进一步堆积可见肥胖、血尿酸高、血脂高、胰岛素抵抗，甚至癥瘕积聚形成等。

五、先天胞传

禀赋和疾病经胎传使胎儿出生之后易于发生某些疾病，成为一种由胎传而来的致病因素。胎儿禀赋的强弱主要取决于父母的体质。胎弱的主要病机为五脏气血阴阳不足。如母体之五脏气血阴阳不足，必然会导致胎儿气血阴阳不足，而出现五脏系统的病变。由胎传因素导致的疾病，包括遗传性疾病和先天性疾病。遗传性疾病如先天性肾上腺皮质增生症、先天性睾丸发育不全综合征、特纳综合征（Turner 综合征）。此外，由于遗传或者基因突变的影响，可以使机体的抵抗力降低，或代谢调节发生某种缺陷，或体质或反应性发生改变，从而使后代易于罹患某些其他疾病。如单基因突变糖尿病、糖原贮积症，这些都与遗传物质代谢调节障碍有关。

六、奇恒之腑病机

（一）脑

脑为髓海，肾中精气亏虚，精不能生髓，脑髓空虚，再感受六淫外邪即可导致脑的功能失调，而见智力减退，视、听和言语应答迟钝，肢体活动不便，痿弱不用等病理表现。由于脑位于人之首，全赖阳气的升腾，所以阳气不升，可见头目眩晕、耳目失聪、记忆力下降、反应迟钝等病理现象。例如，各种原因造成腺垂体功能减退症，会出现肾上腺、甲状腺、性腺、生长激素不足的一系列临床症状。

（二）髓和骨

髓居骨中，包括骨髓、脊髓和脑髓。骨为人体之支撑，髓由精生，髓充于骨而养骨。髓和骨的功能失调，主要表现为生长发育迟缓、骨质软弱和松脆易折。因先天禀赋不足，后天饮食失养，或因邪热内留，消烁阴液，或因下焦虚寒、精血不足，均可导致骨髓空虚和骨的软弱、松脆等病变，如小儿成骨不全、继发性骨质疏松症、骨软化症。

（三）女子胞

内分泌生殖疾病，病位在胞宫，与肾、肝、脾及冲、任、督脉密切相关，病机责之于肾、肝、脾脏功能失调，以肾为本，痰湿、瘀血为标，气血失调，共同作用于胞宫而发病。临床多囊卵巢综合征、性早熟患者表现为月经紊乱、闭经及代谢紊乱等浊毒内蕴，气机失调，疏泄失衡的症状。绝经前后女性天癸竭，肾之阴阳失衡，是导致绝经前后诸证的关键病机。

第三节　现代医学阐述内分泌代谢性疾病病因与发病机制

内分泌常见疾病主要包括多种原因引起的内分泌腺体或组织细胞增生或瘤（癌）变等导致的激素合成、分泌过多，从而使其功能亢进；或是各种原因引起内分泌腺体和组织的破坏，导致激素分泌障碍、不足或缺乏，从而产生内分泌功能的减退；或是先天发育异常导致内分泌功能异常，以及由此导致的各种并发症等。同时内分泌疾病的首发表现可为其他系统的症状，因此了解内分泌系统疾病的病因及发病机制有助于诊断复杂系统的综合征。内分泌系统疾病按激素缺陷的基础分为激素分泌减少、激素超量产生、激素结构异常、激素受体作用异常、激素运输和（或）代谢改变、多重激素等不正常现象。

一、激素分泌减少或缺乏

1）内分泌腺功能减退症，包括：①遗传性缺陷：如染色体缺陷、基因突变、内分泌腺体缺乏、激素合成酶缺乏。②后天性内分泌腺破坏：见于感染、梗死坏死、其他疾病所致的内分泌组织坏死如炎症、肿瘤压迫、自身免疫损害及各种物理损伤。

2）内分泌腺外病变所致的激素缺乏，包括激素原转化为活性激素的缺陷，如慢性肾衰竭患者25-羟维生素D转化为活性1,25-二羟维生素D有缺陷。

二、激素超量产生

1）内分泌肿瘤或增生：内分泌肿瘤多为分化良好的腺瘤，较少为癌。它除有激素分泌过多的临床表现外，还可有瘤局部扩张的症状。内分泌腺体增生可由于体内有激素受体的刺激性抗体、促激素分泌过多等原因导致，或原因尚不明确。

2）异位激素综合征：是指起源于非内分泌组织的肿瘤，多为恶性。它能分泌一种或数种异位激素或激素类似物，引起相应激素过多的症候群。

3）医源性病因：当用药理剂量的激素治疗非内分泌疾病时，或用过量激素替代治疗时，或患者自行服用大量激素或激素激动剂时，均可产生医源性内分泌功能亢进疾病。此外，有些非激素性药物可有激素样作用，如服用甘草能产生类似原发性醛固酮综合征的临床表现。

4）靶组织对相应激素的敏感性增加。

5）自身免疫性抗体：有兴奋受体作用的自身免疫性抗体可引起靶腺功能亢进。

6）激素生物合成酶缺陷：先天性肾上腺皮质增生症患者的肾上腺皮质类固醇生物合成酶有缺陷时，其合成步骤被阻断，酶作用部位前的底物及其产物，即皮质醇前体物质和性激素的合成及分泌均增加。

7）继发性激素超量分泌：如肝硬化腹水、充血性心力衰竭及肾病综合征引起的继发性醛固酮增多症；在氮质血症时所致的继发性甲状旁腺功能亢进症。

三、激素结构异常或其他有激素作用的物质

胰岛素结构异常时，胰岛素与靶组织结合力减弱，出现胰岛素抵抗，患者有轻度高血糖，对外源性胰岛素敏感性下降。有些癌组织内源性细胞分泌的小量多肽激素及激素前体增加，足以产生激素过多的临床症候群，如异位促肾上腺皮质激素综合征。

四、激素受体和（或）受体后作用异常

大部分内分泌激素都可能存在着受体对激素作用的反应能力降低的问题。若激素作用缺陷是部分的，在激素代偿性分泌增加后，临床表现可不明显；若激素完全缺乏，则有激素功能减退的表现。产生对激素作用抵抗的病因可为遗传性或获得性。

五、激素的转运或代谢异常

如给肝硬化患者生理剂量的皮质醇替代治疗，因血浆蛋白产量减低，结合的皮质醇量减少，皮质醇在肝内的降解也减慢，致游离皮质醇水平增加，患者可产生明显的库欣综合征表现。

六、多重内分泌系统的疾病

这类疾病较罕见，其病因常可同时或先后影响数个内分泌腺体，有些是遗传性的，表现为两个或更多的内分泌腺体发生肿瘤或增生，当多重内分泌系统功能减退时，最常见的是多发性内分泌腺免疫综合征。

七、代谢性疾病

代谢性疾病是指物质代谢在体内合成和分解代谢过程中某个环节出现障碍为主所致的疾病。由于物质的代谢受许多因素调控，大致可分为遗传因素和环境因素两大类。

1）遗传因素：为先天性代谢缺陷，由基因突变引起，具有遗传倾向，大多数是由于细胞内酶系缺陷或膜转运异常或结构和功能紊乱所致，如糖尿病、高尿酸血症、痛风、高脂血症、半乳糖血症。

2）环境因素：为获得性代谢缺陷，或遗传与环境互相影响，常见原因有食物、药物、理化刺激因素、创伤、感染、器官疾病、精神因素等，如免疫检查点抑制剂治疗造成糖代谢异常、尿毒症时的钙磷代谢障碍等。

（马　丽）

参 考 文 献

陈志强，蔡光先，2012. 中西医结合内科学. 2 版. 北京：中国中医药出版社.
刘力红，2002. 思考中医：对自然与生命的时间解读. 桂林：广西师范大学出版社.
倪伟，2016. 内科学. 4 版. 北京：中国中医药出版社.
宁光，2013. 内分泌学高级教程. 北京：人民军医出版社.
史轶蘩，1999. 协和内分泌和代谢学. 北京：科学出版社.
吴深涛，2001. 糖尿病慢性并发症的中医辨治. 天津：天津科学技术出版社.
中华医学会儿科学分会，2016. 儿科内分泌与代谢性疾病诊疗规范. 北京：人民卫生出版社.

第五章 中西医结合内分泌代谢性疾病的诊法与检查

第一节 中医诊法

一、中医四诊

中医四诊包括望、闻、问、切，四诊所收集的病情资料是判别证候的主要依据。

（一）望诊

1. 全身望诊

（1）望神 主要从目光、神志、面色和形态四方面进行诊视，以判断精气的盛衰。神情淡漠、目光乏神可见于甲状腺功能减退症，神志不清可见于糖尿病酮症酸中毒。

（2）望色 主要是观察患者面部颜色与光泽。常色是指人体生理状态时面部的色泽，以明亮润泽、含蓄为特征。病色是指人体疾病状态时颜面部的色泽，一般除常色之外，其他一切反常的颜色都属于病色。病色分青、赤、黄、白、黑五种。若面青，口唇青紫，且伴剧痛者，可见于糖尿病冠心病、糖尿病性周围神经病变疼痛发作期。满面通红可见于代谢综合征、肥胖、糖尿病等。面色淡黄暗滞，可见于湿热蕴结型糖尿病患者。面色淡白可见于甲状腺功能减退症、糖尿病肾病伴肾性贫血者。目眶周围色黑，面色青黑，可见于肾虚血瘀型糖尿病性勃起功能障碍者。

（3）望形体 包括望体形、胖瘦、躯干四肢、皮肉筋骨等。形体强壮者表现为皮肤润泽、肌肉结实、骨骼粗大、胸廓宽厚等，一般容易出现实证、阳证，可见于郁热期糖尿病。形体虚弱者表现为皮肤枯槁、肌肉瘦削、骨骼细小、胸廓狭窄等，一般容易出现虚证、阴证，可见于1型糖尿病、虚损期糖尿病。食少而肥、肤白无华者多为气虚痰湿，可见于甲状腺功能减退症；形体消瘦、皮肤干燥，伴有两颧发红，潮热盗汗，五心烦热等，可见于阴虚火旺型甲状腺功能亢进症；身材矮小可见于甲状腺功能减退症等；身材过高可见于肢端肥大症等；全身性多毛可见于多囊卵巢综合征等。

（4）望姿态 阳热者好动，虚寒者少动。肢体震颤、蠕动为动风，可见于甲状腺功能亢进症。跛行者可见于糖尿病足。

2. 局部望诊

（1）望头目 甲状腺功能亢进症可见眼球突出，部分甲状腺功能减退症可见面色萎黄、眼睑浮肿；面部肥胖如满月可见于库欣综合征。

（2）望颈项 颈前结节多由肝气郁结痰凝所致，需考虑甲状腺结节、甲状腺癌；颈部包块红肿热痛需要考虑急性甲状腺炎。

（3）望腰背 若腰背部单侧出现疱疹，且皮肤色红，考虑为缠腰火丹，多为热毒内炽，湿热浸淫，糖尿病患者容易罹患。

（4）望四肢 上肢颤动可见于甲状腺功能亢进症。糖尿病患者常见胫前皮肤色素沉着斑，足趾发黑多为脱疽，多见于糖尿病足患者。手足等关节肿胀可见于痛风患者。

（5）望前阴 女性外阴红肿、瘙痒，男性阴囊湿疹、瘙痒、水肿光亮、皮肤增厚，多为肝胆湿热下注，糖尿病血糖控制不佳者容易罹患。

（6）望皮肤 面部、乳晕、腋窝、外生殖器、口腔等部位颜色呈弥漫性棕黑色，与肾上腺皮质功能减退症相关。腹部皮肤出现紫纹需考虑库欣综合征。皮肤干燥、粗糙需要考虑甲状腺功能减退症。皮肤皱褶处如颈部、腋窝、腹股沟出现棕黑色色素沉着称黑棘皮病，多由于肥胖或高胰岛素血症引起。

（7）望排泄物

1）望大便：大便清稀，完谷不化，或便溏，多属寒泻。大便色黄，清稀如糜，伴有恶臭，属热泻。大便燥结多属实热证，排出困难，便次减少，甚至多日不便，多由肠道津亏，大肠传导失司所致，可见于胃肠实热型糖尿病。大便不甚干硬，但排便费力，便后乏力多为糖尿病病程较久后的气阴两虚、气虚、阳虚证。大便干结如羊屎，排出困难多为阴血亏虚，可见于糖尿病胃肠病变。

2 望小便：小便短赤量少，尿道灼热疼痛，多属热证，可见于糖尿病合并泌尿系感染。尿浑浊如米泔水，形体日瘦，多为脾肾虚损，可见于糖尿病肾病。

（8）望舌

1）望舌色：正常舌色为淡红色。淡白舌主虚寒或气血亏虚，可见于甲状腺功能减退症。红舌主热证或虚热证，可见于糖尿病、甲状腺功能亢进症。青紫舌或舌质紫暗有瘀点瘀斑多属气滞血瘀，可见于糖尿病、糖尿病心脏病等。

2）望舌形：舌体瘦薄主气血两虚或阴虚火旺，多见于气阴两虚型糖尿病、甲状腺功能亢进症。舌嫩多主虚证，多见于甲状腺功能减退症。胖大齿痕舌主脾虚或湿盛，多见于脾虚湿盛型糖尿病。舌体瘦薄主气血两虚或阴虚火旺，多见于气阴两虚型糖尿病、甲状腺功能亢进症。

3）望舌态：舌颤可见于血虚生风及热极生风等证，多见于甲状腺功能亢进症；舌体板硬强直，运动不灵，可见于糖尿病脑病。

4）望苔质：腻苔多见于痰饮、湿浊内停，厚苔多为胃肠积滞，可见于糖尿病。剥落苔是胃气不足或胃阴亏虚的表现，多见于 1 型糖尿病。少苔可见于糖尿病气阴两虚证。

5）望苔色：黄苔而干，多属热炽伤津，多见于 2 型糖尿病。苔白滑润多见于甲状腺功能减退症。

（二）闻诊

1. 听声音

语声高亢洪亮，多言而躁动，气息粗糙，多属实证、热证，常见于糖尿病、甲状腺功能亢进症。语声低微无力，少言而沉静，多属虚证、寒证，常见于甲状腺功能减退症。呃声低沉，气弱无力，多属虚、属寒，多见于糖尿病性胃轻瘫。喜太息是肝气郁结的表现，多见于甲状腺结节、甲状腺功能异常。肠鸣伴腹痛，痛甚则泻，随情志波动而加剧，多属肝脾不和；肠鸣腹泻，泻下不爽，多为脾胃湿热，常见于糖尿病胃肠病变。

2. 嗅气味

口臭多见于口腔本身的病变或胃肠有热之人，可见于糖尿病。口中烂苹果味，需考虑糖尿病酮症。汗液无气味多为卫阳不足，肌表不固；汗出量多且酸腐，多见于气分实热或夹湿之人，常见于糖尿病自主神经病变。呕吐物气味臭秽，多因胃热炽盛。呕吐物为清稀痰涎，无臭气或有腥气为脾胃有寒。嗳气酸腐，多因胃热或宿食停滞，常见于糖尿病胃肠病变。

（三）问诊

1. 一般情况

一般情况包括姓名、性别、年龄、婚育史、职业、籍贯、现居地等。

2. 主诉

主诉的问诊需要突出不适的部位、性质、程度、时间四个要素。

3. 现病史

现病史包括起病到此次就诊的发病及诊治经过、发病过程有无规律、目前主要不适等。

4. 既往史

既往史包括既往患病情况，有无慢性病等。

5. 婚育史

婚育史包括已婚或未婚、结婚年龄、配偶健康情况、育龄期妇女月经情况、已婚女性怀孕生产情况等。

6. 个人史

个人史包括吸烟史、饮酒史、服药史等。

7. 家族史

家族史包括直系家属疾病情况。

8. 问症状

（1）问汗 阳加于阴谓之汗，正常的出汗有调节营卫，滋润皮肤的作用。当汗不汗、不当汗而汗，或局部出汗，都属于病理性的出汗，常见于糖尿病。出汗伴有心慌、手抖，常见于糖尿病低血糖症状。大汗淋漓常见于糖尿病危重症。烦躁出汗常见于甲状腺功能亢进症。少汗常见于甲状腺功能减退症。

（2）问疼痛 四肢末梢刺痛，夜间加重，常见于糖尿病性周围神经病变。痛有定处，屈伸不利，常见于痛风。

（3）问头身胸腹 头晕、胸闷可见于糖尿病心脑血管病变。心悸可见于甲状腺功能亢进症。胃脘部饱胀感，伴嗳气反酸、腹胀可见于糖尿病胃肠病变。

（4）问耳目 耳鸣、耳聋可见于糖尿病久病者。视物模糊可见于糖尿病视网膜病变。目痒干涩、畏光流泪、目赤肿痛可见于甲状腺眼病。

（5）问睡眠 要询问睡眠时间的长短、入睡的难易度、有无多梦等情况，可见于糖尿病合并睡眠障碍、甲状腺功能异常合并抑郁焦虑状态等。

（6）问饮食口味 食欲旺盛可见于糖尿病、甲状腺功能亢进症，糖尿病还可见口甜。

（7）问二便 询问患者大小便次、量、色、形状。腹泻可见于甲状腺功能亢进症。便秘可见于糖尿病胃肠病变。尿有泡沫可见于糖尿病肾病。

（8）问月经 询问患者经期、周期、经量、经色、经质、白带情况，经行前后有无腹痛、乳房胀痛等，末次月经、初潮及绝经时间。月经量少、延后可见于多囊卵巢综合征。

（四）切诊

1. 脉诊

根据脉的深浅、频率、节律、强弱、流畅度、紧张度等进行诊察。正常脉象的特点是不浮不沉，从容和缓，节律整齐。脉位浅显于皮下为浮脉，深沉于筋骨为沉脉。脉数分迟数，一息不足四至为迟，一息五六至为数。脉来势大有力为实，脉动势小无力为虚。

（1）脉象分类及主病 弱脉主阴阳气血虚证，可见于甲状腺功能减退症、糖尿病虚损期。涩脉主精亏血少、气滞血瘀，可见于糖尿病周围血管病变。滑脉主痰湿、食积、实热，多见于肥胖。弦脉主肝胆病、痰饮、气滞、血瘀，多见于甲状腺疾病、继发性高血压。

（2）相兼脉及主病 弦滑数脉主肝火夹痰热，多见于糖尿病。弦细脉主肝肾阴虚、肝郁脾虚，多见于甲状腺疾病。

2. 按诊

（1）按颈部 诊察颈部、甲状腺是否肿大，有无肿块、压痛等。若发现有肿块，要注意肿块的部位、大小、形状、硬度、压痛及活动度。

（2）按脘腹 由轻到重，感知腹部的冷、热、软、硬，有无肿块或压痛。

（3）按肌肤 判断肌肤的寒热润燥，有无皮疹、结节、肿胀、疮疡。尺肤湿冷可见于糖尿病泌汗异常。肌肤麻木、疼痛、皮肤瘙痒可见于糖尿病性周围神经病变。

（4）按手足 判断冷热，手足凉多是阳虚或阴盛，可见于糖尿病性周围神经病变；手足灼热多属阴虚或实热。糖尿病患者检查趺阳脉以了解下肢供血情况，趺阳脉缺失可见于糖尿病足或下肢血管闭塞。

二、辨 证 诊 断

辨证是在望、闻、问、切四诊所得的基础上进行综合分析诊断。在人体整体观点、天人相应观点、变动观点等理论指导下，将四诊所得的资料，加以进一步整合，以期抓住疾病的本质，判断其部位、邪正关系等，最终得到其疾病及证候名，为论治提供可靠的依据。

传统中医学的辨证方法包括八纲辨证、病因辨证、脏腑辨证、经络辨证、气血津液辨证、卫气营血辨证、三阴三阳辨证、三焦辨证等。随着现代中医的发展，有学者又提出分类辨证、分期辨证、分型辨证、态靶辨证等方法，各有特点。应用在内分泌代谢性疾病临床中，要具体情况具体分析。

中医诊法不仅是一种诊断方法，更是一种尊重个体差异、注重整体和谐的辨证哲学，是中医药文化与现代医学的完美融合。它不仅体现了中医药的独特魅力，也展示了中华文化的包容性和创新力，通过从中医四诊角度对患者进行耐心细致的观察，共情患者，体贴照顾，促进患者的健康。

第二节 西 医 检 查

内分泌科常根据临床症状及体征对内分泌功能状态进行初步评估，同时配合实验室检查、影像学检查等明确诊断。

一、常见症状和体征

（一）体形高矮

1. 巨大体形

一般身高大于同龄同性别平均值 2 个标准以上属于巨大体形。病理性巨大体形多见于垂体生长激素分泌过多的巨人症和肢端肥大症、儿童真性或假性性早熟，此外，睾丸生精小管发育不全症（Klinefelter 综合征）、先天性睾丸发育不全症或无睾症均可导致性腺功能减退症性高身材。

2. 矮小体形

矮小体形是指成年男性身高低于 160cm、女性低于 150cm，以及儿童身高低于同龄同性别第三百分位。内分泌疾病最常见的矮小体形多见于生长激素缺乏性侏儒症和甲状腺功能减退症性呆小症。生长激素缺乏性侏儒症多由出生时胎位异常难产和特发性生长激素缺乏症所致。呆小症主要由于胎儿期和新生儿期甲状腺功能减退症所致。其他病理性身材矮小可见于未治疗的真性或假性性早熟、软骨发育不全、先天性成骨不全及其他先天性遗传性疾病等。

（二）体形胖瘦

1. 肥胖

我国把体重指数（body mass index，BMI）≥28kg/m² 作为肥胖的诊断标准。表现为肥胖的内分泌代谢性疾病有代谢综合征、皮质醇增多症、库欣综合征、甲状腺功能减退症、性腺功能减退症、多囊卵巢综合征、部分垂体功能减退症和肢端肥大症等。库欣综合征的肥胖以向心性为主，甲状腺功能减退症多为黏液水肿性肥胖。成年男性腰围≥90cm，女性腰围≥85cm 属于腹型肥胖，也是糖耐量异常、2 型糖尿病、代谢综合征等人群的主要特征之一。

2. 消瘦

消瘦是指体重低于标准体重 10%以上。甲状腺功能亢进症、糖尿病、肌少症、骨质疏松症等可见消瘦。

（三）多毛

全身性多毛一般指女性体毛异常增多，多见于先天性肾上腺皮质增生、肾上腺腺瘤或腺癌、库欣综合征、多囊卵巢综合征，部分肢端肥大症女性也出现多毛。

（四）黑棘皮症

黑棘皮症是指身体皱襞和褶皱中出现黑色素沉着及皮肤过度角质化，皮肤颜色变黑、增粗增厚，常见于高胰岛素血症、肥胖症等。

（五）多尿

多尿为长期每昼夜尿量超过 2500ml，常见于抗利尿激素不足引起的中枢性尿崩症、对垂体后叶素反应不佳的肾性尿崩症、糖尿病和原发性甲状旁腺功能亢进症引起的渗透性利尿、低血钾引起的原发性醛固酮增多症等。

（六）泌汗异常

糖尿病自主神经病变常出现泌汗异常，一方面表现为上半身出汗增加，且往往为大汗淋漓；另一方面，足部或下肢和下半身汗出减少或消失。另外，甲状腺功能亢进症患者由于基础代谢率增加，常伴有多汗、怕热等情况。

二、实验室检查

实验室检查属于内分泌代谢性疾病关键诊断步骤，常见实验室检查包括垂体、甲状腺、肾上腺、性腺等激素检测，以及血糖、血脂、嘌呤、钙等相关指标。

（一）垂体激素检测

1. 生长激素

1）生长激素（growth hormone，GH）增高：常见于垂体生长激素瘤导致的巨人症或肢端肥大症。一般在应急情况下，GH 可轻度增高。

2）GH 减低：主要见于垂体性侏儒症、垂体功能减退症、遗传性生长激素缺乏症或继发性生长激素缺乏症等。

2. 肾上腺皮质激素

肾上腺皮质激素（adrenocorticotropic hormone，ACTH）主要用于鉴别诊断皮质醇增多症、肾上腺皮质功能减退症、异位促肾上腺皮质激素分泌等。

1）ACTH 增高：常见于原发性肾上腺皮质功能减退症、异源促肾上腺皮质激素综合征、异源促肾上腺皮质激素释放激素瘤等。

2）ACTH 减低：常见于腺垂体功能减退症、原发性肾上腺皮质功能亢进症、医源性皮质醇增多症。

3. 促甲状腺激素

促甲状腺激素（thyroid stimulating hormone，TSH）主要用于诊断原发性甲状腺功能亢进症或甲状腺功能减退症，筛查先天性甲状腺功能减退症，评估甲状腺替代或抑制疗法的疗效等。

1）TSH 增高：常见于原发性甲状腺功能减退症、异源促甲状腺激素分泌综合征、垂体促甲状腺激素不恰当分泌综合征、单纯性甲状腺肿等。

2）TSH 减低：常见于甲状腺功能亢进症、继发性甲状腺功能减退症、腺垂体功能减退症等。

4. 卵泡刺激素和促黄体生成激素

卵泡刺激素（follicle stimulating hormone，FSH）、促黄体生成激素（luteinizing hormone，LH）、FSH/LH 常用于月经紊乱、不孕、围绝经期激素替代疗法的评估。

5. 血清催乳素

血清催乳素（prolactin，PRL）用于诊断高催乳素血症。

6. 抗利尿激素

抗利尿激素用于诊断尿崩症。

（二）甲状腺激素检测

甲状腺激素主要用于判定甲状腺功能是否异常。

1. 总甲状腺素和游离甲状腺素

总甲状腺素（total thyroxine，TT_4）、游离甲状腺素（free thyroxine，FT_4）增高见于甲状腺功能亢进症、甲状腺激素不敏感综合征及妊娠期甲亢等；TT_4、FT_4减低见于甲状腺功能减退症、缺碘性甲状腺肿及慢性淋巴细胞性甲状腺炎等。

2. 总三碘甲状腺原氨酸和游离三碘甲状腺原氨酸

总三碘甲状腺原氨酸（total triiodothyronine，TT_3）、游离三碘甲状腺原氨酸（free triiodothyronine，FT_3）增高是诊断甲状腺功能亢进症最灵敏的指标，常用于诊断 T_3 型甲状腺功能亢进症，也可作为甲状腺功能亢进症复发的先兆；TT_3、FT_3 减低见于低三碘甲状腺原氨酸综合征、慢性淋巴细胞性甲状腺炎、肢端肥大症、肝硬化及肾病综合征等。

3. 反三碘甲状腺原氨酸

反三碘甲状腺原氨酸（reverse triiodothyronine，rT_3）增高见于甲状腺功能亢进症、非甲状腺疾病（肝硬化、尿毒症、急性心肌梗死等）、应用普萘洛尔片或先天性脱碘酶缺陷等；rT_3 减低见于甲状腺功能减退症、慢性淋巴细胞性甲状腺炎、抗甲状腺药物过量等。

4. 甲状腺球蛋白

甲状腺球蛋白（thyroid globulin，TG）升高可见于甲状腺功能亢进症、甲状腺炎、甲状腺结节、甲状腺癌等。可用于判别甲状腺癌全切术后患者是否出现肿瘤复发。

5. 甲状腺素结合球蛋白

甲状腺素结合球蛋白（thyroid binding globulin，TBG）增高见于甲状腺功能减退症、肝脏疾病、弥漫性毒性甲状腺肿（Graves 病）、甲状腺癌等；TBG 减低见于肢端肥大症、严重感染等。

6. 甲状腺自身抗体

甲状腺自身抗体主要包括抗甲状腺过氧化物酶抗体（anti-thyroid peroxidase autoantibody，TPOAb）、抗甲状腺球蛋白抗体（anti-thyroid globulin autoantibody，TgAb）、促甲状腺激素受体抗体（TSH receptor autoantibody，TRAb）。抗体滴度升高见于自身免疫性甲状腺病，如 TPOAb、TgAb 滴度升高见于桥本甲状腺炎，TRAb 滴度升高见于 Graves 病。

（三）肾上腺激素检测

1. 肾上腺皮质激素及其代谢物

1）血浆醛固酮（aldosterone，ALD）：增高见于原发性醛固酮增多症（如肾上腺皮质肿瘤或增生）、继发性醛固酮增多症（如肝硬化腹水、肾病综合征等）；减低多见于肾上腺皮质功能减退症、腺垂体功能减退症、应用普萘洛尔等。

2）24h 尿游离皮质醇（24 hour urine free cortisol，24h UFC）：增高见于肾上腺皮质功能亢进症、双侧肾上腺皮质增生、异位促肾上腺皮质激素综合征等；减低见于肾上腺皮质功能减退症、腺垂体功能减退症等。

3）尿 17-羟皮质类固醇（17-hydroxycorticosteroids，17-OHCS）：增高见于肾上腺皮质功能亢进症、原发性肾上腺皮质瘤、库欣综合征、异位促肾上腺皮质激素综合征等；减低见于肾上腺皮质功能减退症、腺垂体功能减退症等。

4）尿 17-酮皮质类固醇（17-ketone steroids，17-KS）：增高见于肾上腺皮质瘤、异位促肾上腺皮质激素综合征、肾上腺皮质增生症（如先天性缺乏 21-羟化酶或 11β-羟化酶等）；减低见于肾上腺皮质功能减退症、腺垂体功能减退症等。

2. 肾上腺髓质激素及其代谢物

1）血尿儿茶酚胺（catecholamines，CA）及其代谢产物水平（如甲氧基肾上腺素、甲氧基去甲肾上腺素等）测定：CA 及其代谢产物增高多见于嗜铬细胞瘤、肾上腺髓质增生、交感神经母细胞瘤等；CA 及其代谢产物减低见于肾上腺髓质功能减退症等。

2）尿 3-甲氧基-4-羟苦杏仁酸（vanillylmandelic acid，VMA）：增高主要见于嗜铬细胞瘤发作期、肾上腺髓质增生、交感神经细胞瘤等。

（四）性腺激素检测

1. 血浆孕酮

病理性孕酮（progesterone，PROG）增高多见于原发性高血压、葡萄胎、先天性肾上腺皮质增生等；孕酮减低多见于黄体功能不全、多囊卵巢综合征、无排卵性子宫功能性出血等。

2. 血浆雌二醇

病理性雌二醇（estradiol，E2）增高见于女性性早熟、性腺母细胞瘤、肝硬化等；E2 减低见于原发性性腺功能减退症等。

3. 血浆睾酮

睾酮（testosterone，T）增高见于多囊卵巢综合征、肾上腺皮质功能亢进症、男性性早熟等；睾酮减低见于 Klinefelter 综合征、Kallmann 综合征、男性 Turner 综合征等。

4. 血硫酸脱氢表雄酮

血硫酸脱氢表雄酮（dehydroepiandrosterone，DHEA）用于鉴别诊断多毛症、肾上腺皮质癌、先天性肾上腺皮质增多症等。

（五）糖代谢检测

1. 血糖

血糖检测是诊断糖尿病的首选方法。

1）空腹血糖（fasting plasma glucose，FPG）、餐后血糖或随机血糖：高血糖症见于应激状态、糖尿病、升糖激素增多的肿瘤、药源性因素等；低血糖症见于胰岛 β 细胞瘤、药源性（如胰岛素或磺脲类药物过量）、肝病、升糖激素缺乏或不足等。

2）口服葡萄糖耐量试验（oral glucose tolerance test，OGTT）：用于鉴别诊断糖尿病、糖耐量受损、空腹血糖受损（impaired fasting glucose，IFG）。

3）糖化血红蛋白（glycated hemoglobin A1c，HbA1c）：用于评价糖尿病控制情况、筛查糖尿病、鉴别糖尿病性及应激性高血糖。

2. 血β-羟基丁酸

血β-羟基丁酸升高见于糖尿病酮症酸中毒、饥饿性酮症等。

3. 血清胰岛素/C肽释放试验

血清胰岛素/C肽释放试验主要用于了解胰岛β细胞基础功能及储备状态，进行糖尿病分型，区别外源性高胰岛素血症。

4. 胰岛相关自身抗体

胰岛相关自身抗体主要包括胰岛素自身抗体、胰岛细胞自身抗体、谷氨酸脱羧酶自身抗体、蛋白酪氨酸磷酸酶自身抗体及锌转运体8抗体。抗体阳性见于1型糖尿病。

5. 24h尿白蛋白和尿微量白蛋白/肌酐比值

24h尿白蛋白和尿微量白蛋白/肌酐比值（urinary albumin-to-creatinine ratio，UACR）增高见于糖尿病肾病、高血压、血管内皮功能障碍等。

（六）脂代谢检测

1. 总胆固醇

总胆固醇（total cholesterol，TC）用于早期识别动脉粥样硬化、评价降脂药物治疗后的疗效。TC增高见于原发性高脂血症、甲状腺功能减退症、糖尿病、应用口服避孕药等；TC减低见于溶血性贫血，应用雌激素、甲状腺激素等。

2. 甘油三酯

甘油三酯（triglycerides，TG）用于早期识别动脉粥样硬化、高脂血症分类、降脂药物治疗的疗效评价，TG增高见于原发性高脂血症、动脉粥样硬化等；TG减低见于低β脂蛋白血症、肾上腺皮质功能减退症等。

3. 血清脂蛋白

1）乳糜微粒：用于诊断Ⅰ型和Ⅴ型高脂蛋白血症。

2）高密度脂蛋白（high density lipoprotein，HDL）：减低见于动脉粥样硬化、糖尿病、肾病综合征等。

3）低密度脂蛋白（low density lipoprotein，LDL）：增高表示冠心病风险增高，多见于原发性高脂血症、遗传性高脂蛋白血症、甲状腺功能减退症、应用糖皮质激素等；减低见于无β脂蛋白血症、肝硬化等。

4. 血清载脂蛋白

1）载脂蛋白AI（apolipoprotein AI，ApoAI）：增高表示冠心病风险较低；减低见于家族性载脂蛋白AI缺乏症、急性心肌梗死、糖尿病等。

2）载脂蛋白B（apolipoprotein B，ApoB）：可直接反映LDL水平，增高表示冠心病风险增高；减低见于低β、无β脂蛋白血症，载脂蛋白B缺乏症等。

（七）嘌呤代谢检测

嘌呤主要包括血清尿酸、24h尿尿酸，升高见于高尿酸血症、痛风性关节炎、痛风性肾病。

（八）钙代谢检测

1. 甲状旁腺素

甲状旁腺素（parathyroid hormone，PTH）升高见于原发性甲状旁腺功能亢进症、异位性甲状旁腺功能亢进症、继发性甲状旁腺功能亢进症、假性甲状旁腺功能减退症等。PTH 减低见于甲状腺手术切除所致的甲状旁腺功能减退症、肾衰竭和甲状腺功能亢进症所致的非甲状旁腺性高钙血症等。

2. 降钙素

降钙素（calcitonin，CT）升高见于甲状腺髓样癌、异位肿瘤、原发性甲状旁腺功能减退症、恶性贫血、高钙血症等。CT 减低见于甲状腺手术切除后等。

3. 25-羟维生素 D

25-羟维生素 D（25-hydroxy vitamin D）减低见于平素日照时间过少、糖尿病、骨质疏松症、甲状腺功能减退症等。

4. 骨钙素

骨钙素（osteocalcin，OC）属于骨形成标志物，用于鉴别骨质疏松症类型。OC 升高见于高转换骨质疏松症、儿童生长期、成骨不全、变形性骨炎、肿瘤骨转移、低磷血症、甲状腺功能亢进症、甲状旁腺功能亢进症、佝偻病、卵巢切除术后等。OC 减低见于甲状腺功能减退症、肾上腺皮质功能亢进症、长期使用糖皮质激素、肝病、糖尿病及妊娠期等。

5. 总Ⅰ型原胶原 N-端前肽

总Ⅰ型原胶原 N-端前肽（procollagen typeⅠN-propeptide，PⅠNP）用于评估成骨细胞活跃程度和骨形成速度，PⅠNP 升高见于代谢性骨病、肾功能不全。

6. 骨碱性磷酸酶

骨碱性磷酸酶（bone alkaline phosphatase，B-ALP）属于骨形成标志物，B-ALP 升高见于原发性和继发性甲状旁腺功能亢进症、甲状腺功能亢进症、高转换型骨质疏松症、佝偻病、软骨病等。

7. β-胶原降解物

β-胶原降解物（β-CTX）用于评估破骨细胞活跃程度和骨吸收速度，β-CTX 升高见于骨质疏松症、高转换代谢性骨病（如 Paget 病）、多发性骨髓瘤等。

三、影像学检查

（一）CT 和磁共振成像

CT 和磁共振成像（magnetic resonance imaging，MRI）主要用于诊断垂体肿瘤、肾上腺肿瘤、胰岛肿瘤和查找中枢性尿崩症的病因等，并且确定瘤体具体位置及大小。

垂体 MRI 或 CT 用于诊断垂体瘤、垂体炎、垂体萎缩、空泡蝶鞍、下丘脑肿瘤等。普通 X 线检查不能诊断垂体瘤者需要进行高分辨率 CT、MRI 或三维构象。一般宜首选 MRI，能更好地显示肿瘤及其周围组织的解剖关系。肾上腺 MRI 或 CT 可用于诊断肾上腺肿瘤（如嗜铬细胞瘤）、肾上腺腺瘤或增生，以及辅助库欣综合征病因排查等。

（二）超声

超声可用于诊查甲状腺、性腺、泌尿系等疾病。对于高危肿块，常在超声引导下进行甲状腺细针穿刺活检术明确病灶的性质。

1. 甲状腺彩超

甲状腺彩超可用于诊断弥漫性甲状腺肿、甲状腺结节、甲状腺癌等。甲状腺实质回声不均匀提示甲状腺弥漫性改变，如甲状腺功能亢进症、桥本甲状腺炎等。回声强度减低考虑桥本甲状腺炎、亚急性甲状腺炎等。甲状腺血流信号丰富，呈“火海征”，常见于甲状腺功能亢进症。

2. 妇科超声

妇科超声用于了解内生殖器官及卵泡发育情况。多囊卵巢综合征超声提示卵巢直径≥10cm 和（或）单侧卵巢同一个切面上直径 2～9mm 的卵泡数≥12 个。

（三）X线

典型垂体瘤的X线表现为蝶鞍扩大（向各方向增大）、鞍壁变薄、鞍底变阔；前后床突变细甚至缺损，彼此分开，鞍口扩大，鞍底侵蚀、倾斜下陷。

（四）正电子断层扫描和核素显像

正电子断层扫描和核素显像可用于神经内分泌肿瘤的诊断。

（五）双能X线吸收法

双能X线吸收法用于骨质疏松症诊断及病情评估。

在进行内分泌疾病的诊断时，我们应始终遵循医学伦理原则，尊重患者的知情同意权、隐私权和自主选择权。要以患者的利益为出发点，提供安全、有效、经济的医疗服务，保障患者的健康权益。

（朴春丽）

参考文献

李灿东，方朝义，2021. 中医诊断学. 5版. 北京：中国中医药出版社.
刘学兰，2017. 中医内分泌代谢病学. 北京：科学出版社.
宁光，邢小平，2022. 内分泌内科学. 3版. 北京：人民卫生出版社.
仝小林，朴春丽，2023. 实用中医内分泌代谢病学. 北京：中国中医药出版社.
童南伟，肖海鹏，2021. 内科学-内分泌代谢科分册. 2版. 北京：人民卫生出版社.

第六章 内分泌代谢性疾病的预防和管理

一、预防·治未病

（一）中医治未病思想概述

“治未病”思想源自《素问·四气调神大论》，其曰：“夫病已成而后药之，乱已成而后治之，譬犹渴而钻井，斗而铸锥，不亦晚乎？”历代医家对“治未病”思想都极为重视。治未病是采取预防或治疗手段，防止疾病发生、发展的方法。治未病包含两种意义：一是未病先防，防病于未然，强调摄生，预防疾病的发生；二是既病防变，强调早期诊断和早期治疗，及时控制疾病的发展演变。

未病先防。《素问·刺法论》中提出“正气内存，邪不可干”。强调保养身体，并由此成为独具特色的中医防病理论。中医摄生主要从调情志、节饮食、避风寒三个方面进行。其中以调摄情志为核心，《素问·上古天真论》曰：“恬淡虚无，真气从之。”主张思想上要保持安闲清静，没有杂念。重视“精神内守”，避免过度的情志变动，《灵枢·五变》云：“怒则气上，胸中蓄积，血气逆留，髋皮充肌，血脉不行，转而为热，热则消肌肤，故为消瘅。”消瘅的产生与情志失调、肝失疏泄关系密切，因此保持心胸开朗，乐观愉快，亦能达到补养真气的目的。此外，中医认为“虚邪贼风，避之有时”，对于外界不正常的气候和有害的致病因素，要及时避开，顺从四时天气气候的变化，保持与外界环境的协调统一。饮食上主张“食饮有节，起居有常”，饮食有节制，生活起居有规律，保持适当的劳动强度，亦要避免纵欲过度，反对“以酒为浆，以妄为常，醉以入房，以欲竭其精，以耗散其真”，否则，就会导致早衰甚至疾病的产生。此外，我国古代人经过长期的实践，创造了许多行之有效的强身健体的方法，如五禽戏、气功、太极拳、八段锦、易筋经等。

既病防变。《素问·刺热》说：“病虽未发，见赤色者刺之，名曰治未病。”此处所谓“未发”，实际上是已经有先兆小疾存在，即疾病时期症状较少且又较轻的阶段，类似于唐代孙思邈所说的“欲病”，在这种情况下，及时发现，早期诊断治疗无疑起着决定性作用。《灵枢·逆顺》中谓：“上工刺其未生者也；其次，刺其未盛者也，……上工治未病，不治已病，此之谓也。”均强调在疾病发作之先，把握时机，予以治疗，从而达到“治未病”的目的。对于糖尿病患者，在对其进行血糖管理的同时，积极预防并发症。

（二）内分泌代谢性疾病的“治未病”思想运用

中医非常重视饮食、情绪在内分泌代谢性疾病中的作用，并通过长期的观察形成了系统的认识。如宋代陈言的《三因极一病证方论·瘿瘤证治》认为，瘿病“乃因喜怒忧思有所郁而成也”，其病情可“随忧愁消长”；明代孙志宏的《简明医彀》也提出，“倘喜怒失节，忧思过度之类，致气滞血凝，而成此疾”。明代李梴所著《医学入门》对“瘿”之证描述道：“瘿、瘤所以两名者，以瘿形似樱桃，一边纵大亦似之，槌槌而垂，皮宽不急。原因忧恚所生，故又曰瘿气，今之所谓影囊者是也。”赵佶在《圣济总录》中论曰：“忧恚劳气，郁而不散，若或婴之，此瘿所为作也。”可见，中医认为情志对瘿病的消长影响颇大。情志内伤会导致气机不畅，津液易聚成痰，痰气交结于颈前成病。从饮食、情绪方面防治疾病具有独特的优势。作为医学工作者，要重视在临床中对患者进行健康生活宣教，帮助患者建立健康的生活观念。

（三）内分泌代谢性疾病的三级预防

一级预防旨在消除或减少内分泌代谢性疾病的危险因素，降低疾病的发生风险。主要措施包括：①健康教育：提高公众对内分泌代谢性疾病的认识，普及疾病预防知识，培养健康的生活方式。②生活方式的调整：合理膳食、增加体力活动、戒烟限酒、保持心理平衡等，以减少肥胖、高血压等疾病的发生。③环境改善：创造支持健康行为的环境，如提供健康的食品、安全的运动场所等。

二级预防关注早期发现、早期诊断和早期治疗，以减缓疾病进展和降低并发症风险。主要措施包括：①定期筛查：针对高风险人群进行有针对性的检查，如血糖、血压、血脂等指标的监测。②早期干预：对已发现异常的个体，及时采取药物治疗、生活方式调整等措施，控制病情发展。③持续监测：对已确诊患者进行长期、规律的随访，评估治疗效果，调整治疗方案。

三级预防旨在减轻内分泌代谢性疾病患者的病痛和并发症，提高生活质量。主要措施包括：①长期治疗和管理：制订个体化治疗方案，综合运用药物治疗、手术治疗、生活方式调整等方法。②康复服务：针对患者功能障碍，提供康复治疗，如糖尿病足部护理、视力保护等。③心理和社会支持：为患者提供心理辅导、社会支持等，帮助其应对长期病痛带来的压力。

（四）内分泌代谢性疾病的调护

1. 饮食有节

中医对内分泌代谢性疾病的饮食调理有两方面：一是饮食有节。《素问・奇病论》云："此肥美之所发也，此人必数食甘美而多肥也，肥者令人内热，甘者令人中满，故其气上溢，转为消渴。"不暴饮暴食，少吃肥甘厚味之品，少饮酒。二是谨和五味。不同的食物其性味、归经不同。《素问・至真要大论》云："夫五味入胃，各归所喜，故酸先入肝，苦先入心，甘先入脾，辛先入肺，咸先入肾。久而增气，物化之常也，气增而久，夭之由也。"《素问・生气通天论》云："阴之所生，本在五味，阴之五宫，伤在五味。"《素问・五脏生成论》云："是故多食咸，则脉凝泣而变色；多食苦，则皮槁而毛拔；多食辛，则筋急而爪枯；多食酸，则肉胝䐢而唇揭；多食甘，则骨痛而发落。此五味之所伤也。"人赖饮食五味以充养，维持正常的生命活动，但五味偏嗜，就会伤及五脏，导致疾病的产生。

现代医学认为，对于内分泌代谢性疾病的预防，需要合理搭配各类营养素，保证碳水化合物、蛋白质、脂肪等营养素的合理摄入，同时针对不同的内分泌代谢性疾病，如糖尿病、肥胖症、代谢综合征等，分别制订相应的饮食调护方案。例如，糖尿病患者应控制碳水化合物摄入，而肥胖症患者则需要减少总热量摄入。同时定时进行病情监测评估：定期监测患者的血糖、血脂、体重等指标，根据监测结果调整饮食结构和摄入量，评估饮食调护的效果和患者的病情变化。

2. 调节情志

中医认为，"百病皆起于情"，对于情志的管理分为两个方面。一是精神内守，减少欲望。《古今医统大全》："知名利之败身，故割情而去欲；知酒色之伤命，故量事而撙节。"二是避免剧烈的情绪波动，"盖人生以气为主，情过喜则气散，怒则气升，哀则气消，劳则气耗，惊则气乱，思则气结，欲则气倾，病由之作矣。识破知节，病亦少损"，七情太过，为其所害。

现代医学认为，通过心理疏导和认知行为疗法等心理治疗手段，帮助患者理解和应对负面情绪，改变不良情绪和行为模式，提高情绪应对能力和心理韧性。放松训练和冥想等身心放松技巧有助于缓解焦虑、抑郁等负面情绪，促进身心的放松和平衡，从而有利于内分泌系统的调节和代谢功能的恢复。社会支持和情感表达可以提供情感上的安慰和支持，减轻患者的情绪压力，有助于改善情绪状态和内分泌平衡。

3. 适度运动

中医认为，过逸与过劳对身体都是不利的，主张劳逸适度。“养生之道常欲小劳，但莫大疲及强所不能堪耳。且流水不腐，户枢不蠹，以其运动故也”。并提出过劳的危害“久视伤血，久卧伤气，久立伤骨，久坐伤肉，久行伤筋也”，指出过劳有损健康。过度劳累、过度安逸都会引发疾病。

现代医学认为，有氧运动和力量训练对内分泌代谢性疾病患者的血糖控制、血脂代谢和体重管理均具有显著效果。有氧运动有助于提高胰岛素敏感性，促进血糖的利用，降低胰岛素抵抗；而力量训练可以增加肌肉质量，提高基础代谢率，减少体脂。建议内分泌代谢性疾病患者采取有氧运动（如快走、慢跑、游泳）与力量训练相结合的运动方案。有氧运动有助于消耗能量、降低血糖，而力量训练则可增加肌肉质量、提高基础代谢率，共同促进体重控制和代谢平衡。同时运动强度应适中，根据个体情况选择心率、速度等指标控制运动强度；运动频率建议每周进行至少 150min 的有氧运动，并进行两次以上的力量训练。生命在于运动，良好的运动习惯对疾病的防治及提高生活质量都有极大的益处，同时合理的运动方式也同样重要，作为医学工作者，在为患者开具运动处方时，要兼顾患者的自身状况，鼓励患者采取恰当的运动形式。

4. 节制房事

《世医得效方》：“失志伤肾，肾虚消渴，小便无度。”说明肾虚是发生消渴的重要原因。《外台秘要·消渴消中》云：“房室过度，致令肾气虚耗故，下焦生热，热则肾燥，肾燥则渴。”更明确提出房事过度、肾燥精虚是消渴重要的病因病机之一。孙思邈提出消渴三慎之一就是房事。可见，中医学对于房劳所伤是十分重视的。房劳可以伤精，劳心可以伤阴血，劳形可以伤气，都会对人体健康造成不利。

二、管理·治疗

（一）内分泌代谢性疾病中西医治疗原则

中医学无内分泌代谢性疾病一词，通常根据临床表现对内分泌代谢性疾病进行归类，如糖尿病以其口渴多饮归属于“消渴病”范畴、甲状腺结节以其颈前喉结两旁结块肿大归属于“瘿病”范畴等，痛风、肥胖等则与现代医学认识近似。有关病证的具体论治散见于历代医家的经典著作及医案中，总体上治疗原则为“治病求本，补虚泻实，辨证论治”。

治病求本就是在治疗疾病时必须找出疾病的根本原因，抓住疾病的本质进行治疗。“治病求本”首见于《素问·阴阳应象大论》，后世清代李中梓《医宗必读》曰：“经曰：‘治病必求于本。’本之为言，根也，源也。世未有无源之流，无根之木，澄其源而流自清，灌其根而枝乃茂，自然之经也。故善为医者，必责根本。”作为医学工作者，我们应当具备终身学习的理念，不断夯实专业基础，提高技能，在临床工作中抓住疾病本质进行治疗，保障患者的健康权益。

虚实主要反映病变过程中人体正气的强弱和致病邪气的盛衰。《素问·通评虚实论》中记载“邪气盛则实，精气夺则虚”。补虚泻实即扶助正气，祛除邪气。在内分泌代谢性疾病发展过程中往往虚实并见，治疗需要兼顾虚实，衡量两者的比重以避免虚虚实实之误。如在糖尿病性周围神经病变治疗中存在“补气活血，化瘀通痹”“滋阴活血”等治法。

辨证是对收集的症状、体征等临床资料进行综合分析，辨出疾病的原因、部位、邪正关系，概括为某种性质的证。论治是根据辨证结果选择相应治疗方法的过程。辨证是决定治疗的前提和依据，在临床治疗中常出现“同病异治”和“异病同治”的情况。如肥胖症和甲状腺结节都可见痰湿证，故均可祛湿化痰；又如同是肥胖症，根据其本质特点又可分为多种证候，就脏腑而言涉及脾、胃、肝、肾，就病机而言可分为痰湿中阻证、肝郁脾虚证等，不一而足。国医大师吕仁和教授以辨证施膳、辨证施动、辨证施教作为糖尿病基本治疗措施，也体现出辨证论治是中医临床的基本法则。此外，辨证论治体现出尊重个体差异、注重整体和谐的治疗哲学。它要求我们作为医学工作者，要充分考虑患者的身体状况、生活背景、心理状态、个人偏好等，制订个性化的治疗方案，体现对患者人格和权益的尊重。

西医学同样强调在正确诊断的基础上进行治疗，不同疾病对应具体的治疗原则，总体而言，有因可循者针对病因治疗，原因不明者旨在对症治疗，纠正功能。

（二）内分泌代谢性疾病中西医治疗途径

1. 内分泌代谢性疾病中医治疗途径

（1）中药治疗 主要根据“有是证，用是药”进行辨证论治，如糖尿病肝郁脾虚证治以疏肝健脾，甲状腺结节痰气互结证治以化痰散结，肥胖症脾虚湿盛证治以健脾祛湿等。在用药方面常有针对疾病的经验用药，如车前子和土茯苓清热利湿，用于治疗痛风发作期伴有关节红、肿、热、痛者效果明显；枸杞子和菊花滋补肝肾，益精明目，用于治疗糖尿病视网膜病变证属肝肾不足者。中药药理学的发展为临床治疗提供了参考，如丹参及其活性成分对糖尿病、糖尿病并发症、肥胖等疾病中的糖脂代谢紊乱都有良好的改善作用。

（2）针灸治疗 是以中医学基本理论为指导，通过针刺与艾灸对腧穴的刺激，以疏通经气，恢复、调节人体脏腑气血的正常功能，使阴阳归于相对平衡，从而达到防治各种病证的目的。临床可采用针灸与药物结合的方式增强疗效，如依托考昔联合针刺五输穴治疗湿热蕴结型痛风；补肾活血中药联合悬灸法治疗肾虚血瘀证多囊卵巢综合征等。

（3）其他治疗 穴位埋线疗法是在针灸经络理论指导下进行的治疗方法，通过将可吸收外科线埋入穴位，以线代针，产生持久柔和的刺激，较普通针刺提高了刺激量并延长了刺激时间。穴位埋线多用于治疗肥胖，如对关元、气海、中脘、天枢等穴位进行埋线以通调气血，减小腰围。

刺络放血疗法是指运用三棱针、梅花针、毫针等特制的针具点刺浅表血络、穴位、皮肤等部位，放出少量血液以治疗疾病的外治方法，具有祛瘀消肿、泻热解毒的功效。银翘散联合针刺少商放血具有疏风散热、调和营卫的作用，用于治疗亚急性甲状腺炎可获得良好疗效。

2. 内分泌代谢性疾病的西医治疗途径

（1）内分泌腺功能减退症处置途径

1）激素替代治疗：是内分泌腺功能减退症的主要治疗方法，通过补充激素的生理需要量缓解或消除内分泌腺功能减退临床综合征。如甲状腺功能减退症患者补充甲状腺激素，肾上腺皮质功能减退症患者补充皮质醇，腺垂体功能减退症患者评估全部垂体激素后有针对性地补充甲状腺激素和糖皮质激素等。在施行激素替代治疗时应注意从小剂量开始，逐步增加，直到达到维持剂量。

2）药物治疗：有一些激素没有满意的类似物，可用激素代谢产物或对症治疗。近年研发的重组人甲状旁腺激素治疗成本高，可用性及安全性仍需进一步商榷，因此在临床面对甲状旁腺功能减退症时用维生素 D 和钙制剂对症治疗。

3）组织移植治疗：随着移植免疫、生物材料和基因技术的迅猛发展，组织器官移植如甲状旁腺移植、自体再生胰岛组织移植等已取得一定进展。优化最佳移植部位和途径、建立大规模移植细胞库、干细胞移植技术等依然是未来研究的热点。

（2）内分泌腺功能亢进症处置途径

1）手术治疗：由于肿瘤或增生组织引起功能亢进者可通过手术治疗达到治愈目的，如肾上腺皮质或髓质肿瘤、垂体瘤、甲状腺高功能腺瘤等可以直接进行手术切除肿瘤或大部分增生的腺体。

随着微创技术的进步和腹腔镜手术的探索，腹腔镜下肾上腺切除术已经成为治疗体积较小的良性肾上腺肿瘤的“金标准”，此外，机器人辅助腹腔镜手术也提供了一种有前景的微创选择。

2）药物治疗：用以治疗内分泌腺功能亢进症的药物种类繁复，作用机制不尽相同。用药物抑制激素合成与分泌是治疗内分泌功能亢进症的常用方法，如硫氧嘧啶类和咪唑类治疗甲状腺功能亢进症、溴隐亭抑制腺垂体激素 PRL 的分泌以治疗高催乳素血症等。有些药物可竞争性抑制激素与受体的结合而降低激素外周作用，如环丙孕酮可治疗中枢性性早熟，与雌激素联合治疗女性多毛症。有些药物利用激素间的反馈或拮抗作用达到治疗目的，如醋酸甲羟孕酮抑制男性睾丸间质细胞功能进而抑制内源性睾酮以治疗多囊卵巢综合征。

3）放射治疗：可采用体外放射破坏增生的腺体，如深度 X 线、直线回旋加速器、λ 刀等治疗内分泌腺肿瘤。此外放疗的非特异性抗炎特点在临床上也有重要作用，如对甲状腺相关眼病患者进行体外放射光子束照射眼眶周围浸润区可抑制炎症、减轻眼眶软组织肿胀。

利用某些内分泌腺体具有浓缩某种化学元素的特点，利用放射性核素释放射线以破坏组织，达到降低内分泌功能的目的。如 ^{131}I 可治疗甲状腺高功能结节、^{131}I 标记胆固醇治疗肾上腺皮质肿瘤、^{125}I 粒子植入治疗难治性甲状腺癌等。

4）介入治疗：即在不开刀暴露病灶的情况下，经皮肤、血管、气管等在影像（超声、CT、MRI）引导下对病灶局部进行治疗的方法。如射频消融治疗甲状腺结节，以无水乙醇为血管栓塞剂做局部动脉灌注可治疗醛固酮瘤等。

（3）代谢性疾病的处置途径　代谢性疾病指机体内糖、脂肪、尿酸等物质代谢异常引发的一类疾病，临床常见的代谢性疾病包括糖尿病、血脂异常、高尿酸血症等。

1）药物治疗：抑制代谢物质生成是重要的治疗方法，如胰岛素制剂调控糖代谢、磺酰脲类药物促进胰岛素分泌、二甲双胍抑制肝葡萄糖生成等均可降低血糖；他汀类药物可竞争性抑制胆固醇合成过程中的限速酶（羟甲基戊二酰辅酶 A 还原酶）进而使胆固醇合成减少；别嘌呤醇及其代谢产物氧嘌呤醇均能抑制黄嘌呤氧化酶，使尿酸生成减少。

促进代谢物质排泄是常用方法，如苯溴马隆和丙磺舒可抑制肾近端小管对尿酸的重吸收，促进尿酸排泄从而减少尿酸沉积；SGLT-2i 通过增加尿糖排泄从而降低血糖浓度等。

通过影响下丘脑进而调控代谢具有一定前景，如司美格鲁肽可延长胃排空，增加饱腹感进而刺激下丘脑食欲中枢减少食物摄入，达到治疗肥胖症的目的。

2）手术治疗：减重手术已成为肥胖及肥胖型 2 型糖尿病治疗的有效手段。在我国开展最多的减重手术是袖状胃切除术和胃旁路术。但保证减重效果，避免并发症的关键仍在于严格遵守饮食、运动建议，并进行定期随访等。

中医药学的理论体系和临床思维模式具有丰厚的中国文化底蕴，它不仅体现了中医药的独特魅力，也展示了中华文化的包容性和创新力。作为医学工作者，我们应积极推广中西医结合的诊疗模式，以坚定的文化自信谱写中医药传承创新发展新篇章。

（杨晓晖）

参考文献

陈言著，2023. 三因极一病证方论. 王咪咪整理. 北京：人民卫生出版社.
黎瑶，2017. 内分泌与代谢系统疾病. 北京：人民卫生出版社.
李生绍，陈心智点校，1997. 黄帝内经灵枢：附黄帝八十一难经. 北京：中医古籍出版社.
李梴编撰，2023. 医学入门（上册）. 田代华整理. 北京：人民卫生出版社.
李中梓著，2023. 医宗必读. 郭霞珍整理. 北京：人民卫生出版社.

刘健，李悦，2019. 内分泌系统疾病治疗药物处方集. 北京：人民卫生出版社.
施秉银，陈璐璐，2015. 内分泌与代谢系统疾病. 北京：人民卫生出版社.
孙志宏撰，1984. 简明医彀. 余瀛鳌点校. 北京：人民卫生出版社.
佚名，2003. 素问. 田代华整理. 北京：人民卫生出版社.
王焘撰，1993. 外台秘要方. 高文铸校注. 北京：华夏出版社.
危亦林撰，2006. 世医得效方. 田代华整理. 北京：人民卫生出版社.
吴开春，金美玲，2017. 内科学. 北京：中国医药科技出版社.
徐春甫编集，1991. 古今医统大全-下册. 崔仲平，王耀廷主校. 北京：人民卫生出版社.

下篇　分　论

第七章　糖　尿　病

第一节　糖尿病前期

糖尿病前期是 2 型糖尿病（type 2 diabetes mellitus，T2DM）的过渡阶段，表现为血糖值低于糖尿病诊断标准但又高于正常水平，又称葡萄糖调节受损（impaired glucose regulation，IGR），包括空腹血糖受损（IFG）、糖耐量减低（impaired glucose tolerance，IGT）及 IFG 合并 IGT。2020 年流行病学调查研究结果显示，我国糖尿病前期患病率为 35.2%。2021 年，据国际糖尿病联合会估计，全球 IGT 患病率为 10.2%，IFG 患病率为 5.7%，预测全球 IGT 成年人将在 2045 年前达到 7.3 亿，占全球成年人口的 11.2%，IFG 成年人约为 4.41 亿，占全球成年人口的 6.2%。因此，积极推进糖尿病前期患者早期干预，控制日益增长的糖尿病人口，对提升居民健康水平有着重要的战略意义。

中医将糖尿病前期归属于“脾瘅”范畴，“脾瘅”病名出自《黄帝内经》，《素问·奇病论》提出：“有病口甘者，病名为何？何以得之？岐伯曰：此五气之溢也，名为脾瘅。”在正常生理情况下，脾主运化将水谷转化为精微，并将其运化周身，以濡养全身各脏腑组织。脾瘅的病因是过食肥甘厚味，损失脾胃，若脾胃所化生的水谷精微不能被五脏充分利用，而堆积于脾胃当中，积热内蕴，加剧脾瘅，导致水谷精微进一步沉积从而形成类似于肥胖症和高胰岛素血症的恶性循环。若不加以干预，脾瘅就会转变为消渴病。近年来中医以其独特而深刻的认识及见解，在干预糖尿病前期的工作中也取得不少成果，为更多糖尿病前期患者提供了更多针对性的治疗方法。

一、病 因 病 机

（一）中医病因病机

1）禀赋不足：先天脾胃虚弱，加之后天失养，导致脾胃运化水谷精微失司，致内热中满，发展为脾瘅。

2）饮食失节：过食肥甘厚味损伤脾胃，脾胃升清降浊功能失司，脾气不能散精，水谷精微不得布散，则痰湿内生；胃不降浊，糟粕留存于体内，内停中焦脾胃，郁久化热，形成脾瘅。

3）情志失调：长期情志不舒致肝郁气滞，气郁化火，耗伤津液，或劳心竭虑，郁久化火，消灼胃阴，形成脾瘅。若肝失疏泄，木不疏土，致脾胃升降失常，脾气不得散精，精微不得正常输布，而成脾瘅。

（二）西医病因及发病机制

糖尿病前期的病因目前尚不清楚，发病机制也较为复杂，存在遗传、环境等多种因素的综合作用。环境因素主要包括年龄增长、生活方式现代化、营养过剩、体力活动不足、子宫内环境、应激因素及化学因素等。

糖尿病前期人群体内糖代谢调节出现了一系列复杂的变化。在IFG人群中，早相胰岛素释放受损较为严重，而第二时相胰岛素分泌增加，因此餐后胰岛素释放较为明显，故餐后血糖并未出现显著升高。与IFG人群相比，IGT人群的胰岛素抵抗更明显，储存在脂肪和骨骼肌肉中的能量则被肝脏和非胰岛素靶组织接收，从而导致脂肪在血管中沉积脂质、在肝脏发生脂肪变性。饮食不均衡、缺乏运动等不良的生活方式会造成能量过剩导致的血糖、血脂紊乱，而不断恶化的糖脂代谢又会加剧胰岛素抵抗，从而使胰岛素的作用效能下降，胰岛素信号途径异常，使胰岛β细胞功能发生失代偿；此外，当IGT时，胰高血糖素分泌增加，且不能得到有效抑制，增加肝糖原输出，最终共同引起血糖的升高。总之，糖尿病前期的发病机制是一个复杂的病理生理过程，涉及多个环节的异常。

二、临床表现

糖尿病前期一般无典型的临床症状，可表现为多食、口干、肥胖、腹胀、虚弱和疲倦等，大多数患者是在体检中或筛查其他疾病时被发现。超重或肥胖，可表现为腰臀比和体重指数增高，而其他体征不明显。

《黄帝内经》云："甘生脾……脾生肉……肉生肺……脾主口……在志为思。"可见，脾使人们处于食欲可，思虑有度的状态，而脾瘅多表现为形体肥胖或腹部肥大，伴神疲乏力、食欲亢进或食欲不振、口干多饮、大便或黏或溏或干结，小便清长，烦躁易怒、善嗳气，失眠，五心烦热，头晕目眩等。有些患者临床表现不典型，若在中年之后发病，有糖尿病家族史，且平时多情志不畅、多食肥甘厚味、久坐少动等，应考虑脾瘅的可能。参照中华中医药学会糖尿病专业委员会制订的糖尿病前期辨证标准分为以下两个类型。

（一）肥胖型

肥胖型指肥胖（BMI≥28.0kg/m^2）或超重（BMI 24.0～28.0kg/m^2）或腹型肥胖（男性腰围≥90cm；女性腰围≥85cm）。临床表现包括倦怠乏力，腹部胀满，超重或肥胖，腹部增大等。

1）脾胃壅滞证：腹型肥胖，脘腹胀满，嗳气、矢气频频，得嗳气、矢气后腹胀缓解，大便量多，舌淡红，舌体胖大，苔白厚，脉滑。

2）湿热蕴结证：形体肥胖，脘腹胀满，身重困倦，口黏腻，口干不欲多饮，心烦口苦，或身热不扬，汗出热不解，或皮肤发痒，便溏不爽或秘结，小便短黄，舌红，苔黄腻，脉滑数。

3）脾虚痰湿证：形体肥胖，腹部膨隆，倦怠乏力，口淡无味或黏腻，肢体困重，头重胸闷，动则气短，纳差便溏，舌淡有齿痕，舌体胖大，苔薄白或腻，脉沉或濡缓。

（二）非肥胖型

非肥胖型指体重正常（BMI 18.5～24.0kg/m^2）或过低（BMI＜18.5kg/m^2）。临床表现以情绪抑郁，倦怠乏力，口干口渴，体形中等或偏瘦等为主。

1）肝郁气滞证：情绪低落，善太息，遇事易紧张，胁肋胀满，口干口渴，易饥多食，大便干结，体形中等或偏瘦，舌淡红，苔薄白，脉弦。

2）气阴两虚证：倦怠乏力，口干多饮，夜间加重，心悸失眠，头晕，腰膝酸软，五心烦热，自汗，潮热盗汗，形体偏瘦，舌淡或红，苔白，脉细弱。

三、危　害

1）糖尿病前期发展成糖尿病的概率升高。中国大庆的研究显示，在早期没有干预的情况下，糖耐量异常的人群中，每年约有 7%的人成为糖尿病患者，糖尿病前期患者 30 年后累积患病率达到 95.9%。

2）糖尿病前期人群心脑血管病风险明显上升。糖尿病前期人群的全因死亡、心血管疾病复合终点事件和冠心病及卒中相对风险相对于一般人群高。一项荟萃分析表明，心血管疾病的风险在糖尿病前期患者中会增加 15%，冠心病的风险会增加 16%，脑卒中的风险会增加 14%。此外，中国台湾地区的一项研究表明，IFG 也被纳入糖尿病和心血管疾病的独立风险因素中。

3）微血管病变在糖尿病前期人群中的发病概率增大。德国一项研究表明，糖尿病前期人群中视网膜病变的发生率为 8.1%。与高血糖有关的早期肾脏病变的患病率在 IFG 人群中达 10%，大量蛋白尿的患病率为 1.1%，而血糖正常者则为 0.6%。

4）糖尿病前期人群肿瘤风险上升。多项研究表明，糖尿病前期人群与普通人群相比，患肿瘤的风险明显增加，尤其是肝癌、胃癌、结直肠癌等。糖尿病前期状态是所有癌症死亡（特别是肝癌）的独立风险预测因素，在尚未确诊糖尿病的成年人中，FPG 和糖负荷后 2h 血糖（2-hour post-load blood glucose，2hPG）与癌症死亡风险呈正相关。

5）糖尿病前期痴呆风险明显增高。糖尿病是痴呆症的重要危险因素，日本对 1017 名 60 岁以上的受试者进行了长达 15 年的跟踪研究，结果显示，2hPG 水平的升高与所有痴呆症的发病风险的增加及其亚型之间存在着明显的相关性，并且在 IGT 阶段，这种风险已经明显增加。此前的几项前瞻性队列研究也显示，与痴呆风险升高有关的还有血糖水平的升高。

6）糖尿病前期抑郁症风险也会上升。中国一项包含 20 项研究的荟萃分析表明，与一般人相比，糖尿病前期人群患抑郁症的可能性更高。

四、诊　　断

糖尿病前期往往是在筛查的过程中确诊的。《中国 2 型糖尿病防治指南（2020 年版）》将成年人（>18 岁）中符合以下任何一条或更多的危险因素者定义为糖尿病高危人群，具体包括：①有糖尿病前期病史；②年龄≥40 岁；③BMI≥24kg/m² 和（或）中心型肥胖（男性腰围≥90cm，女性腰围≥85cm）；④有 2 型糖尿病病史的一级亲属；⑤缺乏体力活动，有静坐生活方式；⑥有巨大儿分娩史或妊娠期糖尿病病史的女性；⑦有多囊卵巢综合征（polycystic ovarian syndrome）病史的女性；⑧伴有与胰岛素抵抗相关的临床状态，如黑棘皮征；⑨有高血压病史的人或正在进行降压治疗的人；⑩血脂异常、高密度脂蛋白胆固醇<0.90mmol/L 和（或）甘油三酯>2.22mmol/L，或正在进行调脂药物治疗者；⑪动脉粥样硬化性心血管疾病（ASCVD）史；⑫服用类固醇药物史；⑬长期服用抗精神病药物或抗抑郁药物；⑭我国糖尿病风险评分（CDRS）的总分值≥25 分。

对上述糖尿病高危人群进行筛查时，应行 OGTT，依次测定 FPG、2hPG，准确判断其糖代谢情况。单纯 FPG 筛查虽是一种简单易行的方法，但存在一定的漏诊可能，行 OGTT 则能够大幅降低漏诊率。同时筛查机构若具备标准化检测条件，也可以考虑测定 HbA1c。

中国成人糖尿病前期诊断标准基于 WHO 1999 和美国糖尿病协会（American Diabetes Association，ADA）2022 的糖尿病前期诊断标准制订，具体见表 7-1。

表 7-1　中国成人糖尿病前期的诊断标准

静脉血浆葡萄糖及 HbA1c 水平	糖尿病前期		
	IFG	IGT	IFG+IGT
FPG（mmol/L）	≥6.1 且<7.0	<6.1	≥6.1 且<7.0
加上糖负荷后 2hPG（mmol/L）	<7.8	≥7.8 且<11.1	
和（或）加上 HbA1c 水平（%）		≥5.7 且<6.5	

五、干　预

（一）干预原则及目标

糖尿病前期人群容易合并血脂异常、形体肥胖、血压高等多种危险因素，因此糖尿病前期干预原则应以糖尿病发生的危险程度为标准分层管理，依据患者的具体情况，制订合理的个体化干预计划。具体分层见表 7-2。

表 7-2　糖尿病前期人群的风险分层

糖尿病危险因素	IFG	IGT	IFG+IGT	HbA1c＞6.0%
不合并	低风险	低风险	高风险	极高风险
合并	高风险	高风险	高风险	极高风险

预防糖尿病的基石是生活方式干预，且应该贯穿始终。在生活方式干预的基础上，高风险人群和极高风险人群也要考虑联合用药进行干预。

在糖尿病前期及糖尿病的发生发展过程中，超重及肥胖人群所伴有的脂毒性起着关键作用。因此，个体化干预的目标是通过适当的干预方法控制体重，对超重或肥胖者的基本体重要求需要降低 3%～5%，此外还应根据不同患者的具体情况，制订相应的减重目标，使 BMI 达到或接近 23kg/m^2 或体重下降至少 7%，男性腰围＜85cm、女性腰围＜80cm，腰围身高比＜0.49，且保持时间较长。改善血脂异常等危险因素，使糖尿病前期人群达到血糖正常水平，使 FPG≤6.1mmol/L、2hPG≤7.8mmol/L，避免血糖水平进一步升高。

（二）干预方式

干预方式主要是对糖尿病前期人群进行健康教育，对生活方式进行干预，而对高危人群及极高危人群也可在干预生活方式的同时考虑药物干预。为了及时发现病情变化，应定期检测血糖（包括 FPG 和餐后 2hPG）、HbA1c、血压、血脂等指标，根据其结果及时调整干预及治疗方案。

1. 健康教育

糖尿病前期人群均应接受糖尿病前期和糖尿病自我管理教育，医务工作者应以患者为中心，充分尊重患者的个人爱好，根据高危个体的具体情况，充分了解不同患者的价值观和需求，准确制订个体化、可行性的教育方案，积极协助患者熟悉关于糖尿病自我管理所需的知识并掌握相关技能。使其充分认识到糖尿病前期及糖尿病的危害，提高健康素养及健康管理的依从性，从而提高干预效果，改善临床结局及健康状况。

2. 生活方式干预

1）医疗营养干预：医疗营养干预的核心是协助患者合理膳食。控制总热量的摄取，均衡膳食，其中 45%～60%为碳水化合物，25%～35%为脂肪，15%～20%为蛋白质。烹饪用油建议首选植物油，每日限盐 5g。增加谷类、蔬菜、水果及高品质蛋白质的摄取，减少摄取高糖、高脂、高盐食物。适当进食粗粮等富含膳食纤维的食物。低脂低热量饮食、间歇性断食、地中海餐、素食等在短期干预的情况下有助于改善胰岛素抵抗和代谢障碍，但应由专业人员指导膳食搭配，定期监测血糖、血脂、肾功能，记录体重变化和内脏脂肪变化。

2）运动干预：对糖尿病前期人群进行运动干预不仅要增加该人群日常活动量还需结合有氧锻炼及抗阻运动。建议该人群每周应有规律地进行有氧运动，中等强度的运动建议至少坚持 150min；高强度的运动建议坚持 75min 左右，或者将两种强度的运动结合起来进行。此外可以进行力量训练及柔韧性训练，如举重或俯卧撑等可以增加肌肉含量、瑜伽等伸展类运动可以放松肌肉，减少运动损伤。当伴有高血压、动脉粥样硬化性心血管疾病等并发症时，不应盲目进行运动干预，以防对机体造成损伤，应在专业人员指导下，制订合理的个体化的运动计划。

3）其他生活方式干预：包括安排充足的休息时间，每晚最低睡眠时间约 7h；戒烟，不建议饮酒。为了提高干预效果，可根据个体情况选择健康管理机构、俱乐部、小组管理或家庭互助等多种形式。

3. 药物干预

对糖尿病前期人群进行药物干预应由医师根据患者整体情况综合考虑来决定。对于特殊人群，如老年人、有重要脏器功能受损的患者等，药物治疗需要更加谨慎。多项研究结果表明，二甲双胍、阿卡波糖、SGLT-2i、GLP-1RA、噻唑烷二酮类药物、奥利司他等干预可以降低糖尿病前期人群进展为糖尿病的概率。

1）二甲双胍：不仅是控制血糖的基础药物，同时也对降低体重起到一定作用。其机制主要包括减少肝糖输出、改善胰岛素抵抗、减少小肠内葡萄糖吸收、促进葡萄糖向肠道排泄，提高 GLP-1 水平。虽然我国尚未批准此药用于糖尿病前期预防，但应用于该人群的有效性和安全性已有大量的研究证据，因此，糖尿病前期高风险人群可以对其进行生活方式进行干预的同时，考虑联合使用二甲双胍。

2）阿卡波糖：在中国，阿卡波糖是目前唯一批准用于 IGT 的药物。通过抑制肠道中的 α-葡萄糖苷酶，减缓碳水化合物的消化吸收，降低餐后血糖水平。

3）SGLT-2i：可以降低合并慢性肾功能不全、心力衰竭的糖尿病前期人群进展为 T2DM 的风险。

4）GLP-1RA：有助于减轻肥胖和糖尿病前期患者发生糖尿病的风险。

5）噻唑烷二酮类药物：可以降低 IGT 人群转化为糖尿病的风险，为伴有非酒精性脂肪性肝病的糖尿病前期人群优选。

6）奥利司他：是一种脂肪酶抑制剂，可减少脂肪吸收。研究结果表明，奥利司他在减重和降低糖尿病发生风险方面起到一定的作用。

4. 中医干预措施

中医在预防疾病方面具有独特优势，且中医疗法具有简、便、廉、验等特点，建议糖尿病前期人群做好四季养生，以内养正气，外慎邪气。重视糖尿病防治知识的教育，协助患者保持轻松愉悦的心情，建立起战胜疾病的信心。日常饮食宜清淡且营养均衡，同时也需戒烟限酒。规律运动养生，循序渐进，舒适为度，疏通经络，调节气血。定期测体重。中医在糖尿病前期人群的干预方式主要包括中药内服、针灸、穴位按摩、药膳及八段锦。在中药内服方面，采用中医辨证论治可降低糖尿病的发生率及糖尿病前期向糖尿病转化的风险；通过对 135 例糖尿病前期患者进行针灸治疗，取穴足三里、三阴交、内关、公孙、天门、上巨虚、气海、中脘、天枢、脾俞、肝俞、肾俞穴，总有效率为 90%；研究发现，每日早晚以然谷、劳宫、神门为主穴进行穴位按摩，选取神阙、关元、足三里、涌泉等作为辅助穴，对主穴按顺时针、逆时针顺序分别按压 100 次，辅助穴则按压 50 次，持续进行 6 个月，评估血糖情况，可发现其血糖水平均有所降低；糖尿病前期人群的 FPG、HbA1c、BMI、血脂在食用药膳后也均有所改善。患者也可以通过练习八段锦延缓血糖进展及改善代谢综合征。未病先防，既病防变，防治结合才能提高生命质量。医务工作者应未雨绸缪，做好糖尿病前期人群的干预工作。中医在帮助糖尿病前期人群调节血糖、改善生活质量方面有着独特的作用，因此在对糖尿病前期人群进行干预时需积极推广中西医结合的诊疗模式；同时在进行干预时需尊重个体差异，了解具体情况，制订合理的个体化干预和治疗方案。

六、随访及管理

建立糖尿病前期人群的健康档案，每隔 6 个月对其生活方式干预实施情况进行随访，评估血糖情况，是否出现并发症或合并症；每年至少复查一次 OGTT；已开展药物干预者，应进行 FPG 和

2hPG 的检测；同时对于体重、血脂等心脑血管疾病相关危险因素也需要定期监测；动态对比，及时调整诊疗计划。

为了更好地开展糖尿病前期人群的跟踪检测工作，需要进行规范的管理，实现政府-社区-家庭一体化。同时由于健康管理进入大数据时代，具有精细化、周期全、覆盖广、反馈快等特点，利用智慧医疗实现医院-健康管理中心-患者-卫生服务中心的串联，实现以患者为中心的有效化管理。

（季学磊）

参考文献

方朝晖，仝小林，段俊国，等，2017. 糖尿病前期中医药循证临床实践指南. 中医杂志，58（3）：266-270.

纪立农，陆菊明，朱大龙，等，2016. 中国 2 型糖尿病患者餐后高血糖管理专家共识. 中国糖尿病杂志，224（5）：385-392.

李金埕，刘尚建，荆鲁，等，2021. 国医大师吕仁和从“脾常备化”认识糖尿病发病机制. 中医学报，36（8）：1679-1682.

李茜茜，边淼淼，郭清，2021. 糖尿病前期人群管理模式研究进展. 中国全科医学，24（25）：3258-3262.

刘波玲，张亚军，袁靖茹，等，2015. 中医干预糖尿病前期的研究进展. 国际中医中药杂志，37（2）：187-189.

中国代谢病防治协同创新平台，高彦彬，倪青，等，2023. 糖尿病前期（脾瘅）中医诊疗优化方案（2023 版）. 世界中西医结合杂志，2023（5）：1046-1050.

中国医师协会中西医结合医师分会内分泌与代谢病学专业委员会，倪青，方朝晖，等，2021. 糖尿病前期病证结合诊疗指南（2021-03-02）. 世界中医药，16（4）：533-538.

中华医学会内分泌学分会，中华医学会糖尿病学分会，中国医师协会内分泌代谢科医师分会，2023. 中国成人糖尿病前期干预的专家共识（2023 版）. 中华糖尿病杂志，15（6）：484-494.

中华医学会糖尿病学分会，2021. 中国 2 型糖尿病防治指南（2020 年版）. 中华糖尿病杂志，13（4）：315-409.

American Diabetes Association，2023. Standards of Medical Care in Diabetes-2023. Diabetes Care，46（Suppl 1）：S1-S294.

Cai X Y，Zhang Y L，Li M J，et al，2020. Association between prediabetes and risk of all cause mortality and cardiovascular disease：updated meta-analysis. BMJ，370：m2297.

Echouffo-Tcheugui J B，Perreault L，Ji L N，et al，2023. Diagnosis and management of prediabetes：a review. JAMA，329（14）：1206-1216.

Pi-Sunyer X，Astrup A，Fujioka K，et al，2015. A randomized，controlled trial of 3.0 Mg of liraglutide in weight management. N Engl J Med，373（1）：11-22.

Plantinga L C，Crews D C，Coresh J，et al，2010. Prevalence of chronic kidney disease in US adults with undiagnosed diabetes or prediabetes. Clin J Am Soc Nephrol，5（4）：673-682.

第二节　糖　尿　病

糖尿病（diabetes mellitus，DM）以慢性高血糖为基本特征，是由于多病因导致的胰岛素分泌和（或）利用缺陷所引起的代谢性疾病，其临床表现和病理生理改变呈高度异质性，是一种危险因素多、发病机制复杂的慢性疾病。近年来，随着我国经济的高速发展，人民生活水平提高，肥胖率上升，我国糖尿病患病率也呈现明显增长趋势。2021 年中国患糖尿病成年人数达 1.41 亿，已成为全球成人（20～79 岁）糖尿病患者最多的国家，相关花费支出总额高达 1653 亿美元，预计 2045 年将增加至 1.74 亿人。随着我国老龄人口、城市人口的不断增加和生活方式的改变，糖尿病已成为严重的公共卫生问题。

糖尿病可归属于中医学“脾瘅”或“消瘅”范畴，中医学对其记载及研究散见于消渴病的论述，以肥胖为根源的糖尿病归属“脾瘅”范畴，以过食肥甘为始动因素。“脾瘅”首见于《素问·奇病论》，其曰：“有病口甘者……此五气之溢也，名曰脾瘅……，此肥美之所发也，此人必数食甘美而多肥也，肥者令人内热，甘者令人中满，故其气上溢，转为消渴。”提示过食肥甘为“脾瘅”的病因，中满内热为其病机，相当于肥胖型糖尿病。起病即瘦的糖尿病归属于“消瘅”范畴。《灵枢·五变》曰：“人之善病消瘅者，何以候之？少俞答曰：五脏皆柔弱者，善病消瘅……此人薄皮肤而目坚固以深者，长冲直扬，其心刚，刚则多怒，怒则气上，胸中蓄积，血气逆留，髋皮充肌，血脉不行，转而为热，热则消肌肤，故为消瘅。”患者往往体质偏弱，并且病程始末均不出现肥胖，其发病多与遗传、体质、情志等因素相关，以脾虚胃热为核心病机，相当于消瘦型糖尿病。

一、病因病机

（一）中医病因病机

糖尿病可分为肥胖型（脾瘅）和消瘦型（消瘅）两大基本类型。

1. 脾瘅

《素问·奇病论》云：“此五气之溢也，名曰脾瘅……，此肥美之所发也，此人必数食甘美而多肥也，肥者令人内热，甘者令人中满。”盖肥者腻，甘者滞，长期过食肥甘，胃纳太过，脾运不及，谷食壅滞中焦，形成中满；土壅木郁，影响肝之疏泄，木不疏土，加剧中满，致积久化火，形成内热，波及脏腑则表现为肝热、胃热、肺热、肠热，或肝胃俱热、胃肠俱热等，从而发为脾瘅。

中满内热是脾瘅阶段的核心病机，也是其主要病理状态基础。脾瘅病程日久，可并发中焦壅滞脾胃失运、肝胆湿热、浊入血脉、膏聚脏腑、湿热流注等多种态势演变，进一步发展，膏脂痰湿瘀蓄积，损伤脏腑经络，导致功能障碍，出现复杂的并发症，以大血管病变和微血管病变为多见。

脾瘅的自然演变过程可归纳为郁、热、虚、损四个阶段，分别代表疾病的发生、发展和结局，其不同的发展时期有着不同的核心病机与证候表现。

1）郁：代表疾病的早期。多数肥胖型糖尿病患者在前期肥胖阶段，因过食和少动形成以食郁为先导的气、血、痰、火、湿、食六郁。过食则谷气壅滞中焦，胃纳太过，脾运不及，土壅进而导致木郁，肝气郁滞不行，加之少动，全身气机涩滞不畅，肝之疏泄不能，脾胃升降受阻，土壅木郁更甚。

2）热：代表疾病的发生。肥胖者在中满的基础上化生内热，此阶段表现出一派火热之象，如痰热、湿热、胃热、肠热、肝热等；或脾虚运化无力，郁滞化热，致邪火伏胃，形成脾虚胃热；肝脉挟胃，若胃中伏火之邪波及肝木，可成肝热；外邪引诱，火及气分，还可烧灼肺金。

3）虚：代表疾病的发展。前一阶段火热未除，脏腑功能持续亢进，耗散脏腑元气，则脏腑经络功能减退，气血津液生成及代谢障碍，加之火热灼津，燥热伤阴，而成气阴两伤，进而阴损及阳，阴阳两虚，同时痰、浊、瘀血等病理产物积聚脏腑脉络。如《证治要诀》曰：“三消得之气之实，血之虚也，久久不治，气尽虚。”此阶段以虚为主，兼有标实，既有气虚、阴虚甚或阳虚，又常有火热未清，还可夹瘀、湿、痰等。肺胃、肝肾阴虚多与肺燥胃热俱现；由脾运不健渐致脾气亏虚，水谷精微不归正化，注于脉中成痰成浊；热邪炽盛，壮火食气，燥热耗津伤阴，阴伤及气，虚象渐著，如此形成恶性循环，终致气阴两伤。

4）损：代表疾病的终末。糖尿病后期，诸虚渐重，或因虚极而脏腑受损，或因浊瘀毒损伤脉络，此期的主要病理改变是络损（微血管）和脉损（大血管）。《证治要诀》云：“三消久之，精血既亏，或目无见，或手足偏废如风疾，非风。”《圣济总录》曰：“肾消，以渴而复利，肾燥不能制约言之。此久不愈，能为水肿痈疽之病。”此期火热之势已渐消退，虚损之象进一步加重，多以气血精津亏损，脏腑功能衰败立论。

2. 消瘅

消瘅的发生与先天禀赋有关，所谓“五脏皆柔弱者，善病消瘅”（《灵枢·五变》），在脏腑中，肾、脾为先、后天之本，因此脏腑虚弱最关乎脾肾。若饮食不慎或情志抑郁，肝木克土，则更伤脾胃，令谷食难运，日久化热，可致阳土（胃土）有热，阴土（脾土）愈虚。《脾胃论》云：“脾胃气虚，则下流于肾，阴火得以乘其土位”，因而脾肾更虚，邪火伏胃。肝脉挟胃，若胃中伏火波及肝木，可成肝热。

化热是消瘅形成的关键病机。内热既成，消瘅易发，正如《灵枢·五变》云：“其心刚，刚则多怒，怒则气上，胸中蓄积，血气逆留，髋皮充肌，血脉不行，转而为热，热则消肌肤，故为消瘅。”消瘅之热非由实热而来，乃缘于脾肾之虚，如《脾胃论》云：“脾胃虚则火邪乘之，而生大热。”其火邪为脾胃气虚下流于肾形成的阴火，虽见“大热”，实为虚火，脾肾两虚是其根本。

消瘅病机演变规律大致为脾虚胃热-气津两伤-阴阳两虚-脾肾阳虚。消瘅虽为虚热，亦耗伤津液，损人阳气，渐致阴虚火旺→肝肾阴虚、气阴两虚→阴阳两虚→脾肾阳虚，形成消瘅发生、发展的主线。

1）郁：先天不足，五脏柔弱，阴不足则情志易怒，脾不足则水谷难运，中焦处于郁滞状态。

2）热：津亏化燥，郁阻生热，燥热累犯脏腑，多见肝热、胃热、肤热、肺热、血热等。

3）虚：燥热长期耗灼阴液，致气阴两虚，渐致肝肾阴虚，最终进展至阴阳两虚。

4）损：由虚致损，表现为脏腑脉络损伤，消瘅损，多为络（微血管）损。上述演变规律中，由于热是消瘅形成的核心病机，其引起的络脉病变多是因热而伤，因瘀而损，少见痰、浊、脂、膏等病理产物胶结蓄积、壅聚血脉，故消瘅进一步发展，衍生的并发症以络脉病变即微血管并发症常见。

（二）西医病因及发病机制

1. 病因

糖尿病的病因极为复杂，至今尚未完全阐明。胰岛素由胰岛 β 细胞合成、分泌，到达体内各组织器官的靶细胞，与特异受体结合引发细胞内物质代谢效应，在这一过程中任何一个环节异常均可导致糖尿病的发生。一般认为，糖尿病的发病由遗传因素及环境因素共同导致。

2. 发病机制

WHO 糖尿病病因学分型体系将糖尿病分为四种类型，即 1 型糖尿病（T1DM）、2 型糖尿病（T2DM）、特殊类型糖尿病和妊娠期糖尿病。T2DM 在我国糖尿病人群中占比约 90%，是临床上最常见的类型。目前，T1DM 病因和发病机制尚未完全明了，其显著的病理学和病理生理学特征是胰岛 β 细胞数量显著减少乃至消失所导致的胰岛素分泌显著下降或缺失。T2DM 的病因和发病机制目前亦尚未形成明确的共识，其显著的病理生理学特征为胰岛素调控葡萄糖代谢能力下降（胰岛素抵抗）伴胰岛 β 细胞功能缺陷所导致的胰岛素分泌减少（相对减少）。值得一提的是，特殊类型糖尿病是病因学相对明确的糖尿病，在深入研究糖尿病发病机制的过程中，胰岛 β 细胞功能单基因缺陷、胰岛素作用单基因缺陷、胰源性糖尿病等特殊类型的糖尿病也引起了越来越多的关注。妊娠期糖尿病指妊娠期间（通常在妊娠中、末期）出现的不同程度的糖代谢异常（不包括孕前已诊断或已患糖尿病的患者），主要表现为轻度无症状性血糖增高，于分娩后一般情况下可恢复正常，但未来发生 T2DM 的风险增加。

二、临 床 表 现

糖尿病的主要特征是高血糖（hyperglycemia）状态。糖尿病患者血糖水平升高且超过肾脏的再吸收能力，导致葡萄糖随尿液排出，这一过程被称为渗透性利尿。由于尿中葡萄糖含量增加，水分随之大量排出，继而引发口渴多饮；由于胰岛素抵抗或缺乏导致细胞无法有效利用血糖，从而使患者经常感到饥饿并增加食量；外周组织对葡萄糖利用障碍，脂肪分解增加，蛋白质代谢负平衡，渐见乏力、消瘦，儿童生长发育受阻，这些典型临床表现常被描述为“三多一少”，即多尿、多饮、多食和体重减轻。同时可见皮肤瘙痒，尤其外阴瘙痒；血糖升高较快时可使眼房水、晶状体渗透压改变而引起屈光改变致视物模糊。值得注意的是，部分患者无任何症状表现，仅于健康检查或因各种疾病就诊化验时发现高血糖。

三、实验室及其他检查

（一）常规检查

1）血葡萄糖测定：主要包括 FPG 和餐后 2hPG（或 OGTT 2hPG）。因血糖检测简单易行，宜作为糖尿病常规的检查方法，但存在漏诊的可能性。如果 FPG≥6.1mmol/L 或随机血糖≥7.8mmol/L，建议行 OGTT，同时检测 FPG 和糖负荷后 2hPG。

此外，动态血糖监测技术（continuous glucose monitoring，CGM）通过皮下安装的传感器来连续监测、记录血糖水平，允许医患实时获取血糖数据，并了解血糖的即时变化趋势。CGM 技术对于需要严格控制血糖或血糖波动较大的糖尿病患者具有重要意义，有助于优化治疗方案并降低并发症的发生风险。作为 CGM 技术的重要产物之一，血糖目标范围时间（time in range，TIR）已成为近年来备受关注的新兴血糖监测指标。TIR 指糖尿病患者在一天之中，血糖控制在合理（目标）范围内（3.9～10.0mmol/L）的时间。高 TIR 值通常意味着更好的血糖控制，与较低的糖尿病并发症风险相关。

2）尿糖测定：尿糖测试可以作为一种非侵入性、初步的筛查工具，用于识别可能的高血糖症状。尽管不如血糖监测精确，尿糖阳性是糖尿病诊断的重要线索，但尿糖阳性只是提示血糖值超过肾糖阈（约 10mmol/L），因而尿糖阴性不能排除糖尿病可能。

3）HbA1c 测定：HbA1c 是血液中的血红蛋白与葡萄糖发生非酶促反应（糖化）后的产物。这种糖化反应是不可逆的，与血液中的葡萄糖浓度呈正相关，即血糖水平越高，形成的 HbA1c 就越多。由于红细胞的寿命约为 120 天，HbA1c 主要反映了这段时间内的平均血糖水平，血糖控制不佳者可每个月进行一次 HbA1c 检测。值得注意的是，某些血液疾病（如镰状细胞病）、血液透析、近期输血或红细胞寿命异常等情况可能影响 HbA1c 的准确性。

4）胰岛素及 C 肽测定：胰岛素主要通过促进细胞摄取血液中的葡萄糖，并将其转化为存储的能量形式（如肝脏和肌肉中的糖原）来降低血糖。胰岛素以前体形式进行一系列加工后，被切割成胰岛素和 C 肽，然后一起存储在胰腺的胰岛 β 细胞中，血糖升高时两者以大约 1∶1 的比例被释放到血液中。与胰岛素相比，C 肽的半衰期更长，不会被肝脏迅速降解，因此血中 C 肽的水平更能稳定地反映胰岛 β 细胞的功能。如胰岛素和 C 肽水平较低，应测定谷氨酸脱羧酶抗体（glutamic acid decarboxylase antibody，GADA）等自身抗体。疑有特殊类型糖尿病时，可根据患者临床特征做基因检查或染色体检查。

5）其他实验室检查：糖毒性（glucose toxicity）主要指长期高血糖对身体细胞和组织的损害效应，其通过氧化应激、晚期糖基化终末产物形成、胰岛素信号传导受损等途径导致代谢紊乱。糖尿病作为一种慢性代谢性疾病，不仅影响血糖水平，而且与多代谢紊乱或异常有关，其不良影响涉及全身多系统，特别是肝脏和肾脏等靶器官。糖尿病患者还需要关注电解质、肝功能、肾功能、血尿酸、血脂、尿常规、UACR、估算肾小球滤过率（eGFR）。若尿酮体阳性，应测定血 β-羟丁酸、血电解质并进行血气分析检查。疑有心力衰竭者建议检测血清 B 型利钠肽水平。

（二）其他检查

1）糖尿病眼底及神经病变检查：T2DM 患者在诊断时就应做眼底检查和神经病变的检查。高血糖导致的微血管损伤是糖尿病眼底病变（视网膜病变）和某些类型神经病变（如自主神经病变）的共同病理基础，此外长期高血糖环境能够引起神经细胞和视网膜细胞的直接损伤。眼底检查可以使用免散瞳眼底照相机拍摄眼底照片，如异常则转诊至眼科进行进一步评估；踝反射、针刺痛觉、振动觉、压力觉、温度觉检查异常者宜进一步行电生理学检查（如神经传导速度测定）及定量感觉测定。

2）心脑血管及外周血管检查：糖尿病患者初诊时应常规做心电图，伴高血压或心电图异常或心脏听诊异常者应做超声心动图检查。心电图有心肌缺血表现或有胸闷、心前区疼痛症状者应做运动试验或冠状动脉 CT 血管成像，必要时行冠状动脉造影检查。有心律失常者应做动态心电图检查，伴高血压者宜做动态血压监测以了解全天血压波动情况。足背动脉搏动减弱或足部皮肤有溃疡者应测定踝肱指数（ankle-brachial index，ABI），必要时行下肢血管超声检查及下肢动脉造影。

3）脂肪肝及胆石症检查：超重或肥胖的糖尿病患者及肝功能异常的糖尿病患者应做腹部超声检查了解是否伴脂肪肝及胆石症，必要时行上腹部 CT 或 MRI 检查。

四、诊断与鉴别诊断

（一）诊断

糖尿病的诊断应依据静脉血浆葡萄糖测定的结果，糖尿病的具体诊断标准见表 7-3。

表 7-3　糖尿病的诊断标准

诊断标准	实验室指标
典型糖尿病症状	
加上随机血糖	≥11.1mmol/L
或加上 FPG	≥7.0mmol/L
或加上 OGTT 2hPG	≥11.1mmol/L
或加上 HbA1c	≥6.5%
无糖尿病典型症状者需改日复查	

典型糖尿病症状包括多饮、多尿、多食、不明原因体重下降；随机血糖指不考虑上次用餐时间，一天中任意时间的血糖；FPG 指至少 8h 没有进食热量；2011 年 WHO 建议在条件具备的国家和地区采用 HbA1c 诊断糖尿病，诊断切点为 HbA1c≥6.5%，为了与世界标准接轨，《中国 2 型糖尿病防治指南（2020 年版）》推荐在采用标准化检测方法且具有严格质量控制的医疗机构，可将 HbA1c≥6.5%作为糖尿病的补充诊断标准。

（二）鉴别诊断

1）T1DM 与 T2DM：T1DM 与 T2DM 的鉴别不能简单依靠血糖水平进行判断，即使是被视为 T1DM 典型特征的糖尿病酮症酸中毒在 T2DM 患者中也会出现。在糖尿病患病初期进行分型有时很困难。如果一时不能确定分型，可先做一个临时性分型，用于指导治疗。然后依据患者对治疗的初始反应及追踪观察其临床表现再重新评估、分型。目前诊断 T1DM 主要根据患者的临床特征。T1DM 具有以下特点：年龄通常小于 30 岁；“三多一少”症状明显；常以酮症或酮症酸中毒起病；非肥胖体形；空腹或餐后血清 C 肽浓度明显降低；出现胰岛自身免疫标志物，如 GADA、胰岛细胞抗体（islet cell antibody，ICA）、胰岛细胞抗原 2 抗体（islet antigen-2 antibody，IA-2A）、锌转运体 8 抗体（zinc transporter 8 antibody，ZnT8A）等。

2）甲状腺功能亢进症（hyperthyroidism）：是指甲状腺分泌过多的甲状腺激素，导致身体代谢加速的一种状况，可能由 Graves 病、甲状腺瘤、甲状腺炎等多种原因引起。此类患者主要表现为食欲增加、体重下降、心率加快、多汗等。血液中可见甲状腺激素（FT_3、FT_4）水平升高，TSH 水平下降等。

3）尿崩症（diabetes insipidus）：分为中枢性和肾性两种，由于身体无法正常调节水平衡而引起，患者可表现为大量稀释的尿液（多尿）、持续的口渴和大量饮水（多饮）。中枢性尿崩症可见抗利尿激素（ADH）水平异常。可以进行水负荷试验和 ADH 替代试验；肾性尿崩症可通过测定尿、血液渗透压鉴别。

4）垂体前叶功能减退症（hypopituitarism）：是由垂体前叶激素不足引起的，可能因垂体瘤、脑外伤、放射治疗等原因造成。此类患者可表现为疲劳、体重下降、闭经（女性患者）、低血压、肌肉无力等。血液激素测试、垂体影像学检查（MRI 或 CT）可用于鉴别诊断。

5）库欣综合征（Cushing syndrome）：是由于皮质类固醇激素过量导致的内分泌疾病。这种病证可以由多种原因引起，其中包括长期使用皮质类固醇药物、垂体腺瘤（导致 ACTH 过多），或肾上腺肿瘤等。此类患者可出现高血糖表现，同时伴有面部变圆（满月脸）、上背部脂肪堆积（水牛背），且皮肤变薄，易出现紫纹，同时可见肌肉无力，骨质疏松等。24h 尿中游离皮质醇测定、夜间唾液皮质醇测定、低剂量地塞米松抑制测试可进行初步筛查；ACTH 水平、高剂量地塞米松抑制测试、影像学检查（如腺体 MRI 或 CT）有助于鉴别诊断。

五、治　　疗

（一）中医辨证论治

糖尿病当明确郁、热、虚、损四期不同状态特点，把握疾病发展态势。本病初始多六郁相兼为病，宜辛开苦降，行气化痰。郁久化热，肝胃郁热者，宜开郁清胃；热盛者宜苦酸制甜，根据肺热、肠热诸证辨证治之。燥热伤阴，壮火食气终致气血阴阳俱虚，则须益气养血，滋阴补阳润燥。脉损、络损诸证更宜及早全程治络，应根据不同病情选用辛香疏络、辛润通络、活血通络诸法，有利于提高临床疗效。

1. 郁

（1）中土（脾胃）壅滞证

主症：腹型肥胖，脘腹胀满，嗳气、矢气频频，苔白厚，脉滑。尤以腹型肥胖、脘腹胀满为辨证核心。

治法：通腑导滞。

方药：厚朴三物汤（《金匮要略》）。

常用药：厚朴、大黄、枳实等。

方解：痰浊湿热之邪壅滞中焦，脾胃运化失常，饮食无以运化导致食滞内停，膏脂堆积于胃肠。厚朴三物汤功能“行气除满，祛积通便”，为治疗中土壅滞、实热内积胃肠之靶方。厚朴燥湿消痰、下气除满；枳实擅于破气消积，化痰散痞；大黄功可泻热毒，破积滞，行瘀血。三味合用行气泄满，消除壅积，予膏脂痰浊以出路。

（2）肝郁气滞证

主症：情绪抑郁，喜太息，胁肋胀满，脉弦。尤以情绪抑郁为辨证核心。

治法：行气解郁。

方药：逍遥散（《太平惠民和剂局方》）。

常用药：柴胡、当归、茯苓、白术、枳实、芍药、薄荷、生姜等。

方解：逍遥散功能疏肝健脾。柴胡条肝气、解肝郁；芍药养血敛阴、柔肝缓急，两者相配，散收同用。枳实行气消痞，理气开郁，与柴胡相伍，一升一降，肝脾并调，加强疏畅气机，升清降浊之功；佐以当归滋补养血，茯苓健脾化湿，白术补中益气。逍遥散以疏肝理气、和血解郁为主，以肝气不舒为辨证核心，调理气血，解郁疏肝，郁气得通，症状自解，共奏调和肝脾、疏通气血之能。

2. 热

（1）肝胃郁热证

主症：胸胁胀闷，面色红赤，心烦易怒，口干口苦，喜冷饮，脉弦数。尤以面色红赤、喜冷饮、脉弦数为辨证核心。

治法：开郁清热。

方药：大柴胡汤（《伤寒论》）。

常用药：柴胡、黄芩、半夏、枳实、白芍、大黄、生姜等。

方解：大柴胡汤功擅和解少阳，通下热结。方中柴胡、黄芩，共清解少阳之郁热；半夏、生姜，和胃降逆，止呕恶；大枣之甘，缓和脾胃；白芍养血柔肝，解心下急；枳实破气，大黄泻热，功能行气消痞，泻下热结。是方合众药之力，疏通少阳与阳明，解郁热，通热结，得病机之要。

（2）肺胃热盛证

主症：口大渴，喜冷饮，汗出多，脉洪大。尤以口大渴、脉洪大为辨证核心。

治法：清热泻火。

方药：白虎汤（《伤寒论》）或桑白皮汤（《古今医统》）合玉女煎（《景岳全书》）。

常用药：石膏、知母、生甘草、桑白皮、黄芩、天冬、麦冬、南沙参、生地黄等。

方解：白虎汤擅清肺胃热，方中石膏为君，善清阳明之热邪，透热出表，除烦止渴；知母辅石膏以泄肺胃之实热，又能滋阴润燥，救阴止损。炙甘草、粳米，和胃宁中，防寒药伤脾胃之弊。此四药合用，既能大清气分之热，又可养阴生津。桑白皮汤功能清肺降气，化痰止嗽。以桑白皮为君，主宣肺化痰，利气平喘。配黄芩、黄连、栀子，共清肺泻热；贝母、苏子、杏仁、半夏并用，助降气消痰，止咳平喘。诸药相辅相成，降气化痰，清肺热。玉女煎清胃滋阴。方中以石膏、知母为君，专清阳明有余之火；熟地黄为臣，补充少阴不足之水。麦冬佐之，滋阴生津；牛膝为使，导热引血下行，以降胃中之炎火，止血上溢。君臣佐使各得其职，共奏清热降火、补水止血之效，调和阴阳。

（3）热毒炽盛证

主症：口渴引饮，心胸烦热，皮肤瘙痒，便干溲黄，舌红，苔黄。尤以心胸烦热、舌红、苔黄、便干为辨证核心。

治法：清热解毒。

方药：三黄汤（《千金翼方》）合五味消毒饮（《医宗金鉴》）。

常用药：黄连、黄芩、生大黄、金银花、紫花地丁、连翘、栀子、鱼腥草等。

方解：三黄汤为治疗实热火毒之基本方剂。专于实热火毒，火毒充斥三焦之证。方中大黄泻热逐瘀，推陈出新；黄连、黄芩二药，以其苦寒之性，清泻实热，尤擅泻心火，祛湿热。诸药合用，直折苦寒，具泻火解毒之功效。五味消毒饮功擅清热解毒。方中重用金银花清热解毒，消散痈疮疔肿。蒲公英、紫花地丁、紫背天葵子、野菊花共为臣药，清热解毒，且可清热凉血、散结消肿。诸药合用，功专力宏，共奏清热解毒、消散疔疮之功。

（4）胃肠实热证

主症：大便秘结难行，口干口苦，脘腹胀满，渴喜冷饮，舌红，苔黄，脉数有力。尤以大便秘结、口苦、脘腹胀满为辨证核心。

治法：清泄实热。

方药：大黄黄连泻心汤（《伤寒论》）或小承气汤（《伤寒论》）。

常用药：大黄、黄连、枳实、石膏、葛根、元明粉等。

方解：大黄黄连泻心汤泻火燥湿，方中大黄通腑泻浊，能清胃肠之实热，导中满。黄连清热燥湿，清胃肠实热、燥肠胃之湿。黄连单用易使燥屎内结，配伍大黄通腑则防此弊端，又能增强清热之功。两者相辅相成，釜底抽薪以清胃肠之实热。小承气汤功能清泄实热。方中大黄泻热通便，枳实破气消痞，厚朴行气散满。诸药并用，共奏轻下热结、除满消痞之功效。

（5）肠道湿热证

主症：大便黏腻不爽，或臭秽难闻，小便色黄，或有口臭，苔黄腻，脉滑数。尤以大便黏腻不爽、苔黄腻为辨证核心。

治法：清利湿热。

方药：葛根芩连汤（《伤寒论》）。

常用药：葛根、黄芩、黄连、炙甘草等。

方解：方中葛根味甘性凉，可除阳明之热，通阳明之津气；黄芩味苦性寒，清实热、坚肠胃，可通里气之热，为佐药，其苦燥之性对于燥坚肠道功效尤显；黄连味苦性寒，可燥湿解毒，清热之力尤专，既可清五脏六腑之火热，又能泄各种有余之湿火。

（6）痰热互结证

主症：形体肥胖，腹部胀大，口干口渴，舌质红，苔黄腻，脉弦滑。尤以形体肥胖、腹部肥大为辨证核心。

治法：清热化痰。

方药：小陷胸汤（《伤寒论》）。

常用药：黄连、半夏、全瓜蒌、枳实等。

方解：小陷胸汤主治阳明痰热互结证，方中黄连清热泻火，半夏辛以散之，化胃脘痰结，并治心下痞满，二药合用，辛开苦降，善治痰热内阻。更以瓜蒌豁痰开结，消郁开胃。三药共奏清热化痰、宽胸散结之功。

3. 虚

（1）热盛伤津证

主症：口大渴，喜冷饮，乏力，易饥多食，溲赤便秘，舌干红，苔黄燥，脉洪大而虚。尤以口大渴、乏力、脉洪大而虚为辨证核心。

治法：清热益气生津。

方药：白虎加人参汤（《伤寒论》）或消渴方（《丹溪心法》）。

常用药：石膏、知母、太子参、天花粉、生地黄、黄连、葛根、麦冬等。

方解：白虎加人参汤功能益气生津，方中石膏性味辛寒质重，清透气中之热；知母苦寒滑润，善于泻火兼滋阴。二药相合，清透滋润，润燥生津，主治阳明无形之热邪。甘草与粳米合用，益气和中，使泻火不伤脾胃之元气。又辅人参益气生津之效，共奏清热生津之功。消渴方功擅润泽生津。黄连苦寒以泻心火；生地黄大寒以生，润以祛燥，火退燥除，津生血旺，则渴自止矣。

（2）阴虚火旺证

主症：五心烦热，口干口渴，少寐多梦，溲赤便秘，舌红赤，苔少，脉虚细数。尤以五心烦热、口干口渴为辨证核心。

治法：滋阴降火。

方药：知柏地黄丸（《景岳全书》）。

常用药：知母、黄柏、生地黄、山萸肉、山药、牡丹皮等。

方解：知柏地黄丸功能滋阴降火。方中熟地黄主大补真阴。辅以山茱萸补肾养肝，山药滋肾补脾；黄柏苦寒，泻相火、固真阴；知母上清热润肺，下滋润肾阴，与熟地黄同用，以增补阴之力。佐以泽泻泄肾降浊，牡丹皮清散肝中之火，茯苓健脾渗湿。诸药相辅相成，补兼泻用，共达滋阴降火之效。

（3）气阴两虚证

主症：消瘦乏力，易汗出，心悸失眠，舌红少津，苔薄白干或少苔，脉虚细数。尤以消瘦乏力、心悸失眠、脉虚数为辨证核心。

治法：益气养阴清热。

方药：生脉散（《医学启源》）合增液汤（《温病条辨》）。

常用药：人参、生地黄、五味子、麦冬、玄参等。

方解：生脉散功能益气养阴。方中人参为君，甘温益气，生津补肺，肺气充足则四脏之气皆旺。麦冬为臣，甘寒养阴，润肺生津。五味子为佐，酸温敛肺，止汗生津。三药合用，一补一清一敛，功擅益气养阴，生津止渴，敛阴止渴。增液汤方中玄参为君，主养阴生津，清热润燥。麦冬与生地黄为臣，麦冬滋液润燥，生地黄养阴清热。三味相配，共奏养阴清热、润燥生津之功。

（4）脾虚胃滞证

主症：心下痞满，呕恶纳呆，水谷不消，便溏，舌淡胖苔腻，舌下络瘀，脉弦滑无力。尤以心下痞满、便溏、纳呆为辨证核心。

治法：辛开苦降，运脾理滞。

方药：半夏泻心汤（《伤寒论》）。

常用药：半夏、黄芩、黄连、党参、干姜、炙甘草等。

方解：半夏泻心汤功能益气和胃，散结除痞。方以半夏为君，散结除痞，降逆止呕；干姜辛热，温中散寒；黄芩、黄连苦寒泄热开痞。四药合用，寒热得调，辛开苦降，调和脾胃。由于寒热互结多因脾虚，故又用人参、大枣益气补中，甘温补脾胃之虚。甘草补脾调中，调和诸药。方中寒热之药共用，以平调阴阳，又有苦辛并用，以调升降，补泻兼施，顾及虚实，使脾胃升降恢复正常，痞结自消。

（5）上热下寒证

主症：心烦口苦，胃脘灼热，或呕吐，下利，手足及下肢冷甚，舌红，苔根部腐腻，舌下络脉瘀闭。尤以胃脘灼热、下肢冷为辨证核心。

治法：清上温下。

方药：乌梅丸（《伤寒论》）。

常用药：乌梅、黄连、黄柏、干姜、蜀椒、附子、当归、肉桂、党参等。

方解：乌梅丸功能清上温下。蜀椒、干姜、人参，出自大建中方，以扶脏腑之阳；附子、干姜，出自四逆汤，功在回阳救逆；当归、桂枝、细辛，含当归四逆汤主药；芩连参姜附，调和寒热，令中州运行得宜，升降有序。方能扶助阳气，调和寒热，使阴阳两气平衡，臻于和平。

4. 损

（1）肝肾阴虚证

主症：小便浑浊，视物模糊，腰膝酸软，眩晕耳鸣，五心烦热，颧红咽干，多梦遗精，舌红少苔，脉细数。本证主要见于糖尿病视网膜病变。尤以视物模糊、五心烦热、耳鸣为辨证核心。

治法：滋补肝肾。

方药：杞菊地黄丸（《医级》）。

常用药：枸杞子、菊花、熟地黄、山萸肉、山药、茯苓、牡丹皮、泽泻、女贞子、墨旱莲等。

方解：杞菊地黄丸功能滋肾养肝。以熟地黄为君药，主补肾阴，大补精髓，强壮骨髓；辅以山茱萸、枸杞子，两者共养肾肝，明目养心；山药补脾益气，以扶正固本；菊花疏风散热，清肝明目，助君药以达清热除翳之效。佐药泽泻用于泄肾降浊，利水渗湿，牡丹皮清散肝中之火，茯苓则健脾渗湿，助脾运化，以补而不滞。

（2）阴阳两虚证

主症：夜尿频多，五心烦热，口干咽燥，面色黧黑，腰膝酸冷，阳痿，四肢欠温，下肢浮肿，舌质淡，苔白而干，脉沉细无力。尤以五心烦热、腰膝酸冷、四肢欠温、下肢水肿为辨证核心。

治法：滋阴补阳。

方药：金匮肾气丸（《金匮要略》）。

常用药：制附子、桂枝、熟地黄、山萸肉、山药、泽泻、茯苓、牡丹皮等。

方解：金匮肾气丸功能温补肾气。以熟地黄为君，滋补肾阴；并以山萸肉、山药为臣，补肝脾、益精血。三药合用补肾填精，以致肾精充盈，精化为气，气既生矣，肾气自充。佐以茯苓、泽泻、牡丹皮，调和肝脾，降泄肾浊。复佐以少量附子、肉桂，温肾助阳，行水化气。水火并济，阴阳得调，邪去正复，肾气自强。方中少用温肾之药，于众多滋肾之药中，取“少火生气”之义。诸药相合，能温补肾阳，其配伍之妙，补而不腻，温而不燥。

（3）脾肾阳虚证

主症：腰膝酸冷，夜尿频，畏寒身冷，浮肿，便溏，舌淡胖大，脉沉细。尤以夜尿频、畏寒身冷、便溏或浮肿为辨证核心。

治法：温补脾肾。

方药：附子理中丸（《伤寒论》）。

常用药：制附子、干姜、人参、炒白术、炙甘草等。

方解：附子理中丸主治脾胃虚寒证。方中附子、干姜，性辛热温中祛寒，扶正祛邪。党参、甘草，补中益气，调和脾胃。白术健脾燥湿，以运中州，适脾喜燥恶湿之性。甘草补脾益气，并调和诸药，为使药。方用温补并举，以温热为主，驱除寒邪，恢复阳气，脾胃因补而运行得当，故中焦虚寒可除。

（二）西医治疗

1）预防：T2DM 防治中有三级预防目标。一级预防的目标是控制危险因素，预防 T2DM 的发生；二级预防的目标是早发现、早诊断、早治疗，在已诊断的患者中预防糖尿病并发症的发生；三级预防的目标是延缓已存在的糖尿病并发症的进展，降低致残率和死亡率，改善患者生存质量。

2）治疗：糖尿病治疗的近期目标是控制高血糖和相关代谢紊乱以消除糖尿病症状和防止急性严重代谢紊乱；远期目标是预防和（或）延缓糖尿病慢性并发症的发生和发展，维持良好的健康和学习、劳动能力，保障儿童生长发育，提高患者的生活质量，降低病死率和延长寿命。

控制高血糖的方式是综合性的，如医学营养治疗、运动治疗、代谢手术治疗、高血糖的药物治疗等。医学营养治疗和运动治疗是生活方式管理的核心，是控制高血糖的基础治疗措施，应贯穿糖尿病管理始终。在药物治疗层面，主要包括口服药物和注射制剂两大类，在饮食和运动不能使血糖控制达标时应及时应用降糖药物治疗。一般来说，二甲双胍是 T2DM 患者控制高血糖的一线用药和联合用药中的基础用药，其主要药理作用是通过抑制肝葡萄糖输出，改善外周组织对胰岛素的敏感性、增加对葡萄糖的摄取和利用而降低血糖。系统评价结果显示，二甲双胍的降糖疗效（去除安慰剂效应后）为 HbA1c 下降 1.0%～1.5%。

近年来，在口服降糖药物方面，新型药物如 SGLT-2i、DPP-4i 和 GLP-1RA 已成为重要的治疗选项。SGLT-2i 通过促进肾脏排泄多余的葡萄糖来降低血糖，而 DPP-4i 通过增强胰岛素分泌并减少肝脏的葡萄糖产生来降低血糖，GLP-1RA 则通过促进胰岛素的分泌和减缓胃排空同时抑制食欲，帮助控制体重和改善血糖控制。

胰岛素治疗是控制高血糖的主要手段和有效手段。T1DM 患者高度依赖胰岛素控制高血糖，并降低糖尿病并发症的发生风险。T2DM 患者虽不需要胰岛素来维持生命，但当口服降糖药效果不佳或存在口服药使用禁忌证时，仍需使用胰岛素，以控制高血糖，并减少糖尿。在某些时候，尤其是病程较长时，胰岛素治疗可能是最主要的，甚至是必需的控制血糖措施。此外，在注射类药物中，GLP-1 类药物因其对血糖控制和心血管健康的双重益处而备受关注。新型长效制剂允许患者每周只需注射一次，显著提高了依从性。随着医学技术的进步，这些新型制剂和治疗策略为糖尿病管理提供了更多的个性化和高效的选择，有望进一步改善糖尿病患者的治疗效果和提高生活质量。

六、预　　后

糖尿病患者应注重调节脾胃、保护胃气。节饮食、少饮酒、少肥甘，适当运动，保持情志舒畅。既已发病，更宜注重生活调摄，节制饮食，疏导情志。应限制粮食、油脂的摄入，忌食糖类，作息规律，戒烟限酒，控制体重。发病日久应监测血糖，及时对降糖方案做出调整，定期检查眼底、肌电图、尿微量白蛋白测定等项目。对于后期虚、损阶段，并发痹证、痿证患者，应注重衣着宽松，保护肢体，防止损伤；并发痈疽者，应保持患处清洁，促进局部血液循环；并发肾病患者，应避风寒，注意休息，给予低盐低脂饮食，慎重食用豆类、坚果、面筋等植物蛋白，晚期应注意补充优质蛋白质摄入。

值得注意的是，2021 年 8 月，ADA 对 2 型糖尿病缓解（type 2 diabetes remission）的标准进行了明确的定义：停用降糖药物至少 3 个月后，HbA1c<6.5%。糖尿病缓解定义的更新旨在恢复患者正常生活、提高生活质量，在没有药物治疗的情况下维持正常血糖水平。实现糖尿病缓解可以显著降低糖尿病患者并发症发生风险，同时也可提高生活质量。然而，这也需要医患之间进行密切合作以形成综合管理模式，主要包括饮食控制、体育活动和体重管理等方面。

七、展　　望

随着医学研究的深入和技术的进步，未来对糖尿病的诊治和管理将呈现出新的发展趋势。随着基因组学和生物标志物研究的进展，糖尿病的治疗正逐步从“一刀切”的治疗模式转向个体化治疗。通过对患者的遗传背景、生活方式和环境因素的全面分析，医生能够更准确地预测病情发展，并为患者提供更为个性化的治疗方案。

古代医家对糖尿病的认识相对有限，导致中医药在改善生化指标、延缓疾病发展等方面存在一定不足。糖尿病的现代诊疗以“病-类-期（态）-证”体系为方针，分为脾瘅、消瘅两大类，疾病的演变主要分为四期，每个阶段的核心病机依次为郁、热、虚、损，并分证候若干。因此，应在了解糖尿病疾病全程的基础上，把握疾病的整体演变过程，方能做到对其某一阶段的证候特点心中了了。总的来说，医学是一个不断发展变化的领域，作为医学工作者，我们应具备终身学习的理念，不断更新知识、提高技能。只有不断学习和进步，我们才能更好地服务患者，实现自身的专业成长和价值。

（赵林华）

参 考 文 献

苏青，2020. 浅谈成人 2 型糖尿病患者糖化血红蛋白控制目标及达标策略. 中华糖尿病杂志，12（1）：13-16.

仝小林，刘文科，王佳，等，2012. 糖尿病郁热虚损不同阶段辨治要点及实践应用. 吉林中医药，32（5）：442-444.

仝小林，2010. 糖络杂病论. 北京：科学出版社.

仝小林，2021. 态靶医学：中医未来发展之路. 中国中西医结合杂志，41（1）：16-18.

中华医学会糖尿病学分会，中华医学会内分泌学分会，2020. 中国成人 2 型糖尿病患者糖化血红蛋白控制目标及达标策略专家共识. 中华糖尿病杂志，12（1）：1-12.

中华医学会糖尿病学分会，2021. 中国 2 型糖尿病防治指南（2020 年版）. 中华糖尿病杂志，13（4）：315-409.

Alberti K G，Zimmet P Z，1998. Definition，diagnosis and classification of diabetes mellitus and its complications.

Part 1：diagnosis and classification of diabetes mellitus provisional report of a WHO consultation. Diabet Med，15（7）：539-553.

Bolen S，Feldman L，Vassy J，et al，2007. Systematic review：comparative effectiveness and safety of oral medications for type 2 diabetes mellitus. Ann Intern Med，147（6）：386-399.

Lian F M，Ni Q，Shen Y D，et al，2020. International traditional Chinese medicine guideline for diagnostic and treatment principles of diabetes. Ann Palliat Med，9（4）：2237-2250.

Riddle M C，Cefalu W T，Evans P H，et al，2021. Consensus report：definition and interpretation of remission in type 2 diabetes. Diabetes Care，44（10）：2438-2444.

Sherifali D，Nerenberg K，Pullenayegum E，et al，2010. The effect of oral antidiabetic agents on A1C levels：a systematic review and meta-analysis. Diabetes Care，33（8）：1859-1864.

Sun H，Saeedi P，Karuranga S，et al，2022. IDF Diabetes Atlas：Global，regional and country-level diabetes prevalence estimates for 2021 and projections for 2045. Diabetes Res Clin Pract，183：109119.

第八章 糖尿病慢性并发症及合并症

第一节 糖尿病肾病

糖尿病肾病（diabetic kidney disease，DKD）是糖尿病常见的慢性并发症之一。糖尿病患者体内长期处于血糖异常状态，逐渐出现肾小球微血管病变，如基底膜增厚、血管通透性增加，导致蛋白的滤过、排泄异常，最终对肾脏造成不可逆的损害。本病临床特征为持续性尿蛋白排泄增加，肾小球滤过率（glomerular filtration rate，GFR）进行性下降，最终发展为终末期肾脏疾病（end stage renal disease，ESRD）。

近年来全球因糖尿病导致的 ESRD 事件比例从 22.1%增加到 31.3%。糖尿病肾病发病比例因国家、地区而异，美国 ESRD 患者中，糖尿病肾病为最主要的病因，占 43.2%。2017 年我国糖尿病患病率达到 11.2%，近 40 年间，患病率增长达 16 倍，而其中糖尿病肾病患病人数占糖尿病总人数的 20%～40%。

糖尿病肾病在中医古代典籍中没有明确的记载，根据“消渴”日久出现的水肿、尿浊、肾消等消渴肾病症状的描述，本病多归属于“消渴病”变证之“水肿”“尿浊”“肾消”“关格”等范畴。消渴病之肾病的发病因素包括外感六淫、禀赋不足、饮食不节、情志失调、劳逸过度等。病机为虚实夹杂，虚证为本，实证为标，本虚多为肝脾肾虚，五脏气血阴阳俱虚，标实多为气滞、血瘀、痰浊、浊毒、湿热。病变脏腑责之肾，涉及脾胃、心、肝等脏腑。

一、病因病机

（一）中医病因病机

本病主要病因为消渴日久津液损耗，或久食肥甘厚味，或长期酗酒，房事不节导致全身津液亏损，伤阴耗气，阴损及阳，脾肾俱虚，血脉瘀阻，水湿潴留，浊毒内停。

消渴病按照病位分为上消、中消、下消。消渴病之肾病多归属于下消，病位在肾，与脾胃、肝、心等密切相关。

肾为先天之本，消渴日久损耗人体阴精，肾阴亏虚，虚火上扰，而见咽干、口渴、目涩；封藏失司，固摄失职，又见精微下泄、夜尿频多、遗精盗汗等症。肾精不足无以化阳，故见气短乏力、畏寒肢冷等阳虚之象；肾阳不足，气化不利，无以主水而致水肿；升降失司，清阳不升，浊阴不降，发为关格。脾胃为后天之本、气血生化之源，饮食失节影响精微物质化生，清浊不分致精微物质流失，可见尿浊。脾气亏虚，升降失调则气化不利，影响水液的代谢输布，津不上承则见口干，泛溢肌表则见水肿。脾虚失运，精微化生乏源，日久蕴热化燥，耗伤阴液，下损肾阴，出现腰膝酸软、消瘦乏力、口干唇燥。久而阴损及阳，加之脾虚不能输化精气于肾，肾气亏虚，元阳衰弱，封藏失职，约束无力则会出现小便频数、浑浊如脂膏，腰酸、乏力及全身浮肿。

肝为刚脏，体阴而用阳，肝主疏泄，调畅气机，肝失疏泄则易郁滞、易化火、易虚损。肝血不足进而导致肾精亏虚，同时肾水不能涵养肝木，木失滋荣，出现眩晕、耳鸣、双目干涩、腰膝酸软。久病不愈则瘀血阻滞肝络肾络，气滞血行不畅。心主血脉，心气不足可致气血虚弱，日久迁延，气血精亏液竭。肾水不足，不能上承以济心阴，进而心火愈烈，耗液伤津。消渴病之肾病病程迁延至中后期，心肾失交日久，心阳不振累及肾阳，肾阳虚主水无权则发为水肿、尿少；肾水乘虚上犯凌心而见胸闷、心悸、气短、端坐呼吸。

消渴迁延日久，耗气伤阴，五脏受损，兼夹痰、热、郁、瘀等致病，故属于本虚标实之病机，本虚为阴阳、气血、五脏之虚，标实多为痰浊、水湿、瘀血、浊毒等病理产物。早期患者以气阴两虚证多见，中期以脾肾阳虚为著，后期以肾元虚衰、湿浊瘀阻、阴阳俱损为特征，逐渐病及余脏，终致五脏气血阴阳俱虚。

（二）西医病因及发病机制

糖尿病肾病的病因病机目前尚不清楚，可能与遗传因素、代谢异常、肾脏血流动力学改变、氧化应激、线粒体损伤、免疫炎症因素等有关。

1）遗传因素：在决定糖尿病肾病易感性方面起着重要作用。包括相关基因、非蛋白质编码RNA、DNA 甲基化可能与糖尿病肾病发生与进展有相关性。

2）糖代谢异常：持续高糖刺激下，葡萄糖经多元醇通路产生大量山梨醇及果糖堆积，导致肾脏细胞肿胀、氧化应激增强。多元醇通路激活蛋白激酶 C（protein kinase C，PKC）、丝裂原活化蛋白激酶等途径，使白细胞介素（interleukin，IL）-6、IL-1 等炎症因子过度表达，可引起肾小球基底膜增厚、通透性增加。

3）脂代谢异常：高血脂、胰岛素抵抗导致血浆内非酯化脂肪酸增多，CD36 表达增加，脂肪酸无法分解，造成肾脏细胞 ATP 急剧减少或消耗殆尽、脂质蓄积、细胞纤维化及凋亡。

4）肾脏血流动力学改变：肾小球高灌注、高跨膜压和高滤过在糖尿病肾病的发生中起关键作用。肾小球体积增大、毛细血管表面积增加，导致肾小球血流量及毛细血管压力升高、蛋白尿增加。

5）氧化应激、线粒体损伤：高糖状态下，葡萄糖自身氧化造成线粒体超负荷，导致活性氧（reactive oxygen species，ROS）产生过多。线粒体功能异常产生大量 ROS 是线粒体导致肾功能损伤的核心。

6）免疫炎症因素：肾固有细胞在高糖及多种刺激下激活炎症通路，分泌产生大量趋化因子、炎症因子，改变肾小球血流动力学，介导炎症细胞浸润，进而导致肾脏体积增大、基底膜增厚、足细胞肥大等。

二、临 床 表 现

糖尿病肾病主要表现为不同程度蛋白尿及肾功能的进行性减退，临床早期往往无肾病表现，仅有血流动力学变化，此时的肾小球滤过率升高，肾脏体积增大，肾小球和肾小管肥大。中期患者症状以高血压、水肿、泡沫尿为主，部分患者可出现贫血的症状，如乏力、面色苍白等。末期患者肾功能持续减退直至终末期肾病，出现水、电解质、酸碱平衡紊乱，多数患者可合并心血管系统、消化系统等症状，预后不佳。

三、实验室及其他检查

（一）实验室检查

1）UACR：UACR≥30mg/g 为尿白蛋白排泄增加，即白蛋白尿。UACR 为 30～300mg/g 为微

量白蛋白尿，>300mg/g 为大量白蛋白尿。尿肌酐排泄率受性别、年龄、运动、肌肉质量及饮食等因素的影响，因此，UACR 具有高度的生物变异度（>20%），其临床价值存在一定局限性，建议 3～6 个月 3 次 UACR 测定中 2 次结果阳性，才可以作为临床诊断依据。

2）24h 尿蛋白定量：白蛋白尿是糖尿病肾病早期损伤的主要标志物，随着病情进展，尿中可出现其他蛋白，24h 尿蛋白定量仍被认为是尿蛋白评估的重要指标，尤其在 UACR 变异大时。若 24h 尿蛋白定量持续≥0.15g/24h，称为蛋白尿，其中 0.15～1.00g/24h 为轻度蛋白尿，≥3.50g/24h 为重度蛋白尿，介于两者之间为中度蛋白尿。

3）尿蛋白电泳：尿蛋白分子量的大小及比例可以更好地分析糖尿病肾病肾脏损伤的程度，具有一定的定位及鉴别诊断价值。如仅有中小分子量尿蛋白，多提示为肾小管病变；如出现白蛋白分子量以上的蛋白，多反映有肾小球病变；如出现大分子蛋白如免疫球蛋白、结合珠蛋白等，比例越高，表明肾小球、肾小管间质病变越重。

4）血常规：糖尿病肾病肾功能不全者可出现血红蛋白降低。

5）血生化检查：糖尿病肾病晚期可见肾功能不全，出现血肌酐、尿素氮升高。

6）eGFR：计算 eGFR 推荐使用慢性肾脏病流行病学合作研究（chronic kidney disease epidemiology collaboration，CKD-EPI）公式，血肌酐易受肾外因素影响，故推荐加测血胱抑素，使用 2021 版 CKD-EPI 公式。

（二）其他检查

影像超声技术应用广泛，其价格低廉、无创伤、无辐射等优势使其成为肾脏疾病的常规检查手段。健康人肾脏径线及体积大小同糖尿病肾病患者相比具有统计学差异，且这种改变随病情进展而改变。糖尿病肾病病情进展过程中，肾小球硬化、基质纤维化等均可引起血流动力学改变，彩色多普勒可通过测量收缩及舒张期峰值血流速度来反映肾脏血流灌注情况，RI 值可以客观反映肾血管阻力。另外弹性成像可反映肾组织硬度。确诊金标准为超声引导下肾脏穿刺病理活检。

四、诊断与鉴别诊断

（一）诊断

患者有明确的糖尿病病史，同时与尿蛋白、肾功能变化存在因果关系，并排除其他原发性、继发性或系统性疾病等非糖尿病肾病符合以下情况之一者，可诊断为糖尿病肾病。

1）UACR≥30mg/g 或尿白蛋白排泄率（urinary albumin excretion rate，UAER）≥30mg/24h，且在 3～6 个月重复检查 UACR 或 UAER，3 次中有 2 次达到或超过临界值，排除感染等其他干扰因素。

2）eGFR<60ml/（min·1.73m^2），持续 3 个月以上。

3）肾活检符合糖尿病肾病病理改变。

（二）临床分期

确诊糖尿病肾病后，应立即进行临床分期。目前国内指南均推荐采用 eGFR 与尿白蛋白联合评估方法对糖尿病肾病进行临床分期，即 GA 分期法（表 8-1）。其中 G 代表 eGFR 水平，分为 G1～G5 期；A 代表尿蛋白水平，分为 A1～A3 期。例如，一位患者 eGFR 为 50ml/（min·1.73m^2）、尿蛋白水平为 100mg/g，诊断为糖尿病肾病 G3aA2，对应的疾病进展风险应为高风险。

表 8-1　根据 eGFR 和 UACR 分类的 CKD 临床分期及进展风险

CKD 分期依据：eGFR（G）白蛋白尿（A）				尿蛋白分级		
				A1	A2	A3
				正常至轻度升高	中度升高	重度升高
				＜30mg/g ＜3mg/mmol	30～300mg/g 3～30mg/mmol	＞300mg/g ＞30mg/mmol
eGFR 分级	G1	正常或升高	≥90			
［ml/（min·1.73m²）］	G2	轻度降低	60～89			
	G3a	轻中度降低	45～59			
	G3b	中重度降低	30～44			
	G4	重度降低	15～29			
	G5	肾衰竭	＜15			

注：CKD 为慢性肾脏病。

背景颜色代表 CKD 进展的风险：绿色为低风险，黄色为中风险，橙色为高风险，红色为极高风险。

（三）鉴别诊断

1）高血压肾病：出现肾损害临床表现前已有多年的持续高血压病史，病情进展缓慢，肾小管功能损害早于肾小球功能损害，轻至中度尿蛋白，尿镜检有形成分较少，常伴随高血压、视网膜病变，能够除外各种原发、继发的肾脏疾病，必要时做肾穿刺活检、肾组织病理检查。

2）系膜增生性肾炎和膜性肾病：与糖尿病并存者约占 20%，当出现以下情况时，应进一步做肾脏组织活检加以鉴别：非糖尿病患者在早期（6 年内）出现蛋白尿；持续蛋白尿但无视网膜病变；肾功能急剧恶化；镜下血尿伴红细胞管型。

3）功能性蛋白尿：剧烈运动、发热、心功能不全等均可引起尿蛋白增加，可通过详细询问病史、临床表现及实验室等相关检查以协助诊断。

五、治　　疗

（一）中医辨证论治

1. 常证

（1）脾胃积热证

主症：渴喜冷饮，多食易饥，口臭，小便短黄，大便干结，发热面赤，舌质红，苔黄，脉数。

治法：清泻胃热。

方药：大黄黄连泻心汤加减（《伤寒论》）。

常用药：大黄、黄连。

方解：方中大黄泻营分之热，黄连泻气分之热，且大黄有攻坚破结之能，大黄、黄连之苦寒，以导泻心下之虚热。

（2）肝郁化热证

主症：情志抑郁，两胁闷胀或痛，善太息，口苦咽干，心烦失眠，急躁易怒，舌质红或舌边尖红，脉弦数。

治法：疏肝清热，养血健脾。

方药：丹栀逍遥散加减（《内科摘要》）。

常用药：当归、芍药、茯苓、白术、柴胡、牡丹皮、山栀、甘草。

方解：方中柴胡疏肝解郁，使肝气得以条达；当归甘辛苦温，养血和血；芍药酸苦微寒，养血敛阴，柔肝缓急；白术、茯苓健脾祛湿，使运化有权，气血有源，甘草益气补中，缓肝之急，加牡丹皮，能入肝胆血分，清泻肝胆之热邪；加山栀，亦入营分，能引上焦心肺之热下行。

（3）痰湿内蕴证

主症：形体肥胖，胸闷脘痞，纳呆呕恶，舌苔白腻，脉弦滑或濡滑。

治法：燥湿化痰，理气和中。

方药：二陈汤加减。

常用药：半夏、陈皮、茯苓、甘草、生姜、乌梅。

方解：方中半夏燥湿化痰，又和胃降逆，为君药。陈皮为臣，既可理气行滞，又能燥湿化痰。佐以茯苓健脾渗湿，渗湿以助化痰之力，健脾以杜生痰之源。以甘草为佐使，健脾和中，调和诸药。

（4）气阴两虚证

主症：神疲乏力，气短懒言，咽干口燥，头晕多梦，或尿频尿多，手足心热，心悸不宁，舌体瘦薄，质红或淡红，苔质少而干，脉细弱无力。

治法：益气养阴。

方药：参芪地黄汤（《杂病源流犀烛》）加减。

常用药：党参、黄芪、茯苓、地黄、山药、山茱萸、牡丹皮。

方解：方中党参、黄芪补中益气；地黄填精益髓，滋补阴精；茯苓健脾渗湿，配山药补脾而助健运；山茱萸补养肝肾，牡丹皮清热泻火。

（5）肝肾阴虚证

主症：眩晕耳鸣，五心烦热，腰膝酸痛，两目干涩，小便短小，舌红苔少，脉细数。

治法：滋补肝肾。

方药：杞菊地黄丸（《医级》）加减。

常用药：枸杞子、菊花、熟地黄、山茱萸、山药、茯苓、泽泻、牡丹皮。

方解：方中以熟地黄填精益髓，滋补阴精；山茱萸补养肝肾，并能涩精；山药双补脾肾；佐以泽泻利湿泻浊，并防熟地黄之滋腻；牡丹皮清泄相火，并制山茱萸之温涩；茯苓健脾渗湿，配山药补脾而助健运。“三补”与“三泻”入伍，又加枸杞子、菊花以清肝明目。

（6）脾肾阳虚证

主症：神疲畏寒，腰膝酸冷，肢体浮肿，下肢尤甚，面色㿠白，小便清长或短少，夜尿增多，或五更泄泻，舌淡体胖有齿痕，脉沉迟无力。

治法：温肾健脾。

方药：附子理中丸（《太平惠民和剂局方》）合真武汤（《伤寒论》）加减。

常用药：附子、干姜、党参、白术、茯苓、白芍、甘草。

方解：方中附子温肾助阳，兼暖脾土，以温运水湿；配干姜温运中阳，白术、茯苓健脾燥湿，党参益气健脾，甘草补中扶正，调和诸药。白芍亦为佐药，其义有四：一者利小便以行水气，二者柔肝缓急以止腹痛，三者敛阴舒筋以解筋肉瞤动，四者可防止附子燥热伤阴，以利于久服缓治。

（7）气血两虚证

主症：神疲乏力，气短懒言，面色淡白或萎黄，头晕目眩，唇甲色淡，心悸失眠，腰膝酸痛，舌淡脉弱。

治法：补气养血。

方药：当归补血汤（《兰室秘藏》）合济生肾气丸（《济生方》）加减。

常用药：黄芪、当归、炮附片、肉桂、熟地黄、山药、山茱萸、茯苓、牡丹皮、泽泻。

方解：方中重用黄芪补气而专固肌表，配以少量当归养血和营；肉桂、炮附片补火助阳；熟地黄滋阴填精益髓；山茱萸温补肝肾；山药养阴益气、补脾肺肾；茯苓健脾渗湿、利水；泽泻泻热渗湿利尿；牡丹皮清泻肝火。全方配伍，温化与通利并施，共奏温肾化气、利水消肿之功。

（8）痰瘀互结证

主症：形体肥胖，胸闷脘痞，纳呆呕恶，肌肤甲错，刺痛，痛有定处，肢体麻痛，舌紫或紫暗、瘀斑，舌下络脉色紫、怒张，舌苔白腻，脉滑或脉涩。

治法：豁痰理气，活血化瘀。

方药：双合汤加减。

常用药：当归、川芎、白芍、生地黄、陈皮、半夏、姜汁、茯苓、桃仁、白芥子、甘草。

方解：方中四物汤加桃仁活血养血，二陈汤合白芥子豁痰燥湿，甘草调和诸药，柔肝缓急。

2. 变证

（1）灼毒犯胃证

主症：恶心呕吐频发，头晕目眩，周身水肿；或小便不行，舌质淡暗，苔白腻，脉沉弦或沉滑。

治法：降逆化浊。

方药：旋覆代赭汤（《伤寒论》）加减。

常用药：旋覆花、代赭石、甘草、党参、半夏、生姜、大枣。

方解：方中旋覆花性温而能下气消痰，降逆止呕，是为君药。代赭石质重而沉降，善镇冲逆，但味苦气寒，故用量稍小为臣药；生姜一为和胃降逆以增止呕之效，二为宣散水气以助祛痰之功，三可制约代赭石的寒凉之性，使其镇降气逆而不伐胃；半夏辛温，祛痰散结，降逆和胃，并为臣药。党参、甘草、大枣益脾胃，补气虚，扶助已伤之中气，为佐使之用。

加减：呕恶甚者加吴茱萸、黄连。

（2）溺毒入脑证

主症：神志恍惚，目光呆滞，甚则昏迷，或突发抽搐，鼻衄齿衄，舌质淡紫有齿痕，苔白厚腻腐，脉沉弦滑数。

治法：开窍醒神，镇惊息风。

方药：菖蒲郁金汤（《温病全书》）送服安宫牛黄丸（《温病条辨》）加减。

常用药：石菖蒲、郁金、炒栀子、连翘、鲜竹叶、竹沥、灯心草、菊花、牡丹皮。

方解：菖蒲郁金汤以石菖蒲、郁金开窍辟秽；牡丹皮清血分之热，连翘、栀子、灯心草、鲜竹叶清气分之热，同用有透营转气之功；竹沥清热化痰，以助石菖蒲、郁金化痰开窍之功。安宫牛黄丸以苦寒清热与芳香开窍合法，主以清心泻火。

（3）水气凌心证

主症：气喘不能平卧，畏寒肢凉，大汗淋漓，心悸怔忡，肢体浮肿，下肢尤甚，咳吐稀白痰，舌淡胖，苔白滑，脉疾数无力或细小短促无根或结代。

治法：温阳利水，泻肺平喘。

方药：葶苈大枣泻肺汤（《金匮要略》）合苓桂术甘汤（《金匮要略》）加减。

常用药：葶苈子、大枣、茯苓、桂枝、白术、甘草、附子、干姜。

方解：方中葶苈子泻肺逐水，佐以大枣和中扶正；甘淡之茯苓为君，健脾利水，渗湿化饮；桂枝为臣，功能温阳化气，平冲降逆。苓、桂相合为温阳化气，利水平冲之常用组合；白术为佐，功能健脾燥湿。甘草用于本方，其用有三：一可合桂枝以辛甘化阳，以襄助温补中阳之力；二可合白术益气健脾，崇土以利制水；三可调和诸药，功兼佐使之用。

（二）西医治疗

西医针对糖尿病肾病多给予药物治疗，通过降糖、降压、降脂及治疗蛋白尿等方式延缓肾损害。

1. 基础治疗

糖尿病肾病患者推荐优质低蛋白、富含维生素饮食，植物蛋白如豆类食品应限制摄入，水肿和高血压患者应限制钠盐摄入，维持电解质平衡。

在糖尿病肾病病程中适当地根据患者体质、病情给予中医药膳调理。中西医结合诊治内分泌代谢性疾病，不仅体现了中医药的独特魅力，也展示了中华文化的包容性和创新力。

糖尿病肾病早期可采用太极拳、八段锦等传统功法锻炼，适量活动，不宜剧烈运动；肾衰竭者应以卧床休息为主，活动量不宜过大，不可过劳。

预防疾病比治疗疾病更为重要。作为医学工作者，我们应积极宣传健康的生活方式，如合理膳食、适量运动、戒烟限酒等，帮助公众建立科学的健康观念，提高生活质量。

2. 具有肾脏获益证据的降糖药物

1）SGLT-2i：通过抑制肾脏对葡萄糖的重吸收，促进尿糖排出，从而降低血糖。除此之外，此类药物具有降低白蛋白尿、延缓肾功能下降作用，可有效降低肾脏复合终点事件。推荐在 eGFR≥45ml/（min · 1.73m^2）的糖尿病肾病患者中使用。部分 SGLT-2i 可以在 eGFR≥20ml/（min · 1.73m^2）的人群中使用。

2）GLP-1RA：通过激活 GLP-1R 促进胰岛素分泌、抑制胰高血糖素分泌，从而降低血糖，并具有延缓胃排空、抑制食欲等作用。GLP-1RA 可以减少蛋白尿等终点事件，具有心肾保护作用。

3. 其他降糖药物

那格列奈、吡格列酮、利格列汀可在肾功能不全糖尿病肾病患者全程应用，不需要根据 eGFR 调整剂量。而二甲双胍、磺脲类药物、阿卡波糖等多种口服降糖药物需要根据肾功能情况调整药物剂量及避免在终末期使用。胰岛素在糖尿病肾病患者人群使用过程中需注意及时调整剂量，避免低血糖发生。

4. 降压药

血管紧张素转化酶抑制剂（angiotensin converting enzyme inhibitor，ACEI）或血管紧张素Ⅱ受体拮抗剂（angiotensin Ⅱ receptor blocker，ARB）属于肾素-血管紧张素-醛固酮系统（renin angiotensin aldosterone system，RAAS）阻断剂，具有降蛋白尿及肾功能保护作用，主要降低白蛋白尿。由于 ACEI 或者 ARB 主要通过降低肾小球高滤过而取得肾脏获益，对肾功能不全患者，应注意安全风险。若用药 2 个月内血肌酐升高＞30%，应予以停用。禁用于肾动脉狭窄及其他缺血性肾病患者。

5. 调脂药

目前证据显示，良好的血脂控制可以降低糖尿病血管疾病的发生率，他汀类等调脂药物在患者可耐受的前提下推荐使用，但应根据肾功能水平进行药物选择和剂量调整。若糖尿病肾病患者的甘油三酯＞5.6mmol/L 时应首选贝特类药物降低甘油三酯水平，以降低急性胰腺炎发生的风险。

6. 非类固醇盐皮质激素受体拮抗剂

目前常用的盐皮质激素受体拮抗剂（mineralocorticoid receptor antagonist，MRA）包括螺内酯（第一代）和依普利酮（第二代）。在 RAAS 阻断剂基础上加用 MRA 可有效控制血压并降低白蛋白尿，但需要注意高钾血症、男性乳房发育的风险。非奈利酮（第三代）是新一代强效、高选择性、非类固醇盐皮质激素受体拮抗剂，可显著降低尿蛋白，降低主要肾脏复合终点风险。临床使用须满足 eGFR≥25ml/（min · 1.73m^2），血钾＜4.8mmol/L，同时监测血钾水平。

六、预　　后

糖尿病肾病预后不佳。影响预后的主要因素包括糖尿病类型、蛋白尿程度、肾功能和肾外心脑血管合并症等病变的严重程度。中医针对早、中期糖尿病肾病有独特的治疗优势，中西医结合治疗优于单纯西医治疗；而对于晚期糖尿病肾病，总体预后不佳，需要持续透析治疗维持，西医治疗具有局限性，而中医治疗在一定程度上可取得额外的疗效。

七、展　　望

糖尿病肾病发病机制复杂，有待进一步深入研究。早期糖尿病肾病是可逆的，此时使用中药治疗效果明显，但对于终末期需要持续性透析维持生命的患者，则需要发挥中西医结合治疗的优势。近年来，越来越多的中医药治疗糖尿病肾病多靶点被发现，但仍缺乏更深入更广泛的研究，因此科研创新是推动医学发展的重要动力。无论是现代医学对糖尿病肾病的机制研究，还是中医药治疗糖尿病肾病的科学化发展，中西医结合诊治不仅提高了临床治疗效果，也为我国中医药现代化的实现做出了贡献。作为未来医学工作者，我们鼓励学生积极参与科研创新，为糖尿病肾病患者的健康、为国家的科技进步和社会发展贡献力量。

（倪海祥）

参 考 文 献

中华医学会糖尿病学分会，朱大龙，2021. 中国 2 型糖尿病防治指南（2020 年版）. 国际内分泌代谢杂志，41（5）：482-548.

中华医学会糖尿病学分会微血管并发症学组，薛耀明，朱大龙，等，2021. 中国糖尿病肾脏病防治指南（2021 年版）. 中华糖尿病杂志，13（8）：762-784.

Cheng H T，Xu X Q，Lim P S，et al，2021. Worldwide epidemiology of diabetes-related end-stage renal disease，2000-2015. Diabetes Care，44（1）：89-97.

第二节　糖 尿 病 足

糖尿病足（diabetic foot，DF）是指糖尿病患者由于合并神经病变及不同程度的末梢血管病变而导致下肢感染、溃疡形成和（或）深部组织的破坏。本病是糖尿病常见的慢性并发症之一，主要临床表现为足部发麻、发凉、疼痛及间歇性跛行等神经病变和下肢缺血、足部供血不足和感觉异常，进而引发溃疡和感染等症状。

近年来，随着糖尿病发病率的逐年升高，本病的发病率也明显增加。其中以中老年男性为主，最常见的表现形式是糖尿病足溃疡（diabetic foot ulcer，DFU）。糖尿病患者由于自身血糖控制不佳，加之免疫功能受损，其感染风险显著高于血糖正常者。相关研究结果显示，约 1/3 的糖尿病患者存在感染风险。发生感染后，由于患肢局部长期处于高糖、缺氧的状态，创面往往较难愈合，如不及时给予治疗可能继发出现糖尿病足溃疡，甚至发生进一步恶化，增加了患者截肢的风险。

中医根据本病的临床表现及特点，应将其归为“消渴脱疽”范畴，指在消渴病基础上，出现趾间怕冷、苍白、麻木，间歇性跛行，继则疼痛剧烈，或足趾紫红肿胀、溃烂坏死，或足趾发黑干瘪，甚至脱落。本病的病因为消渴病日久，阴损及阳、阴阳俱虚，或久病入络，血脉瘀阻，病理因素包含痰、湿、瘀、虚、热、毒，病位在血、脉、筋，病变脏腑主要涉及肝、脾、肾。

一、病 因 病 机

（一）中医病因病机

本病继发于消渴病，消渴病的病机在于肝肾阴虚、气阴不足、燥热内生，后期出现气血阴阳俱虚的表现。消渴病程迁延，久病入络，气机失于调畅，血脉运行不利。

消渴病日久，气血耗损，下肢易发脱疽。气虚则血行无力，血虚不能载气，阳气不达四末则寒气凝滞，故肢端局部失养而易出现肢冷、麻木、疼痛；或湿热毒盛，热毒瘀结，故患足局部漫肿，皮肤潮红灼热。消渴脱疽迁延不愈，患足易发破溃；或湿热内蕴，下注足部，阻滞脉络；或热毒内结，耗伤营阴，化腐成疽；或阴液不足，血行不畅，络脉瘀阻；或阳气虚弱，痰浊内生，阴寒凝滞；或气血两虚，正虚邪恋，破溃难愈。

本病属于本虚标实之证。本虚是指脏腑、气血、阴阳亏虚，标实是指湿热、邪毒、痰浊、血瘀结于血、脉、筋处，发而为病。

（二）西医病因及发病机制

病程过长或血糖控制水平欠佳的糖尿病病史、合并外周血管及神经病变、既往的溃疡史或截肢术史、吸烟等均是影响本病的发病因素。男性较女性多发。周围神经病变、缺血和感染是本病三大病理基础，常合并存在。周围神经病变及缺血作为发病的始动因素，而感染常随之发生。

（1）周围神经病变 糖尿病患者长期高血糖水平，会导致机体处于慢性氧化应激、炎症、代谢紊乱、神经递质失调等复杂的病理状态，或加之病毒感染、机械性损伤及遗传因素等诸多因素共同参与下，使得周围神经细胞的正常形态功能受到影响，从而引起神经病变。神经病变作为糖尿病足发生发展的重要因素之一，包括以下三个方面：①感觉神经病变：可导致保护性感觉丧失，足部温度觉、痛觉、压力觉等异常，易受压力、机械及热损伤；②运动神经病变：导致足部肌肉萎缩和生物力学改变，造成足结构异常，跖骨头下陷，如锤状趾、爪形趾和神经病性关节病（neuropathic arthropathy，NA）（又称作 Charcot 神经骨关节病）等，进一步引起压力性溃疡；③自主神经病变：可引起皮肤汗液分泌减少和足部浅表血流改变，导致皮肤干燥皲裂，更易发生感染而坏疽。

（2）缺血 血管病变会导致局部缺血，主要定位在两个方面：①微循环障碍：毛细血管基底膜增厚，管腔狭窄，引起微循环灌流减少，组织缺氧，损害器官功能；②大中动脉粥样硬化：糖脂代谢紊乱加速血管内斑块形成，血流减少后足部的营养和氧气供应不足，造成伤口愈合不良，甚至导致伤口扩大，继发感染和组织坏死。

（3）感染 血糖升高导致免疫系统功能减退，使得患者易于感染。神经病变及缺血都易导致感染的发生，足溃疡易受到感染，但感染很少直接引起溃疡。感染的发生与截肢的概率密切相关，影响患者预后。

综上所述，糖尿病足的病理机制主要包括神经病变、缺血、感染三个方面，同时有全身性病理因素参与糖尿病足的发生和发展。

二、临床表现

除糖尿病本病的症状、体征外，糖尿病足还有以下临床表现。

1）下肢缺血：早期皮肤干燥弹性差，皮温降低，可伴有色素沉着。患者小腿和足部肌肉萎缩明显，肢端动脉搏动减弱或消失，可合并出现下肢间歇性跛行及静息痛。随着病变进展，患足足跟、跖趾关节等受压部位因严重缺血易引发溃疡、坏疽，更有甚者可继发肢体感染。

2）神经病变：患肢出现疼痛、麻木、运动及感觉障碍。主要表现为刺痛或灼痛，夜间尤甚，呈袜套样改变，同时可伴有下肢触觉、深部振动觉等不同程度的感觉迟钝或丧失。

3）感染：患侧肢体皮肤发生糜烂，出现脓性渗出物，局部红、肿、热、硬、疼痛或触痛。患者可出现发热、畏寒、皮温升高等全身炎性症状，同时可能出现白细胞升高、红细胞沉降率（erythrocyte sedimentation rate，ESR）加快等实验室指标的异常。

4）足部畸形：足部及跖趾关节发生弯曲变形，出现弓形足、爪形趾、锤状趾等异常形态及渐进性负重关节破坏性 Charcot 关节病变。

三、实验室及其他检查

（一）糖尿病常规检查

常规检查项目包括 FPG 及餐后 2hPG、HbA1c、肝功能、肾功能、电解质、血脂、血常规等。

（二）周围神经病变检查

1）神经电图检查：包括肌电图（EMG）和神经传导速度（NCV）。通过测定神经传导速度及诱发电位，了解患者神经病变及其病变程度。

2）神经系统检查：包括踝反射、针刺痛觉、振动觉、压力觉、温度觉检查。其中，用 128Hz 音叉评估振动觉、用 10g 尼龙丝评估压力觉。

（三）下肢动脉病变检查

1）血管超声：彩色多普勒超声是最常用且直观的下肢动脉检查。可以观察动脉血管内径、内中膜厚度、斑块大小、管腔狭窄或闭塞情况，同时能够显示动脉血流充盈情况及血流速度。

2）经皮氧分压测定：能够检测下肢动脉缺血情况及动脉病变程度，观察其改善情况，同时能够反映局部组织的氧合状态。

3）踝肱指数（ABI）和趾肱指数（TBI）：ABI 是指踝部动脉收缩压与同侧肱动脉收缩压的比值，TBI 是指足趾动脉收缩压与同侧肱动脉收缩压的比值。ABI 与 TBI 是评估下肢动脉狭窄引起血流动力学异常的常用指标。

4）数字减影血管造影（DSA）：是血管病变检查的金标准，能够提示下肢血管闭塞的部位及程度，可为决定截肢平面提供依据，为血管旁路手术做准备。

5）计算机体层成像血管造影（CTA）：CTA 图像可以清晰地显示斑块的分布、形态及血管的狭窄程度，在临床上应用广泛。

6）磁共振动脉造影（MRA）：是常用的下肢动脉病变的无创诊断方法，但因为存在湍流，MRA 评估血管狭窄程度的结果可能不准确。

（四）下肢静脉病变筛查

1）D-二聚体检测：适用于筛查急性深静脉血栓形成患者，D-二聚体正常时，基本可排除急性深静脉血栓。

2）多普勒超声：是诊断慢性静脉功能不全的金标准，可以明确诊断静脉疾病的解剖部位、有无瓣膜功能不全和阻塞，并可对反流程度进行量化评估。

3）静脉造影：是检查静脉系统病变最可靠的方法，能够直观地反映出下肢静脉的形态和病变部位。

（五）糖尿病足溃疡检查

1）炎症标志物的检测：包括血白细胞分类及计数、超敏 C 反应蛋白（C reactive protein，CRP）、ESR、降钙素原等。

2）微生物培养：足溃疡周围感染往往是多种病原体的混合感染（革兰阳性、革兰阴性细菌和厌氧菌），可以针对性用药进行抗感染治疗。通常选取溃疡底部清创面、化脓引流管或抽吸伤口处的样本进行培养。

3）影像学检查：足部普通 X 线片检查能够评估骨质破坏程度及是否存在骨髓炎。下肢 CTA 能够检测下肢血管狭窄及钙化程度。MRA 检查能够提示早期的骨髓病变，但特异性较差，不能分辨软组织和骨髓水肿。

四、诊断与鉴别诊断

（一）糖尿病足的诊断

糖尿病足的诊断要素包括首先患者有糖尿病病史，且足部组织有营养障碍，其次伴有一定下肢神经和（或）血管病变。糖尿病足一般分为三种类型，即神经型、缺血型和神经缺血型（也称混合型）。目前，我国糖尿病足以混合型为主，其次为缺血型，而神经型比较少见。糖尿病足的诊断标准：①糖尿病患者并有肢端血管和神经病变或合并感染。②糖尿病患者肢端有湿性坏疽或干性坏疽的临床表现和体征，并符合 0～5 级坏疽（Wagner 分级）标准者。③踝肱指数比值 0.9 以下并有缺血的症状和体征。④彩色多普勒超声检查，肢端血管变细，血流量减少造成缺血或坏疽者。⑤血管造影证实，血管腔狭窄或阻塞，并有临床表现者。⑥电生理检查，周围神经传导速度减慢，或肌电图体感诱发电位有异常改变者。⑦微循环障碍明显。⑧经皮氧分压测定（$TcPO_2$）小于 30mmHg，提示周围血管供应不足，溃疡不易愈合。⑨皮肤温度检查可见皮温下降。⑩X 线检查，骨质疏松脱钙，骨质破坏，骨髓炎或关节病变，手足畸形及骨科关节等改变者。具备前 2 条并具备第 3～10 条任何 1 条即可确诊。

（二）糖尿病足分级评估方法

糖尿病足一经诊断，应进行分级评估。目前，临床上最常使用的分级方法主要是 Wagner 分级和 Texas 分级。

Wagner 分级系统（表 8-2）是目前应用最为广泛的分级方法，主要基于组织破坏程度、感染和缺血这三个因素，但该分类系统未能对创面存在的多种复杂情况做出综合性的评估，如感染和缺血同时存在的深部创面。得克萨斯大学（TEXAS）伤口分类系统（表 8-3）不仅对创面组织破坏程度做出分级评估，还对创面感染和（或）缺血同时做出分期评估，兼顾病因、程度两方面，因此该分类对一个复杂的创面做出综合性的评估更为全面。Wagner 分级系统简明实用，TEXAS 伤口分类系统全面明了，两个评估系统都可以为制订治疗策略提供指导。

表 8-2　糖尿病足 Wagner 分级

分级	临床表现
0	有发生足溃疡的危险因素，但目前无溃疡
1	足部表浅溃疡，无感染征象，突出表现为神经性溃疡
2	较深的溃疡，常合并软组织感染，无骨髓炎或深部脓肿
3	深部溃疡，有脓肿或骨髓炎
4	局限性坏疽（趾、足跟或前足背），其特征为缺血性坏疽，通常合并神经病变
5	全足坏疽

表 8-3　糖尿病足 TEXAS 分级和分期

分级	特点	分期	特点
0	足部溃疡史	A 期	无感染和缺血
1	表浅溃疡	B 期	合并感染
2	溃疡累及肌腱	C 期	合并缺血
3	溃疡累及骨和关节	D 期	感染和缺血并存

（三）鉴别诊断

1）血栓闭塞性脉管炎：多发于寒冷季节，以20～40岁男性多见；常先一侧下肢发病，继而累及对侧，少数患者可累及上肢；患者多有受冷、潮湿、嗜烟、外伤等病史。X线、造影、CTA、MRA检查显示无动脉硬化，无糖尿病病史。

2）雷诺综合征：多见于青年女性，上肢较下肢多见，好发于双手。每因寒冷和精神刺激后双手出现发凉苍白，继而紫绀、潮红，最后恢复正常的三色变化（雷诺现象），患肢动脉搏动正常，一般不出现肢体坏疽。

3）其他神经病变：常为非对称性、区域性，而糖尿病性神经病变多为对称性、自远端开始。

五、治　　疗

（一）中医辨证论治

1. 未溃期

（1）气虚血瘀证

主症：下肢无力，酸胀麻木，感觉迟钝或消失，痛如针刺刀扎，间歇性跛行、静息痛，夜间加重，局部皮色紫暗或有瘀斑，少气乏力、语声低微、神疲倦息，舌质淡紫或有瘀斑，脉细涩或弦紧。

治法：益气活血，通经止痛。

方药：补阳还五汤（《医林改错》）。

常用药：黄芪、当归尾、川芎、桃仁、赤芍、地龙、红花等。

方解：方中重用黄芪为君药，大补脾胃中气，使气旺血行，祛瘀而不伤正。当归尾长于活血，兼能养血，化瘀而不伤血，为臣药。佐以川芎、赤芍、桃仁、红花，活血祛瘀，疏通经络；地龙性善走窜，长于通络，与黄芪配合，增强补气通络之力，使药力能周行全身。诸药合用，共奏益气活血，通经止痛之功。

（2）血虚寒凝证

主症：患肢冷痛，肿胀麻木，久行痛剧，稍歇痛减，肤色不变或苍白，畏寒喜暖，面色暗淡无华，口淡不渴，舌质淡，苔白，脉沉细涩，趺阳脉弱。

治法：温阳散寒，补血通滞。

方药：当归四逆汤（《伤寒论》）。

常用药：当归、桂枝、芍药、细辛、甘草、通草、大枣等。

方解：方中当归、芍药补血养血；桂枝、细辛温经散寒；甘草、大枣补中健脾而益气血，协桂、芍更能调和营卫；通草协诸药而通血脉。诸药合用，共成温补通脉之剂。

（3）湿热毒盛证

主症：患足肿势明显，范围较大，灼热疼痛、皮色潮红或紫红，皮温较高，皮下似有囊液，周边呈实性漫肿，舌质红绛，苔黄腻，脉滑数。

治法：清热利湿，活血解毒。

方药：五味消毒饮（《医宗金鉴》）。

常用药：金银花、野菊花、蒲公英、紫花地丁、天葵子、白酒等。

方解：方中金银花为君药，以清热解毒，消散痈疮疔肿。蒲公英、紫花地丁、天葵子、野菊花为臣药，清热解毒、清热凉血、散结消肿。白酒通行血脉以助药力。诸药合用，共奏清热利湿、活血解毒之功。

2. 已溃期

（1）湿热阻滞证

主症：患肢局部红肿热痛，疼痛剧烈，溃破腐烂，筋肉溃坏，脓液恶臭，身热口干，喜冷饮，纳差倦怠，便秘溲赤，舌质暗红或红绛，舌苔黄腻，脉滑数或涩。

治法：清热解毒，活血止痛。

方药：四妙勇安汤（《验方新编》）合黄连解毒汤（《外台秘要》）。

常用药：玄参、金银花、当归、甘草、黄连、黄芩、黄柏、栀子等。

方解：四妙勇安汤功擅清热解毒，活血止痛。方中金银花清热解毒；玄参滋阴清热；当归活血和营；甘草和中解毒。四药合用，既能清热解毒，又能活血散瘀。黄连解毒汤主治三焦火毒证。黄连泻心火，兼泻中焦火；黄芩泻上焦火；黄柏泻下焦火；栀子通泻三焦火，导热下行。全方共奏清热解毒，活血止痛之功。

（2）热毒伤阴证

主症：患肢局部红肿热痛，溃处少脓，皮肤干燥，肤色暗淡，肌肉萎缩，口干渴饮，烦躁不宁，尿少便干，舌质红绛，舌苔黄少津，脉弦细数，趺阳脉弱或不可触及。

治法：清热解毒，养阴活血。

方药：顾步汤（《外科真诠》）。

常用药：黄芪、人参、石斛、当归、金银花、牛膝、菊花、甘草、蒲公英、紫花地丁等。

方解：黄芪、当归补益气血，人参气阴双补，石斛滋阴清热，菊花、金银花、蒲公英、紫花地丁清热解毒，牛膝引药下行，甘草调和诸药。诸药合用，共奏清热解毒、养阴活血之功。

（3）阴虚血瘀证

主症：患肢破溃处久不收口，肉色暗红，干枯无脓或少脓，口燥咽干，两目干涩，腰膝酸软，眩晕耳鸣，五心烦热，潮热颧红，盗汗消瘦，肌肤甲错，舌质红少苔或有瘀斑，脉细涩。

治法：滋阴活血，行气止痛。

方药：六味地黄丸（《小儿药证直诀》）合血府逐瘀汤（《医林改错》）。

常用药：熟地黄、山茱萸、山药、茯苓、牡丹皮、泽泻、当归、生地黄、桃仁、红花、枳壳、赤芍、柴胡、甘草、桔梗、川芎、牛膝等。

方解：六味地黄丸擅滋补肾阴。方中熟地黄滋阴补肾，填精益髓；山茱萸补养肝肾，并能涩精；山药补益脾阴；泽泻利湿泄浊，茯苓淡渗脾湿。血府逐瘀汤具有活血化瘀，行气止痛的功效。桃仁破血行滞，红花活血化瘀；赤芍、川芎活血化瘀，牛膝祛瘀通脉，引瘀血下行。当归养血活血，祛瘀生新，生地黄清热凉血，与当归养血润燥。诸药合用，共奏滋阴活血、行气止痛之功。

（4）阳虚痰凝证

主症：患肢破溃处久不收口，肉色苍白，脓液清稀，畏寒肢冷，神疲倦怠，面色㿠白，胸闷泛恶，久泻久痢，腰酸膝软，肢肿尿少，舌质淡，苔白滑，脉沉迟无力。

治法：温阳化痰，散寒止痛。

方药：肾气丸（《金匮要略》）合阳和汤（《外科全生集》）。

常用药：桂枝、附子、熟地黄、山茱萸、山药、茯苓、泽泻、牡丹皮、麻黄、鹿角胶、白芥子、肉桂、生甘草、炮姜炭等。

方解：肾气丸擅补肾助阳。熟地黄滋补肾阴、益精填髓，桂枝、附子温阳化气；山茱萸滋补肝肾、收涩精气，山药健脾益气、补肾固精；茯苓健脾益肾，泽泻、牡丹皮降火潜阳，茯苓、泽泻渗湿泄浊、通调水道。阳和汤温阳补血，散寒通滞。方中重用熟地黄，滋补阴血，填精益髓；鹿角胶补肾助阳，益精养血。麻黄宣通经络；炮姜炭温中散寒；白芥子祛皮里膜外之痰；生甘草调和诸药。诸药合用，共奏温阳化痰之功效。

（5）气血两虚证

主症：患足疼痛，肌肉萎缩，皮肤干燥或浮肿，坏死组织脱落后创面久不愈合，肉芽暗红或淡而不鲜，疮色棕灰，脓似粉浆污水，气味恶臭，脓腐难脱，舌淡尖红有齿痕，苔腻，脉沉细无力。

治法：益气补血，活血通络。

方药：人参养荣汤（《三因极一病证方论》）。

常用药物：人参、白术、茯苓、炙甘草、陈皮、黄芪、当归、白芍、熟地黄、五味子、桂心、远志等。

方解：方中人参、白术、黄芪、茯苓、炙甘草健脾益气；桂心温补阳气，鼓舞气血；当归、熟地黄、白芍滋阴养血；五味子敛肺滋肾、宁心安神，远志安神定志。诸药合用，共奏益气补血、活血通络之功。

（二）中医外治疗法

1. 切开减压与清创

糖尿病足患者由于血脉不畅或脓液潴留等导致足部压力较高且无法向外周传导，会更进一步加重病情，应切开病灶，减压引流，保持血运通畅。清创可选用一次性清法和蚕食清法，清除坏死的软组织和腐骨并保护筋膜和肌腱组织。

2. 中药外敷

冲和膏：活血消肿，解毒散结。清创后，取适量药涂于纱布上，外敷患处包扎。

跌打万花油：止血止痛，消炎生肌，消肿散瘀，舒筋活络止痛。用于治疗跌打损伤、扭伤、烫伤等症。清创后，湿敷创面，用无菌纱块覆盖并包扎。

复方黄柏液涂剂：清热解毒，消肿祛腐。用于疮疡溃后，伤口感染，属阳证者。清创后，将浸泡复方黄柏液的纱布条外敷于感染伤口内或破溃的脓肿内。若溃疡较深，可用注射器抽取复方黄柏液进行冲洗。

生肌玉红膏：活血化瘀，行气止痛，祛腐排脓生肌。清创后，将生肌玉红膏涂在无菌纱布上，然后用胶布固定创面，也可直接将软膏涂于创面上。

康复新液：通利血脉，养阴生肌。用于外伤、溃疡、褥疮等创面。清创后，将康复新液喷于创面，覆盖一层无菌纱布，再喷康复新液，将无菌纱布喷湿后，用无菌纱布包扎。

3. 中药足浴和熏蒸

根据患者临床表现，辨证选用不同功效的外用方。如寒凝阻络证，治以温经散寒通络，常用桂枝、细辛、红花、苍术、土茯苓、百部、苦参等药；痰瘀阻络证，常选用乳香、没药、苏木、延胡索、路路通、豨莶草等化痰祛瘀通络；湿热阻络证，治以清热利湿通络，多选用马齿苋、苦参、明矾、黄连、土茯苓等清热燥湿。

（三）西医治疗

1. 预防

糖尿病足具有病程长、复发率高、截肢率高等特点，因此，临床尽早对本病进行预防及评估，可以在很大程度上降低本病的发生率和改善预后。

1）严格控制患者血糖及血脂、血压水平，尤其是合并有多重心血管危险因素的老年患者，应定期进行监测，控制各项指标在正常范围内。

2）建立健康的生活方式，如戒烟，适度、规律地运动等。

3）足部护理：注意足部卫生，保持足部清洁，注意足部保暖；建议穿大小适宜、无压迫性的鞋袜。

4）对于足部发生真菌感染或出现畸形足、胼胝、嵌甲等异常足部特征的糖尿病高危足患者，除在日常生活中加强防护外，还应定期对足部皮肤温度进行监测。

5）对于已患本病但尚未发生溃疡者，积极选择适合自己的减压装置来预防糖尿病足溃疡的发生，如减压鞋、矫形减压器及其他减压支具等。

2. 内科治疗

除控制血糖、血压、血脂等糖尿病常规指标外，还要根据糖尿病足的临床症状对症治疗。

1）周围神经病变的治疗：①抗氧化应激药：通过抑制脂质过氧化，增加神经营养血管的血流量，如α-硫辛酸。②醛糖还原酶抑制剂：抑制多元醇通路过度激活，改善代谢紊乱，如依帕司他。③营养神经药物：如甲钴胺。④改善微循环药物：应用前列腺素及前列腺素类似物制剂，如前列腺素E1、贝前列素钠、胰激肽原酶、西洛他唑等。⑤镇痛治疗：阿米替林、度洛西汀等抗抑郁药物；普瑞巴林、加巴喷丁等抗惊厥药物；曲马多等阿片类镇痛药等。

2）下肢动脉病变的治疗：①抗血小板治疗：能降低下肢动脉病变（lower extremity arterial disease，LEAD）的死亡率和心血管事件，尤其是在有症状的LEAD患者使用抗血小板治疗临床获益显著，推荐每日使用阿司匹林75～325mg或氯吡格雷75mg口服治疗。②抗凝药物：目前常用的抗凝药物包括肝素、低分子肝素及口服抗凝药物如华法林、利伐沙班等。抗凝药物治疗主要用于血运重建如腔内治疗或旁路术，如果出血风险较低而存在支架或移植物闭塞风险者，应给予口服抗凝药物如华法林、利伐沙班联合阿司匹林或氯吡格雷至少1个月。小剂量利伐沙班（一次2.5mg，一日2次）联合阿司匹林（100mg/d）治疗可以明显减少心血管事件和肢体相关事件。③扩血管药物：目前临床常用的血管扩张药物包括西洛他唑（推荐剂量一次50～100mg，一日2次）、前列地尔注射液（根据患者病变严重程度推荐静脉注射一次10μg，一日1～3次，疗程14～21日）、贝前列素钠（推荐用量一次20～40μg，一日2～3次）、盐酸沙格雷酯（一次100mg，一日2～3次）和己酮可可碱（推荐剂量一次400mg，一日3次）等。

3）慢性下肢静脉病变的治疗：静脉活性药物的主要作用机制是降低毛细血管通透性、减少炎症介质的释放或改善静脉张力，包括黄酮类、七叶皂苷类等，主要用于解除患者的下肢沉重、酸胀不适、疼痛和水肿等临床表现；非静脉活性药物，如己酮可可碱通过减少白细胞激活、阿司匹林通过抑制血小板功能等机制，从而具有抗炎作用；硬化剂注射治疗：指将液体或泡沫硬化剂注射进入曲张的静脉，使曲张静脉发生无菌性炎症，继而萎缩塌陷，从而消除静脉血流倒流的治疗方法，可作为主要治疗手段，或与外科手术联合使用，以矫正慢性静脉功能不全。目前临床上使用的硬化剂包括氯化钠高渗溶液（23.4%）、sclerodex（含高渗盐水与葡萄糖）及酒精制剂、chromex（72%铬酸盐甘油）；泡沫硬化剂包括鱼脂酸钠注射剂（scleromate）与十二烷基硫酸钠注射剂（sotradecol）。

4）糖尿病足感染的治疗：抗菌药物治疗的原则为早期、足量、足疗程，并根据患者对治疗的反应和细菌培养结果进行调整。口服抗菌药物作为初始治疗手段用于轻度感染的治疗，是对溃疡治疗方式的补充。

对于合并足感染的患者，应根据创面病原菌培养及药敏试验选择应用抗菌药物，目前常用哌拉西林/他唑巴坦、厄他培南等。抗菌药物治疗对Wagner 1级患者并不是必需的，对严重深部感染应在感染灶充分减压引流基础上应用广谱抗菌药物。在细菌培养和药敏试验结果未出来之前，可经验性地选择抗生素。抗生素的替换根据治疗后的临床效果判断。通常抗生素治疗疗程为1～2周。

3. 外科治疗

1）减压：减轻足底压力对预防及治疗糖尿病足有一定帮助。除鞋袜减压、利用支具减压外，外科手术常采用跟腱切断延长、趾骨头截除、关节矫形、足趾屈肌腱切断术等进行减压。

2）清创及修复：任何存在感染、坏死组织的创面都需要及时有效地清创，清除坏死组织、脓液、腐肉等，减轻感染，促进肉芽组织生长。常用的清创术包括物理清创、自溶性清创、酶学清创和生物清创。创面感染得到有效处理后，足部血液循环得到有效改善，全身营养状态逐步好转，可选用水胶体敷料、藻酸盐敷料或抗菌敷料等换药外敷，选用自体或人工真皮移植以重建皮肤缺陷。

3）血管手术：对合并糖尿病下肢动脉病变的糖尿病足患者，通常选择外科旁路手术和（或）血管腔内治疗进行血运重建的手术方式。在进行外科血运重建手术前，评估是否缺血导致溃疡形成或不愈合的因素至关重要。经皮穿刺动脉腔内血管成形术（主要指普通/药涂球囊扩张术），在球囊扩张基础上的支架成形术，以及目前常用的各种基于导管的腔内减容手术（斑块旋切、血栓清除、激光消融等），是伴严重肢体缺血的糖尿病足溃疡的首选治疗方案。外科旁路手术作为治疗糖尿病性下肢缺血的传统方法，目前主要有两种术式，一种是股动脉-膝上或膝下腘动脉旁路移植；另外一种是下肢远端小动脉旁路移植，该手术的远端吻合口建立在小腿下段或足部动脉上，手术有较大的难度。两种手术方式主要根据膝下流出道血管状况进行选择。

对合并糖尿病下肢静脉病变的糖尿病足患者，手术治疗包括微创治疗及传统手术治疗。深静脉通畅者，传统手术治疗采用大隐静脉高位结扎及剥脱术，微创治疗采用静脉腔内激光治疗、静脉腔内电凝治疗、静脉腔内射频治疗等。对于深静脉不通畅，尤其是髂静脉闭塞的下肢静脉瘀血性溃疡患者，采用下肢静脉腔内球囊扩张和支架置入术，亦可取得良好疗效。

4）截肢：对于不能耐受血运重建、有血运重建禁忌证和治疗无效的患者，经药物治疗后仍疼痛明显、肢体难以愈合且坏死面积较大、感染中毒症状严重危及生命者，可采取截肢治疗以挽救生命。

4. 其他疗法

随着医疗技术的不断发展，还涌现出了全身高压氧治疗、负压伤口疗法、干细胞治疗、自体富血小板血浆凝胶外用疗法、激光治疗、应用表皮生长因子或外泌体治疗等多种治疗手段。

六、预　　后

中医药在早期防治疾病方面具有一定的优势，而糖尿病足的发生与感染、肢端缺血及神经病变等相关，采用中医药预防和治疗本病，能够促进创面愈合，缓解患者疼痛，减少患肢发生感染、截肢等病情恶化的风险，在很大程度上降低了本病的致残率；并且能够保护患者的肢体功能，提高患者的生存质量。西医认为，本病预后较差，甚至比大多数癌症的病死率和致残率还高（除肺癌、胰腺癌等外），主要以前期预防为主，应尽早对本病进行预防及评估，降低疾病发生率及改善预后。

七、展　　望

糖尿病足的发病多数认为是神经病变、血管病变、感染及多种诱因综合作用的结果。但由于本病的发病机制尚未彻底明确，至今仍缺乏特异的病因学治疗。近年来，细胞治疗逐渐应用于糖尿病足的临床治疗，包括间充质干细胞和内皮祖细胞。其中，间充质干细胞在人体内更容易获得。未来，再生医学可能成为治疗本病的一项重要技术手段。

中西医结合诊治糖尿病足可以充分利用现有的西医先进技术，并不断发掘中医治疗糖尿病足的优势特长，为治疗糖尿病足开辟一条新道路，提高糖尿病足溃疡的愈合率，降低糖尿病足的截肢率，提高糖尿病足患者的生活质量。

（王　斌）

参考文献

陈红风，2016. 中医外科学. 10 版. 北京：中国中医药出版社.

杜明威，朱信霖，廖万清，等，2024. 中西医治疗糖尿病足溃疡的研究现状. 中国皮肤性病学杂志，38（2）：128-133.

范冠杰，唐咸玉，方朝晖，等，2023. 糖尿病性周围血管病变中医诊疗指南. 中华中医药杂志，38(12)：5915-5919.
范冠杰，赵玲，唐咸玉，等，2011. 糖尿病足中医诊疗标准. 世界中西医结合杂志，6（7）：618-625.
方朝晖，2013. 中西医结合内分泌代谢疾病诊治学. 北京：中国中医药出版社.
王建红，谢雪梅，李艳清，等，2022. 基于 EndNote 在线糖尿病足研究的文献计量分析. 中国老年学杂志，42（3）：544-547.
赵进喜，关小宏，梁晓春，等，2021. 论糖尿病足的中医病机与防治策略. 北京中医药，40（12）：1333-1336.
中国医师协会中西医结合医师分会内分泌与代谢病学专业委员会，2021. 糖尿病足病中医病证结合诊疗指南. 中医杂志，62（12）：1099-1104.
中华医学会糖尿病学分会，中华医学会感染病学分会，中华医学会组织修复与再生分会，2019. 中国糖尿病足防治指南（2019 版）（Ⅰ）. 中华糖尿病杂志，11（2）：92-108.
中华医学会糖尿病学分会，中华医学会感染病学分会，中华医学会组织修复与再生分会，2019. 中国糖尿病足防治指南（2019 版）（Ⅱ）. 中华糖尿病杂志，11（3）：161-189.
中华医学会糖尿病学分会，中华医学会感染病学分会，中华医学会组织修复与再生分会，2019. 中国糖尿病足防治指南（2019 版）（Ⅲ）. 中华糖尿病杂志，11（4）：238-247.
中华医学会糖尿病学分会，中华医学会感染病学分会，中华医学会组织修复与再生分会，2019. 中国糖尿病足防治指南（2019 版）（Ⅳ）. 中华糖尿病杂志，11（5）：316-327.
中华医学会糖尿病学分会，中华医学会感染病学分会，中华医学会组织修复与再生分会，等，2019. 中国糖尿病足防治指南（2019 版）（Ⅴ）. 中华糖尿病杂志，11（6）：387-397.
中华中医药学会，2011. 糖尿病中医防治指南糖尿病足. 中国中医药现代远程教育，9（19）：140-143.
周舒婕，赵玲，朱方灵，等，2024. 糖尿病足相关蛋白质组学的研究进展. 中国糖尿病杂志，32（2）：137-140.

第三节　糖尿病合并脑血管病

糖尿病合并脑血管病（diabetes with cerebrovascular disease，DCD），是以头晕、神昏、言语障碍、半身不遂及其他脑血管相关症状为主要临床表现的疾病，其主要为脑部动脉粥样硬化导致的缺血性或出血性病变，以微血管病变为主要病理基础。本病的临床表现较为复杂，常与其他脑血管疾病的表现相互重叠，因而容易误诊错治。

本病多由于糖尿病患者血糖控制不佳，引发脑部动脉粥样硬化，继而后循环缺血、再灌注损伤或出血所致。其致病因素除高血糖外，还与高血压、心血管疾病、肥胖或超重、不良生活习惯等相关。据统计，本病高发年龄为 40 岁以上，早期常无明显症状，但病死率、致残率、复发率均较高。

中医认为，根据其临床表现及特点，应归于中医学“消渴厥”“消渴中风”“偏枯”等范畴。明代戴元礼《证治要诀》言：“三消久之，精血既亏，或目无见，或手足偏废如风疾，非风。”本病病性多为本虚标实、上盛下虚，以阴虚为本、燥热为标。

一、病 因 病 机

（一）中医病因病机

本病发病与禀赋不足、饮食不节、情志内伤、劳欲过度、感受外邪等因素相关，加之肝、脾、肾等脏腑虚损，导致阴阳失调，气血逆乱而发病。其病机是阴津亏损，燥热偏盛，日久气阴两虚，痰瘀痹阻经络，气血上逆于脑。病位在脑、经络、血脉，病变脏腑主要涉及肝、脾、肾诸脏。其病理因素有虚、火、风、痰、气、血六个方面，病性多为本虚标实，上盛下虚。消渴病阴虚燥热日久，伤阴耗气，气阴两虚，日久阴损及阳，肝、脾、肾三脏阴阳失调。燥热内炽，炼液成痰，瘀阻经络；

阴虚津亏或气虚无力运血而致血脉瘀阻；肝阴不足，脉络失养，变生内风，以致虚风内动，肝阳偏亢，上逆于脑，扰乱神明；脾胃受损，脾失健运，精微不化，以致湿浊中阻，聚湿生痰，痰蕴化热化风，风热痰瘀上蒙清窍，或痰瘀阻于脑络；肾阴耗伤，阴精亏虚，脑髓失养，且肾阴被耗，必损及五脏，风火痰瘀随之而生，痹阻脑络发为消渴中风。

1. 禀赋不足

《灵枢·五变》曰："五脏皆柔弱者，善病消瘅。"先天禀赋不足，脏腑阴阳失衡，阴津亏少，发为消渴，日久气血津液运行失常，痰湿、血瘀等病理产物频生，脑络受阻，发为卒中。

2. 饮食不节

过食肥甘厚味，日久脾运失职，而成消渴。《素问·通评虚实论》曰："凡治消瘅仆击，偏枯痿厥，气满发逆，肥贵人，则膏粱之疾也。"水谷精微不能被机体正常利用，凝聚成痰浊，阻滞于脑络，即成卒中。

3. 情志内伤

《素问·生气通天论》曰："大怒则形气绝，而血菀于上，使人薄厥。"情志不舒，日久肝郁化火，风火相煽，气血内乱，引发卒中。

4. 劳欲过度

《外台秘要·消渴消中》曰："房室过度，致令肾气虚耗，下焦生热，热则肾燥，肾燥则渴。"过度劳累易致肾水亏虚，下焦火邪亢盛，消灼阴液，则成消渴，而肾阴不足，不能抑制虚火，相火妄动，上扰清阳，发为卒中。

5. 感受外邪

《灵枢·五变》曰："余闻百疾之始期也，必生于风雨寒暑……或为消瘅……奇邪淫溢，不可胜数。"指出外感六淫、四时之气均会影响消渴病的发生，即外邪也可导致消渴肌肤薄弱，若冬春季节，气候骤变，感受虚邪贼风，引动内风，发为卒中。

（二）西医病因及发病机制

本病的病因及发病机制尚未明确，主要与高血压、心脏病等心脑血管疾病、肥胖或超重、不良生活习惯等危险因素有关，其主要发病机制是高血糖环境下产生的凝血功能异常、脑血管动脉粥样硬化斑块形成、血流动力学改变、血管病理改变等。

1）凝血功能异常：糖尿病患者血液有高黏、高滞、高凝的性质，红细胞聚集功能增强，血小板聚集功能增强，凝血功能亢进，并且糖尿病患者常伴有高脂血症，因而全血黏度增高，增加了微血管中发生血栓和栓塞的风险，促进脑血管的破裂和出血。

2）脑血管动脉粥样硬化斑块形成：长期高血糖会导致糖脂代谢紊乱，脂质合成途径激活，血管内皮脂质沉积增多，引起血管粥样硬化斑块形成，造成管腔狭窄，斑块内新生血管破裂形成血肿，导致管腔闭塞，引发脑梗死等并发症；或斑块破裂，血小板等成分黏附于血管内膜受损处，形成血栓，斑块、血栓脱落可引起远端管腔闭塞，引发缺血或栓塞；或在血压突然升高时破裂，导致脑出血。

3）血流动力学改变：受累的脑动脉管腔狭窄或痉挛，在精神紧张、血压升高、用力过猛、体位突然变化、用脑不当及气候突变等因素作用下，造成血管堵塞或破裂，从而出现一系列脑血管意外的症状。

4）血管病理改变：长期高血糖状态会引发一系列生物化学反应，导致血管内皮受损、炎症反应激活及氧化应激增加；日久造成血管壁增厚，弹性降低，引起血压升高，增加脑血管病风险。

二、临 床 表 现

本病起病急骤，发病前多有诱因，常有前驱症状。

（一）症状

1）前驱症状：主要表现为头晕、头痛、视力异常、记忆力减退、口角㖞斜、语言不利、肢体感觉异常或乏力等。

2）发作时表现：突然肢体偏瘫或痿软无力，或失语，或头痛较剧，或伴恶心、呕吐，或神识昏蒙，或有抽搐。

（二）体征

根据梗死或出血部位及面积大小的不同可有不同的症状和体征。

1）颈内动脉系统：绝大多数以偏瘫为主要表现。颅内动脉闭塞，患侧视力障碍，偏盲；大脑前动脉闭塞，瘫痪以足和小腿为主，旁中央小叶受累则尿失禁；大脑中动脉闭塞，内囊受累出现偏瘫、偏身感觉障碍及偏盲；主侧半球有运动性失语，非主侧半球有失用、失认及体象障碍。表浅支受累时，对侧面部和上肢轻瘫。

2）基底动脉系统：大脑后动脉由基底动脉发出，一侧病变对侧同向偏盲，中央视力存在；双枕叶梗死者出现皮质盲，视力丧失，光反射存在；累及主侧半球颞、顶叶者有失写、失读、失认等。脑干受累的基本症状为交叉性麻痹，病变侧颅神经及对侧肢体瘫痪。

三、实验室及其他检查

（一）实验室检查

实验室检查项目包括血糖、血常规、肝功能、肾功能、电解质、血脂、心肌缺血标志物、凝血功能等，需根据患者实际情况酌情选择检查项目。

（二）影像学检查

1）头颅CT平扫：是诊断糖尿病合并脑血管病的常用检查，也是诊断脑出血安全有效的方法，但对超早期缺血性病变不敏感。头颅CT平扫可准确、清楚地显示脑出血的部位、出血量、占位效应、是否破入脑室或蛛网膜下腔及周围脑组织受损的情况。脑出血CT扫描显示血肿灶为高密度影，边界清楚；在血肿被吸收后显示为低密度影。蛛网膜下腔出血CT扫描显示为蛛网膜下腔内高密度影。根据CT结果可以初步判断或提示颅内动脉瘤的位置，动态CT检查还有助于了解出血的吸收情况，有无再出血，继发脑梗死、脑积水及其程度等。

2）MRI：标准的MRI序列对发病几个小时内的脑梗死不敏感。弥散加权成像（diffusion weighted imaging，DWI）在症状出现数分钟内就可发现缺血灶并可早期确定大小、部位与时间，对早期发现小梗死灶较常规MRI更敏感。对急性期脑出血的诊断CT优于MRI，但MRI检查能更准确地显示血肿演变过程，对某些脑出血患者的病因探讨会有所帮助，如能较好地鉴别卒中，发现动静脉畸形（AVM）及动脉瘤等。

3）血管病变检查：①颈动脉超声检查：发现颅外颈部血管病变，常可显示狭窄及动脉硬化斑块，但其对轻中度动脉狭窄的临床价值较低，也无法辨别严重的狭窄和完全颈动脉阻塞。②经颅彩色多普勒超声：能判断颅内外血管狭窄或闭塞、血管痉挛及侧支循环情况，可评估脑血流微栓子监测（MES）的检查效果，但其受操作技术水平和骨窗影响较大。③血管造影数字减影（DSA）是评估颅内外动脉血管病变最准确的诊断手段（金标准），但属于有创检查，具有一定风险。对于脑梗死的诊断没有必要常规进行DSA检查。④磁共振血管成像（MRA）、CTA等是快速、无创的检查，对血管病变的判断有一定帮助。

4）正电子发射断层扫描（PET）：可计算脑代谢、血流和氧耗量并成像，用于早期诊断。

（三）其他检查

部分患者必要时可选择动脉血气分析、脑电图、腰椎穿刺、胸部X线检查、妊娠试验等。

四、诊断与鉴别诊断

（一）诊断

糖尿病患者并发的脑血管疾病包括缺血性脑血管疾病和出血性脑血管疾病。

1）有糖尿病病史，或在发病过程中确诊为糖尿病。

2）缺血性脑血管疾病：①可有前驱的短暂脑缺血发作史。②多数在静息状态下急性起病，动态起病者以心源性脑梗死多见，部分病例在发病前可有短暂性脑缺血发作。③病情多在几小时或几天内达到高峰，部分患者症状可以进行性加重或波动。④临床表现取决于梗死灶的大小和部位，主要为局灶性神经功能缺损的症状和体征，如偏瘫、偏身感觉障碍、失语、共济失调等，部分可有头痛、呕吐、昏迷等全脑症状。⑤血液检查，如血小板、凝血功能、血糖等。⑥脑的影像学检查可以直观地显示脑梗死的范围、部位、血管分布、有无出血、陈旧和新鲜梗死灶等，帮助临床判断组织缺血后是否可逆、血管状况，以及血流动力学改变，帮助溶栓患者评估继发出血的危险程度。

3）出血性脑血管疾病：①多在动态下急性起病。②突发局灶性神经功能缺损症状，可伴有血压增高、意识障碍和脑膜刺激征。③血液检查可有血糖升高等。④影像学检查，如头颅CT扫描、头颅MRI检查。⑤脑出血破入脑室或蛛网膜下腔时，腰穿可见血性脑脊液。

（二）鉴别诊断

1）脑卒中伴应激性高血糖：脑卒中急性起病时，在应激情况下血糖也会升高，应进一步检查血糖、OGTT、HbA1c或果糖胺以确诊有无糖尿病来鉴别。

2）原发性高血压引起的脑血管病：两者均可导致头痛、头晕、肢体麻木无力等症状，但原发性高血压通常无糖尿病病史，且血压明显升高。通过血压监测和糖尿病病史的询问即可鉴别。

3）颅内肿瘤：也可能引起头痛、呕吐、视力障碍等症状，但通常伴有颅内压增高的表现，如视乳头水肿。头颅CT或MRI检查可以明确显示肿瘤的存在，有助于鉴别诊断。

4）颅内感染：颅内感染如脑膜炎、脑炎等，也可能导致头痛、发热、意识障碍等症状。但颅内感染通常伴有脑膜刺激征、脑脊液异常等体征，通过脑脊液检查和影像学检查鉴别颅脑外伤。

五、治　　疗

（一）中医辨证论治

1. 中经络

（1）气虚血瘀证

主症：肢体麻木，短暂瘫软，语涩，或单侧肢体无力，伴面色㿠白，气短、乏力，心悸，失眠，舌质暗，苔薄白，脉弱或细涩。

治法：益气活血，化瘀通络。

方药：补阳还五汤（《医林改错》）加减。

常用药：黄芪、当归、赤芍、地龙、川芎、桃仁、红花。

方解：方中重用黄芪，甘温大补元气，使气旺以促血行，瘀去络通，为君药；当归活血通络而不伤血，为臣药；赤芍、川芎、桃仁、红花助当归活血祛瘀，为佐药；地龙通经活络，力专善走，并引诸药之力直达络中，为佐使药；合而用之，则气旺血行、瘀去络通，诸症可愈。

（2）风痰阻络证

主症：头晕目眩，行走不稳或有飘浮感，或半身不遂，短暂语涩，口角㖞斜，舌强语謇，肢体麻木，或咯黏痰，便秘，舌质胖或大，苔腻或厚，脉弦或弦滑。

治法：化痰通络息风。

方药：导痰汤合牵正散（《杨氏家藏方》）加减。

常用药：半夏、陈皮、枳实、茯苓、天南星、白附子、僵蚕。

方解：导痰汤主治痰厥证，可燥湿祛痰，行气开郁。方中天南星燥湿化痰，祛风散结，枳实下气行痰；辅以半夏燥湿化痰，陈皮利气降痰；佐以茯苓渗湿化痰以杜生痰之源，使以甘草益气和中。牵正散有祛风化痰，通络止痉之功，方中白附子祛风化痰为君药；僵蚕、全蝎祛风止痉通络为臣药；热酒调服，可宣通血脉，并能引药入络，直达病所，以为佐使。诸药合用，使风散痰消，经络通畅，共奏化痰通络息风之效。

（3）肝阳上亢证

主症：眩晕，头痛，面红目赤，心烦易怒，或半身不遂，肢体强硬拘急或手足拘急，言謇，口舌㖞斜，口苦，耳鸣，尿黄，舌红，苔薄黄，脉弦有力。

治法：平肝潜阳。

方药：天麻钩藤饮（《杂病证治新义》）加减。

常用药：天麻、钩藤、石决明、栀子、黄芩、牛膝、杜仲、桑寄生、益母草、夜交藤、茯神。

方解：方中天麻、钩藤平肝息风，为君药；石决明咸寒质重，平肝潜阳，除热明目，助君药平肝息风之力；牛膝引血下行，兼益肝肾，并能活血利水，共为臣药；杜仲、桑寄生补益肝肾以治本；栀子、黄芩清肝降火，以折其亢阳；益母草合牛膝活血利水，以利平降肝阳之力；夜交藤、茯神宁心安神，均为佐药。诸药合用，共奏平肝潜阳之功。

（4）痰热腑实证

主症：面赤烦热，半身不遂，口舌㖞斜，舌强，咯黏痰，色黄，腹胀，便秘，舌红，苔黄腻或灰黑，脉弦滑数。

治法：清热攻下，化痰通络。

方药：星蒌承气汤（《验方》）加减。

常用药：生大黄、芒硝、胆南星、全瓜蒌。

方解：方中生大黄为君药，能够泻热通腑，凉血解毒；芒硝泻热清火、润燥通便、软坚消肿，芒硝为臣药，与生大黄相须为用，既可苦寒泻下，又能软坚润燥，泻热推荡之力颇峻；全瓜蒌化痰通便为佐药；胆南星清热祛痰、息风定惊，用于痰热咳嗽、中风痰迷等。四药配伍合奏清热攻下，化痰通络之功。

（5）阴虚风动证

主症：半身不遂，肢体软弱，偏身麻木，舌㖞语謇，心烦失眠，眩晕耳鸣，手足拘挛或蠕动，舌红或暗淡，苔少或光剥，脉细弦或数。

治法：滋阴息风。

方药：大定风珠（《温病条辨》）加减。

常用药：白芍、阿胶、生龟板、生鳖甲、生牡蛎、五味子、干地黄、鸡子黄、火麻仁、麦冬、甘草等。

方解：方中鸡子黄、阿胶均为血肉有情之品，滋阴养液以息风，为君药；重用白芍、干地黄、麦冬滋水涵木，柔肝濡筋，为臣药；阴虚则阳浮，故以生龟板、生鳖甲、生牡蛎等介类潜镇之品，滋阴潜阳，重镇息风；火麻仁养阴润燥；五味子味酸善收，与滋阴药相伍而收敛真阴，配白芍、甘草能酸甘化阴。以上诸药协助君臣以加强滋阴息风之功，均为佐药。甘草调和诸药，为使。诸药相伍，使真阴得复，浮阳得潜，则虚风自息。

2. 中脏腑

（1）痰火闭窍证

主症：突然昏倒，昏愦不语，躁扰不宁，肢体强直，项强，痰多息促，两目直视，鼻鼾身热，大便秘结，甚至抽搐，拘急，角弓反张，舌红，苔黄厚腻，脉滑数有力。

治法：清热涤痰开窍。

方药：导痰汤（《校注妇人良方》）送服至宝丹（《太平惠民和剂局方》）加减。

常用药：半夏、天南星、陈皮、枳实、茯苓、甘草等。

方解：导痰汤主治痰厥证，可燥湿祛痰，行气开郁。方中天南星燥湿化痰，祛风散结，枳实下气行痰，辅以半夏燥湿化痰，陈皮利气降痰；佐以茯苓渗湿化痰以杜生痰之源，使以甘草益气和中。至宝丹功用清热开窍，化浊解毒，方中麝香芳香开窍醒神，牛黄豁痰开窍清热，合犀角（现以水牛角代替）清心凉血解毒，共为君药；臣以冰片、安息香辟秽化浊，芳香开窍，玳瑁镇心安神；佐以雄黄助牛黄豁痰解毒，朱砂重镇安神，清心火，琥珀镇惊安神，金箔、银箔镇心安神定惊。诸药合用，共奏燥湿化痰、理气和中之功效。

（2）痰湿蒙窍证

主症：神昏嗜睡，半身不遂，肢体瘫痪不收，面色晦垢，痰涎壅盛，四肢逆冷，舌质暗淡，苔白腻，脉沉滑或缓。

治法：燥湿化痰，开窍通闭。

方药：涤痰汤（《奇效良方》）合苏合香丸（《太平惠民和剂局方》）加减。

常用药：天南星、半夏、枳实、陈皮、竹茹、石菖蒲、党参、甘草等。

方解：涤痰汤功用涤痰开窍。方中陈皮、天南星、半夏利气燥湿祛痰；石菖蒲开窍通心，枳实破痰利膈，竹茹清热化痰开郁，使痰消火降，则经通而舌柔矣。苏合香丸为温开法之代表方，功效为温通开窍，行气止痛。方中苏合香、麝香、龙脑香、安息香芳香开窍共为君药；香附理气解郁，青木香行气止痛，沉香降气温中，白檀香行气和胃，熏陆香调气活血，丁香温中降逆共为臣药；佐以辛热之荜茇，配合诸香温中散寒止痛，犀角清心解毒，朱砂镇心安神，白术补气健脾，诃子温涩敛气，为佐药。两方合用，共奏燥湿化痰、开窍通闭之功。

（3）元气衰败证

主症：神昏，面色苍白，瞳神散大，手撒肢厥，二便失禁，气息短促，苔白腻，脉散或微。

治法：温阳固脱。

方药：参附汤（《校注妇人良方》）加减。

常用药：人参、附子、生姜、大枣等。

方解：方中人参甘温大补元气；附子大辛大热，温壮元阳。两药相配，共奏回阳固脱之功。

（二）西医治疗

1. 防治原则

1）生活方式干预：是糖尿病合并脑血管病管理的基础，主要措施有膳食管理、运动管理、体重管理、戒烟限酒等。

2）控制高血糖，尽可能使血糖正常或接近正常。

3）控制高血压，糖尿病患者的高血压应较非糖尿病者控制更严格。

4）定期化验血脂，纠正血脂代谢紊乱。

5）抗血小板治疗，降低心脑血管事件的发生率。

6）及早发现、及早治疗脑血管病变，一旦发现患者有脑缺血表现，及早采取有效的治疗，如及时采取溶栓治疗等，改善脑细胞功能。

2. 治疗

（1）糖尿病合并脑血管病的基础治疗

1）血糖管理：降糖策略包括生活方式管理、血糖监测、糖尿病教育和应用降糖药物等措施。二甲双胍是2型糖尿病（T2DM）患者控制血糖的一线用药。糖尿病合并脑血管病只要没有禁忌证，都应在二甲双胍的基础上加用GLP-1RA或SGLT-2i。

2）抗血小板聚集药物：抗血小板治疗可有效降低心血管事件风险 19%～25%，可将阿司匹林作为二级预防用药，同时充分评估出血风险；对阿司匹林过敏的患者，需应用氯吡格雷作为二级预防用药。

3）控制血压：包括健康教育、减少钠盐摄入、增加钾摄入、合理膳食、控制体重等。以ACEI或ARB类药物为首选降压药，如血压不达标，可联用不同机制的降压药物，如利尿剂、钙拮抗剂、盐皮质激素受体拮抗剂或选择性β受体阻滞剂等。

4）调控血脂：在生活方式干预的基础上进行调脂药物治疗，如他汀类药物、依折麦布、前蛋白转化酶枯草溶菌素9（proprotein convertase subtilisin/kexin type 9，PCSK9）抑制剂等。

（2）糖尿病合并急性缺血性脑血管病的治疗 主要是增进脑血管的血液供应、氧气供应，以减少脑梗死的范围，降低脑代谢，尤其注意发热、高血糖等因素可使脑代谢增高，预防并发症及防止复发等。

1）一般内科支持治疗，进行气道、通气支持，补充供氧；维持体温在正常范围；补液、营养支持；预防感染，避免下肢静脉血栓及肺栓塞等并发症的发生，改善脑循环，脑保护，抗水肿，降颅压等。

2）在发病4.5h的时间窗内，对于急性缺血性脑血管病患者可行静脉溶栓治疗；发病6h内的患者，可行桥接/血管内取栓治疗；发病6～24h的患者，可考虑行血管内取栓治疗。

3）抗血小板治疗：阿司匹林50～325mg/d或氯吡格雷75mg/d单药治疗均可作为首选抗血小板药物治疗；在不具备阿司匹林和氯吡格雷治疗条件时，西洛他唑100mg，每日2次，可替代阿司匹林或氯吡格雷。

4）抗栓治疗，对伴有心房颤动的糖尿病合并急性缺血性脑血管病患者，可使用适当剂量的华法林口服抗凝治疗，预防血栓栓塞再发；华法林的目标剂量是维持国际标准化比值在2.0～3.0。新型口服抗凝药物，如达比加群酯、利伐沙班、阿哌沙班和依度沙班等，可作为华法林的替代药物。

5）对于有神经系统并发症的患者，如脑水肿和颅内压增高者，要采用减轻脑水肿的措施，密切监测患者神经功能恶化体征的出现；如出现症状性出血转化，停用抗栓治疗（抗血小板、抗凝）等致出血药物。

6）进行血压、血脂、血糖等危险因素管理，同时注意长期干预，将血压、血脂、血糖控制在理想水平。

7）促进机体功能的康复。脑血管病恢复期特别要注意肢体功能的恢复，除自己进行康复功能锻炼外，可配合进行针灸、理疗、按摩等治疗，以增强肌力，促进肢体运动功能的康复。

（3）糖尿病合并出血性脑血管病的治疗

1）尽量使患者保持安静状态，避免搬动或少搬动；保持呼吸道畅通，昏迷患者头应侧位，以免分泌物和呕吐物吸入气管；注意口腔卫生，昏迷者用生理盐水或过氧化氢溶液清洁口腔，及时清除滞留在口腔内的异物。

2）注意调整酸碱度，纠正电解质紊乱，及时测定动脉血气分析。

3）给予足够的热量，补充必要的糖、脂肪和蛋白质饮食，昏迷者可用鼻饲法。

4）强化血压管理，使血压控制在合理范围，以降低血肿扩大的风险，改善功能预后。

5）进行血糖管理，密切监测血糖，以降低高血糖和低血糖的风险。

6）对于凝血障碍相关的糖尿病合并出血性脑血管病应立即停用抗凝药物，尽快使用快速拮抗剂，可以提高生存率；对于抗血小板药物相关的糖尿病合并出血性脑血管病，应立即停用抗血小板药物。

7）如伴有颅内压增高，需卧床，严密监测生命体征，可给予甘露醇静脉滴注脱水降颅内压，必要时也可联合使用呋塞米、甘油果糖或白蛋白脱水降颅内压。

8）如若发生脑积水，可采用脑室外引流治疗；具备外科干预指征的患者，在患者血糖控制平稳的基础上，可给予微创血肿清除、开颅血肿清除或复合手术干预等。

（4）糖尿病合并脑血管病后的康复治疗 一般在发病后2周即应开始训练，根据患者的能力，坚持适当的肢体活动锻炼，但应循序渐进，而不应操之过急。脑血管病糖尿病患者发病后2年内都是恢复期，此期间均应坚持言语功能、生活技巧的训练，以提高日常活动能力。此外，理疗、超声波治疗、针灸、促进神经代谢药物治疗、活血化瘀通经活络的中草药治疗等，均可同时采用，配合糖尿病合并脑血管病的康复训练，更有成效。

（5）治疗糖尿病合并脑血管病的注意事项

1）在使用抗凝药物时，应考虑本病是否有药物禁忌证，谨慎用药以避免脑组织损害和出血风险。

2）为了预防各种并发症的发生，采取必要的治疗手段要及时，尤其在使用脱水剂、输高渗液或应用糖皮质激素时，要防止高渗性昏迷。

3）糖尿病合并脑血管病比其他脑血管疾病都更应该注意控制感染。

4）在本病恢复初期，必须尽早采用中西医综合疗法进行康复治疗，康复训练中要强调渐进、适中，要注意避免直立性低血压的发生。

（三）中医外治疗法

1. 针灸

1）体针：取内关、外关、神门、阴郄、胃脘下俞、肺俞、太溪、三阴交、阴陵泉、阳陵泉、足三里、天柱、尺泽、曲泽、委中等穴。语謇者加金津、玉液放血；口㖞流涎者，配颊车透地仓、下关透迎香；上肢取肩髃、曲池、外关、合谷；下肢加环跳、阳陵泉、足三里、昆仑；血压高者加内庭、太冲。

2）耳针：取皮质下、脑点、心、肝、脾、肺、肾及神门等相应部位，每次3～5穴，中等刺激，每次15～20min。

3）头针：取对侧运动区为主，取四神聪、百会等。

4）穴位注射：取穴肩髎、曲池、合谷、手三里、环跳、阳陵泉、髀关、解溪等，每穴注射当归注射液、丹参注射液等1～2ml。

2. 推拿 上肢取大椎、肩髎、臂臑、曲池、手三里、大陵、合谷；下肢取命门、腰阳关、环跳、阴市、阳陵泉、足三里、委中、承山、昆仑。用推、拿、按、捏等手法。

六、预 后

中医药在病证结合预防与调护方面具有一定优势，而糖尿病合并脑血管病的发生与脑部血管长期病变相关，中医药防治糖尿病合并脑血管病能有效减轻患者的头晕、神志不清、肢体活动障碍等症状，恢复其正常的生理功能，避免单一西药的局限性和不良反应，做到先防杜变，且标本兼顾。西医认为，本病的预后不良，其结果往往受到多种因素的共同影响，其中糖尿病患者的血糖管理情况对预后有着决定性的作用，需要长期、规律地监测后续病情，尽量避免病情复发。此外，若疾病管理不佳，可继发神经功能障碍、无症状卒中及其他脑血管疾病，大大降低糖尿病合并脑血管病患者的生存质量，严重者甚至危及生命。

七、展 望

本病的病因主要与脑部动脉粥样硬化有关，但有研究表明其病理基础为微血管病变，可通过多链路信号途径引发血流动力学的改变。但是对于其发生的具体层次与单因素的作用仍处在探索中，需要进一步的数据支撑。关于糖尿病合并脑血管病的诊治，有学者采用中西医结合的“分类、分期、分证”的诊疗体系，且已有相关指南提出更新的具有中医特色的临床标准化诊疗规范。

（王 斌）

参 考 文 献

陈志强，杨关林，2016. 中西医结合内科学. 3 版. 北京：中国中医药出版社.

冯兴中，姜敏，周铭，等，2011. 糖尿病合并脑血管病中医诊疗标准. 世界中西医结合杂志，6（4）：357-364.

冯兴中，张宁，谢春光，2011. 糖尿病中医防治指南糖尿病合并脑血管病. 中国中医药现代远程教育，9（19）：138-140.

葛均波，翁建平，曾强，2022.2 型糖尿病患者泛血管疾病风险评估与管理中国专家共识（2022 版）. 中国循环杂志，37（10）：974-990.

衡先培，倪青，2022. 糖尿病性脑血管病病证结合诊疗指南. 世界中医药，17（21）：2985-2991.

李媛，曾克武，王学美，2017. 糖尿病相关脑微血管病变研究进展. 中国中药杂志，42（12）：2247-2253.

廖二元，袁凌青，2019. 内分泌代谢病学. 4 版. 北京：人民卫生出版社.

刘丽萍，周宏宇，段婉莹，等，2023. 中国脑血管病临床管理指南（第 2 版）（节选）：第 4 章 缺血性脑血管病临床管理推荐意见. 中国卒中杂志，18（8）：910-933.

倪青，2012. 糖尿病脑血管病的中西医结合诊断与治疗. 实用糖尿病杂志，8（1）：58-60.

许翠玉，高利，宋珏娴，等，2018. 重构糖尿病性脑血管病中西医诊疗体系初探. 中西医结合心脑血管病杂志，16（12）：1739-1742.

张谦，冀瑞俊，赵萌，等，2023. 中国脑血管病临床管理指南（第 2 版）（节选）：第 5 章 脑出血临床管理. 中国卒中杂志，18（9）：1014-1023.

中华医学会神经病学分会，中华医学会神经病学分会脑血管病学组，彭斌，等，2018. 中国急性缺血性脑卒中诊治指南 2018. 中华神经科杂志，51（9）：666-682.

中华医学会神经病学分会，中华医学会神经病学分会脑血管病学组，2019. 中国脑出血诊治指南. 中华神经科杂志，52（12）：994-1005.

中华医学会糖尿病学分会，2021. 中国 2 型糖尿病防治指南（2020 年版）. 中华糖尿病杂志，13（4）：315-409.

中华医学会心血管病学分会，中国康复医学会心脏预防与康复专业委员会，中国老年学和老年医学会心脏专业委员会，等，2020. 中国心血管病一级预防指南. 中华心血管病杂志，48（12）：1000-1038.

第四节 糖尿病合并心脏病

糖尿病合并心脏病（diabetic cardiopathy，DC）是指糖尿病患者在血糖代谢异常的基础上并发（合并）冠心病、心肌病、心脏自主神经病变等心脏病，故广义的糖尿病合并心脏病包含糖尿病合并冠心病、糖尿病心肌病（diabetic cardiomyopathy，DCM）和糖尿病心脏自主神经病变（diabetic cardiac autonomic neuropathy，DCAN）等。糖尿病合并心脏病是糖尿病最常见的并发症之一，糖尿病心血管事件的发病率是非糖尿病者的 2～4 倍，84%的糖尿病患者最终死于糖尿病大血管并发症包括心血管疾病。糖尿病合并心脏病的临床表现常无特异性，除口干口渴等明显糖尿病症状外，在心脏受损方面，主要以心悸、心慌等心律失常为主，糖尿病合并冠心病的患者发展到后期甚至会出现急性心肌梗死、心衰甚至猝死等。

现代医学研究阐明，糖尿病合并心脏病患者的长时间高血糖状态会损害心脏的血管、肌肉、神经，但具体发病机制尚不明确，可能与糖脂代谢紊乱、胰岛素抵抗、RAAS 激活、炎症反应、高血压和氧化应激反应等有关。

根据其临床表现及特点，应归属于中医学“消渴病心病”“消渴心痛”“消渴胸痹”“消渴病脉积”“消渴心络痹”等范畴。

一、病因病机

（一）中医病因病机

中医认为本病与饮食、情志密切相关，糖尿病合并心脏病主要病理基础在于“虚”“热”“痰”“瘀”，病机在于心之气阴两虚，痰、热、瘀内生，心络痹阻，日久阴阳两虚。气阴两虚是糖尿病的发病基础，也被认为是糖尿病合并心脏病发生发展的始动环节。气虚则生痰，津液生成、输布、代谢失常，水湿停聚而成痰浊，痰浊壅盛，蒙蔽心窍，日久则痰郁化火，扰乱心神。阴虚可化瘀，阴虚火旺，煎灼血液，久而化瘀，阻滞脉络，若兼有气滞，血行不畅更甚，发为气滞血瘀证，若兼有痰湿，痰湿与瘀血互相搏结，进一步发展成痰瘀互结之证。痰瘀之邪留滞不去，积滞成块，结为癥瘕，闭阻心脉。心脉闭阻日久，气虚及阳，水湿泛滥，阳损及阴，阴阳俱损，乃至阴竭阳脱。

（二）西医病因及发病机制

1. 病因

糖尿病合并冠心病、糖尿病心肌病及糖尿病自主神经病变的发生发展，除与高血糖有关以外，高龄、女性、遗传、高胆固醇血症、高甘油三酯血症、低密度脂蛋白水平升高、高血压、吸烟、肥胖、高胰岛素血症等因素都与之密切相关。

2. 发病机制

糖尿病合并心脏病主要表现为高血糖损害心脏的血管、肌肉、神经，但具体发病机制尚不明确，可能与糖代谢、脂代谢紊乱，微血管病变，自主神经病变，多种细胞因子、蛋白、酶等作用有关。

糖代谢紊乱：心脏的能量供应 30%主要由葡萄糖提供，高血糖状态下，心肌细胞对葡萄糖的利用和氧化代谢出现障碍，导致能量产生减少，心肌细胞功能受损。此外，高血糖可引起蛋白质糖基化反应，导致晚期糖基化终末产物（advanced glycosylation end product，AGE）升高，AGE 沉积有助于增加结缔组织的交联、纤维化，致使心脏僵硬和舒张功能受损。AGE 通过增加对结缔组织酶蛋白水解的抵抗力并增强胶原蛋白和层粘连蛋白的交联来诱导细胞外基质的机械性质发生变化。这些改变导致纤维化增加，心脏顺应性降低和左心室舒张功能障碍。AGE 还能增加心肌组织中的氧化应激和炎症反应，通过多种细胞（包括内皮细胞、巨噬细胞和平滑肌细胞）上的 AGE 受体激活炎症信号，增加 ROS 产生。糖尿病合并心脏病患者由于心肌细胞 ROS 增多，核苷酸结合寡聚化结构域样受体蛋白 3（nucleotide-binding oligomerization domain-like receptors protein 3，NLRP3）炎症小体表达上调，导致炎症、心肌纤维化和心脏功能障碍，从而致使心脏微血管病变进一步发展。

脂代谢紊乱：心肌 70%的能量供给来源于脂肪酸（FA）的β-氧化，当 FA β-氧化增强时，多种脂类代谢物（如甘油三酯、神经酰胺等）堆积，影响胰岛素代谢。脂肪酸转位酶（CD36）参与心肌细胞对 FA 的摄取，糖尿病患者细胞中 CD36 表达升高，从而使心肌细胞对脂肪酸的吸收增加。过多的脂类可储存成甘油三酯，并转移至非氧化性通路，扰乱细胞内的正常信号传递。转录因子过氧化物酶体增殖物激活受体 α（peroxisome proliferator-activated receptor alpha，PPARα）是 FA 代谢相关酶的主要转录调节因子，PPARα 及其靶基因的上调导致心脏代谢异常和脂毒性，包括 FA 摄取和氧化增加、葡萄糖利用减少、ATP 产生受损，以及随后的心肌细胞凋亡和心脏功能障碍。脂质和脂质代谢物的过度积累会导致心脏胰岛素抵抗、一氧化氮生物利用度降低，心脏出现炎症、纤维化和舒张功能障碍。此外，血脂代谢紊乱是动脉粥样硬化的主要危险因素，会导致血管壁的增厚和斑块形成，进一步影响心脏的血液供应。

胰岛素抵抗和高胰岛素血症：正常心肌细胞对葡萄糖的吸收主要由磷脂酰肌醇 3-激酶（phosphatidylinositol 3-kinase，PI3K）/蛋白激酶 B（Akt）信号途径介导。在胰岛素抵抗的过程中，脂肪转运酶主要分布在肌肉膜上，而 GLUT4 则被内吞到胞内，引起心肌细胞对葡萄糖的吸收下降是引起糖尿病合并心脏病发病的主要原因。雷帕霉素（mTOR）/S6 激酶 1（S6K1）通路在心肌细胞内的功能障碍是导致心肌细胞损伤的重要原因。该信号通路激活可上调丝氨酸磷酸化，并抑制 PI3K/Akt 通路，损害一氧化氮合酶活性和 NO 产生，进一步增加心肌细胞内 Ca^{2+}水平和 Ca^{2+}敏感性，致使心肌细胞产生氧化应激、内质网应激（endoplasmic reticulum stress，ERS）等多种损伤应答，进而出现心脏舒张功能障碍。此外，高胰岛素血症则与更高的胆固醇水平有很大关系，它会促进血管壁内脂肪的堆积，加速动脉粥样硬化的形成。

RAAS：RAAS 在糖尿病合并心脏病中起着重要的调节作用。首先，肾素是一种酶，主要作用是催化血管紧张素原产生血管紧张素 Ⅰ。醛固酮则是一种激素，主要作用是保钠排钾，维持水电解质平衡。RAAS 通过调节血压、水电解质平衡及促进肾脏滤过功能等方式，在人体中起到重要的生理作用。

然而，在糖尿病合并心脏病的发病过程中，RAAS 失调可能起到关键作用。由于糖尿病患者的血糖水平异常，可能导致 RAAS 的激活，进而引起血压升高、水电解质平衡紊乱等问题。RAAS 激活增加会通过 mTOR/S6K1 信号通路进一步损害胰岛素代谢信号并诱导全身和心脏胰岛素抵抗，引发炎症，加剧糖尿病合并心脏病中的异常心脏重塑、间质纤维化、舒张功能障碍和心力衰竭，这些问题可能进一步加剧心脏的负担，导致心脏病变的发生和发展。

高血压与血管病变：糖尿病患者中高血压的发生率较高。高血压会导致心肌肥厚和扩张，增加心脏负担和心脏病发生风险。同时，高血压还会促进动脉粥样硬化的形成和发展，进一步损害心脏健康。糖尿病可导致大血管病变和微血管病变。大血管病变主要涉及冠心病等，导致心脏供血不足。微血管病变则主要涉及心肌微血管病变和心肌代谢紊乱，引起心肌广泛缺血灶性坏死纤维化，最终导致糖尿病心肌病。

自主神经病变：自主神经病变在糖尿病合并心脏病中扮演着重要的角色。一方面，自主神经病变可能直接参与糖尿病合并心脏病的发病过程。例如，自主神经病变可能导致心率变异性降低，增加心血管疾病的风险。此外，自主神经病变还可能影响心脏的电生理特性，导致心律失常等问题。另一方面，自主神经病变还可能加重糖尿病合并心脏病的病情。例如，自主神经病变可能导致血压调节异常，增加高血压的风险，从而加重心脏负担。

二、临床表现

1）静息性心动过速：糖尿病早期可累及迷走神经，静息状态下心率在 100 次/分以上，甚至达到 130 次/分，这种心率增快比较固定，不易受各种条件反射所影响，心率达 130 次/分，则更加提示迷走神经损伤。

2）无痛性心肌梗死：由于糖尿病患者常存在自主神经病变，心脏痛觉感知能力下降，无痛性心肌梗死的发病率较高，糖尿病患者发生心肌梗死时多数呈无痛性，可伴有胸部不适、冷汗、精神异常等症状。此时需排除低血糖，可做心电图及有关酶学检查。部分无痛性心肌梗死无任何自觉症状，仅心电图发现可疑心肌梗死图形。

3）直立性低血压：又称体位性低血压，当患者从卧位起立时，收缩压下降＞30mmHg 称直立性低血压。其特点是站立时血压明显下降。典型症状是站立位头晕、虚弱无力、视力障碍、晕厥等。诊断依据是站立 3min 以内，收缩压（即“高压”）至少下降 20mmHg 或舒张压（即“低压”）至少下降 10mmHg。

4）猝死：由于糖尿病合并心脏病患者心脏自主神经病变和功能紊乱，患者可因各种应激、感染、手术麻醉等因素导致猝死，其主要表现为严重心律失常或心源性休克，患者短时间内胸闷、心悸后迅速发展为严重休克或昏迷状态以致死亡。

5）心力衰竭：糖尿病合并心脏病患者可能会出现心力衰竭的症状，患者常见症状包括呼吸困难、乏力倦怠和水肿等。

6）自主神经病变：患者可能会出现心率异常，如静息性心动过速，心率常在每分钟 90～130 次。还有部分患者可能出现心律失常，如频发期前收缩，甚至可能出现心房颤动、心室颤动等严重的心律失常。其次，患者在运动或情绪激动时可能出现心悸、胸闷、乏力、心率加快等表现，显示运动不耐受。此外，由于心脏自主神经功能紊乱，患者排汗功能可能受到影响，主要表现为多汗症或无汗症。

7）无症状性心脏病变：值得注意的是，即使在没有明显临床症状的情况下，糖尿病患者也可能已经出现了心脏结构及功能异常。这提示了早期进行心脏检查及心功能评价的重要性。

三、实验室及其他检查

（一）实验室检查

1）血糖、胰岛素、C 肽、HbA1c 测定：医生可对患者进行血糖、胰岛素、C 肽、HbA1c 等测定，明确诊断糖尿病者，评估血糖控制水平。

2）血生化：通过测定血清总胆固醇、甘油三酯、低密度脂蛋白胆固醇、血清尿酸、血清肌酐、血清钾等，以了解患者内分泌代谢情况。

3）心肌酶测定，包括肌酸激酶（CK）及其同工酶、乳酸脱氢酶（LDH）、肌钙蛋白及 α-羟丁酸脱氢酶（α-hydroxybutyrate dehydrogenase，α-HBDH），有助于判断心肌损伤的情况，排除与诊断心脏相关疾病。

（二）影像学检查

1）X 线：可以显示心脏的结构、大小等情况。部分糖尿病合并心脏病患者 X 线检查可见心脏扩大。

2）超声心动图：检测心肌运动及心脏每次搏动时的泵血量，能够反映人体心脏结构、功能异常。

3）心脏磁共振：可作为无创性评价心脏结构和功能的金标准。能够显示冠心病患者心脏结构、功能、心肌灌注及心肌活力，有助于评价心肌梗死部位和程度。

4）冠状动脉 CTA：可以发现明显的冠状动脉狭窄等病变。冠状动脉造影是诊断冠心病的金标准，对诊断糖尿病合并冠心病至关重要。

5）心脏放射性核素显像（SPECT）：通过注入放射性核素，观察核素在心血管上的积聚情况，可以评估心肌的血流、代谢、活性及心室功能，通过核素在心肌内的蓄积和数量的变化，可以判断心脏疾病的情况，如心肌缺血或坏死。

6）心电图检查：通过心电图的波形和变化，能够帮助诊断心律失常、心肌缺血及心肌梗死等心脏疾病。

（三）其他检查

1）心电图运动负荷试验：①平板运动试验；②踏车运动试验；③Master 二级梯运动试验。通过一定量的运动增加心脏负荷，观察心电图变化，有助于发现隐藏性心脏病或排除冠状动脉疾病的可能，此试验操作简便，但有一定比例的假阳性与假阴性。

2）卧立位血压测定：糖尿病合并心脏自主神经病变患者由于交感神经功能损害，血压调节反射弧传出神经异常，容易产生直立性低血压[患者从卧位起立时如收缩期血压下降＞4kPa（30mmHg）或舒张期血压下降＞2.67kPa（20mmHg）]。

3）紧握试验：主要反映心血管交感神经功能。持续握拳，舒张压上升＞15mmHg 为正常，10～15mmHg 为临界值，＜10mmHg 为异常。

四、诊断与鉴别诊断

（一）诊断

糖尿病合并心脏病目前尚无统一的诊断标准，以下几点可供参考。

1）要有明确的糖尿病病史，糖尿病的确诊是诊断的基础。

2）心脏病变的证据是诊断的关键。这可能包括心电图的异常表现，如心律失常、心肌缺血或心肌梗死的特征性改变。超声心动图可以显示心脏结构和功能的异常，如心室扩大、心肌肥厚或心功能减退等。此外，冠状动脉造影可以直接观察冠状动脉的狭窄或阻塞情况，是诊断冠心病的重要手段。

3）排除其他心脏病也是必要的步骤。例如，高血压心脏病、心脏瓣膜病、肺源性心脏病等其他心脏病也需要进行鉴别，以确保诊断的准确性。

4）临床表现也是诊断的重要参考。糖尿病合并心脏病患者可能出现胸痛、心悸、呼吸困难等典型的心脏病症状，也可能出现糖尿病相关的症状，如多尿、多饮、体重下降等。

总而言之，糖尿病合并心脏病的诊断是一个综合判断的过程，需要结合患者的病史、临床表现、实验室检查和影像学检查等多方面信息进行评估。

（二）鉴别诊断

糖尿病合并心脏病主要与以下疾病进行鉴别。

1）高血压心脏病：高血压患者若长期血压控制不佳，可能导致心脏结构和功能的改变，出现高血压心脏病。这类患者通常有明确的高血压病史，且血压控制不佳。超声心动图检查可显示左心室肥厚和舒张功能减退。

2）心脏瓣膜病：是由于心脏瓣膜狭窄或关闭不全导致的心脏疾病。这类患者通常有心脏杂音，超声心动图检查可以直接观察到瓣膜的大小、是否存在狭窄或关闭不全，以及血液流动的情况，是诊断心脏瓣膜病的主要手段。

3）肺源性心脏病：是由支气管、肺组织、胸廓或肺血管病变导致肺血管阻力增加，进而引起右心室肥厚、扩大，甚至发生右心衰竭的心脏病。这类患者通常有慢性肺部疾病病史，如慢性支气管炎、哮喘、肺气肿等，体征上通常会有颈静脉怒张、双下肢水肿、口唇青紫等。

4）急性心肌梗死应激状态：是指当急性心肌梗死发生时，人体会经历一系列的生理和心理反应。由于心肌梗死的突然发作，身体会产生强烈的应激反应，导致体内激素水平的变化，如心率加快、血压升高、血糖升高。然而，这种高血糖、高血压状态通常是暂时的，并随着病情的好转而逐渐恢复正常。

在鉴别这些疾病时，除了考虑患者的病史和临床表现外，还需要结合心电图、超声心动图、冠状动脉造影等检查结果进行综合分析。对于疑似糖尿病合并心脏病的患者，还应进行血糖、尿糖、HbA1c 等相关检查，以明确诊断。同时，需要注意的是，这些疾病并非互斥，有时可能同时存在，因此需要进行全面的检查和评估。

拓展与思考：糖尿病合并心脏自主神经病变及无症状性心脏病临床表现复杂多样，缺乏特异性，因早期无特异性临床表现，发现时多为疾病的进展期，往往会造成严重的心血管事件，除了相关实验室及影像学检查等辅助检查外，注重与患者进行沟通。善于沟通，掌握与患者沟通的技巧，获得更多病史资料对于诊断疾病是极其重要的。可以通过建立信任、使用开放式问题、认真倾听并给予反馈、用简单易懂的语言解释、尊重患者隐私、避免引导性提问、表达同情和理解，配以友善的肢体动作、表情和眼神交流，密切关注患者反应，并准确记录病史信息。

五、治　　疗

（一）中医辨证论治

1. 气阴两虚证

主症：口干口渴，心悸气短，乏力倦怠，少气懒言，失眠多梦，五心烦热，舌质淡红，苔少，脉虚数或结代。

治法：益气养阴，养心安神。

方药：生脉散（《医学启源》）合炙甘草汤（《伤寒论》）加减。

常用药：生地黄、麦冬、丹参、当归、人参、炙甘草、茯苓、柏子仁、五味子、远志、酸枣仁、芍药、阿胶等。

方解：生脉散功能益气养阴。方中人参为君，甘温益气，生津补肺。麦冬为臣，甘寒养阴，润肺生津。五味子为佐，酸温敛肺，止汗生津。三药合用，一补一清一敛，功擅益气养阴，生津止渴，敛阴止渴。炙甘草汤中炙甘草、大枣益心气，麦冬养阴生津，阿胶、酸枣仁滋心阴、养心血。诸药合用，可益气养阴，养心安神。

2. 痰浊阻滞证

主症：心悸气短，渴不欲饮，脘腹痞闷胀满，或伴有恶心呕吐，舌质淡胖，苔白腻或滑腻，脉弦滑。

治法：益气健脾，理气化痰。

方药：四君子汤（《太平惠民和剂局方》）合涤痰汤（《奇效良方》）加减。

常用药：人参、白术、枳实、橘红、茯苓、炙甘草、姜半夏、胆南星、木香、石菖蒲等。

方解：四君子汤益气健脾，方中人参甘温益气，健脾养胃，能大补心气，白术苦温健脾燥湿。茯苓与白术相配，更添益气健脾祛湿之效。涤痰汤中陈皮、胆南星、半夏，行气燥湿而祛痰，再加甘草调和诸药。诸药合用，益气健脾，理气化痰。

3. 阴虚火旺证

主症：心悸不宁，口渴多饮，心烦不寐，多梦易醒，潮热盗汗，耳鸣眩晕，舌质红，苔少，脉细数。

治法：滋阴降火，养血安神。

方药：天王补心丹（《校注妇人良方》）加减。

常用药：生地黄、朱砂、玄参、柏子仁、麦冬、丹参、人参、酸枣仁、茯苓、远志、五味子、桔梗、天冬、当归、炙甘草等。

方解：方中重用生地黄为君药，既可养心血，又可滋肾阴，阴血充足，虚火可降。五味子味酸，敛心阴、养心神，与酸枣仁、远志、茯苓共用安神养心、交通心肾。玄参、丹参滋阴降火，养心血而活血，以制虚火上炎和心血不足。再加朱砂以增镇心安神之效，佐以桔梗载药上行，使药力入心。

诸药合用，共奏滋阴降火、养血安神之效。

4. 痰火扰心证

主症：心悸时发时止，口干口苦，面色红赤，气粗声高，喉间痰多质稠，吐痰色黄，胸闷烦躁，便秘尿黄，舌质红，苔黄腻，脉弦滑或濡数。

治法：清热化痰，安神定悸。

方药：黄连温胆汤（《六因条辨》）加减。

常用药：黄连、半夏、陈皮、竹茹、枳实、茯苓、炙甘草、生姜、大枣等。

方解：方中黄连、竹茹清热化痰，半夏具有燥湿和胃化痰的作用，与黄连等药物共同发挥化痰清心的功效，陈皮、枳实推动气机运行，与半夏等药物相配合，能够增强化痰效果，茯苓健脾渗湿消痰，炙甘草、生姜、大枣益脾和胃，以绝生痰之源。

5. 气滞血瘀证

主症：心悸，心胸憋闷胀痛，时发时止，口唇青紫，舌质紫暗或有瘀点、瘀斑，脉涩或结代。

治法：活血化瘀，理气通络。

方药：血府逐瘀汤（《医林改错》）加减。

常用药：桃仁、红花、赤芍、枳壳、柴胡、当归、生地黄、牛膝、川芎、桔梗、甘草等。

方解：方中桃仁破血行滞而润燥，红花活血祛瘀以止痛，牛膝长于祛瘀通脉，引瘀血下行，赤芍、川芎活血化瘀，当归、生地黄养血滋阴，清热活血，枳壳、桔梗能够破气消积，载药上行直达血府，促进心之气血的顺畅，柴胡疏肝理气，甘草调和诸药。

6. 痰瘀互结证

主症：胸痛剧烈，如割如刺，胸闷气短，痰多色白，食欲不振，恶心呕吐，心悸不宁，唇甲紫暗，舌质暗，苔厚腻，脉滑或涩。

治法：活血化瘀，豁痰开窍。

方药：瓜蒌薤白半夏汤（《金匮要略》）合桃红四物饮（《 医宗金鉴 》）。

常用药：瓜蒌、薤白、川芎、红花、生地黄、当归、半夏、桃仁、芍药等。

方解：瓜蒌薤白半夏汤豁痰开窍，方中瓜蒌涤痰开窍，薤白、半夏合用通阳散结、祛痰宽胸。桃红四物饮活血化瘀，方中桃仁、红花活血祛瘀，当归、生地黄、芍药、川芎则能养血、补血，甘草和大枣补脾益气、养血安神。

7. 阳虚水泛证

主症：胸痛胸闷，喘促心悸，气短乏力倦怠，精神不振，少气懒言，畏寒肢冷，下肢浮肿，面色苍白，唇甲淡白或青紫，舌淡胖，苔滑，脉沉细。

治法：温阳利水，通脉止痛。

方药：真武汤（《伤寒论》）合葶苈大枣泻肺汤（《金匮要略》）加减。

常用药：茯苓、芍药、白术、生姜、附子、葶苈子、大枣、生姜、炙甘草、黄芩、半夏等。

方解：真武汤温阳利水，方中附子温阳以化气行水、暖脾抑阴以运水湿。茯苓、白术补气健脾、利水渗湿，合附子可温脾阳而助运化。葶苈大枣泻肺汤攻逐水饮，方中葶苈子、大枣泻肺利水，祛痰平喘。

8. 阴竭阳脱证

主症：心悸，喘息不能平卧，大汗淋漓，四肢厥冷，口渴尿少，神情淡漠或神识朦胧，颜面苍白，唇甲青紫，脉微欲绝。

治法：回阳固脱，敛阴生津。

方药：生脉散（《医学启源》）合参附汤（《正体类要》）加减。

常用药：人参、麦冬、龙骨、牡蛎、五味子、附子、白芍、炙甘草等。

方解：生脉散敛气阴，方中人参为君，甘温益气，生津补肺。麦冬为臣，甘寒养阴，润肺生津。

五味子为佐，酸温敛肺，止汗生津。三药合用，一补一清一敛，功擅益气养阴，生津止渴。参附汤回心阳，方中附子温肾助阳，与人参协同作用，能补益阳气，强心救逆。诸药合用温心阳、敛心阴，救逆固脱。

（二）西医治疗

糖尿病合并心脏病的西医治疗是一个综合性的过程，主要包括以下几个方面。

1. 药物治疗

（1）降糖药物 控制血糖是治疗糖尿病合并心脏病的基础。早期的强化降糖治疗可以减少心血管事件。常用药物：二甲双胍、SGLT-2i、GLP-1 受体激动剂、磺脲类药物、胰岛素等。

（2）降压药物 可以帮助扩张血管，降低血管阻力，从而减轻心脏负担。常见的五类降压药物分别为 ACEI、ARB、钙通道阻滞剂、利尿剂和选择性 β 受体阻滞剂，均可用于糖尿病患者，其中 ACEI 或 ARB 在糖尿病合并心肾疾病时为首选药物。

（3）调脂药物 血脂在动脉粥样硬化形成中起关键作用。血脂，特别是低密度脂蛋白胆固醇，是形成动脉粥样硬化斑块的主要因素。当这些斑块在血管内壁形成并积累时，它们会导致血管狭窄，影响血液流动，从而增加心脏负担，并可能引发心肌缺血等心脏病症状。常用药物：他汀类药物。

（4）神经调节药物 神经系统，尤其是自主神经系统，对心脏的功能有着重要影响。在心脏病的情况下，自主神经系统的平衡可能会被破坏，导致心率、血压等生理指标异常。常用药物：维生素 B_1、肌苷、甲钴胺等神经调节和改善营养代谢药物。

（5）抗心衰药物 可以改善心脏的泵血功能，降低心脏负担，缓解心衰相关的症状。常用药物：ACEI、ARB、脑啡肽酶抑制剂、利尿剂、β 受体阻滞剂等。

（6）潜在的治疗药物 vaspin，作为一种脂肪细胞因子，可通过抑制 DCM 患者心肌细胞凋亡，减轻心肌收缩功能紊乱而发挥保护作用。

辅酶 Q10（CoQ 10），是一种脂溶性抗氧化剂，具有多种功效与作用。首先，辅酶 Q10 可以提高机体的抗氧化能力，因为它具有较强的还原性，能够清除体内自由基，抑制脂质过氧化反应，保护细胞免受氧化应激损伤。其次，辅酶 Q10 可以为心肌提供充足的氧气，促进心肌细胞的能量代谢，增加心肌收缩力和心排血量，使心脏功能得以恢复。

非编码 RNA（ncRNA），参与调节 β 细胞发育，胰岛素敏感性、耐药性，胰岛素信号传导，调节非编码 RNA 可以改善心力衰竭。

干细胞可弥补糖尿病合并心脏病患者因多种原因引起的心肌细胞数量不足、难以再生的缺陷，也有助于改善糖尿病合并心脏病患者微血管功能障碍，促进内皮细胞分化和新血管的形成。

2. 手术治疗

当糖尿病合并心脏病患者出现严重的冠心病、心肌梗死、心脏瓣膜病等情况时可能需要手术治疗。

（1）介入或搭桥手术 目的是恢复心肌的血液灌注。

（2）植入式心脏除颤器（ICD） 目的是可随时检测患者发生的严重心律失常的类型并给予不同的终止方式，及时挽救生命。

（3）心脏再同步化治疗（CRT） 目的是提高运动耐量及相应的生活质量，恢复心脏功能。

（4）心脏移植 目的是使患者恢复正常的心脏功能，恢复正常的生活质量。糖尿病合并心脏病患者主要致死原因是心力衰竭，心脏移植是治疗方法的选择之一，但是要考虑到糖尿病患者本身的外周血管、微血管问题，感染风险增加，因此，需要综合考虑做出决策。

拓展与思考：除了药物、手术治疗这些针对生理的治疗，鼓励指导患者保持自身积极乐观的情绪。好心情有助于减轻糖尿病患者的心理压力，降低交感神经的紧张度。这有助于减少肝脏释放的葡萄糖进入血液，进而改善血糖控制。愉悦的心情还可以促进神经内分泌系统放松，减少糖原的储备并抑制葡萄糖生成，有助于维持血糖水平在正常范围内。保持好心情可以提高糖尿病患者对治疗的积极性和合作意愿。当患者感到乐观和积极时，他们更可能遵循医生的建议，坚持按时服药、合理饮食和适度运动等治疗方案，从而更好地控制糖尿病和心脏病。好心情可以提高糖尿病合并心脏病患者的生活质量。当患者感到乐观和积极时，他们更能够享受生活的乐趣，减轻疾病负担。同时，好心情也有助于增强患者的社会支持，使他们在面对疾病时更加坚强和自信。显著的疗效是使患者缓解心情最为有效的“强心针”。对于糖尿病合并心脏病患者来说，部分症状用现代医学无法治愈或缓解，作为中西医结合专业的医师来说，坚定中医信念，发挥祖国传统医学的治病优势，大胆用药施治，缓解患者的痛苦。

六、预　　后

目前，糖尿病合并心脏病的发生机制尚不明确，现代医学主要通过调控血糖来预防本病的发生，但对于已经进展为糖尿病合并心脏病的患者来说，病情往往较严重，尽管采取了相应的治疗措施，临床疗效不佳。无论 1 型糖尿病还是 2 型糖尿病，都易发生糖尿病合并心脏病，尽早做好血糖管理，才能有效地减少并发症的发生。尽早筛查出相关疾病，给予患者正确的治疗方案，才能使患者获得最大收益。治疗策略对糖尿病合并心脏病患者的预后至关重要，多项研究已经证明，对于糖尿病患者，使用 β 受体阻滞剂、溶栓剂、ACEI、ARB 和降脂药物等可以改善心血管疾病的预后。

糖尿病合并心脏病患者的预后受到多种因素影响，包括糖尿病的类型、心血管疾病的存在与否、血糖控制水平及治疗方法等。因此，对于糖尿病合并心脏病患者来说，综合管理是非常重要的，包括严格的血糖控制、积极的心血管疾病预防和治疗措施及个性化的治疗方案。

七、展　　望

糖尿病合并心脏病在流行病学、发病机制、诊断、治疗等方面都已有较大进展，但仍有很多问题有待深入研究。糖尿病合并冠心病的多支血管病变的治疗，糖尿病心肌病及糖尿病自主神经病变的早期诊治，以及如何应用于临床，减轻患者的症状及改善预后仍是研究的重点。

中医学具有整体观念和辨证论治两大特点，在此基础上，遣方用药，灵活应对，对糖尿病合并心脏病的认识和防治均具有独特优势。如今，中医药治疗糖尿病合并心脏病的机制研究正在不断深入。研究表明，中医药干预治疗糖尿病合并心脏病的机制主要包括 RAAS、血管内皮活性、氧化应激、炎症反应等方面。这些研究成果为中医药治疗糖尿病合并心脏病提供了更为深入的理解和科学依据。随着理论基础研究和临床实践治疗的结合与完善，中医药在糖尿病合并心脏病的治疗方面必有一番新的天地。近年来，中医药在治疗糖尿病合并心脏病方面取得了较好的疗效和大量临床证据。有学者用益气养阴中药治疗糖尿病合并心脏病总有效率明显优于对照组，并且相对于纯西药治疗所产生的副作用更小。此外，中医药在防治糖尿病心肌纤维化这种现代医学缺乏有效治疗手段的疾病方面优势逐渐显现，这些研究成果表明中医药在治疗糖尿病合并心脏病方面具有潜在优势。

中医治疗糖尿病合并心脏病的展望是积极的，中医药在理论认识、治疗方法、治疗效果等方面都显示出其独特的优势。未来的研究需要进一步深化中医药治疗糖尿病合并心脏病的机制研究，探索更有效的治疗方法，并通过中西医结合的方式，提高治疗效果，改善患者的预后。中西医结合治疗糖尿病合并心脏病显示出一定的优势互补。中医通过整体调节和辨证论治，而西医则提供早期诊断和标准化治疗。这种结合不仅可以减缓病情的发展，还可以提高治疗效果。

（倪英群）

参 考 文 献

陈丽霞，郭苗苗，李儒婷，等，2024. 中医药辨治糖尿病心脏病用药规律分析. 陕西中医药大学学报，47（3）：74-81.
邱俊霖，罗说明，周智广，2020. 糖尿病性心脏病研究进展. 中国动脉硬化杂志，28（8）：679-687.
佟红娜，张晨阳，韩美欣，等，2022. 糖尿病心肌病的发病机制及药物干预研究进展. 中国实验方剂学杂志，28（2）：257-265.
王月华，2017. 血脂代谢与不同剂量阿托伐他汀治疗糖尿病心肌病疗效的相关性分析. 中西医结合心脑血管病杂志，15（15）：1882-1884.
韦文合，2021. 糖尿病合并冠心病的发病机制与治疗对策研究进展. 中西医结合心血管病电子杂志，9（24）：7-9.
吴淑馨，杨晓晖，2017. 糖尿病心脏病变的诊断与处理. 中华全科医学，15（5）：733-734.
尤良震，潘海娥，代倩倩，等，2021. 糖尿病心脏病中医病机述要. 中医杂志，62（12）：1013-1019.

第五节　糖尿病视网膜病变

糖尿病视网膜病变（diabetes retinopathy，DR）是糖尿病的一种高度特异性神经视网膜和微血管并发症。临床上患有糖尿病视网膜病变的病例数量高达30%，而且它们的病情更加恶化，甚至可能造成视力的完全损害。早期无自觉症状，病变发展到黄斑后开始出现不同程度的视力减退，是40岁以上人群主要致盲眼病之一。

中医学并没有“糖尿病视网膜病变”的病名，但根据其主要临床特点及病理演变，在消渴病的基础上，可以归属于中医“视瞻昏渺”“消渴目病”“云雾移睛”等范畴。张子和的《儒门事亲·三消论》指出：“夫消渴者，多变聋、盲。”刘守真的《宣明论方·消渴总论》提出：“消渴日久，可变为雀目或内障。”中医学认为，糖尿病视网膜病变多是由于气阴亏虚、肝肾不足及目络瘀滞引起的眼部疾病。

一、病 因 病 机

（一）中医病因病机

中医学认为“消渴目病”发生的病因病机主要是“因虚致瘀”，多为久病及肾，肝失所养，精血亏虚，肝肾精血难以上承于目，进而致使目失所养；久病气虚，致使血运无力，滞而为瘀。古之对糖尿病视网膜病变的病因认识主要为先天禀赋不足、饮食不节、情志失调、劳欲过度、失治误治或多服温燥药等，如《证治要诀·三消》曰：“三消久之，精血既亏，或目无见，或手足偏废如风疾，非风。”提出三消日久致精血亏虚，目失所养，导致糖尿病视网膜病变；《灵枢·五变》曰：“肾脆，则善病消瘅，易伤。”《儒门事亲·九气感疾更相为治衍》曰：“怒气所至……食则气逆而不下，为喘渴烦心，为消瘅，为肥气，为目暴盲。”提出情志失调影响脏腑气机运行，郁滞不行，或郁而化火，耗伤阴血，导致消渴，乃至暴盲。结合临床归纳如下。

1）气阴两亏，目失所养，或因虚致瘀，血络不畅而成内障。

2）禀赋不足，脏腑柔弱，或劳伤过度，耗伤肾精，脾肾两虚，目失濡养。

3）病久伤阴或素体阴亏，阴虚血燥，脉络瘀阻，损伤目络。

4）饮食不节，脾胃受损，或情志伤肝，肝郁犯脾，致脾虚失运，痰湿内生，上蒙清窍。

现代医家提出糖尿病视网膜病变的发生与“玄府郁闭”有关，认为玄府是眼部络脉的门户，管理气血津液的升降出入，若玄府郁闭，则气血运行不畅，进而产生痰浊瘀血损伤目络。金元四大家之一刘河间最早提出“眼科玄府”的概念，在《素问玄机原病式》中指出：“若目无所见……悉由热气怫郁，玄府闭密”“故目微昏者，至近则转难辨物，由目之玄府闭小也，隔缣视物之象也，或视如蝇翼者，玄府有所闭合者也”。综上所述，糖尿病视网膜病变的病因病机较为复杂，但总结前人的研究，总体来说，其病位在目，涉及的脏腑多以肾、肝、脾为主；病性多为本虚标实，以“虚”为本，以“瘀”为标，其中本虚多为气阴两虚、肝肾阴虚、阴阳俱虚，标实则为瘀血阻络。

（二）西医病因及发病机制

1. 病因

糖尿病视网膜病变的病因主要包括遗传因素、血糖因素。如果存在糖尿病视网膜病变家族史，可能会增加下一代患病的概率。患者长期处于高血糖状态，血液黏滞度改变，血小板聚集能力增强，视网膜血液与氧气供应不足，血管生成促进与抑制因子水平失衡，导致血管内皮细胞通透性增强，促进眼底血管新生或异常迁移，而该种新生血管具有密闭性强、自身收缩作用弱等特征，从而导致一系列眼底并发症。

2. 发病机制

糖尿病视网膜病变发病机制主要包括氧化应激、炎症反应和细胞凋亡，具体如下。

（1）氧化应激 可导致炎症反应和细胞凋亡，进而引起神经血管及视网膜组织的损伤。高糖诱导的视网膜氧化损伤主要涉及 PKC 通路、多元醇（polyol）通路、己糖胺（hexosamine）通路的激活及 AGE 形成的增加。

（2）炎症反应 现代研究表明，NLRP3 炎症小体及其下游因子 IL-1β 在血清内呈高表达，且 NLRP3/IL-1β 通路能上调炎症因子和氧化因子的表达水平，从而加快糖尿病视网膜病变的病程进展。同时，在高糖环境中，核因子 κB（nuclear factor κB，NF-κB）的上游传导因子之一 Toll 样受体 4（toll-like receptor 4，TLR4）被激活，NF-κB 的过度激活会影响血管内皮生长因子（vascular endothelial growth factor，VEGF）、血小板衍生生长因子和内皮素 1 的表达，以及肿瘤坏死因子（tumor necrosis factor，TNF）-α、IL-6 等炎症因子的释放，这些过程可导致内皮细胞凋亡和新生血管生成，并引起炎症反应，最终导致糖尿病视网膜病变。

（3）细胞凋亡 在高糖环境下，多元醇通路的过度激活会影响正常的糖代谢，这将导致山梨醇在体内过度积累，致使细胞渗透压升高、水肿破裂，视网膜内皮细胞和周细胞发生渗透性损伤。多元醇通路激活还可促进二酰甘油产生，同时参与 PKC 通路的激活，诱导线粒体 ROS 合成。视网膜内 ROS 水平升高会造成血管内皮损伤、血流减少及组织破坏，促使糖尿病视网膜病变的形成和发展；同时，高糖还可以通过增加自噬底物（p62/SQSTM1 蛋白）的表达来诱导大量 VEGF 释放；糖尿病视网膜病变患者在长期的 ROS、炎症及内质网应激影响下，会促进糖尿病视网膜病变的氧化应激，从而诱发病理性的自噬，导致血管内皮细胞凋亡。此外，在高糖环境下，AGE 的过度累积可能会增加新生血管生成及血管内皮损伤等，并且 AGE 与 AGE 受体（receptor for AGE，RAGE）结合的增多可能激活 NF-κB，从而导致糖尿病患者视网膜周细胞凋亡，最终导致视网膜损伤。

二、临床表现

糖尿病视网膜病变临床上可分为非增殖期糖尿病视网膜病变（non-proliferative diabetic retinopathy，NPDR）和增殖期糖尿病视网膜病变（proliferative diabetic retinopathy，PDR），其中 PDR 患者大多表现为黄斑水肿。

（一）非增殖期糖尿病视网膜病变

非增殖期糖尿病视网膜病变（NPDR）主要表现为：①眼底视网膜中层形如火焰样出血，一般情况下数周或数月内可以自行缓慢吸收。②有微血管瘤形成，检眼镜下表现为边界清楚的红色小点，荧光血管造影表现为充盈荧光素的亮点，多发生在无血管灌注区边缘。③硬性渗出，表现为黄白色的脂蛋白堆积在渗出血管周围，呈环状或板块状分布。④视网膜水肿，表现为视网膜增厚并呈灰白色，由液体积聚在视网膜外丛状层形成。⑤软性渗出：又称棉毛斑，表现为形状不规则，边界不清楚的灰白色棉絮或绒毛样斑块。棉毛斑的出现，表明眼部毛细血管前小动脉阻塞后引起的神经纤维层缺血性梗死。⑥早期可见静脉扩张，重度非增殖期糖尿病视网膜病变可见静脉扩张不规则，有串珠样改变。

（二）增殖期糖尿病视网膜病变

增殖期糖尿病视网膜病变（PDR）典型表现为有新生血管形成，眼底病变还可见玻璃体积血、纤维膜增生和牵拉性视网膜脱离等。PDR 后期病情加重易发生黄斑部病变，即糖尿病性黄斑水肿（diabetic macular edema，DME），主要表现为：①黄斑区域弥漫性或局灶性的血管渗漏，其常由渗出性改变导致，包括脂蛋白渗漏（硬性渗出）、血液（点状出血等）；②进展性血管病变，包括微血管瘤、视网膜内出血、血管迂曲和血管畸形，最终导致异常毛细血管生成；③视网膜毛细血管闭塞，荧光造影常显示无灌注，是公认的潜在致盲并发症，且缺乏有效的治疗手段。

根据《我国糖尿病视网膜病变临床诊疗指南（2022 年）》对 DR 进行分期和对 DME 进行分型，如表 8-4 所示。

表 8-4 《我国糖尿病视网膜病变临床诊疗指南（2022 年）》DR 分期和 DME 分型

疾病	分期/分型	眼底病变
DR	Ⅰ期（轻度非增殖期）	仅有毛细血管瘤样膨出改变
	Ⅱ期（中度非增生期）	介于轻度到重度之间的视网膜病变，可合并视网膜出血、硬性渗出和（或）棉绒斑
	Ⅲ期（重度非增生期）	每一象限视网膜内出血≥20 个出血点，或者至少两个象限已有明确的静脉“串珠样”改变，或者至少 1 个象限 IRMA
	Ⅳ期（增生早期）	出现 NVE 或 NVD
	Ⅴ期（纤维增生期）	出现纤维膜，可伴视网膜前出血或玻璃体积血
	Ⅵ期（增生晚期）	出现牵拉性视网膜脱离，合并纤维血管膜
DME	NCI-DME	黄斑视网膜增厚未累及中心凹直径 1mm 范围内
	CI-DME	黄斑视网膜增厚累及中心凹直径 1mm 范围内

三、实验室及其他检查

（一）眼底检查

眼部检查根据眼底表现可分为非增殖期和增殖期。非增殖期可见微血管瘤、视网膜毛细血管闭塞，有斑点状出血、硬性渗出、棉绒斑、视网膜水肿；增殖期还可见视网膜新生血管及视网膜大片出血，出血量多还可引起玻璃体混浊、积血，玻璃体可有灰白色增殖条索，或与视网膜相牵，或可出现视网膜脱离，视网膜可见纤维增殖膜等。

（二）视网膜电图振荡电位

视网膜电图振荡电位（oscillatory potentials，OP）是视网膜电图的亚成分，它能客观而敏锐地反映视网膜内层血液循环状态，特别是糖尿病视网膜病变的早期，在检眼镜未能发现视网膜病变时，视网膜电图振荡电位就能出现有意义的改变。

（三）荧光素眼底血管造影

荧光素眼底血管造影（fluorescein fundus angiography，FFA）能准确检测出多种异常血管形态，通过 FFA 可发现呈点状高荧光的微血管瘤、毛细血管壁渗漏、视网膜点片状出血、毛细血管局部无灌注区及视网膜新生血管。FFA 对毛细血管无灌注区的范围可做出定量估计，对黄斑病变（水肿、囊样变性、缺血等）的性质、范围、程度可做出诊断，并可对新生血管的部位、活动程度进行估计。因此可为本病的诊断、治疗、疗效评估提供依据。

（四）光学相干断层扫描血管造影技术

光学相干断层扫描血管造影技术（optical coherence tomography angiography，OCTA）可高分辨率地获取不同层面视网膜脉络膜血流信号，且成像不被染料渗漏遮挡，可进行可视化量化参数的分析，已成为评估糖尿病患者眼底毛细血管水平和微血管病变快速、无创的成像手段。OCTA 能够可视化和测量视网膜循环直到脉络膜毛细血管水平，并且是发现和评估糖尿病视网膜及脉络膜病变的主要成像方式。通过 OCTA 可以对视网膜血管进行高分辨率成像，使我们能够在体内无创地测量血管特征，并显示出更高分辨率的精细微血管损伤。

四、诊断与鉴别诊断

（一）诊断

按照《我国糖尿病视网膜病变临床诊疗指南（2022 年）》，糖尿病视网膜病变筛查对象：①1 型糖尿病患者发病年龄≥12 岁，起病 5 年内筛查 1 次，后每年随诊 1 次；1 型糖尿病患者发病年龄＜12 岁，从 12 岁时开始每年筛查。②2 型糖尿病患者首次确诊时需筛查，后每年随诊 1 次。③怀孕前确诊的糖尿病患者需分别在准备怀孕或第 1 次产检时、怀孕期间每 3 个月、产后 1 年进行筛查。目前认为妊娠期糖尿病患者在怀孕期间无须进行视网膜病变筛查。

糖尿病视网膜病变的诊断需结合糖尿病病史、视觉症状和眼底检查三方面，医生需通过问诊、体格检查和辅助检查进行确诊和病情评估。糖尿病视网膜病变患者问诊内容一般包括：①糖尿病病史（发病年龄）、血糖控制情况（空腹和餐后血糖波动范围、HbA1c）及降糖方案；②视觉症状（有无视物模糊、视野阴影或飞蚊症等）；③其他既往史（眼病史、手术史、高血压或血脂异常等）。体格检查主要行眼科评估，包括：①视力；②眼压；③眼表及眼前节检查，包含裂隙灯生物显微镜和前房角镜检查；④眼底检查（散在瞳底检查、OCT 影像检查、眼部超声等）。糖尿病视网膜病变与糖尿病其他眼部并发症的鉴别可以用是否存在微动脉瘤作为鉴别指标。

（二）鉴别诊断

1）高血压视网膜病变：是由于患者长期血压升高、控制不稳所导致的视网膜血管病变。初期主要表现为小动脉病变，可见视网膜动脉痉挛和硬化，后期主要表现为视网膜渗出和出血，可见灰白色或黄色棉絮状渗出斑、浅层如火焰状或线状出血和视盘水肿。

2）视网膜中央静脉阻塞（central retinal vein occlusion，CRVO）：是由于高血压、高血脂、糖尿病、动脉硬化等多种危险因素导致的致盲性视网膜血管病，多为单眼发病。CRVO 常急性发病，患者视力短时间内突然下降，眼底检查可见视网膜静脉扩张迂曲明显，状如香肠，或视网膜大量如火焰状的浅层出血。OCT 检查可见黄斑囊样水肿。眼底荧光血管造影可见静脉充盈迟缓，大静脉血管壁着染。

五、治　疗

（一）中医辨证论治

中医学治疗原则多重视未病先防、既病防变，多以整体观念和辨证论治为核心，将“治未病”的理念融入早期治疗糖尿病视网膜病变的方法中，并且根据患者的体质差异多采用“同病异治”的方法，进行早期干预。现根据《糖尿病视网膜病变病证结合诊疗指南》（2021年版），将糖尿病视网膜病变分为早、中、晚三期，具体如下。

1. 早期

（1）阴虚燥热，目络不利证

主症：视力稍减退或正常，目睛干涩，口舌干燥，消谷善饥，舌红苔薄黄，脉细数。

治法：滋阴清热。

方药：玉泉丸（《景岳全书》）合白虎加人参汤（《伤寒论》）加减。

常用药：人参、麦冬、黄芪、茯苓、石膏、知母、葛根、天花粉、五味子、甘草等。

方解：玉泉丸功能清热养阴、生津止渴。方中葛根能鼓舞脾胃清阳之气上行而生津止渴，为君药。天花粉和麦冬养阴生津止渴；五味子善滋肾阴、敛肺气，生津止渴。白虎加人参汤功能清热益气生津。方中石膏辛寒质重、善透气分之热，为君药；知母苦寒滑润、善泻火滋阴，黄芪和人参补气养血，茯苓健脾宁心，共为臣药。佐以甘草，调和诸药。全方共奏养阴清热、生津止渴之效。

（2）气阴两虚，脉络瘀阻证

主症：视物模糊，目睛干涩，或视物变形，或眼前黑花飘舞，神疲乏力，口干咽燥，舌淡红，苔薄白或舌红少苔，脉细而无力。

治法：益气养阴，活血通络。

方药：生脉散（《医学启源》）合杞菊地黄丸（《医级》）加减。

常用药：党参、熟地黄、麦冬、五味子、枸杞子、菊花、山茱萸、泽泻、牡丹皮等。

方解：生脉散功能益气养阴。方中党参为君，健脾益肺、养血生津。麦冬为臣，甘寒润肺、养阴生津。五味子为佐，酸温敛肺，止汗生津。三药合用，一补一润一敛，功擅益气养阴，生津止渴。杞菊地黄丸功能滋养肝肾。方中重用熟地黄滋阴养血、益精填髓，为君药。山茱萸和枸杞子补益肝肾，泽泻利湿而泄肾浊，又防熟地黄滋腻碍胃，菊花清肝明目，牡丹皮清虚热且凉血活血。诸药合用，可滋肾养肝明目。

2. 中期

（1）肝肾阴虚，目络失养证

主症：视物模糊，目睛干涩，头晕耳鸣，腰膝酸软，肢体麻木，五心烦热，午后潮热盗汗，小便黄赤，大便干结，舌暗红少苔，脉细涩。

治法：滋补肝肾，润燥通络。

方药：六味地黄丸（《小儿药证直诀》）加减。

常用药：熟地黄、山茱萸、牡丹皮、茯苓、山药、泽泻等。

方解：方中重用熟地黄为君药，大补肾阴。山茱萸补益肝肾、并能涩精，山药补脾益肾、并能固精，共为臣药，三药相配，补益肝脾肾，称为“三补”。佐以茯苓健脾渗湿、助山药健运脾胃，牡丹皮清肝泻火、制约山茱萸之温涩，泽泻利湿泄浊、并防熟地黄之滋腻，此三药合用，谓之“三泻”。诸药合用，补泻兼施，有利于滋补肾阴而降相火。

（2）肝阳上亢，热伤目络证

主症：骤然视物模糊或视力下降，或黑影遮睛，头晕目眩，急躁易怒，目赤面红，舌红少苔，脉弦。

治法：平肝明目，清热凉血。

方药：犀角地黄汤（《温病条辨》）合天麻钩藤饮（《杂病证治新义》）加减。

常用药：水牛角、生地黄、牡丹皮、赤芍、天麻、钩藤、石决明等。

方解：犀角地黄汤功能清热解毒、凉血散瘀。方中以水牛角为君药、清心肝而解热毒、直入血分而凉血。臣以甘寒之生地黄，清热凉血养阴，既助水牛角清血分之热，又能止血；赤芍养血敛阴，牡丹皮清热凉血，均为佐药。四药相配，功擅清热解毒、凉血散瘀。天麻钩藤饮功能平肝息风、清热活血。方中天麻、钩藤平肝息风，为君药。石决明质重咸寒，与君药配伍增强平肝息风之效，并能除热明目；川牛膝活血逐瘀，共为臣药。杜仲和桑寄生补益肝肾，栀子和黄芩清肝泻火，夜交藤和茯神宁心安神，益母草活血利水，均为佐药。诸药合用，共奏补益肝肾、平肝息风、清热活血之效。

3. 晚期

糖尿病视网膜病变进展到晚期（视网膜病变呈 NPDR 改变）时，应尽快到眼科治疗。

（二）西医治疗

1. 治疗原则

西医总体治疗原则为合理饮食，控制血糖，调节血压血脂，定期眼底检查。糖尿病视网膜病变发生的病理基础是血糖升高，因此日常生活中良好的血糖控制有助于预防糖尿病视网膜病变的发生和进一步加重。现代研究表明，血压升高和血脂异常是糖尿病视网膜病变发生的重要危险因素，调控好血压血脂有助于减缓糖尿病视网膜病变的发生发展。定期眼底检查有助于糖尿病患者早发现、早治疗、早康复，降低高血糖对眼部视网膜血管的损害，避免失明。

2. 常规药物治疗

（1）**2，5-二羟苯磺酸钙**　为血管保护剂。羟苯磺酸钙主要通过减少组胺、前列腺素和血栓素等血管活性物质的合成改善糖尿病视网膜病变的微循环障碍，同时能降低血液的高黏滞性，降低红细胞的高聚性和毛细血管的高通透性，抑制二磷腺苷诱导的血栓形成。

羟苯磺酸钙用量用法：口服，一次 0.5g，每日 3 次，4～6 个月为一个疗程。见效后改为一日 1g。

（2）**胰激肽原酶**　为血管扩张药，具有改善微循环的作用。胰激肽原酶一方面能促进激肽原释放出激肽，扩张血管，增加毛细血管通透性和血流量，改善微循环；另一方面能激活纤溶酶原，促进纤溶系统活性的提高，降低血液黏度，防止血栓形成。

胰激肽原酶肠溶片用量用法：空腹口服，一次 120～240U，每日 3 次。

（3）**递法明**　为黄体酮类药，具有抗炎抗氧化、改善微循环、保护血管的作用。递法明的主要成分为欧洲越橘花的提取物 β-胡萝卜素和花青苷，能够抑制胶原酶、弹性酶对微血管壁基质的破坏，提升血管壁张力，增加基底膜厚度，恢复毛细血管通透性，进而改善微循环。

递法明用量用法：口服，一次 3 片（1.2g），每日 2 次，3～6 个月为一个疗程。

（4）**转酮醇酶激活剂**　主要通过激活转酮醇酶，将机体内因异常糖代谢而产生过多的 3-磷酸甘油醛和 6-磷酸果糖转化为 5-磷酸果糖和其他糖。转酮醇酶的激活需要硫胺素作为辅助因子，苯磷硫胺是硫胺素（Vit B_1）的脂溶性衍生物。有研究表明，苯磷硫胺能阻断糖尿病发生时的异常糖代谢途径，防止糖尿病视网膜病变，本药目前在许多东欧国家上市使用，被批准用作糖尿病患者早期治疗的辅助用药。

（5）**抗氧化剂**　为氧化应激抑制物，能减少因高血糖引起的氧化应激反应对视网膜造成的损害。天然抗氧化剂存在于植物或食物中，如白藜芦醇、茶多酚、藏红花素、β-胡萝卜素、维生素 C 和维生素 E 等，具有清除自由基，降低视网膜氧化应激和蛋白激酶活性的作用。

（6）**阿司匹林**　小剂量的阿司匹林通过与环氧化酶结合，抑制该酶的活性，减少血栓素 A2（TXA2）的生成，进而抑制血小板聚集，防止血栓形成，有利于改善视网膜微循环。

阿司匹林用量用法：小剂量肠溶片，口服，一次 100mg，每晚一次。

（7）生长抑素　能够降低胰岛素样生长因子 1（insulin-like growth factor1，IGF-1）水平，抑制视网膜新生血管的生成。奥曲肽是一种生长抑素类似物，相关研究表明它能有效缓解糖尿病视网膜病变病程的加重。

3. 激光光凝治疗

全视网膜激光光凝（panretinal photocoagulation，PRP）是治疗重度 NPDR 和 PDR 患者的首选方法。PRP 的作用机制是破坏高耗氧的视网膜色素上皮细胞，减少新生血管生长因子的产生，从而改善视网膜缺氧状态和血供情况，防止视力进一步受损。对于合并 DME 的重度 NPDR 和早期 PDR 患者，可以采取"抗 VEGF 药物治疗+PRP"联合治疗；对于高危 PDR 患者，需在能看清眼底时尽快进行 PRP，同时运用抗 VEGF 药物治疗。患者行 PRP 治疗术后可能会出现眼部不适（畏光、酸胀、红肿、疼痛），视野缺损，色觉降低，黄斑水肿等不良反应，可口服银杏叶片缓解不适。

4. 抗 VEGF 药物治疗

抗 VEGF 药物主要包括贝伐单抗、雷珠单抗和康柏西普等，是 DME 患者的一线治疗方案。抗 VEGF 药物因对 VEGF 具有较高的亲和力，可以通过竞争性结合阻止 VEGF 在体内释放过多，进而抑制新生血管生成，防止视网膜病变加重。但是由于费用较高，需要患者具有良好的依从性而临床应用较少，暂未普遍推广。抗 VEGF 药物具有潜在的肾脏毒性，使用期间需密切监测患者肾功能情况，防止糖尿病肾病的发生。

5. 玻璃体切割手术治疗

玻璃体切割手术（pars plana vitrectomy，PPV）是治疗 PDR 的首选手术方式，通过手术松解视网膜牵拉，清除玻璃体积血，使屈光间质清晰，改善视网膜氧供，从而最大限度地改善患者视力。PPV 手术指征：①长期不吸收的玻璃体积血；②累及黄斑的牵拉性视网膜脱离；③牵拉性孔源性视网膜脱离；④增殖期玻璃体视网膜病变，牵拉视网膜反复出血；⑤纤维膜增厚入侵至黄斑部或视网膜裂孔；⑥黄斑水肿合并黄斑异位；⑦黄斑前致密出血；⑧前节新生血管合并后节屈光间质混浊；⑨增殖期糖尿病视网膜病变合并白内障；⑩PRP 治疗后出现严重纤维血管增殖性病变；⑪糖尿病黄斑水肿伴玻璃体黄斑部牵拉和出血。

6. DME 的治疗

DME 通常采取激光光凝治疗、玻璃体腔内注射抗 VEGF 药物、激素治疗和玻璃体切割手术等治疗方法。

激光光凝治疗是 DME 的经典治疗方案，通过视网膜色素上皮吸收激光光能，破坏感光细胞，局部产生胶质瘢痕，进而减少视网膜耗氧情况，减轻组织水肿。根据《我国糖尿病视网膜病变临床诊疗指南（2022 年）》，DME 的激光治疗分为：①局灶光凝：主要用于治疗合并硬性渗出的毛细血管囊。②传统格栅样光凝：主要用于治疗视网膜无灌注区、IRMA 和弥漫渗漏的毛细血管床，但晚期可能出现激光斑融合、增生导致视野缩小、视力下降等并发症。③改良格栅样光凝：主要用于治疗仅为水肿区内的无灌注区域及渗漏的微血管囊。相比于传统格栅样光凝，降低了激光强度，光斑更弱、直径更小（50μm），减少了传统格栅样光凝的并发症。④阈值下微脉冲激光：直接作用于 RPE，通过激活 RPE 细胞或者仅对视网膜造成亚临床损害而发挥光化学效应达到治疗效果。

玻璃体腔内注射抗 VEGF 药物已成为 DME 一线治疗方案。根据《我国糖尿病视网膜病变临床诊疗指南（2022 年）》，DME 的抗 VEGF 药物治疗方案主要包括：起始负荷治疗后定期给药，包括每 4 周给药 1 次（Q4W）和每 8 周给药 1 次（Q8W）；PRN 和治疗并延长给药（T&E）。PRN 方案：在疾病再次出现活动性时给予抗 VEGF 药物治疗；而疾病无活动性时，则采取每月随访观察方案。T&E 方案：每次随访时均给予抗 VEGF 药物治疗，根据疾病活动性决定抗 VEGF 药物治疗的间隔；如果疾病无活动性，则延长注射间隔（2 周或 4 周）；如果疾病出现活动性，则缩短注射间隔。

目前治疗DME的激素类药物临床主要为地塞米松玻璃体内植入剂（ozurdex）和曲安奈德（TA）两种，通常采取玻璃体腔内注射。ozurdex 是一种缓释型玻璃体内植入物，由 0.7mg 地塞米松和可降解的药物承载基质组成，该药在植入玻璃体腔后 6 个月内能够缓慢释放出地塞米松，减轻眼部炎症，降低 VEGF。TA 属于长效糖皮质激素，抗炎作用较强，不仅能够减少前列腺素、白三烯等炎症因子的释放，还能通过抑制花生四烯酸通路减少对血-视网膜屏障的破坏。

（三）中医特色疗法——中药雾化熏眼

中医护理学秉承着辨证施护的理念，基于“玄府学说”，认为对眼部进行穴位按摩和中药雾化熏眼能够畅达眼部经络气血、益气通络、明目利窍，有利于改善视力。眼部按摩选用睛明、四白、鱼腰、攒竹、太阳及丝竹空等穴位能够疏经通络、益气活血和养肝明目；熏眼组方选用具有益气通络功效的中药材，针对气阴两虚型糖尿病视网膜病变核心病机“气虚阻络”用药，组方中君药为决明子，臣药为蒲公英、野菊花、夏枯草、密蒙花、青葙子，佐药为百合、麦冬、黄芪，君臣佐使共奏益气养阴、清肝明目、清热解毒之功效。中药雾化熏眼可以有效改善患者的临床症状，提高糖尿病视网膜病变患者的视力，在临床上值得推广应用。

六、糖尿病其他眼部并发症

（一）青光眼

新生血管性青光眼（neovascular glaucoma，NVG）是由于患者长期高血糖状态，视网膜广泛缺血缺氧或眼前节局部缺氧，造成虹膜、房角有新生血管生成，导致 NVG 的发生。糖尿病视网膜病变是 NVG 的常见诱因，NVG 多发生于糖尿病病程长、血糖控制不稳的 PDR 患者，玻璃体切割术、激光后囊切开术和白内障摘除术术后的糖尿病视网膜病变患者。另外，开角型青光眼（open-angle glaucoma，OAG）是视力障碍的主要原因之一，糖尿病患者眼压升高易诱发 OAG，原发性开角型青光眼在糖尿病患者中的发病率比非糖尿病患者大。

（二）糖尿病性白内障

糖尿病性白内障（diabetic cataract，DC）已成为糖尿病眼部并发症中仅次于视网膜病变的第二大眼病。高糖状态下，多元醇代谢异常、氧化应激损伤和蛋白质非酶糖基化均会加快白内障的发生发展。白内障可分为代谢性白内障、老年性白内障和继发性白内障三种。代谢性白内障主要见于血糖控制不佳的青少年糖尿病患者，病程初期可在前后囊下见雪花样混浊，发展迅速，可在短期内见晶状体完全混浊。糖尿病患者中最常见的类型是老年性白内障，主要见于 50 岁以上的中老年人，与患者年龄增大，机体代谢缓慢，从而发生退行性改变有关。

（三）糖尿病性视神经病变

糖尿病性视神经病变（diabetic optic neuropathy，DON）主要包括非动脉炎性前段缺血性视神经病变（nonarteritic anterior ischemic optic neuropathy，NAION）、糖尿病性视盘新生血管、糖尿病性视乳头病变和糖尿病性视神经萎缩。DON 临床上可单独出现，也可与糖尿病视网膜病变合并出现。DON 的危险因素包括糖尿病、年龄、高血压、高血脂、高眼压和小视盘无视杯等。NAION 大多表现为单眼突发无痛性的视力减退，病变侧存在相对传入性瞳孔功能障碍，与生理盲点相连的弧形视野缺损及视盘水肿，晚期可出现视神经萎缩。

（四）糖尿病性眼肌麻痹

糖尿病性眼肌麻痹常单眼发病，起病较急，多累及动眼神经和展神经，主要表现为眼球运动受限、复视，眼睑下垂、同侧眼眶周边疼痛等，好发于血糖控制欠佳的中老年男性患者。此外，Grave眼病、颅内肿瘤、重症肌无力、颈内动脉海绵窦瘘、带状疱疹及脱髓鞘性疾病等均能引起眼肌麻痹，临床需鉴别诊断。

七、预后及展望

糖尿病视网膜病变是糖尿病患者最常见的眼部并发症，是导致患者视物模糊、视野缺损甚至失明的首要原因，增强糖尿病患者定期眼底筛查的意识有助于防止和减轻糖尿病视网膜病变的发生发展。未来，我们可以深入研究糖尿病患者的眼像变化特征，通过大数据挖掘分析其潜在规律，以便临床早期诊断和治疗。内科医生应充分了解糖尿病病变的诊断标准和分期表现，采取适当的筛查和有效的治疗措施，避免糖尿病视网膜病变加重。随着科技的发展，传统的西医方式无法满足当今对于糖尿病视网膜病变的需求，因此，采用综合的方式来解决本病的问题变得更加重要。其中，采用中医药作为主要的治疗手段，可以根据病情的变化，采取针对性的治疗方案，并结合其他辅助手段，实现全面的病情改善，最终实现对病情的预防和控制。运用中医药防治糖尿病视网膜病变具有多靶点、多通路、多组分、安全性高的特点，能够有效减慢糖尿病视网膜病变从非增殖期向增殖期的病变进展，但中医药防治糖尿病视网膜病变的具体作用机制仍待深入研究。中医药治疗糖尿病及其并发症的研究过程是新时代中医学工作者勇于克服困难、不断探索创新的科学精神的体现，彰显了中医学工作者继承和弘扬医务人员奋发进取、精益求精的医学精神。对待糖尿病视网膜病变患者，早期筛查和定期随访是糖尿病患者预后良好的关键。因此，需要医生与患者建立良好的沟通关系，践行“以人为本”的人道主义精神。人道主义精神要求医生怀揣仁爱之心，能切身实地为患者着想，了解患者因疾病所产生的痛苦，全心全意地为患者服务。“道之所向，德先行”，加强医务人员的医学道德修养，不仅有利于缓解现代医患关系紧张、医疗纠纷频起的局面，还有利于促进医疗卫生事业的发展，进一步打造“健康中国”。

（倪英群）

参 考 文 献

陈梦婷，张殷建，2020. 中医药防治糖尿病视网膜病变的机制研究进展. 上海中医药大学学报，34（1）：94-100.

陈若瑜，曹丹，张良，2022. 糖尿病视网膜病变药物治疗研究进展. 眼科新进展，42（3）：244-248.

李晓洁，许泽鹏，黄玉婷，等，2023. Toll 样受体 4 信号通路在糖尿病视网膜病变中的研究进展. 中国中医眼科杂志，33（1）：73-79.

罗向霞，吴成亮，曾敏，2022. 从“玄府、络脉”角度对糖尿病视网膜病变病机的再认识. 中国中医眼科杂志，32（12）：929-932.

孙洪岩，滕岩，杨明明，2019. 自噬的分子机制及其在糖尿病视网膜病变中的作用. 眼科新进展，39（10）：984-987，1000.

肖云兰，冯霞，2019. NLRP3/IL-1β 通路在增殖性糖尿病视网膜病变中的作用机制. 国际眼科杂志，19（9）：1559-1562.

张钰洁，罗向霞，王瑞，等，2021. 益气养阴通络法治疗糖尿病视网膜病变的机制研究. 中医临床研究，13（27）：139-141.

中华医学会糖尿病学分会视网膜病变学组，2018. 糖尿病视网膜病变防治专家共识. 中华糖尿病杂志，10（4）：241-247.

中华医学会眼科学分会眼底病学组，中国医师协会眼科医师分会眼底病学组，2023. 我国糖尿病视网膜病变临床诊疗指南（2022 年）基于循证医学修订. 中华眼底病杂志，39（2）：99-124.

中华医学会眼科学会眼底病学组. 2014. 我国糖尿病视网膜病变临床诊疗指南（2014 年）. 中华眼科杂志，50（11）：851-865.

Kang Q Z，Yang C X，2020. Oxidative stress and diabetic retinopathy：molecular mechanisms，pathogenetic role and therapeutic implications. Redox Biology，37：101799.

Maneu V，Lax P，De Diego A M G，et al，2022. Combined drug triads for synergic neuroprotection in retinal degeneration. Biomedicine & Pharmacotherapy，149：112911.

Ng T F，Taylor A W，2023. Stimulating the melanocortin system in uveitis and diabetes preserves the structure and anti-inflammatory activity of the retina. Int J Mol Sci，24（8）：6928.

Sachdeva M M，2021. Retinal neurodegeneration in diabetes：an emerging concept in diabetic retinopathy. Curr Diab Rep，21（12）：65.

Wong T Y，Sabanayagam C，2020. Strategies to tackle the global burden of diabetic retinopathy：from epidemiology to artificial intelligence. Ophthalmologica Journal International D'ophtalmologie International Journal of Ophthalmology Zeitschrift Fur Augenheilkunde，243（1）：9-20.

第六节　糖尿病性周围神经病变

糖尿病性周围神经病变（diabetic peripheral neuropathy，DPN）是糖尿病最常见的慢性并发症之一，在排除其他原因的情况下，糖尿病患者出现周围神经功能障碍相关的症状和（或）体征。新确诊 2 型糖尿病患者的 DPN 发病率为 10%～15%，糖尿病病程 10 年以上者的 DPN 患病率则大于 50%。临床常见远端对称性的多神经病变，主要表现为感觉异常和疼痛，感觉异常常先出现，如蚁行感、肢端麻木、针刺样疼痛或烧灼感、袜套样痛觉、异物爬行、手足逆冷甚则冰凉等四肢远端感觉障碍。主要体征涵盖痛觉、温度觉及触觉减退，皮温降低，汗液分泌减少，皮肤色素沉着，甚至肌肉萎缩等。后期常出现足部溃疡，是糖尿病足的易患因素，不同程度地影响着患者的生活质量。随着人口老龄化及糖尿病发病率的升高，本病的发病率也呈逐年上升趋势，严重威胁人类健康。

本病属中医学"血痹""麻木""痛证""痿证"等范畴，国家中医药管理局在 2010 年发布的中医诊疗方案中，将 DPN 命名为"消渴病痹症"。

一、病 因 病 机

（一）中医病因病机

1. 病因

（1）气血不和，血行凝滞　《读医随笔》曰："气虚不足以推血，则血必有瘀。"又如《黄帝内经》云："汁沫与血搏，则并合凝聚不得散也。"DPN 即是由于消渴日久导致气虚、阴虚及阳虚，又与瘀血互为因果，最终因气血不和、血行凝滞、脉络痹阻发为本病。

（2）气阴两虚，血脉瘀滞　本病乃由消渴病迁延不愈发展而来，然消渴原本阴虚燥热，耗气伤津，病程日久，阴伤气耗，终致气阴两虚，且病久入络，终致血脉瘀滞。《医林改错》云："元气既虚，必不能达于血管，血管无气，必停留而瘀。"《血证论·发渴》曰："瘀血发渴……则气为血阻，不得上升，水津因不能随气上布。"气阴亏虚，阴虚内热，耗津灼液，导致血瘀，瘀血阻滞脉络，筋、脉、肉、皮失于濡养而出现凉、麻、痛、痿等表现。

（3）阳虚寒凝，经脉痹阻　《读医随笔》曰："阳虚血必凝。"消渴病日久，阴损及阳，最终导致阴阳两虚。阳虚寒凝，瘀阻脉道，气血运行不畅，经脉痹阻；阳不达于四末，四肢失于温养，故见四肢厥冷不温，麻木疼痛。元阳亏损，温煦不足，肌肉筋脉失于温养发为本病。

（4）脏腑失常，筋肉失养　诸多医家在临床辨治 DPN 时，认为病变多累及肺、脾、胃、肝、肾，其中尤以肾为关键。《灵枢·五变》云："五脏皆柔弱者，善病消瘅。"肺为水之上源，主宣肃，如肺燥阴亏，津液不足，或津液失于输布，则皮毛失于濡润；脾主运化、主四肢，脾胃为后天之本，脾虚则气血生化不足、肢体无主；胃热则灼伤肺津，燥热由生；肾之阴阳为一身阴阳之根本，肾阴不足，肝失涵养，宗筋不利；脾肾亏虚，水湿停留，泛滥肌肤，可导致水肿等发生。

2. 病机特点

DPN 的病机有虚有实、虚实错杂。虚有本与变之不同。虚之本在于阴津不足，虚之变在于气虚、阳损。虚之本与变，既可单独在 DPN 的发生发展中起作用，也可相互转化，互为因果；既可先本后变，也可同时存在。实为痰与瘀，既可单独致病，也可互结为果。就临床实际情况来看，患者既可纯虚为病，所谓"气不至则麻""血不荣则木""气血失充则痿"，又可虚实夹杂，但一般不存在纯实无虚之证。虚实夹杂者，在虚实之间，又多存在因果标本关系。常以虚为本，阴虚为本中之本，气虚、阳损为本中之变；而以实为标，痰浊瘀血，阻滞经络。

DPN 病位主要在肌肤、筋肉、脉络，以气虚、阴虚或气阴两虚为本，或由此导致肢体脉络失荣而表现为以虚为主的证候，或由此导致的脏腑代谢紊乱产生的病理产物瘀血、痰浊相互交阻，留滞于肌肤、筋肉、脉络，表现为本虚标实之候。但无论是以虚为主还是本虚标实，瘀血贯穿 DPN 始终。

DPN 病机是动态演变的过程，基本上随着糖尿病的发展按照气虚夹瘀或阴虚夹瘀→气阴两虚夹瘀→阴阳两虚夹瘀的规律而演变，阴亏是发生 DPN 的关键；气虚是迁延不愈的症结；阳虚是发展的必然趋势；血瘀是造成本病的主要原因。本病大致可以分为四个阶段。

（1）麻木为主期　多由于肺燥津伤，或胃热伤阴耗气，气阴两虚，血行瘀滞；或气虚血瘀，或阴虚血瘀；或气阴两虚致瘀，脉络瘀滞，肢体失荣。临床可见手足麻木时作或如蚁行、步如踩棉、感觉减退等。

（2）疼痛为主期　气虚血瘀、阴虚血瘀，迁延不愈；或由气损及阳，或阴损及阳，阳虚失煦，阴寒凝滞，血瘀为甚；或复因气不布津，阳不化气，痰浊内生，痰瘀互结，痹阻脉络，不通则痛。临床上常呈刺痛、钻凿痛或痛剧如截肢，夜间加重，甚者彻夜不眠等。

（3）肌肉萎缩为主期　多由于上述两期迁延所致。由于久病气血亏虚，阴阳俱虚；或因麻木而肢体活动长期受限，血行缓慢，脉络瘀滞，肢体、肌肉、筋脉失于充养，则肌肉日渐萎缩、肢体软弱无力。常伴有不同程度的麻木、疼痛等表现。

（4）与糖尿病足（diabetic foot，DF）并存期　由于 DPN 常与糖尿病微血管病变、大血管病变互为因果，因此，DPN 后期往往与 DF 同时存在。一旦病至此期，则病情更为复杂，治疗当与 DF 的治疗互参互用，择优而治。

（二）西医病因及发病机制

DPN 的病因和发病机制尚未完全阐明，目前认为主要与高血糖、脂代谢紊乱及胰岛素信号通路异常所导致的一系列病理生理变化相关，其中包括多元醇途径、糖酵解途径、已糖胺途径、晚期糖基化终末产物途径、TLR4 信号转导通路、氧化低密度脂蛋白受体 1 信号通路等，单独或共同作用导致细胞 Na^+/K^+-ATP 酶表达下调、内质网应激、线粒体功能障碍、DNA 损伤、炎症信号增强及炎性因子水平升高。此外，胰岛素信号通路异常可引起神经营养信号缺失，抑制神经轴突生长，促进细胞凋亡；糖尿病微循环障碍可导致缺氧，从而引起神经元等细胞损伤。最终导致神经元、神经胶质细胞、血管内皮细胞等发生不可逆性损伤，促使 DPN 的发生。

二、临 床 表 现

1. 症状

临床主要表现为麻木、疼痛、感觉异常等症状。有感觉神经和运动神经障碍的临床表现，通常为对称性，下肢较上肢严重。早期先出现感觉神经障碍的临床表现，首先出现肢端感觉异常，如套袜样或手套样感觉障碍，伴麻木、针刺、灼热、蚁走感、发凉或如踏棉垫感，有时伴有痛觉过敏。随后有肢痛，呈隐痛、刺痛或烧灼样痛，夜间及寒冷季节加重。晚期则出现运动神经障碍的临床表现：肌张力减弱，肌力减弱以至肌萎缩、瘫痪。肌萎缩多见于手、足小肌肉和大腿肌。

无临床症状者，结合体征、理化检查进行评价。

2. 体征

腱反射减弱或消失，尤以跟腱反射为著。震动感减弱或消失，触觉、温度觉、针刺痛觉、压力觉有不同程度减退。患者可有足部或手部小肌肉的无力和萎缩，但通常出现较晚。

三、实验室及其他检查

（一）腱反射及振动觉检查

DPN 患者早期出现腱反射尤其是下肢远端反射（踝反射）消失。振动觉检查常用 128Hz 音叉进行检查。将振动的音叉末端置于双足跗指背面的骨隆突处各测试 3 次，在患者闭眼的情况下，询问能否感觉到音叉的振动。3 次中 2 次以上回答错误则判为振动觉缺失，3 次中 2 次以上回答正确则判为振动觉存在。踝反射检查时根据踝反射情况分为反射亢进、减弱及正常，反映下肢深感觉的功能情况。国外提倡将这两项检查作为检测指标，但正常老年人也可以出现对称性下肢远端振动觉消失，缺乏特异性。

（二）痛觉及温度觉检查

痛觉检查是通过测定足部对针刺疼痛的不同反应，初步评估末梢感觉神经的功能情况。温度觉通过特定的仪器测定足部对温度变化感觉的敏感性。

（三）塞姆斯-温斯坦单丝测验单丝触觉试验

用塞姆斯-温斯坦单丝测验（Semmes-Weinstein monofilament test，S-M）用单丝轻触皮肤并使其弯曲，则皮肤表面所承受的压力为 10g。检查时在患者双足背皮肤无甲处各触碰 4 次，记录未能感知的次数，≥5 次者很可能患有 DPN。

（四）神经传导速度

感觉神经传导速度减慢最为敏感，下肢重于上肢，远端重于近端。神经电生理检查适用于经检查后高度怀疑 DPN 的患者；可评估周围有髓鞘的粗纤维神经传导电信号的能力。若为神经髓鞘、郎飞结节及轴索病变，则检查结果异常。通常检测正中神经、尺神经、腓总神经、胫神经及腓肠神经等。运动神经传导速度减慢出现较晚，诊断意义较大。

（五）形态学检查

皮肤活检：取直径 3mm 的皮肤，观察表皮内神经纤维密度及平均神经分支长度。主要用于评估神经纤维病变。神经活检：外踝后方的腓肠神经是常用的活检部位。此检查只反映某一时刻、某一根神经的某一个位点上的信息，而不能反映完整的神经反应环的功能。

（六）其他检查方法

体感诱发电位的改变可以反映轴突、施万细胞（Schwann cell）受损情况，以及中枢传导径路上的损害，是检测周围神经病变的一项敏感指标。

四、诊断与鉴别诊断

（一）诊断

1）病史：有明确的糖尿病病史。

2）在诊断糖尿病时或之后出现的神经病变。

3）临床症状和体征与DPN的表现相符（详见临床表现）。

4）有临床症状（疼痛、麻木、感觉异常等）者，5项检查（踝反射、针刺痛觉、振动觉、压力觉、温度觉）中任1项异常；无临床症状者，5项检查中任2项异常，临床诊断为糖尿病性周围神经病变。

5）排除诊断：需排除其他病因引起的神经病变，如颈腰椎病变（神经根压迫、椎管狭窄、颈腰椎退行性变）、脑梗死、吉兰-巴雷综合征、严重动静脉血管病变（静脉栓塞、淋巴管炎）等，尚需鉴别药物尤其是化疗药物引起的神经毒性作用及肾功能不全引起的代谢毒物对神经的损伤。如根据以上检查仍不能确诊，需要进行鉴别诊断的患者，可做神经肌电图检查。

6）糖尿病远端对称性多发性神经病变的临床诊断主要依据疼痛、麻木、感觉异常等。临床诊断有疑问者，可以做神经传导功能检查。

7）诊断分层：详见表8-5。

表8-5 DPN的诊断分层

诊断	特征
确诊	有DPN的症状或体征，同时存在神经传导功能异常
临床诊断	有DPN的症状及1项体征阳性，或无症状但有2项以上（含2项）体征阳性
疑似	有DPN的症状但无体征或无症状但有1项体征阳性
亚临床	无症状和体征，仅存在神经传导功能异常

（二）鉴别诊断

1. 西医鉴别诊断

1）对称性周围神经受损：应注意与中毒性末梢神经病变或感染性多发性神经根炎鉴别，前者常有药物中毒（如呋喃类药物）或农药接触史，疼痛症状较突出；后者常急性或亚急性起病，病前多有呼吸道或肠感染史，表现为四肢对称性弛缓性瘫痪，运动障碍重，感觉障碍轻，1～2周后有明显的肌萎缩。脑脊液蛋白定量增高，细胞数正常或轻度增高。

2）非对称性周围神经损伤：应与脊髓肿瘤和脊骨质增生或转移癌鉴别，相应节段脊椎照片或CT和MRI有助于诊断。

3）胃肠神经病变：需与吸收不良综合征、慢性感染、神经性厌食鉴别。糖尿病腹泻一般以“五更泻”明显，无黏液和血，腹泻前可有痉挛性腹痛伴肠鸣音增多，排便后症状可逆转，腹泻可持续数小时至数天或数周，然后自发缓解，间隔数周或数月不定。大便常规及培养无炎性成分及细菌生长。必要时，肠镜等检查有助于鉴别。胃动力瘫痪严重的患者可表现为厌食与体重减轻。在年轻的女性糖尿病患者中，需注意与神经性厌食相鉴别。

4）甲状腺功能亢进症性肌病：甲状腺功能亢进症患者可出现多种肌病，可见于Graves病或其他类型的甲状腺功能亢进症。主要表现有慢性甲状腺功能亢进症性肌病、急性甲状腺功能亢进症性肌病、特发性炎性肌病、甲状腺功能亢进症性低钾性周期性瘫痪、突眼性眼肌麻痹和甲状腺功能亢进症伴重症肌无力等。

2. 中医鉴别诊断

1）痹证：是由于风、寒、湿、热等邪气闭阻经络，影响气血运行，导致肢体筋骨、关节、肌肉等处发生疼痛、重着、酸楚、麻木，或关节屈伸不利、僵硬、肿大、变形等症状的一种疾病。轻者病在四肢关节肌肉，重者可内舍于脏。

2）痿证：指由于五脏受损，精津不足，气血亏耗，肌肉筋脉失养所致的肢体筋脉弛缓，软弱无力，不能随意运动，或伴有肌肉萎缩的一种病证。临床以下肢痿弱较为常见。现代医学的多发性神经炎、脊髓空洞症、肌萎缩、肌无力、侧索硬化、运动神经元病、周期性瘫痪、肌营养不良症、癔症性瘫痪和表现为软瘫的中枢神经系统感染后遗症等，均属于“痿证”范畴。

3）颤证：是以头部或肢体摇动颤抖，不能自制为主要临床表现的一种病证。轻者表现为头摇动或手足微颤，重者可见头部振摇，肢体颤动不止，甚则肢节拘急，失去生活自理能力。

五、治　　疗

（一）中医辨证论治

1. 气虚血瘀证

主症：手足麻木，如有蚁行，肢末时痛，多呈刺痛，下肢为主，入夜痛甚；气短乏力，神疲倦怠，自汗畏风，易于感冒，舌质淡暗，或有瘀点，苔薄白，脉细涩。

治法：补气活血，化瘀通痹。

方药：补阳还五汤（《医林改错》）加减。

常用药：生黄芪、当归、桂枝、赤芍、川芎、地龙、桃仁、红花、川牛膝、枳壳、生姜、大枣等。

方解：方中君药生黄芪大补脾胃之气，使气旺血行，瘀去络通。臣药当归长于活血，兼能养血，有化瘀而不伤血之妙。佐药赤芍、川芎、桃仁、红花助当归活血祛瘀；地龙通经活络，加用川牛膝引血下行，枳壳宽中下气。配伍特点是将大量补气药与少量活血药相配，气旺则血行，活血而又不伤正，共奏补气活血、化瘀通痹之功。

加减：病变以上肢为主者加桑枝、桂枝尖；以下肢为主者加独活。

2. 阴虚血瘀证

主症：腿足挛急，肢体麻木，酸胀疼痛，或小腿抽搐，夜间为甚；五心烦热，失眠多梦，皮肤干燥，腰膝酸软，头晕耳鸣；口干少饮，多有便秘，舌质嫩红或暗红，苔花剥少津，脉细数或细涩。

治法：滋阴活血，柔筋缓急。

方药：芍药甘草汤（《伤寒论》）合四物汤（《太平惠民和剂局方》）加减。

常用药：生白芍、生甘草、生地黄、当归、川芎、木瓜、川牛膝、炒枳壳等。

方解：方中生白芍酸寒，养血敛阴，柔肝止痛；生甘草甘平，健脾益气，缓急止痛。两药相伍，酸甘化阴，调和肝脾，有柔筋止痛之效。生地黄滋阴清热；当归补血活血调经，川芎活血行气开郁。加用木瓜舒筋活络止痛，川牛膝引血下行，炒枳壳宽中下气，补中有通，滋阴而不腻，温而不燥，阴阳调和，使营血恢复。

加减：腿足挛急，时发抽搐者，加全蝎、蜈蚣；五心烦热者加地骨皮、胡黄连。

3. 寒凝血瘀证

主症：肢体麻木不仁，四末冷痛，得温痛减，遇寒痛增，下肢为著，入夜更甚；神疲乏力，畏寒怕冷，倦怠懒言，舌质暗淡或有瘀点，苔白滑，脉沉紧。

治法：温经散寒，通络止痛。

方药：当归四逆汤（《伤寒论》）加减。

常用药：当归、炮附子、赤芍、桂枝、细辛、通草、干姜、制乳香、制没药、制川乌、大枣、甘草等。

方解：方中当归甘温，养血和血；桂枝辛温，温经散寒，温通血脉，为君药。细辛、干姜温经散寒，助桂枝温通血脉；制乳香、制没药活血止痛；赤芍养血和营，助当归补益营血共为臣药。通草通经脉，畅血行；制川乌温经止痛，共为佐药。甘草调和药性而为使药。全方共奏温经散寒、通络止痛之功。本方的配伍特点是温阳与散寒并用，养血与通脉兼施，温而不燥，补而不滞。

加减：以下肢，尤以足疼痛为甚者，可酌加川断、牛膝、鸡血藤、木瓜等活血祛瘀之品；若加吴茱萸、生姜，又可治本方证内有久寒，兼有水饮呕逆者。

4. 痰瘀阻络证

主症：麻木不止，常有定处，足如踩棉，肢体困倦，头重如裹，昏蒙不清，体多肥胖，口黏乏味，胸闷纳呆，腹胀不适，大便黏滞，舌质紫暗，舌体胖大有齿痕，苔白厚腻，脉沉滑或沉涩。

治法：化痰活血，宣痹通络。

方药：指迷茯苓丸（《证治准绳》）合活络效灵丹加减。

常用药：茯苓、姜半夏、炒枳壳、炒白术、生薏苡仁、当归尾、丹参、制乳香、制没药、川芎、苍术、陈皮、生甘草等。

方解：方中以姜半夏燥湿化痰为君，以茯苓、生薏苡仁健脾渗湿化痰为臣，三者合用，既消已成之痰，又杜生痰之源。佐以炒枳壳理气宽中，使痰随气行，气顺则痰消。生姜不但制半夏之毒，又可化痰散饮。当归尾、丹参活血化瘀，通络止痛，兼以养血；配伍制乳香、制没药、川芎以增强活血行气、消肿定痛之效。苍术、陈皮燥湿健脾；生甘草调和诸药，为佐药。诸药配伍，共奏化痰活血、宣痹通络之功。

加减：胸闷呕恶，口黏者加藿香、佩兰；肢体麻木如蚁行较重者加独活、防风、僵蚕；疼痛部位固定不移者加白附子、白芥子、延胡索、鸡血藤等。

5. 肝肾亏虚证

主症：肢体痿软无力，肌肉萎缩，甚者痿废不用，腰膝酸软，骨松齿摇，头晕耳鸣，舌质淡，少苔或无苔，脉沉细无力。

治法：滋补肝肾，填髓充肉。

方药：壮骨丸（《丹溪心法》）加减。

常用药：龟板、黄柏、知母、熟地黄、山萸肉、生白芍、锁阳、怀牛膝、全当归、炒枳壳等。

方解：方中熟地黄益精填髓；锁阳、龟板为血肉有情之品，善补精血，两药重用，意在大补真阴，壮水制火以培其本，三者共为君药。黄柏、知母清热泻火，滋阴清肺，相须为用，泻火保阴以治其标，并助君药滋润之功，同为臣药。山萸肉补养肝肾，并能涩精，生白芍柔肝敛阴，怀牛膝补肝肾、强筋骨；全当归补血养血，兼用炒枳壳以理气，共为使药。诸药合用，使水充而亢阳有制，火降则阴液渐复，共收滋补肝肾、填髓充肉之功。

加减：肾精亏虚明显者加牛骨髓、菟丝子；阴虚明显者加枸杞子、女贞子。

（二）中成药治疗

1. 木丹颗粒

组成：黄芪、醋延胡索、三七、赤芍、丹参、川芎、红花、苏木、鸡血藤。

功能：益气活血，通络止痛。

适应证：用于治疗DPN属气虚络阻证，临床表现为四肢末梢及躯干部麻木、疼痛及感觉异常；或见肌肤甲错、面色晦暗、倦怠乏力、神疲懒言、自汗等。

用法：饭后半小时服用，用温开水冲服。每次1袋（7g），每日3次。4周为1个疗程，可连续服用2个疗程。

禁忌证：过敏体质及对本品过敏者禁用。

2. 糖脉康颗粒

组成：黄芪、地黄、赤芍、丹参、牛膝、麦冬、葛根、桑叶、黄连、黄精、淫羊藿。

功能：养阴清热，活血化瘀，益气固肾。

适应证：用于糖尿病气阴两虚兼血瘀所致的倦怠乏力、气短懒言、自汗、盗汗、五心烦热、口渴喜饮、胸中闷痛、肢体麻木或刺痛、便秘、舌质红少津、舌体胖大、苔薄或花剥或舌暗有瘀斑、脉弦细或细数，或沉涩等症，以及2型糖尿病并发症见上述证候者。

用法：口服。一次1袋（5g），一日3次。1个月为1个疗程。

注意事项：孕妇禁用或遵医嘱。

（三）中医外治疗法

1. 熏洗（蒸）法

参考中华中医药学会2007年颁布的《糖尿病中医防治指南》、2010年《中华中医药杂志》发布的《糖尿病周围神经病变中医诊疗规范初稿》中的糖痛外洗方进行熏洗。

处方：透骨草、桂枝、花椒、艾叶、木瓜、苏木、红花、赤芍、白芷、川芎、川乌、草乌、生麻黄、白芥子。

操作方法：上药水煎取汁，每袋300ml，应用时300ml加水稀释至4000ml置于足浴器内，先用热气熏蒸患处，待水温至38～42℃即浸没患处（下肢膝关节下1/3，上肢肘关节下1/3），每日1次，每次30min，14日为1个疗程。

适应证：适用于各种证型的熏洗治疗，对血瘀、阳虚、寒凝者尤为适宜。

注意事项：应注意避免烫伤，每次熏洗后用柔软毛巾擦干，并注意保暖。肢端皮肤过敏、破溃者禁用。

2. 推拿疗法

取穴：上肢麻痛者拿肩井肌，揉捏臂臑、手三里、合谷肌筋，点肩髃、曲池等穴，搓揉肩肌。下肢麻痛者拿阴廉、承山、昆仑肌筋，揉捏伏兔、承扶、殷门部肌筋，点腰阳关、环跳、足三里、委中、承山、解溪、三阴交、涌泉等穴，搓揉腓肠肌。

功用：活血化瘀，通络止痛。

适应证：各期证型，对瘀血阻络证尤其适宜。

操作方法：手劲刚柔相济，以深透为度。每次按摩时间20～30min，每日1或2次。

禁忌证：合并严重骨科疾病不适合推拿者；有出血倾向的血液病患者；局部有皮肤破损或皮肤病的患者。

（四）西医治疗

1. 对因治疗

1）血糖控制：严格控制血糖并保持血糖稳定是预防和治疗DPN的基石。DPN的治疗首先是积极控制血糖，在饮食、运动等疗法的基础上，酌情合理选用口服降糖药及胰岛素，使血糖控制在正常水平或接近正常水平。

2）纠正多种代谢紊乱：纠正体内糖、脂肪、蛋白质代谢紊乱。高血压、高血脂、吸烟都是DPN的危险因素，应严格控制血压、血脂，戒烟。

2. 针对发病机制治疗

1）神经修复：DPN 的神经损伤通常伴有节段性脱髓鞘和轴突变性，其修复往往是一个漫长的过程，如修复轴突变性最长需要 18 个月。主要通过增强神经细胞内核酸、蛋白质及磷脂的合成，刺激轴突再生、促进神经修复。常用药有甲钴胺等。

2）抗氧化应激：通过抑制脂质过氧化，增加神经营养血管的血流量，增加神经 Na^{+}/K^{+}-ATP 酶活性，保护血管内皮。常用药如 α-硫辛酸等。

3）改善微循环：提高神经细胞的血供及氧供。常用药如前列腺素 E1、己酮可可碱、山莨菪碱、西洛他唑、活血化瘀类中药等。

4）改善代谢紊乱：通过可逆性抑制醛糖还原酶而发挥作用。新一代醛糖还原酶抑制剂如依帕司他等。

5）其他：如神经营养，包括神经营养因子、肌醇、神经节苷脂和亚麻酸等。

3. 对症治疗

1）甲钴胺和 α-硫辛酸：可作为对症处理的第一阶梯用药。

2）传统抗惊厥药：主要有丙戊酸钠和卡马西平。

3）新一代抗惊厥药：主要有普瑞巴林和加巴喷丁。

4）三环类抗抑郁药：常用阿米替林、丙米嗪和新型抗抑郁药西肽普兰等。

5）阿片类止痛药：主要有羟考酮和曲马多等。

6）局部止痛药：主要用于疼痛部位较为局限者。如硝酸异山梨酯喷雾剂、三硝酸甘油酯贴膜剂可使局部疼痛及烧灼感减轻；辣椒素可减少疼痛物质的释放；局部应用 5%的利多卡因贴片也可缓解疼痛。

六、预　　后

目前，由于缺乏关于 DPN 预后的大样本、长期的观察研究，没有以本病作为首要终点的大型降糖干预治疗的研究，而且以往 DPN 的评估方法差异很大，因此对本病的预后缺乏统一认识。目前主要认为本病危害巨大，严重影响患者的生活质量，并且也是糖尿病足最重要的危险因素。

DPN 患者由于丧失痛温觉，容易发生烫伤、冻伤、刺伤等，微循环改变可导致糖尿病足，最后的结局可能是截肢，是糖尿病致残的主要原因。

早期积极干预，可以改善预后，可以显著降低微血管并发症的发生，对于早期 DPN 患者，积极的治疗干预可以有效改善症状并延缓 DPN 的进一步发展。

中医药具有多靶向、疗效确切、无显著毒副作用等特点，呈现自身独特的优势。中医药治疗本病有较好的疗效，通过辨证论治、内外合治、三因制宜等可有效缓解本病的临床症状，延缓病情发展。

七、展　　望

DPN 的发病主要与遗传因素、氧化应激、代谢紊乱、炎症反应等有关，其他因素如自身免疫因素及环境因素等与 DPN 的相关性有待进一步研究。针对本病应进一步理清治疗难点，如痛性神经病变，尤其是顽固性夜间灼痛，对难点进行机制探讨和研究方法的探索，对影响临床疗效的因素进行分析总结，力争阐述中医药治疗本病的作用靶点，更好地发挥中医药优势，提高临床疗效，更好地服务于广大患者。

（李鹏辉）

参考文献

方志辉，陈晓庆，陈一鸣，等，2017. 木丹颗粒治疗糖尿病周围神经病变疗效的Meta分析. 新中医，49（8）：154-158.

国家中医药管理局，2010. 22个专业95个病种中医诊疗方案. 北京：中国中医药出版社.

李静，李晓辉，姚沛雨，等，2024. 糖痛外洗方联合针刺治疗寒凝血瘀证糖尿病周围神经病变患者的疗效及作用机制. 世界中西医结合杂志，19（2）：347-352，357.

廖二元，袁凌青，2019. 内分泌代谢病学. 4版. 北京：人民卫生出版社.

温灵，2006. 推拿治疗糖尿病周围神经病变76例. 中西医结合心脑血管病杂志，4（4）：366.

谢文莹，张晨，辛竞妍，等，2023. 糖脉康颗粒治疗糖尿病周围神经病变有效性与安全性的系统评价与Meta分析. 中国中药杂志，48（2）：542-554.

中华医学会糖尿病学分会，2014. 中国2型糖尿病防治指南（2013年版）. 中华糖尿病杂志，6（7）：447-498.

中华医学会糖尿病学分会神经并发症学组，时立新，朱大龙，等，2021. 糖尿病神经病变诊治专家共识（2021年版）. 中华糖尿病杂志，13（6）：540-557.

中华中医药学会糖尿病分会，2017. 糖尿病周围神经病变中医临床诊疗指南（2016年版）. 中医杂志，58（7）：625-630.

第七节　糖尿病性胃轻瘫

糖尿病性胃轻瘫（diabetes gastroparesis，DGP）是卡桑德（Kassander）于1958年首先提出来的，即糖尿病胃动力障碍，又称糖尿病胃麻痹，指继发于糖尿病，在没有胃机械梗阻的前提下出现的胃动力低下、胃排空延迟及胃节律紊乱的一种疾病，是糖尿病累及胃肠自主神经病变引起的一类常见胃肠道动力疾病。临床上可见厌食、恶心、早饱、呕吐、腹胀等症状，严重影响患者的生活质量。DGP可引起患者营养不良、药物吸收障碍、血糖不稳、电解质紊乱等，同时可增加心血管疾病、视网膜病变风险。当前尚缺乏DGP人群的流行病学数据，美国的一项横断面研究报告胃轻瘫总体患病率为0.16%，1型糖尿病并发胃轻瘫患病率为4.59%，2型糖尿病并发胃轻瘫患病率为1.31%。

中医依据DGP的早饱、嗳气或泛酸等临床特点，归属于中医学“消渴”兼“痞满”“恶心”“呕吐”“反胃”“积滞”等范畴。

一、病因病机

（一）中医病因病机

1. 病因

1）饮食不节：过食肥甘，饥饱失常，或恣食生冷，或嗜食辛辣，或茶酒无度，损伤脾胃，清阳不升，浊阴不降，故而出现脘腹胀满、纳呆少食、嗳气或恶心呕吐等胃失和降之候。《伤寒论·辨太阳病脉证并治》云：“谷不化，腹中雷鸣，心下痞硬而满。”

2）情志失调：情志不遂，肝气郁滞，失于疏泄，肝郁乘脾，脾胃升降失常或忧思伤脾，脾气受损，运化不利，气机不畅，则有嗳气呃逆或恶心呕吐之证。《景岳全书·痞满》云：“怒气暴伤，肝气未平而痞。”

3）久病体虚：消渴日久，阴损气耗，致中气虚弱、运化无力、水谷不化、精微不输、糟粕停积，可见食少纳呆、脘腹胀满，食后尤甚，甚则早饱、厌食；病久气阴耗伤，气虚则大肠传导无力，或阴津亏损，燥热内结，而致腑实不通，故见便秘；久虚则脾阳不振，寒从中生，阳气不足，温化无力则见四肢不温，甚则泄泻。《东垣十书·中满腹胀论》云："因饮食劳倦，损伤脾胃，始受热中，末传寒中，皆由脾胃之气虚弱，不能运化精微，而致水谷聚而不散而成胀满。"

2. 病机

本病病变部位主要在胃，且与脾的关系最为密切。本虚标实是病机特点，本虚即为脾虚，邪实是指痰浊、血瘀。正常情况下水谷经过脾胃的运化吸收，其精微输布全身以荣养四肢百骸。当脾虚失运不能将水谷化为精微，且水反为湿，谷反为滞。湿聚为痰，痰气交阻，脉络瘀痹，即出现所谓"因虚致实"之象。这种病变过程所产生的痰浊、气滞、血瘀与现代医学所说的高血糖即"糖毒"共同构成"内毒"，蕴蓄日久造成气血逆乱，脾胃升降失常发为胃轻瘫诸证。

（二）西医病因及发病机制

目前 DGP 的发病机制尚未完全阐明，多数学者认为本病与高血糖基础上出现内脏的自主神经病变、高血糖、胃肠激素分泌紊乱、Cajal 间质细胞（interstitial cell of Cajal，ICC）改变、幽门螺杆菌（helicobacter pylori，Hp）感染、雌激素水平及性别差异等有关。另外心理因素、微血管病变等机制也可能存在。

1. 自主神经病变

DGP 属于糖尿病自主神经病变范畴。自主神经具有调节内脏器官功能活动的作用，而消化系统也受到自主神经的调节。当自主神经功能发生紊乱时，消化系统就会产生多种病变，神经病变是 DGP 最早研究的经典发病机制之一。1945 年由 Rundles 提出糖尿病胃排空延迟是由自主神经病变引起的，2017 年版 ADA 糖尿病性神经病变观点也认为胃轻瘫与自主神经病变有关。DGP 患者自主神经病变是一个复杂的病理生理过程，简单来讲，DGP 患者胃肠自主神经及营养神经的血管发生病变，导致神经营养障碍及自主神经脱髓鞘，使胃肠道内的自主神经功能发生变化，影响胃肠道运动功能，造成胃肠道功能紊乱。

2. 高血糖

糖尿病合并消化道功能障碍，至少部分与血糖受损有关，血液中的葡萄糖浓度变化可逆性地影响人类的肠道蠕动。但高血糖对胃动力的影响比较复杂，因为血糖升高并不是导致胃轻瘫的直接作用因素，多是通过影响了其他细微结构或分子的功能而产生不良影响，能够引起代谢紊乱，通过增强山梨醇代谢、肌醇代谢紊乱、氧化应激等途径损坏细胞结构，这是导致胃肠神经、平滑肌、Cajal 间质细胞等一系列形态学病理改变的首要原因。高血糖可以算作 DGP 的一个单独的影响因素。有研究认为血糖的改变会引起胃排空速率的变化，尤其是急性高血糖与胃排空延迟密切相关，可导致胃底收缩减弱、胃窦波受抑制、刺激幽门收缩，并可诱导胃电节律紊乱。反之，胰岛素引起的低血糖可加速胃排空，在接受胰岛素治疗的糖尿病患者中，胃排空障碍对血糖的影响被普遍低估了，导致血糖波动与胃排空之间形成恶性循环。慢性高血糖对 DGP 的影响尚不明确，糖尿病控制与并发症/糖尿病干预及并发症流行病学（DCCT/EDIC）队列研究显示，慢性高血糖可增加胃排空延迟的风险，但通过强化胰岛素治疗改善胃排空是否具有意义仍不确定。

3. 胃肠激素分泌紊乱

胃肠道可分泌多种激素，其中胃泌素（gastrin，GAS）、胃动素（motilin，MTL）、血管活性肠肽（vasoactive intestinal peptide，VIP）、生长抑素（somatostatin，SS）等均与胃排空密切相关。其中胃动素作为调节胃肠运动的主要激素，能加快胃排空；胃泌素对胃动力的调节是双向的，正常范围内胃泌素可引起胃酸分泌，刺激胃运动，如果胃泌素含量过高则抑制胃的运动；抑胃肽抑制胃的运动；生长抑素也属于抑制性激素。胃肠激素水平紊乱是 DGP 的重要发病机制之一，具体表现为血液激素水平紊乱或者激素相关受体受损。胃肠激素主要用以调节胃肠活动，激素紊乱可导致多种胃肠道疾病出现，很多实验已经证明了 DGP 的发生与胃肠激素的改变有关。

4. Cajal 间质细胞改变

Cajal 间质细胞是胃运动的起搏细胞，呈网状分布于平滑肌层和胃体与胃窦肌间神经丛之间，能够产生节律性慢波电活动，使胃平滑肌收缩蠕动，维持正常的胃排空。如果 Cajal 间质细胞损伤、减少或者其保护因素下调，会直接影响胃运动的正常起搏和神经传导，从而出现胃动力的下降和胃排空的延迟，引发胃轻瘫。

5. Hp 感染

Hp 是胃肠疾病中最常见的细菌，可引起慢性胃炎、胃溃疡，严重者甚至发展成为胃癌。有研究表明，2 型糖尿病伴胃轻瘫患者的 Hp 感染率为 87.5%，糖尿病患者的 Hp 感染率明显高于健康对照组，另外糖尿病伴胃轻瘫患者的 Hp 感染率又显著高于糖尿病不伴胃轻瘫者，结果提示 Hp 感染与糖尿病伴胃轻瘫发病相关，因此糖尿病患者应定期进行 Hp 检测，特别是对伴胃轻瘫的 2 型糖尿病患者，定期检测 Hp 并及时根除 Hp 可以有效地改善胃轻瘫病症。国内外研究均表明根除 Hp 可有效增加血糖稳态，并明显改善 DGP 症状。侧面验证了 Hp 感染与 DGP 之间的关系，但 Hp 影响 DGP 发生发展的机制还有待进一步研究。

6. 雌激素水平及性别差异

DGP 发病的性别倾向十分明显，以女性居多，男女比例约为 1∶4，且女性患者的症状会随雌激素水平的变化而变化，因此猜测雌激素可能影响 DGP 患者胃排空进程。研究者们也进行了很多关于雌激素和胃动力的相关研究。目前可以确定的是，雌激素有减缓胃动力，抑制胃排空的作用。

总之，DGP 发病机制较为复杂，是神经病变、胃肠激素紊乱、平滑肌病变、Cajal 间质细胞损伤、微血管损伤及激素水平影响等共同作用的结果，同时可能还与 Hp 感染、精神疾病等因素相关。从研究的侧重可以看出，神经病变、Cajal 间质细胞病变及胃肠激素紊乱是目前研究较多也较为公认的发病机制。而关于胃平滑肌病变、雌激素等其他机制则尚处于研究之中。

二、临 床 表 现

常见临床表现为反复恶心、呕吐、餐后饱胀、早饱和腹胀，伴或不伴有腹痛，严重者可出现体重减轻。

三、实验室及其他检查

1）胃排空核素显像检测：是临床评价胃动力的金标准，其方法是将放射性标志物与食物混合制成试验餐，受检者服用后，每隔一段时间对胃内示踪剂进行扫描，可形成完整的胃的形态、食物的分布、胃的收缩像，依次判断胃排空功能情况。核素显像准确可靠，重复性强，非侵袭性，符合生理情况，适用于各类食物的监测。

2）放射线核素呼气试验：是将 ^{13}C 或 ^{14}C 与中链甘油三酯（辛酸）结合后作为标志物与食物混合制成试验餐，^{13}C 在十二指肠被吸收，在肝脏代谢，氧化后形成 CO_2，最后被呼出体外。从进食 ^{13}C 到呼气样本出现 CO_2 的全部过程中，吸收、氧化、转运、代谢基本恒定，而胃排空是限速步骤，收集受检者呼出气体样本，通过放射性核素比值质谱仪或激光红外线光谱仪检测样本中 CO_2 含量，依次推算胃排空时间。

3）超声检测：是在进食试验餐后，用超声仪检测胃排空速率，多用于液体排空检查。

4）胃窦十二指肠动力测试：可见胃窦收缩幅度下降，收缩频率及推动性蠕动减少，消化间期移行性复合运动（migrating motor complex，MMC）Ⅲ期减少或消失，出现孤立性，幽门收缩波。

5）胃电活动记录：胃电节律失常，主要是胃电过速，其次是节律紊乱及胃电过缓。

四、诊断与鉴别诊断

（一）诊断要点

1）有明确的糖尿病病史。

2）存在反复嗳气、饱胀、腹痛、厌食、恶心、呕吐、便秘等临床症状。

3）腹部叩诊呈鼓音，肠鸣音减弱。

4）符合胃排空延迟的相关检测。

5）排除器质性疾病导致的机械性梗阻。

（二）鉴别诊断

1. 西医鉴别诊断

1）慢性胃扭转：患者常有非特异性症状如胃部不适、消化不良、烧灼感、上腹胀满或腹鸣，多于餐后诱发。尽管患者很少有胃食管反流的症状，但内镜检查常可发现食管炎。病史亦可辅助鉴别。

2）功能性消化不良：患者常表现为上腹疼痛、反酸、嗳气、胃灼热、上腹饱胀、恶心、呕吐、食欲减退等。内镜检查则提示完全正常或仅有胃炎。核素显像检测可辅助鉴别。

3）消化性溃疡：患者常表现为中上腹疼痛，疼痛性质多呈隐痛、钝痛、刺痛、灼痛或饥饿样疼痛，多伴有胃灼热、反胃、反酸、嗳气、恶心、呕吐等其他胃肠道症状，内镜检查和钡餐检查可以确诊。必要时可行病理检查。与糖尿病无相关性。

2. 中医鉴别诊断

1）胃痛：胃痛与消渴胃痞的病位皆在胃脘部，且胃痛常兼胀满，胃痞时有隐痛，应加以鉴别。胃痛以疼痛为主，胃痞以痞塞满闷为主；胃痛者胃脘部可有压痛，胃痞者则无压痛。

2）鼓胀：鼓胀与消渴胃痞同为腹部病证，且均有胀满之苦，鼓胀早期易与胃痞混淆。鼓胀腹部胀大膨隆，胀大之形外现；胃痞则自觉满闷痞塞，外无胀大之形。鼓胀按之腹皮紧；胃痞胃脘部按之柔软。鼓胀有胁痛、黄疸、积聚等疾病病史；胃痞可有胃痛、嘈杂、吞酸等胃病病史。B型超声波和纤维胃镜等检查，有助于两病的鉴别。

3）胸痹心痛：胸痹心痛可有脘腹满闷不舒，消渴胃痞常伴有胸膈满闷，但两者有病在心胸和病在胃脘之不同，应予区别。胸痹心痛属胸阳痹阻，心脉瘀阻，心脉失养为患，以胸痛、胸闷、短气为主症，伴有心悸、脉结代等症状；胃痞系脾胃功能失调，升降失司，胃气壅塞所致，以胃脘痞塞满闷不舒为主症，多伴饮食减少，得食则胀，嗳气则舒等症状。心电图和纤维胃镜等检查有助于鉴别诊断。

五、治　　疗

（一）中医辨证论治

1. 脾胃虚弱证

主症：脘腹痞满，纳呆食少，稍食即胀，恶心，嗳气，神疲乏力，面色少华，或大便稀溏，舌质淡，苔薄白，脉细弱。

治法：健脾益气，行气和胃。

方药：香砂六君子汤（《古今名医方论》）加减。

常用药：党参、白术、茯苓、木香、砂仁、陈皮、砂仁、枳壳、半夏、甘草等。

方解：方中党参为君药，具有安神益智、补脾益肺的作用；白术、茯苓为臣药，具有利水祛湿、健脾安神的功效；半夏、陈皮、砂仁、木香为佐药，具有化痰止呕、理气健脾、温脾止泻、行气止痛、健脾消食等作用；甘草为使药，补脾益气、调和诸药。全方共奏健脾益气、行气和胃之功。

加减：气滞重者加佛手、香附；恶心呕吐明显者加竹茹、吴茱萸；便溏者加炒山药、炒扁豆、莲子；纳呆食少者加焦山楂、神曲、麦芽、炒莱菔子。

2. 胃阴亏虚证

主症：脘腹满闷，口燥咽干，不思饮食，食后饱胀，有干呕、呃逆或胃脘部烧灼感，或大便干结，舌红少津，苔薄黄或少苔，脉细数。

治法：滋阴养胃，行气和中。

方药：麦门冬汤（《金匮要略》）加减。

常用药：麦冬、人参、山药、木香、半夏、大枣、粳米、甘草等。

方解：方中重用麦冬为君，甘寒清润，养阴生津，滋液润燥，兼清虚热，两擅其功。臣以半夏降逆下气、化痰和胃，一则降逆以止咳呕，二则开胃行津，三则防大剂量麦冬之滋腻壅滞，两药相反相成。人参健脾补气，俾脾胃气旺，自能于水谷之中生化津液，上润于肺，亦即“阳生阴长”之意。甘草、粳米、大枣甘润性平，合人参和中滋液，培土生金，以上俱为佐药。甘草调和药性，兼作使药。诸药相合，共奏滋阴养胃、行气和中之功。

加减：口干者加天花粉；腹胀者加枳壳；大便干结者加生地黄、玄参、火麻仁。

3. 湿热中阻证

主症：口渴多饮，脘腹痞闷，饮而少食，食后饱胀，恶心或干呕，大便干结，溏而不爽，舌淡红，苔黄腻，脉濡数。

治法：清热化湿，和胃降浊。

方药：半夏泻心汤（《伤寒论》）加减。

常用药：半夏、黄连、黄芩、干姜、党参、茯苓、厚朴、炙甘草、大枣、甘草等。

方解：方中以辛温之半夏为君，散结除痞，又善降逆止呕。臣以辛热之干姜温中散寒，以苦寒之黄芩、黄连泻热开痞。君臣相伍，寒热平调，辛开苦降。然寒热互结，又缘于中虚失运，升降失常，故以党参、大枣甘温益气，以补脾虚，为佐药。炙甘草补脾和中而调诸药，为佐使药。诸药相伍，使寒去热清，升降复常，则痞满可除。

加减：湿重者加藿香、紫苏梗；热重者加竹茹、黄连；脘痞甚者加枳壳、大腹皮；纳呆者加佩兰、炒麦芽。

4. 痰湿中阻证

主症：口干渴而不欲饮，脘腹痞闷，腹胀，口苦，恶心或干呕，纳呆便溏，舌淡红，苔腻，脉濡缓。

治法：祛湿化痰，顺气宽中。

方药：平胃散（《简要济众方》）合二陈汤（《太平惠民和剂局方》）加减。

常用药：苍术、厚朴、陈皮、半夏、茯苓、甘草等。

方解：方中苍术辛香苦温，为燥湿运脾要药，使湿去则脾运有权，脾健则湿邪得化，为君药。厚朴辛温而散，长于行气除满，俾气行则湿化，且其味苦而能燥湿，与苍术有相须之妙，为臣药。半夏燥湿化痰，降逆和胃；陈皮辛行温通，理气和胃，燥湿醒脾，协苍术、厚朴燥湿行气之力益彰，为佐药。甘草甘平入脾，既可益气补中而实脾，合诸药泻中有补，使祛邪而不伤正，又能调和诸药，为佐使药。

加减：脘痞甚者加枳实、莱菔子；纳呆者加鸡内金、炒麦芽。

5. 肝胃不和证

主症：胃脘胀闷，两胁不合，嗳气频作，吞酸烧心，大便不畅，每因情志不遂而加重，舌淡，苔薄白，脉细弦或沉弦。

治法：疏肝理气，健脾和胃。

方药：柴胡疏肝散（《证治准绳》）加减。

常用药：柴胡、青皮、陈皮（醋炒）、白术、白芍、枳壳、香附、川芎、甘草等。

方解：方中柴胡苦辛而入肝胆，功擅条达肝气而疏郁结，为君药。香附味辛入肝，长于疏肝行气止痛；川芎味辛气温，入肝胆经，能行气活血、开郁止痛。两药共助柴胡疏肝解郁，且有行气止痛之效，同为臣药。陈皮理气行滞而和胃，醋炒以入肝行气；枳壳行气止痛以疏理肝脾；白芍养血柔肝，缓急止痛，与柴胡相伍，养肝之体，利肝之用，且防诸辛香之品耗伤气血，俱为佐药。甘草调和药性，与白芍相合，则增缓急止痛之功，为佐使药。诸药共奏疏肝理气、健脾和胃之功。

加减：嗳气频作者加旋覆花（包煎）、沉香；胸肋胀痛者加郁金、延胡索；口苦泛酸者加黄连、吴茱萸；气滞血瘀者加丹参、当归；肝血虚者加枸杞子、女贞子、旱莲草。

（二）中成药治疗

1. 香砂六君丸

组成：木香、砂仁、党参、炒白术、茯苓、炙甘草、陈皮、姜半夏；辅料为生姜、大枣。

功能：益气健脾，和胃。

适用证：脾虚气滞证，症见消化不良，食少，脘腹胀满，大便溏泄。

用法：口服。一次 6～9g，一日 2～3 次。每 30 粒重约 1g。

注意事项：①饮食宜清淡，忌酒及辛辣、生冷、油腻食物。②有高血压、心脏病、肝病、糖尿病、肾病等慢性病严重者应在医师指导下服用。③儿童、孕妇、哺乳期妇女、年老体弱者应在医师指导下服用。④服药 3 日症状无缓解，应去医院就诊。⑤对本品过敏者禁用，过敏体质者慎用。⑥本品性状发生改变时禁止使用。

2. 健脾丸

组成：党参、白术（炒）、陈皮、枳实（炒）、山楂（炒）、麦芽（炒）。

功能：健脾开胃。

适用证：脾胃虚弱证，症见脘腹胀满，食少便溏等。

用法：口服。一次 8 丸，一日 3 次。

注意事项：①忌食生冷、油腻、不易消化食物。②不适用于急性肠炎腹泻，主要表现为腹痛、水样大便频繁，或发热。③不适用于口干、舌少津，或手足心热，脘腹作胀，不欲饮食。

3. 乌梅丸

组成：乌梅肉、花椒、细辛、黄连、黄柏、干姜、附子（制）、桂枝、人参、当归。

功能：缓肝调中，清上温下。

适用证：寒热错杂证，症见腹痛下痢，巅顶疼痛，时发时止，躁烦呕吐，手足厥冷。

用法：口服。一次 2 丸，一日 2～3 次。每丸重 3g。

注意事项：尚不明确。

4. 达立通颗粒

组成：柴胡、枳实、木香、陈皮、清半夏、蒲公英、焦山楂、焦槟榔、鸡矢藤、党参、延胡索、六神曲（炒）；辅料为糊精、倍他环糊精、甜菊素。

功能：清热解郁，和胃降逆，通利消滞。

适用证：肝胃郁热证，症见胃脘胀满，嗳气，纳差，胃中灼热，嘈杂泛酸，脘腹疼痛，口干口苦等。

用法：温开水冲服。一次 1 袋，一日 3 次。饭前服用。每袋装 6g。

注意事项：①饮食宜清淡，忌酒及辛辣、生冷、油腻食物。②忌愤怒、忧郁，保持心情舒畅。③不宜在服药期间同时服用滋补性中药。④脾虚便溏者慎用；胃寒痛者不适用，主要表现为遇凉则胃痛发作或加重，得温则胃痛减轻，喜热饮食，或大便溏。

（三）中医外治疗法

1. 针灸疗法

处方：取脾俞、胃俞、心俞、天枢、中脘、足三里、合谷、太冲、百会。

操作方法：患者取俯卧位，充分暴露背部皮肤，消毒穴位局部皮肤后，采用一次性无菌针灸针，视患者体质及不同穴位垂直进针1.0～1.5寸，进针行捻转和提插平补平泻手法使得气。脾俞、胃俞、心俞均施以温针灸，点燃艾炷放置于针柄上，点燃的一头朝下，于艾炷下方垫上硬纸片以防止艾灰掉落。

适应证：脾胃虚弱证。

注意事项：妊娠期，存在凝血功能障碍者禁用。

2. 蚕沙外熨

处方：中脘、神阙、关元。

操作方法：黄酒与蚕沙按1∶2比例进行炒制，之后按5∶1加入粗盐后装入外熨包，用微波炉加热（50～60℃）。患者取仰卧位，将外熨包置于中脘、神阙、关元，点揉熨烫2次，围绕神阙顺时针烫熨、摩腹1次，重复上述操作30次。注意动作轻柔、力度适中，以皮肤微发红、微汗出为宜。一次20min，1次/日。

适应证：肝胃不和证、痰湿中阻证。

注意事项：皮肤病变患者禁用。

3. 隔药灸

处方：梁门、关门、滑肉门。

操作方法：药饼制作根据补中益气汤加味，药物组成为黄芪20g，当归5g，柴胡10g，升麻10g，党参15g，陈皮10g，甘草5g，槟榔10g，乌药10g，将上述药物碎成粉末，用姜汁调匀，略成糊状，捏压成厚约5mm、直径约2.0cm的药饼。将药饼放在穴位上，用点燃后的艾条进行悬灸。每个穴位灸10min，共灸60min。每日1次，每周5次。

适应证：脾胃气虚证。

注意事项：使用前评估患者药物过敏史及腹部皮肤情况，告知患者有烧灼感或其他不适应停止药灸。治疗过程中如发现局部皮肤出现皮疹、瘙痒应停止治疗，严重者报告医生及时处理。

（四）西医治疗

1）饮食调整是治疗DGP的基础。胃排空速度取决于食物组成和食物颗粒大小。高脂和高纤维食物能明显减慢胃排空的速度，固体食物需在胃内研磨至<2mm才能以线性方式从胃内排空。

2）控制血糖：在运用中医基础治疗的同时，严格控制血糖并保持血糖稳定是预防和治疗DGP的基础。饮食以少食多餐和低脂为宜，呕吐频繁者应注意纠正水、电解质紊乱。

3）止吐、促动力药：①促动力药：目前用于缓解DGP恶心、呕吐等消化不良临床症状的促动力药物包括多巴胺受体拮抗剂、胃动素受体激动剂、5-羟色胺（5-hydroxytryptamine，5-HT）4受体激动剂及胃促生长素受体激动剂四类。应用这些药品需了解说明书中所列的禁忌证，同时警惕长期使用促动力药物的不良反应。②止吐药：最常用的药物有抗组胺药（异丙嗪）、5-HT3受体拮抗剂（昂丹司琼、格拉司琼等）和吩噻嗪（丙氯拉嗪等）。DGP患者使用促动力剂后仍有恶心、呕吐，可经验性使用抗组胺药物治疗；若症状持续，可选择5-HT3受体拮抗剂。由于心脏和中枢方面的不良反应，吩噻嗪类药物仅限用于使用抗组胺药物和5-HT3拮抗剂后仍有症状的患者。阿瑞匹坦（aprepitant）是一种神经激肽-1受体拮抗剂，与神经激肽-1（neurokinin-1，NK-1）受体结合，常用于由化疗引起的恶心、呕吐症状，目前也有用于改善重度胃轻瘫症状的临床案例报道。③神经调节剂：低剂量的三环类抗抑郁药可改善胃轻瘫患者顽固的恶心症状。但有些三环类药物（如阿米替林）有抗胆碱作用，能延迟胃排空，应慎用。米氮平可同时作用于去甲肾上腺素和 5-HT 受体，在抗抑郁的同时兼有改善睡眠、止吐和增加食欲的作用。

4）难治的顽固性呕吐患者：必要时可采用胃造瘘减压，放置空肠造瘘行素食饮食。有报道可以采用内镜下幽门括约肌周围注射左卡尼汀，左卡尼汀能减少胆碱能受体释放乙酰胆碱，松弛幽门括约肌以减少排空阻力，对部分患者可以短期缓解症状，长期疗效不佳。

5）胃电刺激器置入术：是一种新的治疗手段。其方法有多种，如胃电起搏，目的是产生比正常每分钟 3 次更快的慢波胃电，从而加速胃的排空，改善消化不良症状。还有一种方法是采用四倍基础频率（每分钟 12 次）的高频电刺激，可缓解患者的临床症状，改善胃排空功能。

6）手术治疗：一般来说，手术对 DGP 的治疗并无确切的益处，已报道的保守性胃部手术如环形胃肠吻合术、迷走神经切断术及幽门成形术都不成功。目前手术治疗仍缺乏强有力的临床证据。

六、预　后

DGP 见于大多数糖尿病患者，是临床常见病，其不仅增加患者痛苦，并可延迟食物和降糖药物的吸收及排空，影响胰岛素代谢，导致降糖药物及胰岛素的作用与血糖水平不匹配，进而影响糖尿病的血糖控制；糖尿病胃肠运动障碍还可引起代谢紊乱，反复出现不明原因的低血糖发作等，严重影响患者生活质量。早期发现（尤其是临床无症状者）并及时治疗，对糖尿病病情的控制，延缓其并发症的发生、发展，具有重要的临床意义。

七、展　望

目前 DGP 仍然是糖尿病病程中一个具有挑战性的并发症，现尚缺乏有效治疗手段，故早期诊断及干预是预防 DGP 发展的关键；鉴于 DGP 的常见症状多类似于其他胃肠道疾病而可能会被忽视，因此，这要求临床医生应密切关注就诊糖尿病患者病史，有条件者应及时进行胃排空及内镜等相关检查。DGP 管理中可选择的西药及其疗效有限，中医药治疗手段多样，在本病治疗中具有一定优势，但是目前研究证据级别低，缺乏高质量、大样本、多中心的临床研究数据，作用机制的研究尚不够深入。

（李鹏辉）

参考文献

白颖，丛佳林，田文杨，等，2018. 浅析糖尿病胃轻瘫的发病机制. 现代中西医结合杂志，27（35）：3982-3986.
范尧夫，谢立群，2013. 香砂六君丸治疗脾胃虚弱型糖尿病胃轻瘫疗效观察. 辽宁中医药大学学报，15（12）：137-139.
韩丽，许岭翎，2023. 糖尿病胃轻瘫筛查与诊断方法的临床进展. 中华糖尿病杂志，15（4）：354-358.
黄丽华，2010. 健脾丸加减治疗糖尿病胃轻瘫临床观察. 辽宁中医药大学学报，12（5）：165-166.
姜亚，吴高珏，汤玉蓉，等，2015. 雌激素在糖尿病胃轻瘫中的作用. 世界华人消化杂志，23（24）：3888-3893.
李倩，老锦雄，王俊，2023. 培元养心针灸法治疗糖尿病胃轻瘫的临床观察. 广州中医药大学学报，40（1）：113-118.
孟文玉，马苏美，姚亚宁，等，2018. 达立通颗粒治疗糖尿病胃轻瘫的疗效分析. 中国中西医结合消化杂志，26（8）：657-660.
孙建华，王军媛，张军，2019. 隔药灸治疗脾胃气虚型糖尿病胃轻瘫的疗效观察. 上海针灸杂志，38（7）：745-749.

杨月花，刘全中，丁靖，等，2016. 乌梅丸治疗糖尿病胃轻瘫寒热错杂型的临床疗效观察. 广州中医药大学学报，33（1）：12-16.

张红，李伟，文银萍，等，2020. 蚕沙外熨治疗糖尿病胃轻瘫临床研究. 中国中医药信息杂志，27（7）：39-43.

Bonfigli A R，Boemi M，Festa R，et al，2016. Randomized，double-blind，placebo-controlled trial to evaluate the effect of *Helicobacter pylori* eradication on glucose homeostasis in type 2 diabetic patients. Nutrition，Metabolism，and Cardiovascular Diseases，26（10）：893-898.

Marathe C S, Rayner C K, Jones K L, et al, 2016. Novel insights into the effects of diabetes on gastric motility. Expert Review of Gastroenterology & Hepatology，10（5）：581-593.

Moshiree B, Potter M, Talley N J, 2019. Epidemiology and pathophysiology of gastroparesis. Gastrointest EndoscClin N Am，29（1）：1-14.

Pop-Busui R，Boulton A J M，Feldman E L，et al，2017. Diabetic neuropathy：a position statement by the American diabetes association. Diabetes Care，40（1）：136-154.

Syed A R，Wolfe M M，Calles-Escandon J，2020. Epidemiology and diagnosis of gastroparesis in the United States：a population-based study. Journal of Clinical Gastroenterology，54（1）：50-54.

第九章 甲状腺疾病

第一节 甲状腺功能亢进症

甲状腺毒症（thyrotoxicosis）是指血液循环中甲状腺激素过多，引起以神经、循环、消化等系统兴奋性增高和代谢亢进为主要表现的一组临床综合征。甲状腺功能亢进症（hyperthyroidism）简称甲亢，是指甲状腺腺体本身产生甲状腺激素过多而引起的甲状腺毒症，其主要病因为弥漫性毒性甲状腺肿（Graves 病）。甲亢的患病率为 1%，其中 80%以上由 Graves 病引起。本节主要讨论 Graves 病。

Graves 病（简称 GD）是器官特异性自身免疫病之一，属于自身免疫性甲状腺病，具有显著的遗传倾向，是一个复杂的多基因疾病。细菌感染、性激素、应激等环境因素亦参与 GD 的发病。GD 的主要特征是血清中存在 TRAb。90%～100%未经治疗的 GD 患者 TRAb 阳性。Graves 眼病（GO）也称为浸润性突眼，是本病的重要表现之一。

甲亢属中医“瘿病”“瘿气”范畴，主要病因包括情志内伤、饮食及水土失宜等因素。主要病机以阴虚为本，相火妄盛为标，气滞、痰凝、血瘀是本病的基本病理因素。中医药防治甲状腺疾病历史悠久，积累了丰富的诊疗经验，具有独特优势。

一、病 因 病 机

（一）中医病因病机

病因主要是情志内伤和饮食及水土失宜，但也与体质因素有密切关系。

1）情志内伤：由于长期忿郁恼怒或忧思郁虑，使气机郁滞、肝气失于条达。津液的正常循行及输布均有赖气的统帅。气机郁滞，则津液易于凝聚成痰。气滞痰凝，壅结颈前，则形成瘿病。其消长常与情志有关。痰气凝滞日久，使气血的运行障碍而产生血行瘀滞，则可致瘿肿较硬或有结节。

2）饮食及水土失宜：饮食失调，或居住在高山地区，水土失宜，一则影响脾胃的功能，使脾失健运，不能运化水湿，聚而生痰；二则影响气血的正常运行，痰气瘀结颈前则发病。

3）体质因素：妇女的经、孕、产、乳等生理特点与肝经气血有密切关系，遇有情志、饮食等致病因素，常引起气郁痰结、气滞血瘀及肝郁化火等病理变化，故女性易患瘿病。另外，素体阴虚之人，痰气郁结之后易于化火，更加伤阴，易使病情缠绵。

由上述可知，气滞痰凝壅结颈前，日久引起血脉瘀阻，以致气、痰、瘀三者合而为患。部分病例，由于痰气郁结化火，火热耗伤阴津，而导致阴虚火旺的病理变化，其中尤以肝、心两脏阴虚火旺的病变更为突出。瘿病初起多实，病久则由实致虚，尤以阴虚、气虚为主，以致成为虚实夹杂之证。

（二）西医病因及发病机制

1. 病因

本病属于器官特异性自身免疫病，同时是一个复杂的多基因疾病，具体病因尚未完全阐明。Graves 病属于自身免疫性甲状腺病（AITD），具有显著的遗传倾向，同胞兄妹发病危险性为 11.6%。目前发现 GD 与人类白细胞抗原（human leukocyte antigen，HLA）、细胞毒性 T 淋巴细胞相关蛋白 4（cytotoxic T-lymphocyte associated protein 4，CTLA4）、蛋白酪氨酸磷酸酶非受体型 22（protein tyrosine phosphatase non-receptor type 22，PTPN22）、分化簇 40（cluster of differentiation 40，CD40）、白细胞介素-2 受体（interleukin-2 receptor，IL-2R）、可结晶片段受体样因子 3（FcRL3）、Tg 和促甲状腺激素受体（thyroid-stimulating hormone receptor，TSHR）等基因相关。环境因素参与 GD 的发病，如细菌感染、性激素、应激等都对本病的发生有影响。

2. 发病机制

GD 的主要特征是血清中存在针对甲状腺细胞 TSH 受体的特异性自身抗体（TRAb）。TRAb 有两种类型，即 TSH 受体刺激性抗体（TSAb）和 TSH 受体刺激阻断性抗体（TSBAb）。TSAb 与 TSH 受体结合，激活腺苷酸环化酶信号系统，导致甲状腺细胞增生和甲状腺激素合成、分泌增加。TSH 对 TSH 受体的刺激受到下丘脑-垂体-甲状腺轴的负反馈调节，保持甲状腺激素产生的平衡。但是 TSAb 对 TSH 受体的刺激没有这种调节机制，导致甲状腺激素过度产生。所以，TSAb 是甲亢的致病性抗体。母体的 TRAb 也可以通过胎盘，导致胎儿或新生儿发生甲亢。TSBAb 与甲状腺细胞表面的 TSH 受体结合，占据了 TSH 的位置，使 TSH 无法与 TSH 受体结合，所以产生抑制效应，甲状腺细胞萎缩，甲状腺激素产生减少。部分 Graves 病的甲亢自发性发展为甲状腺功能减退症，TSBAb 的产生占优势是原因之一。50%～90%的 GD 患者也存在针对甲状腺的其他自身抗体，如 TPOAb、TgAb。甲状腺呈不同程度的弥漫性肿大。

GO 的病理基础是眶后组织淋巴细胞浸润，大量黏多糖堆积和糖胺聚糖沉积，透明质酸增多，导致突眼、眼外肌损伤和纤维化。眼外肌组织可见淋巴细胞浸润，主要是 T 细胞。目前较为被接受的是“共同抗原”学说，即 TSH 受体是 GD 和 GO 的共同抗原。

二、临床表现

甲亢主要由循环中甲状腺激素过多引起，其症状和体征的严重程度与病史长短、激素升高的程度和患者年龄等因素相关。症状主要有易激动、烦躁失眠、心悸、乏力、怕热、多汗、消瘦、食欲亢进、大便次数增多或腹泻、女性月经稀少。可伴发周期性瘫痪（青壮年男性多见）。少数老年患者高代谢症状不典型，相反表现为乏力、心悸、厌食、抑郁、嗜睡、体重明显减少，称之为“淡漠型甲亢”。

Graves 病大多数患者有程度不等的甲状腺肿大。甲状腺肿为弥漫性，质地中等（病史较久或食用含碘食物较多者可坚韧），无压痛。甲状腺上、下极可以触及震颤，闻及血管杂音。结节性甲状腺肿伴甲亢可触及结节性肿大的甲状腺；甲状腺自主性高功能腺瘤可扪及孤立结节。心血管系统表现有心率增快、心脏扩大、心律失常、心房颤动、脉压增大等。胫前黏液性水肿见于少数 GD 患者，多发生在胫骨前下 1/3 部位，也见于足背、踝关节、肩部、手背或手术瘢痕处，偶见于面部，皮损大多为对称性。

眼部表现分为两类：一类为单纯性突眼，病因与甲状腺毒症所致的交感神经兴奋性增高有关；另一类为浸润性突眼，即 Graves 眼病，病因与眶后组织的炎症反应有关。单纯性突眼包括下述表现：眼球轻度突出，眼裂增宽，瞬目减少。浸润性突眼眼球明显突出，超过眼球突度参考值上限的 3mm 以上。患者自诉有眼内异物感、胀痛、畏光、流泪、复视、斜视、视力下降。查体见眼睑肿胀，结膜充血水肿，眼球活动受限，严重者眼球固定，眼睑闭合不全、角膜外露而形成角膜溃疡、全眼炎，甚至失明。

三、实验室及其他检查

（一）TSH

血清 TSH 浓度的变化是反映甲状腺功能最敏感的指标。甲亢时 TSH 通常 $<0.1mU/L$。

（二）FT_4、FT_3

游离甲状腺激素是实现该激素生物效应的主要部分，与甲状腺激素的生物效应密切相关，是诊断临床甲亢的主要指标。

（三）TT_4

该指标稳定、重复性好，是诊断甲亢的重要指标之一。T_4 全部由甲状腺产生。

（四）TT_3

20%的血清 T_3 由甲状腺产生，80%的 T_3 在外周组织由 T_4 转换而来。

（五）TRAb

TRAb 是鉴别甲亢病因、诊断 GD 的重要指标之一。新诊断的 GD 患者 75%～96%有 TRAb 阳性。需要注意的是，TRAb 包括刺激性（TSAb）和抑制性（TSBAb）两种抗体，而检测到的 TRAb 仅能反映有针对 TSH 受体的抗体存在，不能反映这种抗体的功能。

（六）TSAb

与 TRAb 相比，TSAb 不仅能与 TSH 受体结合，而且还可产生对甲状腺细胞的刺激作用。新诊断的 GD 患者 85%～100%TSAb 阳性。

（七）^{131}I 摄取率

^{131}I 摄取率是诊断甲亢的传统方法，目前已经被敏感 TSH 测定技术所代替。^{131}I 摄取率正常值为 3h 5%～25%，24h 20%～45%，高峰在 24h 出现。甲亢时 ^{131}I 摄取率表现为总摄取量增加，摄取高峰前移。

（八）甲状腺放射性核素扫描

甲状腺放射性核素扫描对于诊断甲状腺自主高功能腺瘤有意义。肿瘤区浓聚大量核素，肿瘤区外的甲状腺组织和对侧甲状腺无核素吸收。

四、诊断与鉴别诊断

（一）诊断

1. 甲亢的诊断

①高代谢症状和体征；②甲状腺肿大；③血清 TT_4、FT_4 增高，TSH 减低。具备以上三项诊断即可成立。

2. GD 的诊断

①甲亢诊断确立；②甲状腺弥漫性肿大（触诊和 B 超证实），少数病例可以无甲状腺肿大；

③眼球突出和其他浸润性眼征；④胫前黏液性水肿；⑤TRAb、TSAb、TPOAb阳性。以上标准中，①、②项为诊断必备条件，③、④、⑤项为诊断辅助条件。

（二）鉴别诊断

1. 甲状腺毒症原因的鉴别

甲状腺毒症原因的鉴别主要是甲亢所致的甲状腺毒症与破坏性甲状腺毒症（如亚急性甲状腺炎）的鉴别。两者均有高代谢表现、甲状腺肿和血清甲状腺激素水平升高。而病史、甲状腺体征和^{131}I摄取率是主要的鉴别手段。

2. 甲亢的原因鉴别

GD、结节性毒性甲状腺肿和甲状腺自主高功能腺瘤分别约占病因的80%、10%和5%。伴浸润性突眼、TRAb和TSAb阳性、胫前黏液性水肿等均支持GD的诊断。结节性毒性甲状腺肿、甲状腺自主高功能腺瘤的诊断主要依靠放射性核素扫描和甲状腺B超，GD的放射性核素扫描可见核素均质性的分布增强；结节性毒性甲状腺肿者可见核素分布不均，增强和减弱区呈灶状分布；甲状腺高自主功能腺瘤则仅在肿瘤区有核素浓聚，其他区域的核素分布稀疏。甲状腺B超可以发现结节和肿瘤。

五、治　　疗

（一）中医辨证论治

1. 肝郁气滞证

主症：颈前喉结两旁结块肿大，质地柔软，目胀，喜太息，胸胁胀痛，舌淡红，苔白，脉弦。本证多见于老年淡漠型甲亢患者。

治法：疏肝理气。

方药：四逆散（《伤寒论》）或柴胡疏肝散（《景岳全书》）加减。

常用药：柴胡、芍药、陈皮、当归、香附、川芎、枳壳。

方解：四逆散方中柴胡与白芍配伍，条达肝气，使肝气得舒；枳实与甘草配伍，理气和中，使肝脾功能协调。柴胡疏肝散方中柴胡疏肝解郁、调理气机；香附疏肝行气止痛，与柴胡相配增强疏肝解郁的效果；枳壳破气消积，宽中除胀，与柴胡一升一降，共同发挥疏肝理气的作用；陈皮理气开胃，燥湿化痰；川芎行气活血，开郁止痛；芍药养血柔肝，缓急止痛，与白芍相伍，一散一收；炙甘草调和诸药，缓急止痛。

2. 肝火炽盛证

主症：颈前轻度或中度肿大，一般柔软、光滑，烦热，容易出汗，性情急躁易怒，眼球突出，手指颤抖，面部烘热，口苦，舌质红，苔薄黄，脉弦数。

治法：清肝泄火。

方药：栀子清肝汤合藻药散加减。

常用药：栀子、柴胡、芍药、茯苓、甘草、当归、川芎、牡丹皮、牛蒡子、海藻、黄药子、龙胆草、夏枯草、石决明、钩藤、白蒺藜、牡蛎、生石膏、知母。

方解：栀子和牡丹皮清泄肝火，柴胡和芍药疏肝解郁，茯苓和甘草益脾养血，当归和川芎活血养血，牛蒡子散热利咽消肿，海藻消瘿散结，黄药子凉血降火。

3. 阴虚阳亢证

主症：颈前喉结两旁结块肿大，一般柔软光滑，怕热多汗，急躁易怒，眼球突出，手颤，心悸失眠，食纳亢进，形体消瘦，口干咽燥，月经不调，舌红，苔薄黄或少苔，脉弦细数。

治法：滋阴潜阳。

方药：阿胶鸡子黄汤（《重订通俗伤寒论》）加减。

常用药：阿胶、鸡子黄、生地黄、白芍、女贞子、天麻、钩藤、茯苓、生牡蛎、浙贝母、石决明。

方解：阿胶鸡子黄汤具有滋阴养血、柔肝息风的功效。方中阿胶滋阴补血，润燥止血；鸡子黄补心血，养阴润燥，镇静安神；白芍养血柔肝，缓急止痛；生地黄滋阴清热，凉血解毒；石决明平肝潜阳，清肝明目；钩藤息风止痉，清热平肝；茯神木宁心安神，健脾利水；生牡蛎平肝潜阳，软坚散结；络石藤舒筋活络，清热解毒；炙甘草调和诸药，补脾益气。

4. 气阴两虚证

主症：颈前喉结两旁结块无明显肿大，神疲乏力，气促多汗，口咽干燥，五心烦热，心悸失眠，健忘，形体消瘦，大便溏薄，舌红，苔少，脉细或虚数。

治法：益气养阴，宁心安神。

方药：天王补心丹（《校注妇人良方》）或参芪地黄汤（《杂病源流犀烛》）加减。

常用药：党参、茯苓、玄参、丹参、桔梗、远志、当归、五味子、麦冬、天冬、柏子仁、酸枣仁、生地黄。

方解：天王补心丹具有滋阴清热，养血安神的功效。方中生地黄为主药，滋阴养血，清虚热；玄参、天冬、麦冬清虚火；当归、丹参补血养心；人参益气宁心；柏子仁、酸枣仁安神；朱砂镇心安神；桔梗载药上行。参芪地黄汤具有滋补肝肾，益气养阴的功效。方中熟地黄、山药、茯苓、牡丹皮、山萸肉等药物起到滋补肾精，养阴生津的作用。

5. 痰瘀互结证

主症：颈前瘿肿，按之较硬或有结节，肿块经久未消，胸闷纳差，舌紫暗或有瘀斑，舌苔薄白或白腻，脉弦或涩。

治法：理气活血，化痰消瘿。

方药：桃红四物汤（《医宗金鉴》）合二陈汤（《太平惠民和剂局方》）加减。

常用药：桃仁、红花、当归、赤芍、白芍、川芎、法半夏、陈皮、茯苓、苍术、浙贝母、山慈菇、僵蚕。

方解：桃红四物汤具有活血化瘀、补血调血的功效。方中桃仁和红花以破血祛瘀为主，共同发挥活血化瘀的功效，熟地黄和当归具有滋阴补肝、养血调经的作用；白芍养血和营，增强补血之力；川芎活血行气，调畅气血。二陈汤具有燥湿化痰、理气和中的功效。方中半夏燥湿化痰，降逆止呕；橘红（陈皮）理气化痰；茯苓渗湿利水；炙甘草补脾和胃，调和诸药。

（二）西医治疗

目前尚不能对GD进行病因治疗。目前普遍采用三种疗法，即抗甲状腺药物（antithyroid drugs，ATD）、^{131}I和手术。ATD的作用是抑制甲状腺合成甲状腺激素，^{131}I和手术则是通过破坏甲状腺组织，减少甲状腺激素的产生来达到治疗目的。

1. ATD

ATD治疗是甲亢的基础治疗，但是单纯ATD治疗的治愈率仅有40%左右，复发率高达50%～60%。ATD也用于手术和^{131}I治疗前的准备阶段。常用的ATD分为硫脲类和咪唑类两类，硫脲类包括丙硫氧嘧啶（PTU）和甲硫氧嘧啶等；咪唑类包括甲巯咪唑（MMI）等。MMI半衰期长，可以每日单次使用。PTU血浆半衰期较短，发挥作用迅速，但需保证6～8h给药一次。两药比较，倾向优先选择MMI，因为PTU的肝脏毒性大于MMI。但在下列两种情况下优选PTU，即妊娠T1期（1～3个月）甲亢、甲状腺危象。

甲亢本身可以引起白细胞减少及轻度的肝功能异常，需要与ATD的粒细胞缺乏症、肝脏毒性等不良反应相鉴别。应当在用药前常规检查白细胞数目、肝功能作为对照，并定期观察其变化。药物不良反应主要包括：①粒细胞缺乏症：若中性粒细胞<1.5×10^9/L时应当暂停ATD治疗。②肝损伤：PTU引起的药物性肝炎常见转氨酶升高，MMI的肝脏毒性作用主要是胆汁淤积，主要发生在大剂量用药者和老年患者。③皮疹：轻度皮疹可换用另外一种ATD。发生严重皮疹反应者，需停用ATD。

2. ^{131}I

^{131}I治疗甲亢的目的是破坏甲状腺组织，减少甲状腺激素产生。治疗机制是^{131}I被甲状腺摄取后释放出β射线，破坏甲状腺组织细胞。

适应证：①甲状腺肿大Ⅱ度以上；②对ATD过敏；③ATD治疗或者手术治疗后复发；④甲亢合并心脏病；⑤甲亢伴白细胞减少、血小板减少或全血细胞减少；⑥甲亢合并肝、肾等脏器功能损害；⑦拒绝手术治疗或者有手术禁忌证；⑧浸润性突眼。对轻度和稳定期的中、重度GO可单用^{131}I治疗甲亢，对活动期患者，可以加用糖皮质激素。

禁忌证：妊娠和哺乳期妇女。

并发症：①放射性甲状腺炎；②诱发甲状腺危象；③加重活动性GO等。

3. 手术

适应证：①甲状腺肿大显著（80g），有压迫症状；②中、重度甲亢，长期服药无效，或停药复发，或不能坚持服药者；③胸骨后甲状腺肿；④细针穿刺细胞学检查（FNAC）怀疑恶变；⑤ATD治疗无效或者过敏的妊娠患者，手术需要在妊娠T2期（4～6个月）施行。

禁忌证：①重度活动性GO；②合并较重的心、肝、肾疾病，不能耐受手术；③妊娠T1期（1～3个月）和T3期（7～9个月）。T1和T3期手术可以出现流产和麻醉剂致畸。

并发症：手术损伤导致永久性甲状旁腺功能减退症和喉返神经损伤。

4. 其他治疗

（1）**碘剂**　碘元素与甲状腺关系密切，犹如一把双刃剑。一方面，减少碘摄入量是甲亢的基础治疗之一。过量碘的摄入会加重和延长病程，增加复发的可能性，所以甲亢患者应当食用无碘食盐，慎用含碘药物和含碘照影剂。另一方面，碘剂用于治疗甲亢有着悠久的历史，其机制是沃尔夫-契可夫效应（Wolff-Chaikoff effect），即血清碘浓度超过一定阈值时甲状腺中有机碘合成会被明显抑制，但缺陷在于，其效应短暂，甚至超高剂量碘剂导致碘脱逸现象，使甲亢加重，因而碘剂的治疗效果存在争议。推荐在手术前和甲状腺危象等特定场景使用。

（2）**β受体阻滞剂**

作用机制：阻断甲状腺激素对心脏的兴奋作用；阻断外周组织T_4向T_3的转化，主要在ATD治疗初期使用，可较快控制甲亢的临床症状。

六、预　　后

目前普遍采用的甲亢治疗手段各有利弊，其中ATD作为GD首选治疗方法近年有增加趋势。ATD属于非破坏性治疗，临床治愈率为40%～60%，但患者常需频繁监测甲状腺功能，治疗疗程长、复发率高，且易发生白细胞减少、肝功能异常等不良反应。^{131}I和手术则属于破坏性治疗，疗程短、治愈率高、复发率低；但甲减发生率显著增高，往往需终身激素替代治疗，且^{131}I治疗存在导致Graves眼病加重或新发Graves眼病的风险，手术治疗存在术后并发症的风险，故往往不作为病情轻、甲状腺轻中度肿大患者的首选治疗措施。

中医学治疗GD注重立足疾病全程，与西药配合可缩短治疗病程，减少西药剂量，降低甲亢复发率，减轻西药治疗的不良反应，有效降低甲状腺抗体水平，提高患者的生活质量，且可改善机体免疫机能。

七、展　望

中医药使用富碘中药治疗瘿病，历史悠久，经验丰富。海藻、昆布等饮片碘含量远高于其他常用中药，称为富碘中药。《神农本草经》最早记载海藻“味苦，寒，无毒。治瘿瘤气”；《千金翼方》《外台秘要》均记载用海藻治瘿；海藻玉壶汤、活血消瘿汤、十全流气汤、四海舒郁丸，均是以富碘中药为君药的治瘿方剂。古代治瘿方剂用药规律研究表明富碘中药应用频次较高。

临床和实验研究证明富碘中药是GD患者的有效选择，但目前对富碘中药治疗GD的有效性、安全性、适宜性、用量及疗程仍存在不同意见，为了规范本类中药在GD患者中的应用，提高富碘中药在GD中的治疗地位，近年来，学术界形成《富碘中药治疗Graves病专家共识》，主要推荐意见如下。推荐以下患者应用富碘中药：①ATD不耐受且拒绝 ^{131}I 或手术治疗的GD患者；②轻、中度GD，血清 FT_4 和TRAb水平小于实验室所能测定的范围上限且患者愿意接受中药治疗；③如果富碘中药治疗无效可以配合小剂量的ATD。富碘中药治疗GD的剂量为单药15～30g，疗程一般为3个月，治疗过程中2周监测1次甲状腺功能，根据结果调整用量和疗程。重度GD及血清 FT_4 和TRAb水平大于实验室所能测定的范围上限的患者应慎用。治疗过程中应注意可能会出现的碘过敏样反应及碘脱逸现象。

（陈清光）

参 考 文 献

葛均波，徐永健，王辰，2018. 内科学. 9版. 北京：人民卫生出版社.
《中成药治疗优势病种临床应用指南》标准化项目组，2022. 中成药辅助治疗甲状腺功能亢进症（Graves病）临床应用指南（2021年）. 中国中西医结合杂志，42（9）：1029-1039.
中国医师协会中西医结合医师分会内分泌与代谢病学专业委员会，倪青，高天舒，2021. 甲状腺功能亢进症病证结合诊疗指南（2021-01-20）. 世界中医药，16（2）：193-196.
中国中西医结合学会内分泌学专业委员会，2021. 富碘中药治疗Graves病专家共识. 中国中西医结合杂志，41（6）：663-667.
周仲瑛，2003. 中医内科学. 北京：中国中医药出版社.

第二节　甲状腺功能减退症

甲状腺功能减退症（hypothyroidism）简称甲减，是由各种原因引起的甲状腺激素合成、分泌或生物效应不足所致的全身性低代谢综合征，其病理特征是皮肤角化，黏多糖在真皮层堆积，表现为黏液性水肿。我国甲减患病率约为17.8%，其中亚临床甲减患病率为16.7%，临床甲减患病率占比为1.1%，我国甲减的年发病率为0.29%，并有逐年递增趋势，女性和老人是主要的患病人群。

甲减在古代中医学中无专属对应病名，根据其临床表现，本病属中医学“瘿病”“劳瘿”“虚劳”等范畴。甲减病机复杂，总体来说是本虚标实，以阳气虚衰为本，而气滞、痰浊、瘀血为标。病位涉及心、脾、肾等脏腑。

一、病 因 病 机

（一）中医病因病机

病因主要归于先天、后天及医源性三个方面，先天因素主要由于地域或遗传性造成母体缺碘及父母精气不足而致；后天由于营养不足、劳伤胃气、瘿病病久及肾而致；医源性因用药不当及手术损伤而致。

甲减的病因病机虽然复杂，但以阳虚为本，气滞、痰凝、血瘀为标。根据甲减不同阶段的症状体征及舌脉象表现，可分为亚临床甲减期（轻度、重度）和临床甲减期（早、中、晚期）两期。其中，重度亚临床甲减期，病位主要在肝、脾，主要证型有肝郁痰阻证和脾气虚弱证。临床甲减早期，病位主要在肝、脾，主要证型有肝郁脾虚证。临床甲减中期，病位主要在脾、肾、心，主要证型有脾肾阳虚证和心肾阳虚证。临床甲减晚期，病位主要在肝、脾、心、肾，主要证型有阳气衰竭证。

（二）西医病因及分类

1. 病因

①自身免疫损伤：最常见的原因是自身免疫性甲状腺炎，包括桥本甲状腺炎、萎缩性甲状腺炎、产后甲状腺炎等。②甲状腺破坏：包括甲状腺手术、^{131}I治疗等，10年甲减累积发生率为40%～70%。③碘过量：可引起具有潜在性甲状腺疾病者发生甲减，也可诱发和加重自身免疫性甲状腺炎。含碘药物胺碘酮诱发甲减的发生率是5%～22%。④ATD：如硫脲类、咪唑类等药物使用过量。

2. 分类

根据病变发生的部位分类：①原发性甲减，由甲状腺腺体本身病变引起的甲减，占全部甲减的95%以上，多由自身免疫、甲状腺手术和甲亢^{131}I治疗所致。②中枢性甲减，由下丘脑和垂体病变引起的甲减，垂体疾病及产后大出血是较常见的原因。③甲状腺激素抵抗综合征，由甲状腺激素在外周组织实现生物效应障碍引起的综合征。根据病变的原因分类：药物性甲减、手术后甲减、^{131}I治疗后甲减、特发性甲减、垂体或下丘脑肿瘤手术后甲减等。根据甲状腺功能减低的程度分类：临床甲减和亚临床甲减。

二、临床表现

甲减发病隐匿，病程较长，不少患者缺乏特异症状和体征。症状主要表现以代谢率减低和交感神经兴奋性下降为主，病情轻的早期患者可以没有特异症状。典型患者表现为畏寒、乏力、手足肿胀感、嗜睡、记忆力减退、少汗、关节疼痛、体重增加、便秘，女性月经紊乱，或者月经过多、不孕。部分患者可有表情呆滞、反应迟钝、声音嘶哑、听力障碍，面色苍白、颜面和（或）眼睑水肿、唇厚舌大、常有齿痕，皮肤温度低、水肿、脉率缓慢。累及心脏可以出现心包积液和心力衰竭。重症患者可发生黏液性水肿昏迷。

1. 亚临床甲减期

1）轻度亚临床甲减期（TSH＜10mU/L），常无典型的临床症状及体征，诊断主要依据实验室指标。

2）重度亚临床甲减期（TSH≥10mU/L），可见甲状腺肿大或甲状腺自身抗体阳性，主要临床表现为颈前不适，肿胀感或异物感，情绪低落，乏力，善太息，胁肋胀满，腹胀，纳减，便溏，舌淡红或淡胖，苔薄白或腻，脉弦或沉细等。

2. 临床甲减期

1）甲减早期：甲状腺轻度肿大，可见甲状腺自身抗体阳性。主要临床表现为颈部肿大，颈前有异物感，吞吐不爽，情绪焦虑或抑郁，善太息，胁肋胀满或疼痛，乏力懒言，食少腹胀，大便或干或溏，腹痛欲泻，泻后痛减，舌淡，苔薄白，脉弦细或缓。

2）甲减中期：甲状腺轻中度肿大，可见甲状腺自身抗体阳性，常伴血常规、血脂异常。颈前漫肿，吞咽不适或有异物感，形寒肢冷，倦怠嗜睡，面色㿠白，胸闷憋痛，腰膝酸软，小便清长，肢体浮肿，少汗或无汗，发枯易落，大便排出困难或五更泻，舌淡胖有齿印或淡紫，苔白滑，脉沉细或沉迟或结代。

3）甲减后期：甲状腺肿大或萎缩，常伴血压、体温下降，可出现窦性心动过缓、T 波低平，或心包积液、心力衰竭、心肌酶升高。主要临床表现为甲状腺肿大或萎缩，严重时可见神昏，精神萎靡，四肢末梢不温，声低息微，肌肉弛张无力，血压、体温下降，舌淡胖，脉微欲绝。

三、实验室及其他检查

1）血清 TSH、TT_4 和 FT_4：原发性甲减血清 TSH 增高，TT_4 和 FT_4 均降低。TSH 增高，TT_4 和 FT_4 降低的水平与病情程度相关。血清 TT_3、FT_3 早期正常，晚期减低，不作为诊断原发性甲减的必备指标。亚临床甲减仅有 TSH 增高，TT_3、TT_4 和 TT_4、FT_4 多正常。

2）TPOAb、TgAb：是确定原发性甲减病因的重要指标和诊断自身免疫性甲状腺炎（包括桥本甲状腺炎、萎缩性甲状腺炎）的主要指标。一般认为 TPOAb 的意义较为肯定。

3）其他检查：甲减患者可出现轻、中度贫血，血清总胆固醇、心肌酶谱升高，少数病例出现血清 PRL 升高、蝶鞍增大。

四、诊断与鉴别诊断

（一）诊断

1）甲减的临床表现。

2）实验室检查血清 TSH 增高，FT_4 减低，原发性甲减诊断即可以成立。进一步寻找甲减的病因。如果 TPOAb 阳性，可考虑甲减的病因为自身免疫性甲状腺炎。

3）实验室检查血清 TSH 减低或者正常，TT_4、FT_4 减低，考虑中枢性甲减。可通过促甲状腺素释放激素（thyrotropin-releasing hormone，TRH）兴奋试验证实。进一步寻找垂体和下丘脑的病变。

（二）鉴别诊断

1）慢性疲劳综合征：表现为长期的疲劳感，但没有甲状腺功能异常的生化证据。

2）抑郁症：也可以表现为疲劳、体重增加、精神运动迟缓等症状，但通常没有甲减的甲状腺激素水平改变。

3）贫血：可能导致乏力、苍白等症状，但血液检查可发现血红蛋白水平降低。

4）肾功能不全：可能导致全身性的症状，如疲劳、食欲不振等，但通常伴有肾功能指标的改变。

5）黏液性水肿：是一种罕见的遗传性疾病，表现为身体和精神发育迟缓，可能与甲减有相似的临床表现。

6）垂体或下丘脑疾病：可能导致 TSH 分泌不足，从而引起继发性甲减。

7）药源性甲减：某些药物，如 ATD、锂、碘剂等，可能导致甲减。

8）低三碘甲状腺原氨酸综合征：指非甲状腺疾病原因引起的血中 T_3 降低的综合征。严重的全身性疾病、创伤和心理疾病等都可能导致血甲状腺激素水平的改变，它反映了机体内分泌系统对疾病的适应性反应。主要表现在血清 TT_3、FT_3 水平降低，血清 rT_3 增高，血清 T_4、TSH 水平正常。

五、治　　疗

（一）中医辨证论治

1. 肝郁痰阻证

主症：颈前不适，颈部肿胀或有异物感，情绪低落，胁肋胀满，善太息，舌淡红，苔薄白，脉弦或弦滑。

治法：疏肝健脾，理气化痰。

方药：柴胡疏肝散（《景岳全书》）合二陈汤（《太平惠民和剂局方》）。

常用药：陈皮、柴胡、川芎、香附、枳壳、白芍、半夏、橘红、茯苓。

方解：柴胡疏肝散具有疏肝解郁、理气化痰的功效。方中柴胡为君药，善于疏肝解郁；香附和川芎为臣药，理气活血止痛；陈皮、枳壳为佐药，理气行滞；白芍和甘草为使药，养血柔肝，缓急止痛。二陈汤具有燥湿化痰、理气和中的功效。方中半夏燥湿化痰、降逆止呕，橘红（陈皮）理气化痰，茯苓渗湿利水，炙甘草补脾和胃、调和诸药。

2. 脾气虚弱证

主症：颈前肿胀或有异物感，乏力懒言，腹胀，纳减，便溏，白带增多，舌淡胖，或边有齿痕，苔薄白腻，脉沉细或缓。

治法：补脾益气。

方药：补中益气汤（《太平惠民和剂局方》）。

常用药：黄芪、白术、陈皮、升麻、柴胡、人参、甘草、当归。

方解：补中益气汤具有补中益气、升阳举陷的功效。方中黄芪为君药，具有补气升阳的作用；人参（或党参）为臣药，补中益气；白术、炙甘草为佐药，健脾益气；当归、陈皮、柴胡、升麻为使药，调和诸药并协助升阳。

3. 肝郁脾虚证

主症：颈部肿大，颈前有异物感，吞吐不爽，情绪焦虑或抑郁，善太息，胁肋胀满或疼痛，乏力懒言，食少腹胀，大便或干或溏，腹痛欲泻，泻后痛减，舌淡，苔薄白，脉弦细或缓。

治法：疏肝健脾。

方药：逍遥散（《太平惠民和剂局方》）。

常用药：当归、茯苓、白芍、白术、柴胡、薄荷、茯苓。

方解：逍遥散具有疏肝解郁、养血健脾的功效。方中柴胡作为君药，具有疏肝解郁的作用；当归和白芍作为臣药，能够养血柔肝；茯苓、白术和炙甘草则为佐药，健脾益气；生姜和薄荷则作为佐使药，助于疏散郁遏之气，透达肝经郁热。

4. 脾肾阳虚证

主症：颈前漫肿，吞咽不适或有异物感，形寒肢冷，面色㿠白，腰膝酸软，小便清长，肢体浮肿，皮肤干燥，发枯易落，阳痿，月经量少或闭经，大便排出困难或五更泻，舌淡胖有齿印，苔白滑，脉沉细或沉迟无力。

治法：补益脾肾，温阳化气。

方药：金匮肾气丸（《金匮要略》）。

常用药：地黄、山药、山茱萸、茯苓、牡丹皮、泽泻、桂枝、附子。

方解：金匮肾气丸具有补肾助阳、化生肾气的功效。方中干地黄滋补肾阴，重用为君药，山药、山茱萸补肝益脾，滋补肾精，泽泻、茯苓利水渗湿，泄肾中水邪，牡丹皮清泄肝火，调和阴阳，桂枝、附子（炮）温阳化气，助阳之弱。

5. 心肾阳虚证

主症：颈部肿大，吞咽不适或有异物感，心悸怔忡，胸闷憋痛，倦怠嗜睡，形寒肢冷，肢体浮肿，少汗或无汗，唇甲青紫，舌淡紫，苔白而滑，脉沉迟或结代。

治法：温补心肾，化气利水。

方药：右归丸（《景岳全书》）；真武汤合桂枝甘草龙骨牡蛎汤（《伤寒论》）。

常用药：熟地黄、附子、肉桂、山药、山茱萸、菟丝子、鹿角胶、枸杞子、当归、杜仲、茯苓、白术、白芍、桂枝、龙骨、牡蛎。

方解：右归丸功效温肾补阳，引命门之火归原。方中熟地黄、山药、山茱萸等均具有补益肾精的作用。真武汤和桂枝甘草龙骨牡蛎汤，前者主要用于治疗少阴病中的水气症状，后者则用于治疗因误治导致的阴阳离决、阳浮于上、阴陷于下的烦躁症状。

6. 阳气衰竭证

主症：甲状腺肿大或萎缩，神昏，四末不温，声低息微，肌肉弛张无力，血压、体温下降，舌淡胖，脉微欲绝。

治法：大补元气，回阳救逆。

方药：甘草人参汤；回阳救急汤（《伤寒六书》）。

常用药：人参、附子、干姜、白术、肉桂、陈皮、五味子、茯苓、半夏。

方解：回阳救急汤具有回阳固脱、益气生脉的功效。方中附子、干姜等辛热药物温阳逐寒，振奋阳气，人参、白术、炙甘草等药材补益脾胃，益气生脉，使阳气得以恢复。

（二）西医治疗

1. 左甲状腺素（L-T_4）治疗

治疗的目标是将血清 TSH 和甲状腺激素水平恢复到正常范围，通常需要终身服药。治疗的剂量取决于患者的病情、年龄、体重和个体差异。一般从 25～50μg/d 开始，每日早晨服药一次。每 1～2 周增加 25μg，直到达到治疗目标。小于 50 岁，既往无心脏病病史的患者可以尽快达到完全替代剂量，50 岁以上的患者服用 L-T_4前要常规检查心脏状态。补充甲状腺激素，重新建立下丘脑-垂体-甲状腺轴的平衡一般需要 4～6 周，所以治疗初期，每 4～6 周测定激素指标。然后根据检查结果调整 L-T_4剂量，直到达到治疗目标。治疗达标后，需要每 6～12 个月复查一次激素指标。

2. 亚临床甲减的处理（建议参考临床指南）

部分亚临床甲减将发展为临床甲减，此外，亚临床甲减引起的血脂异常可以促进动脉粥样硬化的发生和发展。目前认为在下述情况需要给予 L-T_4治疗：高胆固醇血症、血清 TSH＞10mU/L。

六、预　后

甲减一般病程较长，多为久病痼疾，其转归及预后，与体质的强弱，脾肾的盛衰，能否解除致病原因，以及是否得到及时、正确的治疗、护理等因素有密切关系。“虚则补之，实则泻之”，补虚泻实是治疗本病的基本原则，应根据病理属性的不同，分别采用益气、疏肝健脾、补肾温阳的治法，辅以理气行气、化痰利水等治则，并结合五脏病位的不同而选方用药，以加强治疗的针对性。对于虚中夹实及兼感外邪者，治疗当补中有泻，补泻兼施，防止因邪恋而进一步耗伤正气。做好调摄护理，对本病的康复具有重要作用。

七、展　望

中医在甲减防治方面积累了丰富的经验。甲减不仅发病率高，而且病机复杂，病情缠绵，常可导致心脑血管、消化、呼吸、肾上腺、性腺等多系统多脏器的损害，病情严重者可发生甲减危象、心肾功能衰竭等并发症，危及生命。目前临床主要采取甲状腺激素制剂替代疗法，常需终身服药，而且存在一定不良反应，因此发挥中医优势，与现代医学结合辨证治疗甲减成为新的趋势。

（陈清光）

参 考 文 献

葛均波，徐永健，王辰，2018. 内科学. 9 版. 北京：人民卫生出版社.
庞国明，武楠，倪青，2023. 成人原发性甲状腺功能减退症病证结合诊疗指南. 世界中医药，18(16)：2265-2272.
周仲瑛，2003. 中医内科学. 北京：中国中医药出版社.

第三节　亚急性甲状腺炎

亚急性甲状腺炎（subacute thyroiditis，SAT）简称亚甲炎，又称德昆兰（De Quervain）甲状腺炎、肉芽肿性甲状腺炎等，是一种较为常见的自限性非细菌性甲状腺炎症。临床表现复杂多样，典型表现以甲状腺疼痛、肿大、压痛及全身炎症反应为特征。大概 1/2 的患者在病初几周内会表现出甲状腺功能亢进症的症状，随后可能出现甲状腺功能减退症至恢复正常的过程。甲状腺疼痛通常持续数周至数月不等。常与其他一些甲状腺疾病的临床表现相互重叠，因而易于误诊误治。

本病多由病毒感染所致，多数患者于上呼吸道感染后紧接着发病。病原体可以是腮腺炎病毒、柯萨奇腺病毒、流感病毒、埃可病毒等。发病多在春季和夏季，以中青年女性发病率为高，女性是男性的 3～5 倍，高发年龄为 30～50 岁。

中医学认为，亚急性甲状腺炎可归属于“瘿痈”“瘿痛”“瘿毒”“结喉痈”等范畴。本病源于外感风热、风温，患者自身正气不足，无力抗邪，外邪传变入里化热，热毒循经壅结于颈前；其基本病理变化为肝郁化热，气郁痰凝，瘀血凝滞，病变脏腑涉及肝、胆、脾、胃，治疗以“清热、理气、化痰、散瘀”为主。

一、病 因 病 机

（一）中医病因病机

亚急性甲状腺炎的发生多以肝郁气滞的内因为基础，外感风热、疫气的外因为辅，内外因共同致病。病机为气滞血瘀痰凝，病变脏腑涉及肝、胆、脾、胃。患者平素情志不遂，肝失疏泄，肝郁日久则生热化火，加之外感风热、疫气之毒，火热愈炽，客于脾胃或肝胆，循经上达，止于颈部，两热相合成痈，发病日久可导致瘀血、痰湿等多种病理产物出现而使疾病复杂化。

（二）西医病因及发病机制

1. 病因

本病病因尚未完全阐明，一般认为和病毒感染、自身免疫反应有关。患者发病前常有呼吸道感染史，发病常随季节变动，并且具有一定的流行性；患者血中有病毒抗体存在，最常见的是柯萨奇病毒抗体，其次是腺病毒抗体、腮腺炎病毒抗体、流感病毒抗体等。研究发现，亚急性甲状腺炎发病机制与机体自身免疫损伤有关，环境因素及遗传因素均可以影响亚急性甲状腺炎的发病，病毒感染等诱因可直接损伤甲状腺而诱发亚急性甲状腺炎。亚急性甲状腺炎患者机体内存在直接针对甲状腺抗原的抗体及致敏 T 淋巴细胞，提示免疫反应与亚急性甲状腺炎的发病机制密切相关，包括病毒感染等各种致病因素可损伤甲状腺后释放隔离抗原并诱导免疫反应。人类白细胞抗 B35（HLA-B35）在亚急性甲状腺炎患者中的阳性率高达 70%，家族性亚急性甲状腺炎的发生及复发与 HLA-B35 存在关联。

2. 发病机制

亚急性甲状腺炎是一种非特异的、一过性的免疫反应，具有自限性。甲状腺滤泡上皮破坏是亚急性甲状腺炎病理生理的主要表现。病毒感染了具有遗传易感性的人群（HLA-B35 或 HLA-B67 阳性），引起免疫反应激活细胞毒性 T 淋巴细胞，导致患者甲状腺滤泡上皮细胞破坏和滤泡完整性丧失，从而引起甲状腺局部炎症反应及甲状腺激素释放过多的症状。已经生成的甲状腺激素与异常的碘化物质一起从滤泡释放入血中，使血清 T_3、T_4 升高，产生临床甲状腺功能亢进症。在本病后期，由于滤泡上皮破坏，TSH 无法使甲状腺增加对放射性碘的摄取，致使放射性碘摄取率减低，甲状腺激素不能合成，滤泡内储存的以前生成的激素已排尽，血中的 T_3 及 T_4 浓度下降，甚至出现甲减。如病情不再活动，甲状腺摄碘率可高于正常一段时间，最终，随激素分泌的恢复，血中 T_3、T_4 升高，TSH 浓度下降至正常范围。

二、临床表现

亚急性甲状腺炎是一种自限性疾病，临床表现概括为以下几点。

1）上呼吸道感染前驱症状：如不明原因的发热、颈部疼痛、肌肉疼痛、咽喉疼痛、吞咽困难、倦怠疲劳等。

2）甲状腺区特征性疼痛：最为特征的表现为甲状腺部位的疼痛和压痛，常向颌下、耳后放射。

3）甲状腺肿大：甲状腺病变范围可先从一叶开始，以后扩大或转移至另一叶，或始终限于一叶。触诊时病变的甲状腺肿大，质地坚硬，压痛明显。

4）甲状腺功能变化相关临床表现，分为甲状腺毒症期、甲状腺功能减退期、甲状腺功能恢复期三个阶段。

三、实验室及其他检查

（一）常规检查

1）甲状腺功能：由于甲状腺滤泡细胞破坏，已经生成的甲状腺激素与异常的碘化物质从滤泡释放入血，使血清 T_4 及 T_3 升高，临床上产生甲状腺功能亢进症，并抑制 TSH 分泌。由于滤泡上皮细胞破坏，TSH 不能增加甲状腺滤泡上皮细胞对放射性碘的摄取，致使甲状腺放射性碘摄取率减低，因此，甲亢期虽然血清 TT_4、FT_3、FT_4 升高，TSH 分泌受抑制，但甲状腺摄碘率低，甲状腺核素扫描不显影或显影不清，呈所谓“分离现象”。本病后期，由于储存在滤泡内的激素已排尽，血清 T_4 及 T_3 浓度下降，有时降至甲状腺功能减退水平，TSH 升高。部分病例甲状腺滤泡细胞破坏程度不重，无上述变化，血清 T_3、T_4 和 TSH 可在正常范围。

2）ESR：明显增快，多≥40mm/h，可达 100mm/h，随病情好转，ESR 逐渐恢复正常，ESR 正常可作为药物减量的指标。

3）血常规：白细胞计数轻至中度增高，中性粒细胞正常或稍高，也可见淋巴细胞计数升高，但无特异性。

4）甲状腺放射性核素扫描：甲状腺扫描多示凉结节、冷结节或完全不显影。随着病情好转，甲状腺摄碘率逐渐恢复，甲状腺扫描可显示稀疏不均匀图像。进入恢复期为甲状腺修复阶段，甲状腺扫描恢复正常；少数患者甲状腺可遗留有小结节。

5）彩色多普勒超声：超声检查时甲状腺体积数位增大、低回声相和甲状腺边界模糊是主要表现。用 B 超测甲状腺体积可见随病情好转而体积下降，如有复发则甲状腺体积又可增大。

（二）其他检查

1）甲状腺抗体 TgAb 或 TPOAb 阴性或低滴度。呼吸道病毒抗体滴度增高，多在 6 个月后逐渐消失。

2）甲状腺 FNAC：当临床症状不典型、甲状腺肿大明显或伴有结节时，可考虑行 FNAC 以帮助明确诊断并与其他甲状腺疾病相鉴别，主要目的是鉴别甲状腺瘤、腺癌、髓样癌和桥本甲状腺炎。FNAC 涂片可见滤泡细胞、多核巨细胞、炎性粒细胞改变。

3）CT：急性期 CT 检查可见甲状腺不规则肿大，实质密度呈灶状减低，于增强扫描时显示不清楚，似有肿块或结节，界限模糊，边缘隆起或有分叶，被膜完整，无甲状腺外浸润征象。复查病例中可见病变具有反复性和游移性（患侧好转而又在对侧发生）。治疗后随访，CT 图像中实质密度趋于均匀。

四、诊断与鉴别诊断

（一）诊断

典型的亚急性甲状腺炎诊断不难，临床主要表现为甲状腺肿大、疼痛和触痛，同时伴有全身症状，发病前有上呼吸道感染史或伴有发热，实验室检查可有血白细胞总数及中性粒细胞轻度升高、ESR 明显增快、CRP 升高，以及血清 TT_3、TT_4、FT_3 和 FT_4 升高，而甲状腺摄碘率降低，甲状腺扫描示不显影或稀疏。

根据 2008 年颁布的《中国甲状腺疾病诊治指南——甲状腺炎》，本病的诊断标准如下：①起病前有上呼吸道感染或腮腺炎病毒感染史；②甲状腺肿大、质硬、疼痛或明显触痛，或伴有发热、咽痛、乏力、多汗等症状；③甲状腺功能检查：FT_3、FT_4 升高，TSH 正常或下降，甲状腺摄碘率降低；④一过性甲状腺功能亢进症；⑤ESR 加快；⑥甲状腺超声诊断为亚急性甲状腺炎。符合②、③、④项即可诊断亚急性甲状腺炎。

（二）鉴别诊断

1）上呼吸道感染：部分患者先出现咽部不适、疼痛等前驱症状，经抗生素或抗病毒治疗后好转不明显，同时出现体重下降、心慌、手抖，应注意排除亚急性甲状腺炎。

2）急性化脓性甲状腺炎：为急性细菌感染，炎症反应明显，甲状腺局部皮肤可有红、肿、热、痛表现，有全身症状及体温升高，血白细胞及中性粒细胞升高明显，甲状腺穿刺可抽出脓液，抗生素治疗效果显著。

3）甲状腺腺瘤囊性变或腺瘤样结节合并急性出血：常发生于原有甲状腺疾病的基础上。甲状腺局部有结节，轻度压痛，质地较硬，ESR、CRP、血清 T_3 和 T_4、甲状腺摄碘率正常，甲状腺扫描有凉结节或冷结节，B 超检查甲状腺包块有液性暗区，甲状腺穿刺可抽出暗红色或咖啡样液体，抽液后疼痛立即减轻。

4）甲状腺癌：约有 10%的亚急性甲状腺炎患者甲状腺呈局部肿大而其他症状不明显，甲状腺结节较韧或硬，结节处仅有轻微压痛，扫描为孤立的冷结节，易误诊为甲状腺癌。但亚急性甲状腺炎疼痛可自行缓解或迅速波及对侧，常伴有全身症状，ESR 快、CRP 高、甲状腺摄碘率低、应用糖皮质激素疗效显著等，可与之鉴别。必要时可行甲状腺 FNAC，有助于鉴别。

5）Graves 病：亚急性甲状腺炎合并甲状腺功能亢进症者多起病较急、病程较短，甲状腺功能亢进症状轻中度，且为一过性，无眼征，甲状腺无血管杂音者，甲状腺扫描示稀疏或不显影。为避免误诊误治，对短期内出现甲状腺功能亢进症状，伴明显疲乏而无突眼、无甲状腺血管杂音者，应进行甲状腺扫描以助鉴别。对已口服抗甲状腺药物治疗且短期内症状明显改善甚至出现甲状腺功能减退者，应注意排除亚急性甲状腺炎。

五、治　疗

（一）中医辨证论治

根据本病各阶段（甲状腺毒症期、甲状腺功能减退期、甲状腺功能恢复期）的不同表现和症状，采用清热、理气、化痰、散瘀等辨证治疗。

1. 外感风热证

主症：颈前肿胀、疼痛，向耳部、枕部、下颌部放射，畏寒发热，头痛咽痛，小便黄，大便干，舌质红，苔薄黄，脉浮数。

治法：疏风清热，消肿止痛。

方药：银翘散（《温病条辨》）。

常用药：金银花、连翘、薄荷、荆芥、淡豆豉、牛蒡子、桔梗、淡竹叶、芦根、甘草等。

方解：方中连翘、金银花为君药，疏风解热，清热解毒。薄荷、牛蒡子疏散风热，解毒利咽；荆芥、淡豆豉有发散解表，解毒除烦功效，为臣药。淡竹叶、芦根清热生津，桔梗清热解毒而利咽喉，三者同为佐药。甘草调和诸药。诸药合用，外散风热，内清热毒，消肿止痛，多用于亚急性甲状腺炎初期。

2. 肝郁胃热证

主症：畏寒发热，多汗，口苦咽干，渴而欲饮，心悸手抖，急躁易怒，多食易饥，颈部肿胀疼痛，压痛明显，小便黄，大便干，舌质红，苔薄黄，脉弦数。

治法：清肝养阴，消肿止痛。

方药：丹栀逍遥散（《内科摘要》）。

常用药：牡丹皮、栀子、柴胡、当归、茯苓、白术、枳实、芍药、薄荷、生姜、甘草等。

方解：方中以牡丹皮、栀子为君药，疏肝解郁、清热凉血、泻火除烦。柴胡疏肝解郁，芍药养血敛阴，柔肝缓急；当归养血和血，为血中之气药；当归、芍药与柴胡相合，养血柔肝调气，共为臣药。白术、茯苓健脾益气，实土以抑木，使营血生化有源；薄荷疏散郁遏之气，透达肝经郁热；生姜温胃降逆和中，共为佐药。甘草益气补中，调和诸药，为使药。诸药相合，共奏清肝养阴、消肿止痛之功。可酌加夏枯草、连翘、板蓝根等清热解毒，具有抗病毒作用。

3. 肝热痰凝证

主症：颈前肿疼，头身困倦，眩晕欲睡，痰多而黏，胸闷不舒，舌苔厚腻，脉滑数。

治法：清泄肝热，化痰消肿。

方药：柴胡疏肝散（《证治准绳》）合海藻玉壶汤（《医宗金鉴》）。

常用药：柴胡、陈皮、川芎、香附、枳壳、芍药、海藻、贝母、昆布、青皮、当归、半夏、连翘、独活、甘草等。

方解：柴胡疏肝散方以柴胡为君，功善疏肝解郁。香附理气疏肝而止痛，川芎活血行气以止痛，两药相合，共为臣药，助柴胡以解肝经之郁滞，并增行气活血止痛之效。陈皮、枳壳理气行滞，芍药、甘草养血柔肝，缓急止痛，均为佐药。甘草调和诸药，为使药。诸药相合，共奏疏肝行气、活血止痛之功。海藻玉壶汤方以海藻为主药命名，配合诸药消瘿散结，功效优良，犹如玉制之壶可贵，故名海藻玉壶汤。方中以海藻、昆布、海带化痰软坚、散结消瘿为君。半夏、贝母助君药化其痰；连翘消肿解毒，陈皮、青皮行气化痰，共为臣药；当归、川芎调和气血，独活祛风通络，用为佐药。诸药合用，共奏化痰散结、行气消瘿之功效。

4. 阴虚火旺证

主症：颈前肿痛，伴虚烦不寐，面部灼热，怕热多汗，舌红，脉细数。

治法：养阴清热，消肿止痛。

方药：清骨散（《证治准绳》）。

常用药：银柴胡、胡黄连、秦艽、鳖甲、地骨皮、青蒿、知母、甘草等。

方解：方中银柴胡善清虚劳骨蒸之热，而无苦舌之弊，为君药。胡黄连、知母、地骨皮入阴分，退骨热以解骨蒸劳热，青蒿、秦艽清伏热，共为臣药。鳖甲咸寒，滋阴潜阳，并引入阴以清热，为佐药。少量甘草为使，调和诸药。配合成方，共奏养阴清热、消肿止痛之功。全方有利于减轻甲状腺毒症的阴虚火旺症状。

5. 阳虚痰凝证

主症：颈前肿疼，疼痛不甚，畏寒肢冷，面色少华，小便清长，大便溏薄，舌苔白腻，脉沉紧。

治法：温阳化痰，消肿散结。

方药：阳和汤（《外科全生集》）。

常用药：鹿角胶、熟地黄、肉桂、麻黄、白芥子、姜炭、生甘草等。

方解：方中以熟地黄和鹿角胶为君药，温补营血、填精益髓；肉桂和姜炭为臣药，性味辛热，能够入血分，温阳散寒、温通血脉；白芥子和麻黄为佐，白芥子辛温能够达皮里膜外，温化寒痰、通络散结，麻黄辛温能够达表，宣通毛窍、开腠理、散寒凝；生甘草为使，解毒，调和诸药。全方有利于减轻甲状腺功能减退期的畏寒怕冷等症状。

6. 气阴两虚证

主症：甲状腺肿痛，反复发作，其痛不甚；伴全身乏力，面色少华，心悸不宁，失眠多梦，舌质红，脉细数无力。

治法：益气养阴，消肿散结。

方药：天王补心丹（《校注妇人良方》）。

常用药：地黄、丹参、当归、石菖蒲、党参、茯苓、五味子、麦冬、天冬、玄参、远志、酸枣仁、柏子仁、桔梗、甘草、朱砂等。

方解：天王补心丹方中生地黄滋肾水以补阴制火，养血燥则，为君药；玄参、天冬、麦冬甘寒滋润以清虚火，为臣药；丹参、当归补血养血；党参、茯苓益气宁心；酸枣仁、五味子酸以收敛心气而安神；柏子仁、远志、石菖蒲、朱砂养心安神。以上皆补心气，宁心安神，共为佐药。桔梗辛散苦泄而平，既合石菖蒲等调畅气机使补而补滞，又载药上行；甘草补气益心，调和诸药，共为使药。诸药合用补心气，宁心安神，有利于改善甲状腺疼痛、失眠烦躁等症状。

（二）其他中医治疗

1）针刺治疗：对于甲状腺肿痛明显者，可采用针刺治疗。取穴作提插捻转平补平泻手法。留针 30min，每日 1 次。常用穴位：风池、天突、太冲、合谷、曲池、膈俞等。

2）耳穴敷贴治疗：可改善甲状腺疼痛、失眠等症状。将王不留行贴于神门、肝、肾、心、内分泌等耳穴，用拇指按压至产生酸痛感即可，并嘱患者每日按压数次，每次贴压一侧耳穴，3 日后交替。

3）中药外敷：外敷药物能透皮和黏膜吸收，通过在局部的皮肤吸收到病灶和血液中发挥作用。外敷中药使用频次较高的有黄柏、大黄、夏枯草、姜黄、牡蛎等。研究证实，黄柏、大黄、夏枯草、姜黄、牡蛎具有抗菌抗炎、调节免疫等作用。外敷频率多为隔日 1 次或每日 1 次，外敷时间持续 30min 至数小时不等，疗程多为 1～8 周或肿痛消失，皮肤过敏者可缩短外敷时间。

（三）西医治疗

1）预防：增强机体抵抗力，避免上呼吸道感染和咽炎，对预防本病发生有重要意义。

2）治疗：因亚急性甲状腺炎病因未明，且病程具有自限性，目前的治疗主要为抗炎、止痛等对症治疗，主要的药物包括非甾体抗炎药（NSAID）和糖皮质激素。2016 年美国甲状腺协会关于甲状腺功能亢进症和其他原因导致的甲状腺毒症的指南中指出：轻症的亚急性甲状腺炎患者应给予

β受体阻滞剂和非甾体抗炎药，如患者对此反应不佳，或就诊时已出现中至重度的疼痛和（或）甲状腺毒症的症状，可使用糖皮质激素。

考虑到糖皮质激素的诸多不良反应，使用尽量小剂量及尽量短的疗程治疗是较为理想的方案。指南推荐使用的初始治疗剂量为 10～40mg。研究表明：小剂量口服波尼松治疗亚急性甲状腺炎为临床可行的方法，治疗过程中应注意缓慢减量以减少复发，疗程不少于 6～8 周。除口服糖皮质激素治疗本病外，有学者提出在甲状腺内局部注射地塞米松，既可减少口服糖皮质激素出现的全身不良反应，又能增加甲状腺内局部的血药浓度，抑制局部免疫反应，成为一种新型给药方法，但需要注意操作的安全性及可能发生的潜在风险（如误穿气管出现呛咳等）。

然而，皮质激素并不会影响本病的自然过程，如果皮质激素用后撤药过快，反而会使病情加重。患者伴有甲状腺功能亢进症时，一般不需要特殊治疗，通常采用非特异的药物如 β 受体阻滞剂（普萘洛尔）常可奏效。有甲状腺功能减退症而病情轻者，无须处理；较重者，可用甲状腺激素替代一段时间。

六、预　后

本病预后良好，可以自然缓解。一些患者在病情缓解后，数月内还可能再次或多次复发。通常，在病后数周或数月以后，大多数患者甲状腺功能指标均恢复正常，而滤泡储碘恢复却很慢，可以长至临床完全缓解以后的 1 年以上。永久性甲状腺功能减退症的发生率不到 10%，极少数病例可发展为慢性淋巴细胞性甲状腺炎或 Graves 病。采用中医中药预防和治疗亚急性甲状腺炎，能有效缓解患者的甲状腺肿大、疼痛，恢复其被破坏的甲状腺形态和功能，避免了激素治疗的不良反应，并能有效地预防复发。

七、展　望

亚急性甲状腺炎的发病机制与各种致病因素诱发的自身免疫有关，细胞免疫及体液免疫贯穿整个病程。亚急性甲状腺炎的治疗包括激素为主的西医治疗及辨证论治的中医药治疗，虽然激素治疗短期内能够带来获益，但其治疗不良反应不容忽视。中药治疗特别是中西医结合治疗亚急性甲状腺炎可以提高疗效，并减少激素的不良反应，是一种值得研究并采用的治疗方法。传统中药如夏枯草等含有抗炎、抗病毒、抗菌等多种有效成分。但是中药作用机制复杂，有必要在有效成分筛选、作用机制、靶点方面进行进一步研究，以更好地发挥中医药治疗优势。

（赵能江）

参考文献

陈如泉，左新河，2016. 甲状腺病中医学术源流与研究. 北京：人民卫生出版社.
李启富，2014. 内分泌疾病诊治流程. 北京：人民卫生出版社.
滕卫平，单忠艳，2021. 甲状腺学. 沈阳：辽宁科学技术出版社.
童南伟，邢小平，2015. 内科学-内分泌科分册. 北京：人民卫生出版社.
王旭，马朝群，江苏省中医院主编，2020. 许芝银甲状腺疾病临证精要. 北京：中国中医药出版社.

第四节　甲状腺结节

甲状腺结节（thyroid nodule，Tn）是指甲状腺细胞的异常局灶性生长引起的离散病变。甲状腺结节可表现在多种甲状腺疾病中，包括甲状腺退行性变、炎症、自身免疫性甲状腺病、损伤等病变。随着医学检测水平的进步及人们对健康重视程度的提高，近年来甲状腺结节的检出率大幅攀升。全球甲状腺结节检出率为20%～76%，我国甲状腺结节患病率在20.43%左右，其中85%～95%的甲状腺结节是良性结节。根据结节的性质可分为增生性结节性甲状腺肿、肿瘤性结节、囊肿、炎症性结节。按结节数量多少，可分为单结节性甲状腺肿和多结节性甲状腺肿。

甲状腺结节形成的病因仍未明确，目前认为与性别、年龄、碘摄入量、自身免疫等多种因素有关。本病属中医学“瘿病”等范畴。中医学认为本病的发生与饮食不节、水土失宜、情志失调、体质等因素有关。病理因素多以气、痰、瘀三者为主，病位主要涉肝、脾、心、肾。

一、病因病机

（一）中医病因病机

中医学认为本病与饮食、情志、体质等因素有关。病位主要涉肝、脾、心、肾，病理因素多为气、痰、瘀三者为主。疾病初期多为气机郁滞，津凝痰聚，痰气搏结于颈前，日久则可引起血脉瘀阻，进而气、痰、瘀三者合而为患。

陈实功在《外科正宗》中提出，瘿瘤是“五脏瘀血、浊气、痰滞”结聚而成。陈无择在《三因极一病证方论》中对瘿病的不同证型进行了论述：“年数深远，浸大浸长，坚硬不可移者，名曰石瘿；皮色不变，即名肉瘿；筋脉露结者，名筋瘿；赤脉交络者，名血瘿；随忧愁消长者名气瘿。”其中气瘿相当于单纯性甲状腺肿和部分地方性甲状腺肿或甲状腺功能亢进症。肉瘿指颈部肿块病位局限，触之柔韧者，可对应于非毒性结节性甲状腺肿。石瘿相当于现代医学的甲状腺癌、纤维化性甲状腺炎等。

（二）西医病因及发病机制

1. 病因

甲状腺结节形成的病因仍未明确，目前认为，性别、年龄、碘摄入量、放射性物质接触史、自身免疫、代谢紊乱等可能是甲状腺结节高发的影响因素。此外，吸烟、饮酒、睡眠时间及孕产次数等生殖因素都与甲状腺疾病高发病率相关。从事脑力劳动、工作压力大、喜欢咸食及不运动或少运动者，甲状腺结节的患病率也明显增高。另外，绝经年龄、生育期长短、流产次数等都与甲状腺结节的形成有一定相关性。

2. 发病机制

甲状腺结节的发病机制尚不完全清楚，通常认为甲状腺结节的发病机制是由于机体甲状腺激素水平相对不足，通过内分泌轴反射性地引起垂体分泌促甲状腺激素增多、甲状腺免疫球蛋白自身免疫的参与、遗传因素的作用、细胞因子和生长因子的作用等，使甲状腺滤泡上皮细胞反复增生和不均匀修复而致结节形成。细胞和动物实验均发现，雌激素可促进甲状腺细胞增殖，进而和结节或肿瘤的形成有关，这可能是女性好发甲状腺结节和肿瘤的重要原因。此外，现有的 Meta 分析显示，胰岛素抵抗为甲状腺结节发生的独立危险因素。

二、临床表现

甲状腺结节相关的表现，主要包括结节肿大引起的局部压迫、合并甲状腺功能亢进症等的相关特征。

90%以上的甲状腺结节患者无明显临床症状，当甲状腺结节体积较大时，可以引起甲状腺周围组织的压迫，而气管或食管直接受压可引起吞咽或进食困难、直立性呼吸困难和发声困难。胸骨后甲状腺肿可压迫胸腔内大血管，其中5%～9%的患者可出现上腔静脉综合征。当甲状腺结节同时合并甲状腺功能异常时，可出现情志异常、体重改变、颈围增粗等临床表现。部分患者由于结节压迫周围组织，可能会出现声音嘶哑、压迫憋气感、呼吸和吞咽困难等症状。

三、实验室及其他检查

常规检查

1. 甲状腺功能

所有甲状腺结节患者均应进行血清TSH和甲状腺激素[游离甲状腺素（FT_3、FT_4）、总甲状腺素（TT_3、TT_4）]检测。如果血清TSH减低，甲状腺激素增高，提示高功能结节，此类结节绝大多数为良性。

甲状腺自身抗体：血清TPOAb和TgAb水平是检测桥本甲状腺炎的金指标之一，85%以上的桥本甲状腺炎患者血清抗甲状腺抗体水平升高，少数桥本甲状腺炎可合并甲状腺乳头状癌或甲状腺淋巴瘤，无病理诊断前，行B超检查时均提示甲状腺结节。

血清降钙素水平：降钙素水平明显升高提示甲状腺结节为髓样癌。有甲状腺髓样癌家族史或多发性内分泌腺瘤病家族史者，应检测基础或刺激状态下血清降钙素水平。

2. 颈部超声

B超检查是甲状腺结节首选的诊断方法。B超检查不仅能测量甲状腺大小，还可显示出直径2～3mm的小结节。超声评估的内容包括甲状腺体积和（或）结节的大小、甲状腺及其结节的回声、结节所处的位置、结节的其他超声特征、颈部的中央区或侧区淋巴结等。

3. CT和MRI

一般不常规作为甲状腺结节的评估手段，对帮助发现甲状腺结节、判断结节性质不如甲状腺超声敏感，且价格昂贵。但对评估甲状腺结节和周围组织的关系，特别是发现胸骨后甲状腺肿有诊断价值。

4. 甲状腺核素检查

甲状腺核素显像的特点是能够评价结节的功能，判断结节有无分泌功能，而对于判断结节的性质，即良性、恶性临床意义不大。根据甲状腺结节部位的放射性核素分布情况，通常将结节分为三类：冷结节、热结节和温结节。结节部位放射性分布明显稀疏或缺损的，称为冷结节，表示该结节内甲状腺组织基本丧失甲状腺上皮细胞的摄碘功能，常见于无功能腺瘤、炎性病变、囊肿、结节液化出血及癌变等，其中，16%～21%为甲状腺癌。明显浓集的称为热结节，表示结节的摄碘功能明显增高，常见于高功能结节或自主功能性腺瘤，恶性结节比例低于5%。当热结节内含有“冷”区时，要考虑合并恶性的可能。与周围甲状腺组织相近的，称为温结节，常见于结节性甲状腺肿、慢性炎症或腺瘤等。^{18}F-脱氧葡萄糖（^{18}F-FDG）PET显像能够反映甲状腺结节摄取和代谢葡萄糖的状态，高^{18}F-FDG摄取的甲状腺结节多为恶性。

5. FNAC

FNAC主要用于诊断弥漫性和结节性甲状腺疾病。此项检查可以明确甲状腺疾病的病理性质，指导临床诊疗。对于甲状腺囊性及有些良性结节还可以通过穿刺或注射硬化剂进行治疗。另外，此法也用于甲状旁腺囊肿和甲状舌骨管囊肿的诊治。超声引导的FNAC是目前临床上采用的最有效、安全的穿刺方法，尤其适用于多发性、囊实性混合结节及有恶性指征而直径在0.5～1cm的小结节。故基于超声引导下的FNAC已被视为甲状腺结节性病变诊断的金标准。

6. 分子诊断

尽管细胞学检查为甲状腺结节评估的基石，但它仍存在一些不足之处，如缺乏组织病理学结构、无法确认是否存在包膜或血管的侵犯，故对细胞学上无法诊断的分类结果，分子学诊断成为一个鉴别结节良恶性的重要辅助手段之一。

四、诊断与鉴别诊断

（一）诊断

1）明确甲状腺结节是否存在：女性多见，且常有饮食不节、情志不舒的病史，发病有一定的地区性、家族性。大多数甲状腺结节患者没有症状，部分患者颈前正中两旁结块肿大，结块可随吞咽动作而上下移动，触之多柔软光滑，一般生长缓慢，日久则质地坚硬。初起可无明显的伴随症状，当甲状腺结节数量增多、体积增大或融合或处于特殊位置时，才会出现如气促、声音嘶哑、吞咽困难、喉中异物感等局部症状。对于体检发现或怀疑的“甲状腺结节”，必须借助甲状腺超声明确诊断。对于 CT、MRI、核素检查意外发现的“甲状腺结节”，也应再次行超声评估。

2）明确甲状腺结节的类型与性质：甲状腺结节可存在多种类型。根据良恶性，可分为良性甲状腺肿瘤、恶性甲状腺肿瘤、其他甲状腺异常、甲状腺外病变。在鉴别结节的良恶性方面，尽管检查手段较为丰富，但考虑兼顾灵敏度与特异度，甲状腺超声、FNAC 仍是鉴别的基石。

3）评估甲状腺结节是否存在并发症或合并症：结节体积较大者，应评估其是否存在食管或气管压迫，此时除询问病史外，可结合颈部 CT 等影像学检查。对于怀疑性质为恶性的结节，应注意评估是否存在甲状腺周围侵犯、颈部和纵隔后淋巴结转移，甚至胸部、肝脏和骨骼的转移。对于存在甲状腺功能亢进症的患者，还应评估甲状腺功能亢进症的临床和生化严重程度。

（二）鉴别诊断

在结节性甲状腺疾病中，绝大部分为良性病变。但良性结节多是经过临床与辅助检查评估而来，并非手术后病理检查所证明。经临床评估、超声、FNAC、分子诊断等方法，考虑恶性结节的，可参考本书其他章节。

1）良恶性结节：2023 年中华医学会内分泌学分会等制订的《甲状腺结节和分化型甲状腺癌诊治指南（第二版）》指出甲状腺结节的评估要点是良恶性鉴别。大多数甲状腺结节患者没有临床症状，未触及的结节与可以触及的相同大小的结节具有同等的恶性危险，主要对直径超过 1cm 的结节做进一步检查，对于直径小于 1cm 的结节，如果超声检查有癌性征象、有头颈部放射治疗史或甲状腺癌家族史时也要进一步检查。下述病史和体格检查结果是甲状腺癌的危险因素：①童年期头颈部放射线照射史或放射性尘埃接触史；②全身放射治疗史；③有甲状腺癌的既往史或家族史；④男性；⑤结节生长迅速；⑥伴持续性声音嘶哑、发音困难；⑦伴吞咽困难或呼吸困难；⑧结节形状不规则、与周围组织粘连固定；⑨伴颈部淋巴结病理性肿大。

2）甲状腺腺瘤：单个或多个，呈圆形或椭圆形，质地较韧，表面光滑，边缘清楚，无压痛，随吞咽上下活动，腺瘤生长缓慢，临床上大多无症状。甲状腺显像一般为温结节，粪腺瘤可为凉、冷结节。普鲁麦（Plummer）病常有甲亢症状，甲状腺显像为热结节。

3）甲状腺囊肿：一般无临床症状，囊肿表面光滑，边界清楚，质地较硬，随吞咽上下活动，无压痛。偶可因囊内出血，迅速增大，局部出现疼痛，甲状腺显像为凉、冷结节。B 超示结节内含有液体，边界清楚，即可确诊。

4）结节性甲状腺肿：以中年女性多见，结节内可有出血、囊变和钙化，结节的大小可由数毫米至数厘米，临床主要表现为甲状腺肿大，触诊时可扪及大小不等的多个结节，结节的质地多为中等硬度，少数患者仅能扪及单个结节，但在做甲状腺显像或手术时，常发现有多个结节。患者的临床症状不多，一般仅有颈前不适感觉，甲状腺功能检查大多正常。

5）亚急性甲状腺炎：起病急，发热、咽痛、甲状腺明显疼痛及触痛。急性期 ESR 加快，血 T_3、T_4 升高，吸碘率降低，糖皮质激素治疗效果好。甲状腺显像常显示放射性分布减低。亚急性甲状腺炎应与甲状腺腺瘤内急性出血相鉴别，后者一般无全身症状，ESR 不快，血 T_3、T_4 与吸碘率无分离现象。

6）弥漫性淋巴细胞性甲状腺炎：甲状腺弥漫性肿大，质地硬如橡皮，无压痛。甲状腺显像示放射性分布不均匀，血甲状腺微粒体抗体（TmAb）、TgAb 明显升高。应注意本病与甲状腺癌可同时并发，难以鉴别。

7）慢性纤维性甲状腺炎：结节与周围甲状腺组织粘连固定，质地坚硬。起病及发展过程缓慢，局部压迫症状明显，与甲状腺癌难以鉴别，但局部淋巴结不肿大，摄碘率正常或偏低。

8）甲状腺癌：病理分型为乳头状、滤泡状、未分化和髓样癌。早期一般无自觉症状偶然由本人或他人发现颈前部有一肿物，无疼痛，发展快，质地硬，表面不规则，与周围组织粘连，或伴有颈部淋巴结肿大及声音嘶哑、吞咽困难、呼吸困难等压迫症状。甲状腺显像多为凉、冷结节，^{99m}Tc-MIBI 甲状腺亲肿瘤显像常为阳性。B 超、CT 示肿物边界不规则，与周围组织分界不清，有时可见钙化点等。

五、治　　疗

由于甲状腺结节涉及多种甲状腺疾病，其分型尚无统一标准，多从病变脏腑、结节特性、患者体质等方面进行论治。临床基于其“本虚标实”的病理基础，以及“气滞、痰浊、瘀血”的病理产物，以理气、祛痰、化瘀为主，再结合其具体病情及病程变化，辅以疏肝、健脾、补肾、补肺、养心、清热、温阳、滋阴、补气等治疗以标本兼治，扶正祛邪。

很多中药具有化痰软坚，散结消肿功效，临床可辨证选用。现代药理研究发现，蒲公英散结消痈，具有抗炎、抑菌、抑癌、抗氧化等多种药理活性，多成分经多通路作用于甲状腺结节，抑制甲状腺细胞异常增殖与分化。半夏消痞散结、燥湿化痰，是临床上治疗甲状腺结节的常用药。山慈菇可抑制甲状腺恶性结节细胞增殖，促进细胞凋亡。浙贝母解毒散结消痈，具有减少炎症反应的作用，还能提高细胞凋亡率、抑制结节增殖。夏枯草散结消肿，激活线粒体凋亡信号，延缓甲状腺结节生长。

（一）中医辨证论治

1. 气郁痰阻证

主症：颈部肿大，或咽部异物感，情绪不畅，或急躁易怒，或情绪低落，伴胸闷不舒，喜太息，腹胀便秘，舌质淡红，苔薄白，脉弦。

治法：行气解郁，化痰消瘿。

方药：四海舒郁丸（《疡医大全》）。

常用药：海蛤粉、海带、海藻、昆布、海螵蛸、青木香、陈皮等。

方解：四海舒郁丸方中四海指海蛤粉、海带、海藻、海螵蛸。其中海螵蛸散肿消瘿；海藻、海带化痰软坚，散结消瘿；海蛤粉清热化痰，软坚散结，共为君药；陈皮理气健脾，燥湿化痰；木香行气止痛。诸药为伍，共奏行气解郁、化痰消瘿之功。

2. 痰结血瘀证

主症：颈前肿块，按之较硬或有结节，经久未消，胸闷，纳可，舌质暗或紫，或有瘀点瘀斑，苔薄白，脉弦或涩。

治法：理气化痰，活血消瘿。

方药：海藻玉壶汤（《外科正宗》）。

常用药：海藻、海带、昆布、贝母、陈皮、青皮、川芎、当归、半夏、连翘、甘草、独活等。

方解：方中以海藻、昆布、海带化痰软坚，消瘿散结，为治瘿瘤主药，共为君药。半夏、贝母助君药化痰；连翘消肿解毒，陈皮、青皮行气化痰，共为臣药；当归、川芎调和气血，独活祛风通络，用为佐药。诸药合用，共奏理气化痰、活血消瘿功效。结节较硬者，加黄药子、莪术、丹参活血软坚，消瘿散结；郁久化热者，加夏枯草、牡丹皮、玄参。

3. 肝火旺盛证

主症：颈前结节，表面光滑，质地柔软，烦热多汗，胸胁窜痛，性情急躁易怒，眼球突出，手颤抖，颜面烘热，口苦，舌红，苔薄黄，脉弦数。

治法：清肝泻火，化痰散结。

方药：栀子清肝饮（《辨证录》）。

常用药：白芍、炒栀子、茯苓、半夏、甘草等。

方解：方中以炒栀子疏风清热，解毒散结为君，茯苓、半夏化痰散结消肿为臣，白芍凉血活血清热为佐，甘草调和诸药，共奏清肝泻火、化痰散结之功。

4. 心肝阴虚证

主症：颈部肿大，病起缓慢，质软，心悸不宁，少寐，手颤动，易汗出，倦怠乏力，舌质红，苔薄，脉弦细数。

治法：滋养心阴，化痰安神。

方药：天王补心丹（《校注妇人良方》）。

常用药：人参、茯苓、玄参、丹参、桔梗、远志、当归、五味子、麦冬、天冬、柏子仁、酸枣仁、生地黄、朱砂等。

方解：方中生地黄养血滋阴，壮水以制虚火，为君药。天冬、麦冬滋阴清热，酸枣仁、柏子仁养心安神，当归补血润燥，共助生地黄滋阴补血，并养心安神，俱为臣药。玄参滋阴降火；茯苓、远志养心安神；人参补气以生血，并能安神益智；五味子之酸以敛心气，安心神；丹参清心活血，合补血药使补而不滞，则心血易生；朱砂镇心安神，以治其标，以上共为佐药。桔梗为舟楫，载药上行直达病位，为使药。诸药相伍，共奏滋养心阴、化痰安神之效。

5. 脾肾阳虚证

主症：颈部弥漫性肿大，面色萎黄，腰膝酸软，畏寒肢冷，腹胀纳呆，便溏肢肿，夜尿频多，健忘脱发，舌胖大，苔白滑，脉沉细。

治法：温阳散结，补肾健脾。

方药：金匮肾气丸（《金匮要略》）。

常用药：熟地黄、山药、山茱萸、茯苓、牡丹皮、泽泻、桂枝、制附子等。

方解：方中以具有滋补肾阴、益精填髓之功效的熟地黄作为君药，加入少量桂枝、制附子，可温阳化气。山茱萸可补肝肾，山药健脾固精，两者作为臣药，可起到补肝益脾、化生精血的作用。茯苓健脾益肾，泽泻与牡丹皮可降相火而制虚阳浮动，且茯苓、泽泻二药均有渗湿泄浊、通调水道的功效，与熟地黄、山药、山茱萸为伍，可起到补中有泻、补而不滞的作用。方中诸药相伍，可补肾助阳，可改善甲状腺结节患者的甲减症状。

（二）其他中医疗法

除了传统的中医内治法外，还有一些中医特色疗法，如中药外敷、中药离子导入、针刺治疗、耳穴贴压治疗等，可改善甲状腺结节的临床症状，有利于结节减小和控制。

1）中药外敷：可从皮肤透入，直达病灶。配合内服中药，内外同治，效果更佳。外敷药物组方多选用具有化痰软坚、祛瘀散结功效的药物。①陈皮、川芎、夏枯草、莪术等制成外用药膏，可活血化瘀、消肿散结；②冰川散（牡蛎、浙贝母、莪术、川芎、青皮、芥子、山慈菇、冰片）外敷活血化瘀、祛痰通络。

2）中药离子导入：通过中频脉冲电流直接将中药离子经皮肤导入的治疗方法，可使药物快速有效地渗透组织，发挥中药成分化瘀通络、散结之功效，有利于结节缩小。相关研究报道，本法可以帮助消融术后的甲状腺恢复正常的生理功能，减轻患者的痛苦与不适。

3）针刺治疗：针灸能够促进局部组织的血液循环、调节机体内环境稳定，还可保护甲状腺功能、延缓结节生长。针刺治疗甲状腺结节主要治法是选取甲状腺结节局部进行围刺或甲状腺区邻近腧穴加远部特定穴配合治疗。①针刺水突、间使、内关、神门、太溪、复溜、照海、合谷、丰隆。采用平补平泻手法，每次留针 15～30min，10 日为 1 个疗程，间隔 3～4 日后可再行针刺。②针刺风池、水突、天突、合谷、足三里诸穴，皆用泻法，采用强刺激，间歇留针 30min。注意勿刺伤颈总动脉及喉返神经。

4）耳穴贴压治疗：耳穴贴压能够促进结节吸收，联用化痰散结中药内服，可以增强疗效。耳穴贴压常取耳穴包括内分泌、皮质下、脾、胃、肝、肾等。

（三）西医治疗

对此类良性结节的处理，必须基于其不同程度的潜在恶性风险，继而结合是否存在自主功能症状、局部压迫症状、美容问题、胸骨后甲状腺肿或合并其他甲状腺疾病等，再决定是否治疗和如何治疗。目前，对良性甲状腺结节的处理方法主要包括定期随访、甲状腺激素抑制治疗、消融、手术及其他治疗。

1）定期随访：多数良性甲状腺结节仅需定期随访，这已受到众多国内外指南的推荐。对于多数良性甲状腺结节，可每 6～12 个月随访 1 次。对暂未接受治疗的可疑恶性或恶性结节，可适当缩短随访间隔，而随访时需进行体格检查和颈部超声。另外，对于超声下发现结节出现明显生长和新的恶性征象时，可考虑行 FNAC，以进一步明确结节的性质。

2）甲状腺激素抑制治疗：甲状腺激素被认为可用于治疗甲状腺结节，以缩小其体积。通过服用 L-T_4，可导致外周血 TSH 水平下降，即所谓的“甲状腺激素抑制”。传统观念认为，通过甲状腺激素抑制，良性结节体积的缩小程度会显著快于恶性组织。经典做法是，给予 3～6 个月的小剂量 L-T_4 治疗，使 TSH 保持或轻度低于其正常参考值下限（多为 0.3mU/ml），结节体积未缩小甚至增大者可能为恶性。有学者推荐，进行 L-T_4 抑制治疗时，L-T_4 剂量为每日 1.5μg/kg，目标是使血清 TSH 低于 0.3mU/ml。但这一剂量是否适合国人尚需进一步探索。总体而言，用 L-T_4 抑制治疗良性甲状腺结节的效果可能并不理想。

3）无水乙醇消融治疗：超声引导下的经皮无水乙醇注射（percutaneous ethanol injection，PEI）治疗，也被称作无水乙醇消融（ethanol ablation，EA），已用于甲状腺结节治疗 30 余年。迄今为止的研究表明，在良性甲状腺结节甚至甲状腺癌及转移淋巴结的治疗中发挥一定的作用。一般适用于囊性为主的甲状腺结节，甲状腺癌、淋巴结转移不推荐。

4）超声引导经皮热消融治疗：热消融主要包括射频消融（RFA）、微波消融（WMA）、激光消融（LA）和高能量聚焦超声（HIFU）。目前，这些措施已用于良性的实性甲状腺结节、自主功能性甲状腺腺瘤和复发的甲状腺恶性肿瘤的治疗，并于近年来在国内得到普遍推广。考虑到绝大部分甲状腺结节为良性病变，故应高度关注良性甲状腺结节热消融的规范化，尽可能避免过度治疗。

5）手术治疗：大部分甲状腺结节患者仅需随访，只有少数体积较大的良性结节和癌变风险较高的恶性结节需要进行手术切除。国内指南提出在充分、正确地评估甲状腺结节良恶性的基础上，仅对于极少数良性甲状腺结节，予以手术治疗，其手术适应证包括：①出现与结节明显相关的局部压迫症状。②合并甲状腺功能亢进症，内科治疗无效者。③肿物位于胸骨后或纵隔内。④结节进行性生长，临床考虑有恶变倾向或合并甲状腺癌高危因素。另外，因外观或思想顾虑过重影响正常生活而强烈要求手术者，可作为手术的相对适应证。

6）其他药物：近期国内外研究证实，对于合并存在胰岛素抵抗、糖尿病、高脂血症的甲状腺结节患者，二甲双胍、他汀类药物可能有助于缩小结节的体积。

六、预　　后

甲状腺结节的预后大多较好。瘿肿小、质软，治疗及时者，多可治愈或使结节不再继续增长或结节体积缩小，症状改善。但瘿肿较大者，不容易完全消散。若肿块坚硬、移动性差而增长又迅速者，则预后严重，多需要外科手术治疗后定期随访。

七、展　　望

随着医学检测技术水平的提高，甲状腺结节的检出率逐年上升，良性结节较多，但也增加了患者的心理负担。中医药治疗本病历史悠久，经验丰富，已被证实可通过多种机制改善甲状腺结节患者的中医证候、抑制甲状腺结节生长、消散结节、防止癌变，减轻患者心理压力，利于疾病康复。中医治疗形式多样，不仅有中药内服，还有针灸、外用贴敷、中药离子导入、耳穴压籽等外治疗法，结合中医辨证优势，具有良好的临床应用前景。近年来中西医结合治疗逐步推广，中医药与西医结合疗法总有效率高于单一治疗手段，但目前临床证据等级亟待提高，作用机制有待进一步诠释。

（赵能江）

参 考 文 献

高天舒，倪青，2023. 甲状腺结节病证结合诊疗指南（2022）. 中医杂志，64（4）：425-432.

赵进喜，林燕，夏仲元，等，2023. 甲状腺结节诊断，分良性恶性；甲状腺结节治疗，应中西互参. 环球中医药，16（10）：2011-2015.

中国医师协会介入医师分会超声介入专业委员会，中国医师协会介入医师分会肿瘤消融治疗专业委员会，中国抗癌协会肿瘤消融治疗专业委员会，等，2020. 甲状腺良性结节解剖位置分类与热消融风险防控专家共识. 中华医学超声杂志（电子版），17（1）：6-10.

中华医学会超声医学分会浅表器官和血管学组，中国甲状腺与乳腺超声人工智能联盟，詹维伟，等，2021.2020甲状腺结节超声恶性危险分层中国指南：C-TIRADS. 中华超声影像学杂志，30（3）：185-200.

中华医学会内分泌学分会，中华医学会外科学分会甲状腺及代谢外科学组，中国抗癌协会头颈肿瘤专业委员会，等，2023. 甲状腺结节和分化型甲状腺癌诊治指南（第二版）. 中华内分泌代谢杂志，39（3）：181-226.

第五节　甲状腺肿瘤（恶性）

甲状腺癌是一种起源于甲状腺滤泡上皮或滤泡旁上皮细胞的恶性肿瘤，也是头颈部最为常见的恶性肿瘤。近年来，全球范围内甲状腺癌的发病率增长迅速，其中女性的发病率高于男性。根据《中华流行病学杂志》2023 年发布的中国甲状腺癌发病和死亡趋势分析与预测，全国男性、女性年龄标化死亡率近 10 年呈下降趋势，且未来可能进一步下降，但粗发病率、年龄标化发病率和粗死亡率一直处于上升状态。按照肿瘤起源及分化差异，甲状腺癌主要分为分化型甲状腺癌（differentiated thyroid carcinoma，DTC）、甲状腺髓样癌（medullary thyroid carcinoma，MTC）、甲状腺未分化癌（anaplastic thyroid cancer，ATC）三种，DTC 主要包括甲状腺乳头状癌（papillary thyroid carcinoma，PTC）、滤泡状甲状腺癌（follicular thyroid carcinoma，FTC），其中 PTC 最为常见，约占全部甲状腺癌的 90%。不同病理类型的甲状腺癌，其发病机制、病理类型、临床表现、治疗方法及预后等均有差异。一般来说，大部分 DTC 进展缓慢，近似良性病程，预后较好。ATC 的恶性程度极高，预后差，中位生存时间仅 7～10 个月。MTC 的预后居于两者之间。

甲状腺癌可归属于中医学“石瘿”“瘿瘤”“失荣”的范畴，石瘿最早记载于孙思邈的《备急千金要方》，宋代陈无择在《三因极一病证方论》中描述：“瘿多着于肩项，瘤则随气凝结。此等皆年数深远，浸大浸长。坚硬不可移者，名曰石瘿。”其特点是结喉处结块，坚硬如石，触之凹凸不平，推之不移，可随吞咽上下移动。《杂病源流犀烛》载：“瘿瘤者，气血凝滞，年数深远，渐长渐大之证。”大多数医家认为石瘿的发生是由于情志内伤、体质因素、水土因素等导致气郁痰结血瘀，久之化为火毒，上逆于颈部而形成如石头一般坚硬的包块，亦有由肉瘿日久转化而来。在对大量临床实例的总结中，古人认识到本病预后较差，唐代《外台秘要》云：“凡水瘿、气瘿可瘥，石瘿不可治。”在治疗方面，提倡未病先防、既病防变、已病防复，多围绕气、痰、瘀、毒、虚病机而辨证处方。

一、病因病机

（一）中医病因病机

1. 病因

本病与情志内伤、体质因素、水土因素等有着比较密切的关系。

1）情志内伤：《诸病源候论》云“瘿者，由忧恚气结所生”。《重辑严氏济生方》亦云：“夫瘿瘤者，多由喜怒不节，忧思过度，而成斯疾焉。大抵人之气血，循环一身，常欲无滞留之患，调摄失宜，气凝血滞，为瘿为瘤。”患者若长期忧思郁怒，情志不畅，易致肝气郁结。气为血之帅，气滞日久则血行不畅，致气滞血瘀。肝郁乘脾，脾失健运，则水湿不化，聚而为痰。气滞、血瘀、痰凝三者相互搏结，壅结于颈部，日久可发为石瘿。

2）体质因素：《圣济总录》记载“（瘿病）妇人多有之，缘忧恚有甚于男子也”。女子以肝为先天，经、带、胎、产等生理特点与肝经气血运行密切相关，更易受情志因素影响。情志不遂易致肝气郁结，进而引发气郁痰结、气滞血瘀之病理变化。现代医学亦观察到甲状腺癌在女性中发病率高于男性，这与女性激素状态等因素相关。

3）水土因素：《诸病源候论》中记载“诸山水黑土中出泉流者，不可久居，常食令人作瘿病，动气增患”。嵇康《养生论》载：“颈处险而瘿。”所谓一方水土养一方人，其饮食与居住存在密切关系。久住高原山区，水土失宜，可致脾失健运，水湿不化，聚而生痰；或感山岚瘴气，或久饮沙水，瘴气及沙水入脉中，搏结颈下而成瘿瘤。《诸病源候论》谓：“瘿者，由忧恚气结所生，亦曰饮沙水，沙随气入于脉，搏颈下而成之。”《杂病源流犀烛》言：“西北方依山聚涧之民，食溪谷之水，受冷毒之气，其间妇女，往往生结囊如瘿。”气郁痰结血瘀，久羁不散，蕴结日深，则有恶变为石瘿之虞。

2. 病机

1）发病基础：肝气郁滞，气机失调是本病发生的重要基础。情志内伤是常见的诱发因素，体质禀赋、水土失宜及饮食失调则为易感因素。

2）病位：主要在肝、脾，与心有一定关联。

3）病性：本病属虚实夹杂，早、中期以局部邪实为主，晚期以全身虚损为要。

4）病势：早期以实证者居多，气滞、痰凝、瘀血久结成毒，如油裹面，病程缠绵，邪气之间相互联系、相互影响，形成一种如环无端的恶性循环，邪与邪之间难以剥离，无法各个击破，故其致病机制异常复杂；病至中、晚期常因邪毒久羁耗伤气血，阴精受损，由实转虚，其中尤以阴虚多见，形成虚中有实、实中有虚之虚实夹杂证。

5）基本病机：气滞、痰凝、血瘀，久之蕴结成邪毒，壅结颈前，是甲状腺癌（石瘿）形成的基本病机。

（二）西医病因及发病机制

甲状腺癌的病因及发病机制尚未完全阐明，目前认为其发生与激素影响（如 TSH）、环境因素（如碘的摄入）、遗传因素等有关。根据目前的研究，其病因、发病机制可概括如下。

1. 激素影响

（1）TSH　由腺垂体分泌，在促进甲状腺分泌甲状腺激素的过程中，也可以促进甲状腺滤泡上皮细胞增生。国内外研究表明，甲状腺癌的发病率与血清 TSH 水平密切相关，当 TSH 水平在正常范围内时，甲状腺癌的发生率随着 TSH 水平的升高而升高；而当 TSH 水平超过正常范围时，甲状腺癌的发生率比在正常范围内有更为显著的上升。TSH 可能通过以下机制在甲状腺癌的发生和发展中发挥作用：长期的 TSH 分泌过多，可以促进环磷酸腺苷（cyclic adenosine monophosphate，cAMP）的合成，激活 cAMP 依赖性蛋白激酶信号传导系统，同时促进表皮生长因子介导的细胞增殖，减少转化生长因子 β1 产生，刺激甲状腺细胞生长，增加患肿瘤的风险。且临床上发现抑制 TSH 的药物能降低甲状腺癌的复发率，说明 TSH 对于甲状腺癌的发生发展有促进作用。

（2）雌激素　许多调查发现，生育期妇女甲状腺癌发病率明显高于男性，因此可以推测甲状腺癌的发生可能与雌激素的分泌水平相关。体外研究证实，雌激素与甲状腺癌发生之间确有相关性，但在人群中的研究尚未得到一致的结论。另外，雌激素还会通过增强甲状腺癌细胞黏附、迁移和侵袭，促进甲状腺癌发展、转移。

2. 环境因素

（1）电离辐射　是迄今为止甲状腺癌最明确的环境危险因素。流行病学研究发现，曾暴露于核事故或医疗辐射源的个体，尤其是在儿童期暴露者，甲状腺癌发病风险显著升高，并与辐射剂量呈正相关。部分研究提示，头颈部 CT 等低剂量医疗影像学检查的广泛使用，可能与甲状腺癌检出率升高有关，但其因果关系仍存在争议。

（2）碘的摄入　流行病学调查显示，无论是碘缺乏还是碘过量，都可能增加甲状腺癌的发生风险。缺碘地区的人群更容易发生滤泡性腺瘤、结节性甲状腺肿等良性病变，部分病例可进展为 FTC；而高碘摄入与 PTC 发生的相关性也在多个研究中被提出。总体而言，碘摄入应保持在推荐量范围内，避免长期的低碘或高碘状态，以降低甲状腺癌发生的风险。

（3）环境污染　国外学者发现，长期暴露于有机污染物如农业常用的农药、杀虫剂、除草剂等，生活中接触的黄曲霉毒素、塑料、食品添加剂等通过各种途径进入人体后，可增加罹患甲状腺癌的风险。

3. 遗传因素

家族史是甲状腺癌的危险因素之一，研究数据表明，有甲状腺癌家族史者，本病患病率较普通人明显提高。遗传研究发现，原癌基因突变、错配修复基因突变和抑癌基因等失活会导致甲状腺癌变，且有研究表明，RET、BRAFV600E、CRY2、CLOCK 基因是甲状腺癌的易感基因。其分子机制目前仍在探索中。

除上述影响因素外，甲状腺癌的发病率还与自身免疫因素、社会关系、心理因素等密切相关。工作或生活压力过大、性格急躁或悲观等因素都增加了甲状腺癌的发病风险。

二、临 床 表 现

（一）症状

甲状腺癌早期临床表现大多不明显，常因体检时通过甲状腺触诊或甲状腺超声检查发现，或待肿块长大后患者本人及家属偶然发现颈部有肿块而就诊，颈部肿块常以非对称性、质地偏硬、随吞咽上下活动为表现特点。随着病情发展，恶性肿瘤体积增大可侵犯气管、食管产生压迫症状，如声音嘶哑、呼吸困难、吞咽困难或局部压痛等。若出现颈部淋巴结转移可表现为一侧颈部肿块。MTC患者因肿瘤细胞可分泌降钙素、5-羟色胺等活性物质，可出现腹泻、面色潮红、心慌心悸、电解质紊乱、血钙降低等临床表现。ATC患者病情进展迅速，可出现重度呼吸困难，甚至引起窒息。

（二）体征

常在甲状腺区扪及结节或肿块，结节（肿块）特点为边界欠清，形状不规则，质地坚硬，表面不光滑，无明显压痛，与周围组织粘连，初起可随吞咽运动上下移动，后期多不能移动，活动度差。若有转移则在颈部两侧可扪及肿大的淋巴结。但对于肥胖、颈长较短者，结节（肿块）位于甲状腺内较深的部位则难以扪及。这些都需要经验丰富的医生通过手感去判断。晚期甲状腺癌患者包块可压迫颈交感神经节引起霍纳综合征（Horner综合征），表现为患侧上眼睑下垂、睑裂狭窄、眼球凹陷、瞳孔缩小等体征。压迫颈静脉可引起患侧面部浮肿、颈静脉怒张。

三、实验室及其他检查

（一）实验室检查

1. 常规检查

为了解患者的一般情况或术前评估，需要行血常规、肝肾功能、凝血功能等检查。对于需将TSH抑制到低于正常参考范围下限的DTC患者，应酌情评估骨矿化状态，包括血清钙/磷、24h尿钙/磷、骨转换生化标志物（bone turnover markers，BTM）等。

2. 甲状腺激素、甲状腺自身抗体检查

甲状腺激素包括TSH、TT_4、TT_3、FT_4和FT_3。TSH检测是明确甲状腺功能的重要初筛检查。TSH属于甲状腺癌的危险因素，长期高水平TSH刺激可促使甲状腺增生，增加癌变概率，血清TSH水平的测定，虽然对甲状腺结节的良、恶性鉴别价值不高，但在甲状腺结节直径＞1cm且伴有TSH水平降低时，可选择甲状腺核素显像，排除有自主摄取功能的甲状腺良性肿瘤。对于进行TSH抑制治疗的DTC患者亦需要定期监测TSH水平，并根据TSH水平调整用药。

甲状腺自身抗体检测包括TgAb、TPOAb和TRAb等。Tg是DTC患者术后随访的重要参考指标，其水平受到TgAb影响，建议测定Tg的同时检测TgAb。TPOAb与TgAb升高对于桥本甲状腺炎、萎缩性甲状腺炎等甲状腺疾病的评估具有重要作用。TRAb检测阳性提示存在自身免疫性甲状腺毒性。

3. 甲状腺肿瘤标志物检查

甲状腺肿瘤标志物包括Tg、TgAb、降钙素（calcitonin，CT）、癌胚抗原（carcinoembryonic antigen，CEA）及甲胎蛋白（alpha-fetoprotein，AFP）。Tg是甲状腺滤泡细胞产生的特异性蛋白，TgAb是甲状腺球蛋白Tg的抗体，两者常用于DTC患者的术后监测。血清Tg及TgAb水平可在一定程度上反映机体甲状腺组织残留量，评估肿瘤有无复发的指标，对于甲状腺未完全切除的DTC患者，建议术后定期（每6个月）测定血清Tg；对于甲状腺全切除的DTC患者，血清检测TgAb阴性而Tg存在或Tg水平进行性升高或TgAb进行性升高，多提示肿瘤残留、复发或转移，应根据初始复发风险在1～2年内分层随访。CT和CEA检测有助于MTC患者的疗效评估和病情监测。AFP检测在ATC和部分DTC的诊断、疗效监测及预后评估中具有重要价值。

（二）影像学检查

1. 超声检查

高分辨率的超声检查是甲状腺癌首选的影像学检测。超声检查简便无创、敏感度高、特异度强，在评估甲状腺结节（肿块）良恶性方面，优于CT和MRI。颈部超声检查应确定甲状腺结节（肿块）的大小、数量、位置、囊实性、形状、边界、钙化、血供及与周围组织的关系，同时评估颈部有无异常淋巴结及其部位、大小、形态、血流和结构特点。甲状腺结节（肿块）指向恶性征象且特异度较高的有：①微小钙化、针尖样弥散分布或簇状分布的钙化灶；②形态不规整、边缘不规则、纵横比>1、晕圈缺如；③实性低回声结节；④甲状腺外侵犯；⑤伴有颈部淋巴结超声影像异常：如淋巴结呈圆形、边界不规则或内部回声不均、淋巴门消失或皮髓质分界不清，内部出现微钙化、囊性变、高回声等。目前，弹性超声和甲状腺超声造影技术在评估甲状腺结节（肿块）中的应用日益增多，其临床价值有待进一步研究。

2. 细针穿刺抽吸活检

细针穿刺抽吸活检（fine needle aspiration biopsy，FNAB）是术前诊断甲状腺癌灵敏度和特异度最高的方法，尤其是超声引导下FNAB可提高取材成功率和诊断准确性，减少甲状腺结节（肿块）的不必要手术，并有助于制订合适的手术方案，推荐作为进一步确定甲状腺结节（肿块）良恶性的诊断方法。对直径>1cm的甲状腺结节（肿块），均可考虑FNAB；直径<1cm的甲状腺结节，不推荐常规行FNAB，但如存在前述提示结节恶性征象，可考虑超声引导下FNAB。对经FNAB仍不能确定良恶性的甲状腺结节，可取穿刺标本进行免疫组化或某些甲状腺癌的分子标志物检测，如BRAF突变、RAS突变、RET/PTC重排等，有助于提高确诊率。

3. CT

CT扫描是评估甲状腺病变范围、与周围结构的关系及有无淋巴结转移的重要检查方法。甲状腺的高碘含量使其与周围组织有明显密度差异，因此CT平扫可清楚地显示甲状腺，而注射造影剂后更可提高对比度。扫描范围通常包括上纵隔，以便评估淋巴结肿大情况。CT扫描可以观察各种大小的病变和钙化灶，但对较小结节和弥漫性病变合并结节的观察效果不佳。对于复发甲状腺癌，CT可评估残留甲状腺、转移淋巴结和肺部转移情况。在无碘对比剂使用禁忌证时，推荐常规进行增强扫描。

4. 其他辅助检查

其他辅助检查包括MRI和正电子发射计算机体层成像（positron emission tomography-computed tomography，PET-CT）等检查。MRI组织分辨率高，能评估病变范围及与周围结构的关系，但对钙化不敏感，检查时间长，易受呼吸、吞咽影响，故应用不及超声和CT普遍。PET-CT不推荐作为甲状腺癌诊断的常规检查方法。

四、诊断与鉴别诊断

（一）诊断及临床分期

1. 病史

甲状腺癌的诊断要注意详尽地采集病史，了解患者的家族史，尤其是否有甲状腺癌或其他甲状腺疾病家族史，并探询患者是否有放射线暴露史。

2. 临床表现

1）甲状腺结节（肿块）：多为单发，亦有多发或累及双侧者。结节（肿块）质硬、不规则、表面不光滑、边界欠清、活动度较差多提示恶性。早期多无明显症状，多为偶然发现。未分化癌可在短期内出现上述症状，除肿块增长明显外，还伴有侵犯周围组织的特性。

2）压迫症状：晚期可压迫喉返神经、气管、食管，出现声音嘶哑及呼吸、吞咽困难；颈交感神经节受压引起Horner综合征。侵犯颈丛出现耳、枕、肩等处疼痛。颈静脉受压可出现患侧面部浮肿、颈静脉怒张等症状或体征。

3）转移及扩散：局部转移常在颈部出现硬而固定的肿大淋巴结；远处转移多见于扁骨和肺。颈部淋巴结转移在未分化癌发生较早。有的患者甲状腺结节（肿块）不明显，以颈部淋巴结、肺、骨骼的转移为突出症状而就医时，应考虑甲状腺癌的可能，仔细检查甲状腺。

3. 辅助检查

血清甲状腺功能检查，包括 TT_3、TT_4、FT_3、FT_4、TSH 水平，评估甲状腺功能是否异常。Tg、CEA、CT 可作为甲状腺癌的辅助诊断。超声检查是首选的甲状腺癌筛查方法，可以评估甲状腺结节（肿块）的性质、大小、数量等。放射性碘摄取试验可以评估甲状腺功能及甲状腺结节（肿块）的活性。组织活检是确诊甲状腺癌的金标准，可以通过 FNAB 或手术活检获取组织样本进行病理学检查。

4. 临床分期

TNM 分期系统是目前临床上使用最早的癌症分期系统，其诞生至今经历了多次更新。TNM 即肿瘤大小（T）、淋巴结受累情况（N）和远处转移情况（M）。肿瘤的大小是指临床发现的最大肿瘤的大小，淋巴结受累情况同时包括中央区淋巴结和外侧区淋巴结的转移情况。表 9-1、表 9-2 为 AJCC 第 8 版（2017 年）甲状腺癌 TNM 分期标准。

表 9-1 AJCC 第 8 版（2017 年）甲状腺癌 TNM 分期定义

T 分期	T 分期标准
对于甲状腺乳头状癌、滤泡癌、低分化癌、Hürthle 细胞癌和未分化癌	
TX	原发肿瘤无法评估
T0	无肿瘤证据
T1	肿瘤局限于甲状腺内，最大径≤2cm
T1a	肿瘤最大径≤1cm
T1b	1cm＜肿瘤最大径≤2cm
T2	局限于甲状腺内，2cm＜肿瘤最大径≤4cm
T3	肿瘤＞4cm 且局限于甲状腺内，或大体侵犯甲状腺外带状肌
T3a	肿瘤＞4cm 且局限于甲状腺内
T3b	大体侵犯甲状腺外带状肌，无论肿瘤大小（带状肌包括胸骨舌骨肌、胸骨甲状肌、甲状舌骨肌、肩胛舌骨肌）
T4	大体侵犯甲状腺外带状肌外
T4a	侵犯喉、气管、食管、喉返神经及皮下软组织
T4b	侵犯椎前筋膜，或包裹颈动脉、纵隔血管
对于甲状腺髓样癌	
TX	原发肿瘤无法评估
T0	无肿瘤证据
T1	肿瘤局限于甲状腺内，最大径≤2cm
T1a	肿瘤最大径≤1cm
T1b	1cm＜肿瘤最大径≤2cm
T2	局限于甲状腺内，2cm＜肿瘤最大径≤4cm
T3	肿瘤＞4cm 且局限于甲状腺内，或大体侵犯甲状腺外带状肌
T3a	肿瘤＞4cm 且局限于甲状腺内
T3b	大体侵犯甲状腺外带状肌，无论肿瘤大小
T4	局部晚期
T4a	中度进展，任何大小的肿瘤，侵犯甲状腺外颈部周围器官和软组织，如喉、气管、食管、喉返神经及皮下软组织
T4b	重度进展，任何大小的肿瘤，侵犯椎前筋膜，或包裹颈动脉、纵隔血管

续表

N 分期	N 分期标准（适用于所有甲状腺癌）
NX	区域淋巴结转移情况无法评估
N0	无淋巴结转移证据
N1	区域淋巴结转移
N1a	转移至Ⅵ、Ⅶ区（包括气管旁、气管前、喉前/Delphian 或上纵隔）淋巴结，可以为单侧或双侧
N1b	单侧、双侧或对侧的颈侧区淋巴结转移（包括Ⅰ、Ⅱ、Ⅲ、Ⅳ或Ⅴ区）或咽后淋巴结转移
M 分期	M 分期标准（适用于所有甲状腺癌）
M0	无远处转移
M1	有远处转移

表 9-2　AJCC 第 8 版（2017 年）甲状腺癌 TNM 分期

项目	T 分期	N 分期	M 分期
乳头状或滤泡状癌（分化型）；年龄＜55 岁			
Ⅰ期	任何 T	任何 N	M0
Ⅱ期	任何 T	任何 N	M1
乳头状或滤泡状癌（分化型）；年龄≥55 岁			
Ⅰ期	T1/T2	N0/NX	M0
Ⅱ期	T1～T2	N1	M0
	T3a～T3b	任何 N	M0
Ⅲ期	T4a	任何 N	M0
ⅣA 期	T4b	任何 N	M0
ⅣB 期	任何 T	任何 N	M1
髓样癌；所有年龄			
Ⅰ期	T1	N0	M0
Ⅱ期	T2～T3	N0	M0
Ⅲ期	T1～T3	N1a	M0
ⅣA 期	T1～T3	N1b	M0
	T4a	任何 N	M0
ⅣB 期	T4b	任何 N	M0
ⅣC 期	任何 T	任何 N	M1
未分化癌；所有年龄			
ⅣA 期	T1～T3a	N0/NX	M0
ⅣB 期	T1～T3a	N1	M0
	T3b～T4	任何 N	M0
ⅣC 期	任何 T	任何 N	M1

（二）鉴别诊断

1. 中医鉴别诊断

1）肉瘿：颈前结喉处圆形或卵圆形肿块，边界清楚，表面光滑，能随吞咽上下移动。好发于青中年，女性多见。相当于西医的甲状腺腺瘤。

2）瘿痈：常急性发病，结喉两侧结块，皮肤微热，肿胀疼痛，肿块边界不清，有触压痛，可伴有寒战高热、头痛等症状。发病前多有上呼吸道感染病史。相当于西医的急性、亚急性甲状腺炎或急性化脓性甲状腺炎。

2. 西医鉴别诊断

1）慢性淋巴细胞性甲状腺炎：表现为甲状腺弥漫性肿大，腺体虽硬，但表面较平，无明显结节，可摸到肿大的锥体叶。颈部多无肿大的淋巴结。虽也可压迫气管、食管，引起轻度呼吸困难或吞咽困难，但一般不压迫喉返神经或颈交感神经节。患者一般无自觉症状，有时与甲状腺癌难以区别，鉴别困难时可行穿刺细胞学检查。

2）结节性甲状腺肿：多见于中年以上妇女，病程可长达数十年，多数为双侧腺叶弥漫性肿大，有多个大小不等的结节，表面光滑，质地韧或较软，可随吞咽上下移动。肿物巨大压迫气管、食管时可出现呼吸及吞咽困难等症状。癌变发生率较低。B超检查多为囊性。

3）甲状腺腺瘤：本病多见于青中年，多为单结节，边界清，表面光滑，质地坚韧，活动度好，能随吞咽动作上下移动，生长缓慢，若突然增大则常为囊内出血，无颈淋巴结转移和远处转移。预后较好。

4）亚急性甲状腺炎：发生前常有呼吸道感染病史，可伴有轻度发热，局部有疼痛，以吞咽时明显，可放射到耳部，甲状腺弥漫性增大，也可出现不对称的结节样肿物，肿物有压痛。本病少部分为自限性，约经数周可自愈。

5）纤维性甲状腺炎：甲状腺普遍增大，质硬如木，但常保持甲状腺原来的外形。常与周围组织固定并产生压迫症状，与甲状腺癌难以鉴别。出现气管压迫症状时可手术探查，并切除峡部。

五、治　疗

（一）中医辨证论治

甲状腺癌证属本虚标实，以正气虚损为本，邪毒结聚为标，总治则为扶正祛邪。根据邪实和虚损程度、术前术后的不同，治疗亦有扶正和祛邪之侧重。《素问·至真要大论》云：“……坚者削之……结者散之，留者攻之……损者温之，逸者行之。”在邪实阶段，根据气滞、痰凝、血瘀、毒结之不同，治以行气解郁、化痰祛湿、活血化瘀、解毒散结等；在虚损阶段，根据气、血、阴、阳亏虚之不同，治以益气养阴、补益气血、调和阴阳等。把握好补益和祛邪的时机是取效的关键。

1. 邪实阶段

（1）气郁痰凝证

主症：颈部结喉处肿块，坚硬如石，皮色如常，性情急躁或郁闷不舒，喜太息，胸胁胀痛，口苦咽干或咽部异物感，纳呆食少，舌淡红，苔白或腻，脉弦滑。

治法：理气开郁，软坚散结。

方药：四海舒郁丸（《疡医大全》）。

常用药：木香、陈皮、蛤壳、海藻、昆布、海螵蛸等。

方解：方中木香、陈皮理气化痰；蛤壳、海藻、昆布清热化痰，软坚散结；海螵蛸入血分散结消瘿。全方共奏理气开郁、软坚散结之效。

加减：肝气不舒而见胸闷、胁痛者，加柴胡、枳壳、香附、延胡索、川楝子；咽部不适，声音嘶哑者，加桔梗、牛蒡子、射干、木蝴蝶；痰郁化热而见烦躁、口苦、舌红、苔黄腻者，加竹茹、黄连、瓜蒌子。

（2）痰瘀内结证

主症：颈部结喉处肿块，坚硬如石，颈部堵塞或疼痛，咽中异物感，痰多黏稠，胸胁刺痛，舌质紫暗，或有瘀斑，苔薄白或白腻，脉弦或涩。

治法：解郁化痰，活血消坚。

方药：海藻玉壶汤（《外科正宗》）合桃红四物汤（《医宗金鉴》）。

常用药：海藻、浙贝母、陈皮、青皮、昆布、半夏、连翘、独活、甘草、川芎、当归、熟地黄、白芍、桃仁、红花等。

方解：海藻玉壶汤化痰软坚，散结消瘿。方中海藻、昆布为君，化痰软坚，散结消瘿，乃治瘿瘤之要药；陈皮、青皮疏肝理气，使气顺则痰消，川芎、当归活血通经，使血行则结散，四味相合，调达气血，共为臣药；佐以浙贝母、半夏增强化痰散结之力，连翘清热散结，独活辛散通络，甘草和海藻相反相成，调和诸药。桃红四物汤养血活血。方中桃仁、红花为君，力主活血化瘀；熟地黄、白芍养血和营；当归、川芎活血养血；全方配伍使瘀血去、新血生、气机畅。

加减：胸闷不舒者，加郁金、香附；结块较硬者，加蜈蚣、全蝎；郁久化热而见烦躁易怒、脉数者，加黄芩、龙胆草、青黛。

（3）热毒蕴结证

主症：颈部结喉处肿块，坚硬如石，局部灼热作痛，或伴吞咽不利、声音嘶哑，烦躁易怒，心悸易惊，多汗，大便干燥，小便短赤，舌质红，或有瘀斑，苔少，脉弦数。

治法：清肝解郁，散结化毒。

方药：清肝芦荟丸（《外科正宗》）。

常用药：川芎、当归、白芍、生地黄、青皮、芦荟、昆布、蛤壳、猪牙皂、黄连、甘草等。

方解：方中芦荟、黄连清肝泻火；川芎、当归、白芍、生地黄取四物汤之意，以生地黄代替熟地黄，活血养血的基础上增加清热之力；青皮疏肝破气；昆布、蛤壳清热化痰，软坚散结；猪牙皂祛痰开窍，散结消肿；甘草调和诸药。全方共奏清肝解郁、散结化毒之效。

加减：咳嗽咯黄痰者，加瓜蒌、天花粉；大便秘结者，加大黄、玄参；心烦易怒者，加柴胡、郁金；阴虚口干者，加沙参、麦冬。

2. 虚损阶段

（1）瘀热伤阴证

主症：结喉处肿块坚硬如石，或溃破溢液，或伴有颈部他处转移性结块，口干咽燥，声音嘶哑，形体消瘦，皮肤枯槁，舌质紫暗或红，苔少，脉细沉。

治法：化痰散结，和营养阴。

方药：通窍活血汤（《医林改错》）合养阴清肺汤（《重楼玉钥》）。

常用药：赤芍、川芎、红花、桃仁、生姜、大枣、麝香、生地黄、麦冬、玄参、浙贝母、白芍、牡丹皮、薄荷、甘草等。

方解：通窍活血汤活血化瘀，通窍活络。方中赤芍、川芎、红花、桃仁专主活血祛瘀；麝香芳香走窜，引行血之药直达病所；生姜宣散通达，增强通利血脉之功；大枣甘缓脉络之急，以利血行。养阴清肺汤养阴清肺，解毒利咽。方中生地黄、玄参清热凉血，得牡丹皮之助凉血祛瘀而消痈肿；佐以麦冬、白芍养阴和营；浙贝母化痰散结；薄荷清热利咽；甘草清热解毒，调和诸药。

加减：夜热早凉、热退无汗者，加用青蒿、鳖甲、地骨皮；腰酸乏力、潮热盗汗者，加用山茱萸、枸杞子、龟甲。

（2）气阴两虚证

主症：颈前结节有或无，神疲气短，心慌心悸，口干咽燥，舌红，苔少，脉细弱。

治法：益气养阴，扶正固本。

方药：生脉散（《医学启源》）加味。

常用药：人参、麦冬、五味子等。

方解：方中人参甘温益元气，生津液，为君药，麦冬甘寒养阴生津，为臣药，两者合用益气养阴之功益彰；佐以五味子酸温，生津止渴；三药合用，一补一润一敛，共奏益气养阴、生津止渴之效。

加减：气虚明显者，可加用黄芪；偏于阴虚者，可加用玄参、百合；阴阳两虚者，可合用参附汤。

此外，在上述辨证的基础上，各型适当加入包括蜈蚣、全蝎等在内的虫类药物及白花蛇舌草、猫爪草等抗肿瘤药，对提高疗效有一定裨益。

（二）西医治疗

不同类型的甲状腺癌因其恶性程度和转移途径不同，治疗原则不尽相同，除未分化癌以外，各型甲状腺癌的基本治疗方法是手术，并辅助应用放射性碘、甲状腺激素及放射等治疗。

1. 手术

手术包括甲状腺本身的手术及颈部淋巴结清扫。甲状腺的切除范围目前仍有分歧，一般不主张未明确癌肿大小及是否转移的情况下，直接将甲状腺全部切除，建议根据肿瘤临床特点来选择手术切除范围。

1）PTC：其恶性程度低，对于包膜完整、癌灶局限、无颈部淋巴结转移者，可选择行患侧甲状腺叶及峡部切除术。若存在多灶、对侧病变、淋巴结转移或其他高危因素，则推荐全甲状腺切除术。术后 5 年疾病特异性生存率可达 95%以上。

2）FTC：以血行转移为主，颈部淋巴结转移相对少见。高风险或伴远处转移者推荐行甲状腺全切术，术后辅以放射性碘治疗。对于低摄碘的患者，放射性碘疗效有限，应早期给予足量 L-T_4 以抑制 TSH，减少肿瘤生长刺激。

3）MTC：手术是目前治疗 MTC 的首选方法，因 MTC 通常不会吸收放射性碘，故传统的放化疗效果差。应积极采用手术切除或同时清除颈部淋巴结。

2. TSH 抑制治疗

经手术或 ^{131}I 治疗的 DTC 患者，尤其是 FTC 和 PTC 患者应常规给予甲状腺激素替代治疗。一方面用于补充甲状腺功能，另一方面可通过抑制 TSH 分泌，减少对残余甲状腺组织或微小癌灶的刺激，从而降低复发风险。对于 ATC 和 MTC 患者，由于其生物学行为不依赖 TSH 刺激，甲状腺激素治疗无明显抑制癌细胞生长的作用，因此不推荐 TSH 抑制治疗。替代治疗通常首选口服 L-T_4，起始剂量一般为 100μg/d，具体剂量需根据患者的体重、年龄、心血管状况及 TSH 水平动态调整，并长期甚至终身服用。

3. 外放射治疗

外放射治疗主要用于 ATC 或其他放射性碘无效的局部进展性甲状腺癌。ATC 发展迅速，恶性程度高，浸润较广泛，通常短期内在发病 2～3 个月后即出现压迫或远处转移的症状，单纯手术及放射性碘治疗疗效有限。对于肿瘤局部侵犯广泛、不能手术切除或术后有肉眼残留的患者，可考虑联合外放射治疗。外放射的指征包括：①肿瘤肉眼残存明显，并且不能手术切除，单纯依靠放射性核素治疗不能控制者；②术后残存或复发病灶不吸碘者。

4. 放射性核素治疗

通常使用放射性碘（^{131}I）进行治疗，适用于术后的 PTC、FTC 患者，尤其适用于多发性癌灶、局部侵袭性肿瘤及存在远处转移者。放射性核素治疗可以辅助控制术后残留的肿瘤组织、降低复发风险及控制远处转移病灶的生长。

5. 化学治疗

一般来说，化学治疗不是甲状腺癌的首选治疗方法。临床主要应用于失去手术机会、I^{131} 治疗无效、对其他治疗方法不敏感的晚期 ATC 患者。常用药物有多柔比星、长春新碱、顺铂、博来霉素等，可单独用药或联合用药。多柔比星最为有效。

6. 分子靶向治疗

局部复发或转移、进展性的难治性 DTC 患者，可考虑使用酪氨酸激酶抑制剂（tyrosine kinase

inhibitors，TKI），如索拉非尼；进展较迅速、无法手术的晚期 MTC，可考虑使用安罗替尼。

（三）其他治疗

本病中成药治疗如下。

1）小金丸：散结消肿，化瘀止痛。用法用量：打碎后口服，一日 2 次，一次 1.2～3g，小儿酌减。孕妇禁用。

2）夏枯草口服液：清火，散结，消肿。用法用量：口服，一日 2 次，一次 10ml。

3）西黄丸：清热解毒，消肿散结。用法用量：口服，一日 2 次，一次 3g。孕妇禁用。

（四）预防与调护

1）调畅情志，保持愉快的心情，树立战胜疾病的信心。

2）避免接触放射性物质。

3）养成良好的作息习惯，避免过度劳累，适当锻炼，放松身心。

4）合理摄入碘类食物，忌烟酒、辛辣刺激及腌制食物。

5）定期检测甲状腺功能、甲状腺及颈部淋巴结彩超、Tg 等。

六、预　后

现代医学认为，甲状腺癌的预后相对其他恶性肿瘤较好，特别是早期诊断和治疗的患者。手术切除是主要治疗方式，可以实现较高的治愈率。^{131}I 治疗可以辅助清除残留癌组织，预防复发。随访监测可以及时发现并处理复发或转移情况。但年龄、病理分型、肿瘤分期等因素都是影响预后的重要因素。PTC 的预后最好，FTC 或乳头状与滤泡状混合性癌易转移，预后稍差，ATC 及 MTC 常见转移，预后最差。

中医药治疗甲状腺癌具有整体观念与辨证论治的双重特点，在术前调护、术后康复、减少并发症及后遗症等方面具有显著优势。中西医结合融会贯通，标本兼治，对于甲状腺癌患者的预后具有重大意义，不仅体现了中医药的独特魅力与人文关怀，更展示了中医药文化与现代医学的完美融合。多数医家认为，本病由忧思郁怒等情志内伤而成，在采用中医药辨证论治的同时，更要注重调畅情志，以防复发。

七、展　望

随着医学技术的不断发展和临床研究的深入，我们对甲状腺恶性肿瘤的认识和治疗方式已经发生了许多重要变化。现代医学、影像学、分子生物学等技术的应用，使得早期诊断和个体化治疗成为可能。目前对于低危 PTC 的积极监测、热消融治疗，晚期甲状腺癌靶向治疗等研究取得一定进展，未来对新兴治疗策略，如 DTC 的再分化治疗研究有望推动这一领域的发展。

古代对于甲状腺癌的认识和治疗具有一定局限性，如今甲状腺癌的中医证候规范化研究、全程治疗体系逐步完善。中医药辨证论治在提高患者生活质量、改善症状、调节情志及提高综合疗效等方面起到积极的调节作用，优势显著。未来随着高质量临床证据的支撑、中医药作用机制的深入探索、专病中药制剂的研发等或为甲状腺恶性肿瘤的治疗带来更多可能性。

（岳仁宋　张博荀）

参 考 文 献

方朝晖，2013. 中西医结合内分泌代谢疾病诊治学. 北京：中国中医药出版社.
李东涛，2019. 中医肿瘤学. 北京：化学工业出版社.
李佩文，1996. 中西医临床肿瘤学. 北京：中国中医药出版社.
王吉耀，葛均波，邹和建，2022. 实用内科学. 16 版. 北京：人民卫生出版社.
吴凤霞，2001. 甲状腺疾病中西医诊疗学. 北京：中国中医药出版社.
夏仲元，2022. 甲状腺癌中医药诊治的现状与未来. 北京中医药大学学报，45（4）：353-359.
姚承志，张敏，曾雨可，等，2023. 中国甲状腺癌发病和死亡趋势分析与预测. 中华流行病学杂志，44（6）：917-923.
余淑芳，2019. 实用甲状腺疾病诊疗学. 北京：中国纺织出版社.
岳仁宋，2015. 甲状腺疾病病症结合治疗学. 成都：四川科学技术出版社.
中华人民共和国国家卫生健康委员会医政医管局，2022. 甲状腺癌诊疗指南（2022 年）. 中国实用外科杂志，42（12）：1343-1362.
周宜强，2006. 实用中医肿瘤学. 北京：中医古籍出版社.
Boucai L，Zafereo M，Cabanillas M E，2024. Thyroid cancer：a review. JAMA，331（5）：425-435.

第十章　腺垂体疾病

第一节　腺垂体功能减退症

腺垂体功能减退症（hypopituitarism，HP）指因垂体自身病变或下丘脑病变损坏垂体，致使其激素分泌不足，继发甲状腺、性腺、肾上腺等靶腺功能不全的一组临床综合征。其中，由垂体分泌细胞本身损害引起者，称为原发性腺垂体功能减退症；由下丘脑、垂体柄或门静脉系统障碍引起者，称为继发性腺垂体功能减退症。成人腺垂体功能减退症又称为西蒙病（Simmond disease）。生育期妇女产后腺垂体缺血性坏死所致的腺垂体功能减退症又称为希恩综合征（该病有明确的产后大出血既往史，对于疾病的诊断具有重要意义，如北京协和医院泰斗张孝骞教授曾通过对病史的详细询问，快速而准确地诊断该病）。

本病发病多为女性，其病情严重程度与垂体损伤程度有关，垂体组织被破坏50%后出现轻度临床症状，破坏达75%以上则出现中度症状，破坏超过95%则将出现重度垂体功能减退症状或垂体危象，表现为高热、恶心呕吐、谵妄、抽搐、昏迷、休克等，甚至死亡。

一、病因病机

（一）中医病因病机

传统中医并无腺垂体功能减退症的具体病名，根据其各阶段临床表现，可归属于“虚劳”“产后血晕”“血枯经闭”等病证范畴。“虚劳”首见于张仲景《金匮要略》，指由多种原因所致的以脏腑亏损、气血阴阳不足为主要病机的多种慢性虚弱性疾病的总称，与腺垂体功能减退症的症状表现相似。产后大出血致垂体坏死是本病主要病因之一，且由于促性腺激素缺乏，本病亦见性欲减退、月经量减少、周期紊乱等症状，结合《素问·评热病论》“月事不来者，胞脉闭也”，《景岳全书·妇人规》“若室女童男……思虑过度，多致劳损……女子则月水先闭”，故亦可归属“产后血晕”“血枯经闭”等范畴。现将其中医病因病机阐述如下。

1. 病因

（1）先天不足，禀赋薄弱　本病可因父母体虚、生育过多或胎孕失养、喂养不当等所致。因其先天禀赋不足，体质薄弱，易感病邪，而病后又易久病不复，使得脏腑、气血亏虚日甚，发为虚劳。

（2）产后失血，气血两虚　产后出血过甚，气血暴脱，往往夺血伤精。而患者或因素体肝肾不足，或病久及肾，肾虚精亏，精血匮乏，终致脏腑虚损；也可因产时失血过多，血虚脉空，气随血脱，造成产后气血亏虚之候，终成虚劳之候。

（3）饮食失宜，脾虚失运　平素过食辛辣、肥甘厚味，或过食生冷，损伤脾胃，气血生化不足，五脏亏虚，发为虚劳；或情志抑郁，肝郁克脾、忧思伤脾等导致脾虚失运，生化乏源；或素体脾虚不足，复因产时失血耗气，产后失于调养，造成气血不足，脏腑不健，生机不旺而发病。

（4）久病失治，脏腑虚损 久病失治，迁延不愈，或初愈后失于调理，以致脏气损伤，营血日亏，精血充养无力，可见经少、闭经、产后无乳等症；日久阴损及阳，肾阳虚衰，温煦失职，脾阳亦微，先天与后天之本皆摇，发为本病。

（5）外感毒邪，脑络失养 体虚外感毒邪，日久耗气伤正，正气虚则清气不升，浊气不降，阴浊积聚，则出现头昏头痛，女子月事不调、闭经等。且脑为髓海，系奇恒之腑，肾主骨生髓上通于脑，毒邪炽盛日久伤及肝肾，髓海空虚，脑络失养，故发为本病。

2. 病机

本病病性属虚证，病位主要在肾，涉及肝、脾二脏，主要病机为脏腑虚损、气血两虚。患者或先天不足，或内伤烦劳、大病体虚，致使脾肾两虚、气血生化不足，无法滋养脏腑、冲任失养；大量失血亦可致肾之精血不足，加之乙癸同源，肝主藏血，故可致肝肾阴虚，见经少、闭经之症；失治日久，阴损及阳，肾阳不足，命门火衰，温煦失职，脾阳亦微，而成脾肾阳虚，见畏寒、水肿、乏力等症；若疾病进一步发展，则气血阴阳虚损日益加重，终致阴阳离决而危及生命。少数患者由于气虚而致气机涩滞、血行缓慢，而呈现气虚血瘀之证候。

（二）西医病因及发病机制

1. 垂体及附近肿瘤压迫浸润

垂体肿瘤是成年患者最常见病因，可直接破坏或压迫正常垂体引起血供障碍及下丘脑-垂体激素传递障碍。此外，各种转移性癌、淋巴瘤等均可浸润下丘脑和垂体，引发本病。

2. 产后大出血所致垂体缺血性坏死

妊娠过程中，垂体呈生理性肥大，若产妇在分娩过程中出现大出血，则易引起血管痉挛、血栓形成，致使垂体缺血性坏死。此外，产后败血症可引起垂体栓塞或弥散性血管内凝血（disseminated intravascular coagulation，DIC），导致腺垂体急性坏死，引发本病。

3. 感染和炎症

结核、流行性出血热、梅毒、病毒或真菌感染，均可引起垂体炎症，致使垂体损伤、激素分泌不足，引发本病。

4. 自身免疫性疾病

妊娠及产后女性易患自身免疫性垂体炎，该病以自身免疫介导的炎症侵犯下丘脑、垂体及邻近器官为特征，也可导致腺垂体功能减退症。

5. 垂体手术或颅脑创伤

垂体瘤摘除术或严重的颅脑创伤会增加下丘脑、垂体出血及坏死的风险，从而诱发本症。此外，垂体柄挫伤可通过阻断下丘脑与门静脉系统的联系或损伤垂体门静脉系统导致腺垂体功能减退症。

6. 其他

空泡蝶鞍综合征以垂体组织受压、垂体柄移位为特点，当90%以上垂体结构发生上述改变，则可导致腺垂体功能减退症。长期大剂量糖皮质激素的使用也可抑制相应垂体激素的分泌，突然停药可出现单一性垂体激素分泌不足的表现。

二、临床表现

腺垂体功能减退症起病隐匿，初期可无明显症状，随着病情的进展，当垂体组织毁坏达到50%以上时，则可出现一系列不适反应，一般先出现催乳素（prolactin，PRL）、促性腺激素（gonadotropin，Gn）、生长激素（growth hormone，GH）不足的症状，继而可见TSH分泌不足，最后为ACTH分泌不足的临床特征。

1）PRL 分泌不足：主要表现为在分娩后乳腺不胀，无乳汁分泌，不能哺乳婴儿。

2）Gn 分泌不足：处于青春期前的患者 Gn 缺乏会引起青春期发育延迟，甚者还可导致发育不全。绝经前女性患者 Gn 缺乏可表现为月经紊乱、潮热、乳房萎缩、性欲减退、阴道干涩、阴毛和腋毛脱落、外阴及子宫萎缩，尤以希恩综合征表现明显。而男性患者常表现为性欲减退、阴茎勃起障碍、精液减少、肌肉无力和疲乏倦怠，甚者会出现头发稀疏、睾丸变软、乳房女性化等。

3）GH 分泌不足：GH 缺乏在儿童期表现为生长停滞，身材矮小，可引发侏儒症，但体形比例均匀。而成人则不典型，表现为耐力、记忆力下降和肌肉质量减少、不愿交际等症状。此外，GH 缺乏也增加了血脂异常、动脉粥样硬化、骨质疏松等疾病的发生风险。

4）TSH 分泌不足：以代谢率减低和交感神经兴奋性下降为主要特征。患者可表现为疲劳、虚弱、体重增加、皮下组织增厚、便秘、怕冷、精神状态改变、记忆力衰退及贫血等，偶可有幻觉、躁狂等精神症状，体格检查可能会发现心动过缓、深肌腱反射延缓及眶周水肿。

5）ACTH 分泌不足：皮质醇的分泌下降是 ACTH 分泌不足的突出特征，临床症状主要包括极度疲乏、肌肉关节痛、体重下降、食欲减退、恶心呕吐、腹痛、精神或意识状态改变、稀释性低钠血症、低血糖、低血压乃至休克。

6）促黑激素分泌不足：患者肤色较正常肤色淡，且乳晕、腹中线等正常色素较深的部位其肤色变淡较其他部位更为显著。

7）垂体危象：临床上主要有以下几种表现类型。①高热型（＞40℃）：患者往往抵抗力降低，易受感染而致高热。②低温型（＜35℃）：患者由于甲状腺激素分泌不足，可致全身代谢减慢、产热不足，表现为皮肤苍白、干冷，严重者可见昏迷。③低血糖型：患者因缺乏肾上腺皮质激素和甲状腺激素，肝糖原储备不足，同时对胰岛素敏感性增加，因而容易发生低血糖甚至昏迷。④低血压型：患者糖皮质激素不足，易发生低钠血症；胃肠道功能紊乱、手术、感染等亦可失钠，致血容量减低，容易发生周围循环衰竭和休克，表现为食欲缺乏、头痛、恶心呕吐、软弱无力，严重者出现精神错乱或昏迷。⑤水中毒型：患者或因饮水过多，或因水负荷试验，致使血容量增加，增加稀释性低钠血症发生风险，可表现为周身乏力、恶心欲呕、头昏头痛、意识模糊、嗜睡、抽搐，甚至昏迷。

三、实验室及其他检查

（一）一般检查

一般检查主要包括血常规、血生化相关指标。

血常规中可出现正细胞正色素性贫血。血生化中，受 GH、皮质醇激素缺乏影响，糖代谢指标可出现低血糖及糖耐量曲线低平；脂代谢指标见空腹及注射小剂量肾上腺素后血浆游离脂肪酸仍低于正常人；电解质代谢指标见血钠、血清氯化物常偏低，血清钾大多正常；水负荷试验显示排泄水负荷的能力明显降低。

（二）下丘脑、垂体与靶腺激素测定

下丘脑、垂体与靶腺激素测定是腺垂体功能评估的主要依据。腺垂体功能减退主要表现为外周靶腺激素水平降低及垂体促激素水平未相应升高，部分可使用兴奋试验协助诊断。

1. 下丘脑-垂体-性腺轴功能检查

下丘脑产生的促性腺激素释放激素（gonadotropin-releasing hormone，GnRH）可刺激垂体分泌 LH、FSH，随后刺激卵巢与睾丸分泌性激素（雌二醇、睾酮）。检查结果女性可表现为血 LH、FSH、雌二醇水平降低，男性可表现为血 LH、FSH、睾酮水平降低。

2. 下丘脑-垂体-甲状腺轴功能检查

下丘脑分泌的 TRH 可刺激垂体前叶释放 TSH，进而刺激甲状腺分泌 TT_3、TT_4。检查结果主要

表现为患者血清 FT_3、FT_4 水平低于正常值，严重时伴有 FT_3、TT_3 降低，TSH 水平正常或降低。诊治过程中，发现有疑似下丘脑病变时，需行 TRH 兴奋试验辅助诊断。

3. 下丘脑-垂体-肾上腺皮质轴功能检查

可见尿 17-酮类固醇、尿 17-羟皮质类固醇降低，血皮质醇基础值降低。患者在接受 ACTH 后，尿中 17-酮类固醇及 17-羟皮质类固醇的排泄常出现延迟反应。用美替拉酮（甲吡酮）试验测定垂体分泌 ACTH 的储备功能，患者的反应低于正常。

4. 下丘脑-垂体-生长激素轴功能检查

患者 GH、IGF-1 一般低于正常参考值范围。GH 缺乏的确诊一般须行 GH 激发试验，但当有三种或者三种以上垂体激素缺乏症及 IGF-1 低于参考值范围时，则不需要做激发试验。

（三）影像学检查

影像学检查主要包括高分辨率 MRI 及 CT 检查。MRI 可以更好地显示周围血管、垂体柄、视交叉等软组织；CT 对于垂体卒中、颅脑外伤等急危症则更加敏感。当无上述检查手段时，可采用蝶鞍多分层摄片进行分析。

四、诊断与鉴别诊断

（一）诊断

1. 功能诊断

患者存在上述腺垂体功能减退症的临床表现，检验指标提示相应靶腺激素水平降低，存在垂体或下丘脑疾病、手术、放射治疗、外伤史。

2. 定位诊断

检测发现垂体激素低下，或行兴奋试验发现垂体储备功能低下，提示病变部位在垂体。

3. 病因诊断

影像学检查可发现下丘脑、垂体区的异常改变。

（二）鉴别诊断

1. 中医鉴别诊断

1）肺痨：是由于正气不足，感染痨虫，侵蚀肺脏所致的一种具有传染性的慢性疾病。主要表现为咳嗽、咯血、潮热盗汗。两病均可出现身体消瘦、疲倦乏力等症状。而本病属多种原因所致虚劳，病机为脏腑虚弱，气血阴阳亏虚，不具有传染性，故可鉴别。

2）与内科疾病的虚证相鉴别：内科疾病所致虚证多表现本脏疾病证候，如重度贫血所致血虚证，以乏力、纳呆、倦怠嗜卧等表现为主，补益气血后可缓解，故可鉴别。

2. 西医鉴别诊断

1）神经性厌食：主要表现为进食障碍，以及由此导致的消瘦、精神抑郁、女性闭经或月经稀少等，亦可存在性腺功能减退。与本病相比，神经性厌食患者多见于青年女性，有精神刺激史，消瘦程度更重，且腋毛、阴毛常不脱落，除性腺功能外的其他垂体功能正常，故可鉴别。

2）原发性单个靶腺功能减退：指性腺、肾上腺、甲状腺中单一腺体功能不足，而本病为多个靶腺受累。在临床中，原发性性腺功能减退者相应垂体激素水平升高，而本病垂体激素水平均下降；原发性肾上腺皮质功能减退者皮肤黏膜加深，而本病皮肤黏膜表现为变浅；原发性甲减患者黏液性水肿面容较本病更甚，故可鉴别。

3）自身免疫性多发性内分泌腺病综合征：指个体发生两种以上自身免疫性内分泌腺病和非内分泌腺病的一组疾病群，可表现为内分泌腺功能减退或衰竭，与本病相似。但 ACTH 及 TSH 兴奋试验均无反应，故可鉴别。

4）慢性消耗性疾病：如结核或肿瘤患者，亦可表现为消瘦、乏力，其中严重营养不良者，甚至可能继发腺垂体功能不足，可通过原发病表现进行鉴别。

五、治　　疗

（一）治疗原则

根据疾病病情进展及分期，本病的三大治疗原则分别为补五脏元气、滋肝肾阴精、养命门之阳。

1. 补五脏元气

本病初期，多为气血不足，五脏失养，不能正常行使功能，病变脏腑主要责之脾肾二脏。元气禀于先天，藏于肾中，受后天脾胃滋养，是维持人体气血及五脏功能的基本物质与原动力。故此期治疗当以大补元气为主，以恢复人体的脏腑功能。临床上常用药物为人参“补五脏六腑，保中守神”，可配伍黄芪、白术、山药等益气健脾药补后天以养元气。

2. 滋肝肾阴精

本病中期，脏腑虚损日久，营血日亏，累及阴精，精血无力充养冲任二脉，可见经少、闭经、产后无乳等症，其主要病变脏腑为肝脾肾三脏。此期治疗当以滋阴为主。如“善补阴者，必于阳中求阴”所言，临床上常用药物为紫河车、龟板、鹿茸、鹿角胶等血肉有情之品，既可填精，亦能养阳。

3. 养命门之阳

本病后期，阴精亏虚日久，阴损及阳，致肾阳不足，命门火衰，温煦失职，脾阳亦微，而成脾肾阳虚之证。然因阴精亏耗在先，故临床上常选用肉苁蓉、枸杞子、菟丝子、巴戟天、仙茅、淫羊藿等，以达到养阳之药柔和不伤阴之意，以期长期服用。而附子、肉桂等温肾之药，有适应证亦可选用，但不可长期服用，以防进一步耗伤阴血。

（二）辨证论治

1. 气血两虚证

主症：此证多见于早期，表现为头晕目眩，面色淡白或萎黄，神疲乏力，少气懒言，纳呆消瘦，女性见月经量少或闭经，舌淡嫩少苔，脉细弱。

治法：补气养血。

方药：八珍汤（《校注妇人良方》）。

常用药：人参、茯苓、白术、当归、白芍、川芎、熟地黄、炙甘草。

方解：八珍汤功能益气补血。方中人参与熟地黄为君药，人参甘温，大补五脏元气，补气生血，熟地黄补血滋阴；臣以白术补气健脾，当归补血和血；佐用茯苓健脾养心，芍药养血敛阴，川芎活血行气，以使补而不滞；炙甘草益气和中，顾护脾胃，以助气血生化。

加减：血虚偏甚者，加阿胶养血补阴；气虚甚者，加黄芪益气补虚；兼阳虚者，加淫羊藿、巴戟天、肉桂温阳补肾；心悸失眠者，加大枣、远志；兼有血瘀者，加鸡血藤化瘀通滞。

2. 肝肾阴虚证

主症：此证多见于早、中期，主要表现为神疲消瘦，面色不华，皮肤干燥，视物昏花，口干舌燥，五心烦热，失眠多梦，闭经，舌质红少津，少苔，脉细数。

治法：滋补肝肾，养血益气。

方药：大补元煎（《景岳全书》）。

常用药：人参、山药、熟地黄、杜仲、当归、山茱萸、枸杞子、炙甘草。

方解：大补元煎功能大补肝肾，益气养血。方中人参、熟地黄为君药，人参大补元气，熟地黄滋补肝肾之阴，人参与熟地黄相配，即景岳之两仪膏，善治精气大耗之证；臣以枸杞子、山茱萸、当归补肝肾，益精血；佐用杜仲温肾阳，取“善补阴者，必于阳中求阴”之意；炙甘草补脾而和诸药。诸药配合，其效如神，故景岳曾称此方“救本培元第一要方”。

加减：纳差者，加鸡内金、莱菔子、炒神曲以健脾消食；腰膝酸软者，加续断、桑寄生；闭经甚者，加益母草、茺蔚子；耳鸣、烦躁失眠甚者，加炒酸枣仁、朱茯神、磁石。

3. 肾阳虚衰证

主症：此症多见于中、晚期，精神萎靡，形体消瘦，面色无华，毛发脱落，耳鸣心悸，畏寒肢冷，腰酸冷重，性欲淡漠，舌质淡胖，舌苔白润，脉沉迟无力。女子可兼见闭经，乳房萎缩；男子可兼见阳痿。

治法：温肾壮阳，填精补血。

方药：右归丸（《景岳全书》）合四物汤（《仙授理伤续断秘方》）加减。

常用药：熟地黄、附子、肉桂、山茱萸、山药、菟丝子、鹿角胶、当归、枸杞子、杜仲、白芍、川芎。

方解：右归丸功能温补肾阳，填精补血。方中附子、肉桂温壮元阳，鹿角胶温肾阳、益精血，共为君药；熟地黄、山茱萸、枸杞子、山药滋阴益肾，填精补髓，并养肝补脾，共为臣药；佐以菟丝子、杜仲，补肝肾，强腰膝，当归养血补肝，与补肾之品相合，共补精血。四物汤方中熟地黄甘温味厚，质润滋腻，为滋阴补血之要药，用为君药；当归补血和血，既增补血之力，又行营血之滞，为臣药；白芍养血敛阴，与地、归相协则滋阴补血之力更著，川芎活血行气，与当归相伍则行血之力益彰，两药共为佐药。四药合用，共奏补血调血之功。

加减：闭经者，加牛膝、丹参养血调经；形寒肢冷、便溏者，加干姜温中健脾；周身浮肿、水湿泛溢者，加茯苓、泽泻等健脾利湿；男子阳痿者，加淫羊藿、巴戟天温补肾阳。

4. 脾肾阳虚证

主症：此证多见于中、晚期，表现为神疲乏力，表情淡漠，面色皖白，下肢浮肿，畏寒肢冷，腰膝冷痛，性欲减退，男子阳痿，女子闭经，食欲减退，便溏溲清，舌淡胖，苔白滑，脉沉细。

治法：健脾温肾，调理冲任。

方药：金匮肾气丸（《金匮要略》）。

常用药：炮附子、桂枝、熟地黄、山药、山茱萸、牡丹皮、泽泻、茯苓。

方解：金匮肾气丸功能温助命门，暖脾化气。方用熟地黄为君，滋补肾阴，益精填髓；山茱萸，补肝肾，涩精气；山药健脾气，固肾精。两药与熟地黄相配，补肾填精。附子、桂枝（今多用肉桂）药少量轻，意在温助命门，生发少火，化阴精以益肾气、暖脾阳，即“若命门火衰，少火几于熄矣。欲暖脾胃之阳，必先温命门之火”（《医宗金鉴·删补名医方论》），四药共为臣药。佐以茯苓健脾益肾，泽泻、牡丹皮降相火而制虚阳浮动，且茯苓、泽泻均有渗湿泄浊、通调水道之功。诸药相合，微微生火，鼓舞肾气，脾阳得温，即所谓“肾以气为主，肾得气而土自生也。且形不足者，温之以气，则脾胃因虚寒而致病者固痊”（《医宗金鉴·删补名医方论》）。

加减：面容虚肿、嗜睡困倦者，加薏苡仁、佩兰、藿香醒脾利湿；全身浮肿尿少者，加木通、金钱草利水泄浊；若性欲减退者，加仙茅、淫羊藿温肾健脾；饮食减退者，可加焦山楂、炒麦芽、炒稻芽消食导滞，健脾开胃。

（三）垂体危象

1. 脾肾阳衰证

主症：多见于危象早期，表现为神疲乏力，畏寒肢冷，全身虚肿，双目呆滞，面色苍白，皮肤干燥，毛发脱落，头晕耳鸣，纳少，腹胀，便秘，阳痿或闭经，不育，性欲减退，舌苔白润或白，脉沉细弱或沉迟。

治法：温肾健脾，固阳扶危。

方药：真武汤（《伤寒论》）合肾气丸（《金匮要略》）。

常用药：附子、茯苓、白芍、白术、生姜、熟地黄、山茱萸、山药、泽泻、牡丹皮、肉桂。

方解：真武汤功能温肾暖脾，化气行水。方中君以大辛大热之附子，温肾助阳以化气行水，暖脾抑阴以温运水湿；茯苓、白术补气健脾，合附子可温脾阳而助运化，同为臣药；佐以辛温之生姜，配附子温阳散寒，并可和胃而止呕；配伍酸收之白芍，防止附子燥热伤阴，亦为佐药。全方共奏温肾健脾之功。肾气丸功能补肾助阳，化生肾气。两方合用，脾肾兼顾，标本兼治。

加减：神疲乏力甚者，加黄芪、人参；腰膝酸软者，加桑寄生、淫羊藿；食少纳呆、腹胀者，加山楂、炒神曲。

2. 心肾阳衰证

主症：此型多见于危象中、晚期，表现为全身浮肿，大汗淋漓，心悸胸闷，呼吸低微，四肢厥冷，尿少或尿闭，甚至昏迷，舌质淡，舌体胖，脉微欲绝。

治法：回阳固脱。

方药：参附汤（《正体类要》）加味。

常用药：人参、附子、干姜、炙甘草、茯苓。

方解：参附汤功能回阳救逆、益气固脱。方中人参甘温大补元气、益气固脱，附子大辛大热，温壮元阳，附子补真阳之虚，人参扶元气之弱，两药相配，共奏回阳固脱之功，为君药，正如《医宗金鉴·删补名医方论》所说“补后天之气，无如人参；补先天之气，无如附子，此参附汤之所由立也，……二药相须，用之得当，则能瞬息化气于乌有之乡，顷刻生阳于命门之内，方之最神捷者也”；干姜、茯苓相伍，温中散寒、健脾利水，共为臣药，四药合用上助心阳，下补肾阳，中暖脾阳；炙甘草防附子峻烈之性，并调和诸药，为佐使。

加减：汗出不止者，加煅龙骨、煅牡蛎；心悸不宁者，加远志、酸枣仁；全身浮肿者，加泽泻、猪苓。

（四）针灸治疗

1. 腺垂体功能减退症

治法：益气养血，温补脾肾。

取穴：①关元、中脘、足三里、三阴交；②肾俞、脾俞、胃俞、膈俞、太溪。两组穴交替使用，每日 1 次，10 次为 1 个疗程，休息 3 日再进行下一个疗程。

操作：三阴交、太溪穴只针不灸用补法，其余七穴均用温针灸。火力务必要充足，以针下有温热感为宜，每次留针 30min。

加减：若形寒肢冷者，加命门、气海穴温肾健脾；若纳差消瘦者，加天枢、大肠俞健运脾胃；若闭经、性功能减退者，加中极、血海、子宫穴养血调经；产后乳少者，加乳根、膻中、少泽补气催乳；烦躁失眠者，加心俞、神门。

2. 垂体前叶功能减退症危象

治法：温肾健脾，回阳救逆。

取穴：以人中、涌泉、大陵、神门穴为主，配以内关、足三里、太冲、气海、关元穴。

操作：手法用补法，留针 20～30min。

加减：若神志不清者，加百会、风池穴，以开窍醒神；若心悸多汗者，加三阴交、血海、心俞穴，以养血安神；若高热谵妄者，加大椎、十宣、劳宫穴，以泄热安神；若呕吐呃逆者，加胃俞、中脘穴，以和胃降逆；若水肿尿闭者，加三焦俞、委阳、阴陵泉穴，以利尿消肿。

（五）西医治疗

1. 营养支持及护理

患者应尽量避免过度劳累、预防感染。饮食方面，应摄入高热量、高蛋白及富含维生素的膳食纤维，保持水电解质平衡，但饮水量不宜过多。

2. 激素替代疗法

激素替代疗法是腺垂体功能减退症的主要治疗方法，其治疗原则是选择垂体分泌缺乏的促激素或靶腺激素，并尽量模拟分泌的生理节律曲线。

（1）生长激素 确诊生长激素缺乏的患者，在排除禁忌证后，应提供生长激素替代治疗。60岁以下的患者，起始剂量为0.2～0.3mg/d，60岁以上的患者，起始剂量为0.1～0.2mg/d，治疗目标为临床症状改善。服药过程中，须监测生长激素水平，并将IGF水平保持在正常范围内，若见不良反应，则相应减少剂量。对于未经糖皮质激素补充治疗、垂体-肾上腺功能显示正常的患者，使用生长激素前后都需评估下丘脑-垂体-肾上腺轴系统功能。

（2）性腺激素 女性患者在排除禁忌证后，可予雌孕激素替代治疗。针对育龄期女性，予雌孕激素替代疗法建立人工周期：于第1～25天，可选用结合型雌激素（0.625mg/d）或戊酸雌二醇（1～2mg/d）口服；于第16～25天加甲羟孕酮5～10mg/d，并于停药后出血第5天开始服用第二个周期。治疗期间应定期至医院行相关妇科检查。若有生育需求，可选用性腺激素联合人绒毛膜促性腺激素（HCG-HMG）疗法联合治疗。

男性患者在排除禁忌证后，可予雄激素替代治疗。选用十一酸睾酮软胶囊口服，用量120～160mg/d，连续服用2～3周，随后40～120mg/d维持。也可每4周予十一酸睾酮注射液250mg肌内注射，依据症状改善及血清睾酮水平评估激素替代是否合适。有生育需求者，同样予HCG-HMG联合治疗。针对下丘脑或垂体部位病变可考虑使用促性腺激素释放激素泵以符合生理激素分泌模式。

（3）甲状腺激素 L-T_4为首选的甲状腺激素替代治疗，剂量应根据具体情况从小剂量开始逐步调整。可以从每日25μg开始，每2周逐渐增加用量直至75～100μg。受其不良反应的影响，临床医生还应根据年龄、雌激素状态、共病、临床背景等考虑潜在的用药风险，调整用药剂量。值得注意的是，对于存在多轴受累的患者，应先补充肾上腺皮质激素，否则若先补充甲状腺激素，则有诱发肾上腺皮质危象的风险。

（4）糖皮质激素 氢化可的松为首选的糖皮质激素替代治疗，一般用量为15～20mg/d，在感染、创伤、手术等应激状态下激素剂量可增加2～3倍。糖皮质激素给药频次多变，可一次或分次给药。分次给药时，若分两次服药，可于清晨起床时及下午给药；若分三次服药，可于清晨起床、午饭前及午后服药。对于依从性差的患者可使用长效糖皮质激素。行激素替代治疗的患者需要定期随访评估，调整激素剂量，剂量评估以临床症状及生活质量为主。长期使用糖皮质激素对肾上腺皮质功能有明显的抑制作用，长期大剂量的恢复时间为12个月，短期小剂量的恢复时间为5日左右。

3. 危象处理

（1）肾上腺皮质激素 大剂量糖皮质激素是垂体危象时的首要治疗措施。选用氢化可的松静脉滴注时，首日用量为200～300mg，分次静脉滴注。待情况好转后可逐步减量。

（2）纠正水和电解质紊乱 对于水中毒患者，如能口服，应立即给予泼尼松10～20mg；不能口服者，可予氢化可的松50mg溶于50%葡萄糖溶液40ml中缓慢注射。

（3）纠正低血糖 低血糖是垂体危象的常见临床表现，具体可见头晕、目眩、出汗、心慌、面色苍白，甚至出现昏迷、神志不清或有不同程度的精神异常。应监测血糖后，根据血糖情况立即予50%葡萄糖溶液40～60ml静脉注射纠正低血糖；在维持治疗阶段，以10%葡萄糖溶液持续滴注维持以免再次昏迷。

（4）纠正低温 低温型患者指甲状腺激素不足，全身代谢低下，产热不足，体温<35℃者，可

用热水浴疗法、电热毯等使患者体温逐步回升至35℃以上。同时，应给予小剂量甲状腺激素。

（5）祛除诱因及一般治疗　患者应安置在有良好抢救条件的病房，注意保温，并维持环境安静。高热型患者一般体温＞40℃，须用冰袋、冰帽、冰毯等物理降温，并及时祛除诱发因素，但慎用药物降温。感染所致的发热，应积极应用有效抗生素治疗，并根据感染性质、细菌学检查结果选用有效安全的抗生素。感染性休克者，除补液、静脉滴注氢化可的松外，还需用升压药物。少数患者清醒后会有精神兴奋、谵妄，需注意鉴别是皮质激素用量较大的反应还是因低血糖引起的大脑功能障碍。

六、预后与预防

（一）预后

本病预后与病因及病情程度有关。若由于产后大出血所致，且腺垂体损害程度较轻，通过及时中西医结合治疗，一般可控制病情的发展甚至治愈。若由于颅内恶性肿瘤侵犯，或其他原因所致颅内感染不能控制，则预后较差。病情严重者，可发生腺垂体功能减退危象。一旦发生危象，应及时抢救，使患者尽快脱离危象状态。

（二）预防与调护

（1）预防　女性分娩过程中可由于多种原因造成垂体前叶损伤，致使相应激素分泌不足。故须做好产前检查，积极预防和妥善处理分娩，积极防治产后大出血及产褥热，从而防止本病的发生。另外，早期检查发现垂体瘤，须早期给予合理治疗，并行相应垂体瘤手术、放疗，则可避免肿瘤发展至晚期导致本病。若已经患有本病，则应积极预防危象的发生，主要针对诱发因素采取预防措施。同时，还须预防感冒，积极控制感染，避免外伤或颅脑手术等进一步损害患者垂体前叶。

（2）调护　患者须重视饮食及生活习惯。宜摄入高热能、高蛋白与维生素膳食，规律作息，保持身心健康，加强身体锻炼，保暖，避免感染、过度劳累与情绪波动。慎用镇静剂，节欲保精，培固真元。如已合并有危象，应在严冬季节注意保暖，保持心情舒畅，中毒型禁止过度饮水，慎用抗凝剂、胰岛素、镇静剂等。

七、展　　望

目前，对于腺垂体功能减退症的研究主要集中在病理机制、诊断方法、治疗策略及潜在的新型治疗手段开发上。近期的研究表明，分子生物学和基因组学技术的应用有助于更深层次地理解腺垂体功能减退症的病理机制，而机器学习等大数据的应用则为疾病的早期识别和预防提供了支撑。治疗方面，研究者将视角聚焦于如何优化现有的激素替代疗法方案、开发基于干细胞的新型治疗方案，以减少激素药物的不良反应。

中医治疗腺垂体功能减退症主要基于整体观和个体化结合进行辨证施治，强调疾病治疗过程中的动态改变。未来研究可以进行更多临床实验和基础研究，为中医治疗本病提供循证和机制依据。此外，也应该思考如何将中西医进行整合，以便提供更全面的治疗方案，提升患者生活质量。

（岳仁宋　张博荀）

参考文献

邓守恒，陈萍，王一平，2011. 临床内科诊疗指南. 武汉：湖北科学技术出版社.
府伟灵，梁自文，2021. 内分泌与代谢系统疾病. 北京：人民卫生出版社.
胡品津，谢灿茂，2014. 内科疾病鉴别诊断学. 6版. 北京：人民卫生出版社.

李会敏，魏军平，李宇思，等，2023. 腺垂体功能减退症的中医诊疗初探. 时珍国医国药，34（7）：1679-1680.
林果为，王吉耀，葛均波，2017. 实用内科学. 15 版. 北京：人民卫生出版社.
刘健，宋毅斐，2014. 内分泌系统疾病. 北京：人民卫生出版社.
施红，衡先培，2011. 中西医结合内分泌与代谢性疾病. 北京：科学出版社.
童南伟，肖海鹏，2021. 内科学-内分泌代谢科分册. 2 版. 北京：人民卫生出版社.
王姣，陈小盼，2023. 腺垂体功能减退症研究进展. 临床医学进展，13（4）：7012-7020.
张文武，2017. 急诊内科学. 4 版. 北京：人民卫生出版社.
Higham C E，Johannsson G，Shalet S M，2016. Hypopituitarism. The Lancet，388（10058）：2403-2415.
Persani L，2012. Clinical review：Central hypothyroidism：pathogenic，diagnostic，and therapeutic challenges. The Journal of Clinical Endocrinology and Metabolism，97（9）：3068-3078.

第二节 垂 体 瘤

垂体瘤（pituitary tumor）是一组起源于腺垂体、神经垂体及胚胎期颅咽管囊残余鳞状上皮细胞的肿瘤，占全部颅内肿瘤的 10%～15%。临床上有明显症状的垂体瘤约占中枢神经系统肿瘤的 30%，尸解发现的无症状性垂体瘤和微腺瘤更多，因而垂体瘤是颅内的常见肿瘤，仅次于脑膜瘤。其中以起源于腺垂体的垂体腺瘤占大多数，部分腺垂体肿瘤具有内分泌功能，可引起激素分泌异常症候群，不具有内分泌功能的肿瘤多无症状，但是大腺瘤可具有侵袭性，引起颅内组织压迫症状。以来自神经垂体的星形细胞瘤或神经节细胞瘤及垂体转移癌罕见。垂体瘤可发生于任何年龄，以 40～60 岁相对高发，女性略多于男性，95%的垂体瘤为散发，其余为家族性。

垂体瘤的分类：①根据激素分泌功能分类，有激素分泌功能肿瘤和无功能肿瘤。有激素分泌功能则根据细胞所分泌的激素可分为垂体催乳素瘤、生长激素瘤、促肾上腺皮质激素瘤、促甲状腺激素瘤、促性腺激素型垂体瘤及混合瘤等，肿瘤可分泌单一激素或同时分泌多种激素。②根据肿瘤大小分类，垂体瘤直径≤10mm 为微腺瘤，直径＞10mm 为大腺瘤。③根据组织形态学分类，HE 染色可见肿瘤细胞胞质呈嗜酸性、嗜碱性、嫌色性，免疫组化可鉴定肿瘤细胞激素表达情况。

祖国医学无本病的专著、专文，但根据其临床表现，可归属于“头痛”“眩晕”“脑瘤”“风痰”“头风”“青盲”“厥证”“中风”“癫痫”“痿证”“积聚”“虚劳”“阳痿”“闭经”“乳泣”等疾病的范畴。

一、病 因 病 机

（一）中医病因病机

垂体位于丘脑下部的腹侧，控制多种对代谢、生长、发育和生殖等有重要作用的激素的分泌。中医认为肾为先天之本，主藏精，主骨、生髓、通于脑。头为“诸阳之会”“清阳之府”，五脏之精血，六腑之清气，皆上注于脑。若六淫外袭，循经上行，或直犯清空，则致气血逆乱，络脉阻滞。或正气内虚，阴阳失调，脑脉失养。因于肝者，阴虚风动或肝郁化火上扰；因于脾者，或为痰浊内生，上蒙清窍，或为生化不足，脑脉失养；因于肾者，或肾虚无以生髓，髓海空虚，或肾水不足，水不涵木，肝阳上亢。

本病的病因可概括为先天禀赋不足，饮食不节，情志失调，寒湿外邪入侵等；或因先天禀赋不足，肝肾亏虚，脑髓失养，或因后天脾胃失调，气血亏虚，血行不畅，气虚血结，而成积块；或因饮食不节，脾失健运，痰湿内生，阻滞脑络，痰瘀互结；或因情志抑郁，气机不畅，气滞血瘀，血行受阻，久而为积；或因寒湿之邪，通达头部手三阳、足三阳六条经络之中，营血气滞留凝，血气内乱，痰饮上泛侵扰于脑部，邪毒癖积蕴结成瘤；或因内热久蕴，耗伤阴血，使肝失所养，肝火烁津为痰，痰热阻中，风阳上僭。基本病机是本虚标实。以肝肾亏虚、脑髓失养为本，气滞、痰凝、血瘀、毒聚为标。病位在脑，与肝、肾、脾关系密切。

（二）西医病因及发病机制

垂体瘤的病因和发病机制尚未完全阐明，多种因素参与肿瘤形成，垂体瘤的发病可能与以下因素有关。

1. 激素分泌失常

1）下丘脑功能紊乱：下丘脑促垂体激素和垂体旁分泌或自分泌激素可能在垂体瘤形成的促进阶段起一定作用。生长激素释放激素有促进 GH 分泌和 GH 细胞有丝分裂作用，分泌生长激素释放激素（growth hormone-releasing hormone，GHRH）的异位肿瘤或转 GHRH 基因动物可引起垂体生长激素瘤。某些生长因子，如甲状旁腺激素相关蛋白、血小板衍生生长因子、转化生长因子 α、转化生长因子 β、白细胞介素、IGF-1 等在垂体瘤中有高水平表达，它们可能以旁分泌或自分泌方式促进垂体瘤细胞的生长和分化。神经生长因子（nerve growth factor，NGF）缺乏对于催乳素瘤的发生和发展起一定促进作用。库欣综合征患者在做肾上腺切除术后，皮质醇对下丘脑促肾上腺皮质激素释放激素（corticotropin-releasing hormone，CRH）分泌的负反馈抑制减弱，CRH 分泌增多，继而发生促肾上腺皮质激素瘤（Nelson 综合征），说明缺乏正常的靶腺激素负反馈机制及随后的下丘脑调节功能紊乱对垂体瘤的发生起到了促发作用。

2）促激素分泌失常：催乳素瘤、生长激素瘤、促性腺激素型垂体瘤、促甲状腺激素瘤、促肾上腺皮质激素瘤等的发病可能与相应的促激素[催乳素释放抑制因子（prolactin release-inhibiting factor，PIF）、多巴胺、生长激素释放激素、GnRH、促甲状腺激素释放激素、促肾上腺皮质激素释放激素等]分泌失常有关，由于促激素分泌过多或下丘脑释放因子/下丘脑释放抑制因子分泌失衡而导致相应垂体细胞增生。在特定条件下，相应垂体激素失去有效反馈抑制作用，也可形成结节或肿瘤。有时若非内分泌组织的恶性肿瘤长时间、大量分泌促黑素细胞激素、促脂解素、β-内啡肽也可以使垂体的相应细胞形成增生性结节或肿瘤。

3）靶激素分泌失常：靶激素分泌减少或靶激素对垂体的抑制作用减弱是功能性垂体瘤的重要原因。一般认为，由于相应的靶激素失去对垂体激素的有效反馈抑制作用而形成结节或肿瘤。例如，原发性甲减时，因 T_3/T_4 缺乏或对垂体 TSH 细胞的抑制作用有抵抗，TSH 细胞呈代偿性增生肥大，并在一定条件下形成 TSH 的自主性分泌，严重者形成结节或促甲状腺激素瘤。类似的情况亦见于肾上腺皮质功能减退症，特别是双侧肾上腺皮质切除后（Nelson 综合征）。

4）生长因子与生长因子受体表达异常：生长因子与生长因子受体表达是引起垂体瘤的主要原因。垂体瘤的发生与转化生长因子 β1、转化生长因子 β3、活化素、抑制素和骨形态发生蛋白 4（bone morphogenetic protein 4，BMP4）及其受体的表达或功能异常有关。

2. 肿瘤相关基因表达变化

研究表明某些致癌基因的激活和（或）抑癌基因的失活可导致腺垂体细胞出现无限制增殖，并形成肿瘤，已发现的主要激活基因有 gsp、gip2ras、hst 及 PTTG 等；已发现的主要抑癌基因有 MEN1、p53、Nm23 及 CDKN2A 等。此外，肿瘤抑制基因和垂体瘤凋亡基因不适当甲基化也参与肿瘤发生。癌基因激活后可诱导细胞衰老，避免微腺瘤进一步发展，但是当遗传、环境或下丘脑激素因素导致肿瘤抑制基因和垂体瘤凋亡基因出现不适当甲基化，可降低上述基因表达，导致腺瘤发展。

3. 基因突变

基因突变与家族性垂体瘤相关。约 5%的垂体瘤为家族性，其中 MEN-1、Carney 综合征、McCune-Albright 综合征、家族性生长激素瘤、家族性催乳素瘤病因已基本明确，分别与 menin、1 型 a 亚基蛋白激酶 A（PRKAR1A）、Gsα、p27（CDKN1B）有关。家族遗传性垂体瘤的共同特点是：①发病年龄相对较小；②肿瘤体积较大；③约 15%的患者存在芳（香）烃受体相互作用蛋白基因（aryl hydrocarbon receptor interacting protein gene，AIP）突变。

二、临 床 表 现

垂体瘤的临床表现包括肿瘤导致的占位侵袭和激素分泌异常症候群。若垂体癌发生颅外转移，可产生相应的临床表现，较为罕见。部分患者因其他疾病而做头颅 CT/MRI 检查时意外发现，称意外瘤，可无临床症状。

（一）腺垂体受压症候群

由于肿瘤压迫正常垂体组织，垂体促激素分泌减少，导致相应靶腺萎缩，激素分泌减少。由于腺垂体代偿能力很强，受压破坏 60%才开始出现轻微症状，破坏 95%才有严重功能减退。腺垂体受压破坏时，最先影响促性腺激素和生长激素，随后出现促甲状腺激素减少，促肾上腺皮质激素不足一般发生在后期。因此促性腺激素不足症状最常见，男性患者的脂肪分布类似女性体形，腋毛、阴毛稀少，毛发稀疏、细柔，阴毛呈女性分布，生殖器萎缩，睾丸较软、较小。女性患者有闭经或月经稀少，性欲减退。成人患者的垂体激素分泌减少表现一般较轻，进展较慢，但儿童患者的垂体激素缺乏表现往往较明显，多数表现为身材矮小和性发育延迟，智力一般不受影响。由于垂体门静脉系统受压致 PIF 减少，60%～80%的患者出现 PRL 分泌增多。

（二）垂体周围组织压迫症候群

无功能腺瘤或大的激素分泌型肿瘤，可出现垂体周围组织受压迫症状，症状取决于肿瘤大小、解剖位置和扩展方向。骨性鞍区背侧鞍顶是压力最薄弱处，因此垂体瘤常侵犯鞍上区域。

1. 头痛

头痛见于 1/3～2/3 的患者，初期不甚剧烈，以胀痛为主，可有间歇性加重。头痛部位多在两颞部、额部、眼球后或鼻根部。引起头痛的主要原因是鞍膈与周围硬脑膜因肿瘤向上生长而受到牵拉。当肿瘤穿破鞍膈后，疼痛反而减轻或消失。如鞍膈孔较大，肿瘤生长受到的阻力较小，头痛亦不明显。肿瘤压迫邻近的痛觉敏感组织如硬脑膜、大血管壁引起剧烈弥漫性头痛，常伴有呕吐。肿瘤侵入下丘脑、第三脑室，阻塞室间孔可引起颅内压增高，使头痛进一步加剧。

2. 视野缺损与视力减退

垂体瘤向鞍上扩展，压迫视交叉引起视野缺损，伴或不伴视力减退。这是由于肿瘤生长方向不同和（或）视交叉与脑垂体解剖关系变异所致。因视神经受压，血液循环障碍，视神经逐渐萎缩，导致视力减退。视力减退和视野缺损的出现时间及严重程度不平行。由于颅内压增高和视网膜静脉回流障碍，少数患者可发生阻塞性脑积水、视盘水肿和突眼。垂体瘤可引起以下五种类型的视野缺损及视力减退：①双颞侧偏盲；②双颞侧中心视野暗点；③同向性偏盲；④单眼失明；⑤一侧视力下降伴对侧颞侧上部视野缺损。

3. 垂体卒中

垂体瘤易发生瘤内出血，特别是体积较大的生长激素瘤和催乳素瘤。起病急骤，表现为额部或一侧眶后剧痛，可放射至面部，并迅速出现不同程度的视力减退，严重者可在数小时内双目失明，常伴眼外肌麻痹，尤以第Ⅲ对颅神经受累多见，也可累及第Ⅳ、Ⅵ对颅神经。患者还可出现神志模糊、定向力障碍、颈项强直甚至昏迷。有的患者出现急性肾上腺皮质功能衰竭的表现。大多数患者的脑脊液清亮，部分可为血性。CT 示蝶鞍扩大。出现急性视力障碍者，应在糖皮质激素保护下尽快进行手术治疗。

4. 压迫与浸润引起的其他症状

当肿瘤向蝶鞍两侧扩展压迫海绵窦时，引起海绵窦综合征（第Ⅲ、Ⅳ、Ⅴ及Ⅵ对颅神经损害）；损害位于其内的眼球运动神经时出现复视，一般单侧眼球运动神经麻痹较少见，如发生则提示有浸润性肿瘤侵犯海绵窦。第Ⅵ对颅神经因受颈内动脉的保护，受损的机会较第Ⅲ对及第Ⅳ对颅神经少。三叉神经眼支和上颌支支配区域皮肤感觉丧失也是由于海绵窦受侵犯所致，部分患者因嗅神经受损出现嗅觉丧失。巨大腺瘤还可侵犯垂体柄、视神经、下丘脑或垂体邻近的其他组织。肿瘤压迫下丘脑而侵入其内，出现尿崩症、嗜睡、体温调节紊乱等症状。如肿瘤压迫第三脑室和阻塞室间孔，则引起脑积水和颅内压增高，头痛加剧。肿瘤扩展至额叶或颞叶，引起癫痫样抽搐、偏瘫、锥体束征及精神症状。侵蚀鞍底及蝶窦时，造成脑脊液鼻漏。部分垂体瘤伴脑脊液压力增高、蛋白质增多而细胞数正常，脑脊液含糖量增加。

（三）激素分泌异常症候群

有激素分泌功能的垂体瘤根据其分泌激素表现出不同症状。生长激素瘤可分泌过多 GH，发病在青春期前，骨骺未融合者为巨人症（gigantism），发病在青春期后，骨骺已融合者为肢端肥大（acromegaly）。垂体促肾上腺皮质激素瘤分泌过多 ACTH 导致库欣病，可刺激双侧肾上腺皮质增生并分泌过多皮质醇。催乳素瘤可导致闭经、溢乳。促甲状腺激素瘤可导致甲状腺肿大，功能亢进，TSH 不被 TRH 兴奋。一般而言，垂体瘤越大，其分泌的激素越多。但激素分泌量与肿瘤大小不总是一致。

三、实验室及其他检查

（一）影像学检查

影像学检查是诊断垂体瘤的重要手段。垂体增强 MRI 检查是首选的影像诊断手段，可发现 90% 以上的垂体腺瘤。其对软组织分辨率好，可发现小到 3mm 的微腺瘤，并能提供肿瘤的确切形状、大小、生长方向，以及与周围软组织包括鞍上池、第三脑室、视交叉、海绵窦的关系。在增强 MRI 上，垂体瘤多数表现为较正常垂体组织低信号的病灶，增强后强化低于正常垂体。CT 扫描对骨结构分辨率好，可用于显示鞍底和床突的形态及肿瘤对骨质的侵犯。CT 还能够有效发现钙化，从而与颅咽管瘤、脑膜瘤鉴别。此外，CT 还用于发现出血、转移病灶。PET 很少用于垂体瘤的诊断，仅用于鞍区转移瘤的鉴别诊断。部分垂体瘤和其他神经内分泌肿瘤表达生长抑素受体、采用放射性标记的生长抑素扫描可用于肿瘤定位。肿瘤细胞表达生长抑素受体-2（SSR-2）或 SSR-5，因此可用 In 显影。类癌的 In-生长抑素受体扫描阳性率为 86%～95%，垂体生长激素瘤、促肾上腺皮质激素瘤和促甲状腺激素瘤的阳性率也高，但对催乳素微腺瘤的敏感性低，故应联合 CT/MRI 所见进行判断。

（二）垂体激素及靶腺激素测定

根据患者的临床表现选择相应的垂体激素测定及其动态试验。一般应检查六种腺垂体激素水平，当某一激素水平有变化时应检测其靶腺激素水平。初始的评估应包括清晨的血皮质醇、FT_4 和 TSH、雌二醇或睾酮、LH 和 FSH、PRL、IGF-1。根据患者的症状体征及初始激素评估的结果进行进一步的抑制试验或激发试验。当诊断尚有疑问时，可进行动态试验协助诊断，肿瘤细胞的激素分泌呈自主性，除血液循环激素水平升高外，早期即有昼夜分泌节律紊乱。由于腺垂体激素分泌的影响因素多，一般单凭 1～2 次激素测定难以明确诊断，有时需结合动态试验综合评价。例如，当怀疑为生长激素瘤时，应测定血 IGF-1 和做 OGTT，当怀疑为促肾上腺皮质激素瘤时，应测定血 ACTH 和 24h 尿游离皮质醇，必要时行地塞米松抑制试验。

（三）其他检查

对于影像学上肿瘤靠近或压迫视神经或视交叉的患者应进行视力和视野的检查。

基因检查在垂体瘤患者中并不常规推荐。但对于存在垂体瘤或其他神经内分泌肿瘤家族史、合并甲状旁腺功能亢进症（简称甲旁亢）、甲状腺髓样癌、嗜铬细胞瘤、胰岛细胞瘤等提示遗传综合征线索的患者，建议进行基因检测，有助于个体化治疗方案的制订及进行遗传咨询，指导优生优育。

四、诊断与鉴别诊断

（一）诊断

完整的垂体瘤诊断应该包括：①临床症状诊断（如肢端肥大症、库欣综合征等）；②肿瘤的大小（微腺瘤、大腺瘤）、性质（良性或恶性）与侵袭性；③肿瘤的病因（靶腺体功能减退、异位分泌促垂体激素的肿瘤、MEN、G 蛋白病等）；④垂体激素分泌水平与靶腺功能；⑤手术后病理诊断与免疫组化分型及预后评估。忽略垂体瘤病因诊断或病因判断错误可导致严重后果。垂体瘤的诊断程序应先确定存在垂体瘤，结合必要的内分泌功能检查，明确肿瘤类型和激素分泌功能；其次是根据临床表现和影像学检查结果进行分类与病因诊断。如果为无功能性垂体瘤，除重点检查神经功能、视力、视野外，还应测定血 PRL、IGF-1、皮质醇和垂体激素。

典型垂体瘤的诊断一般并不困难，部分患者甚至单纯依据临床表现就可做出正确的判断。如生长激素腺瘤导致肢端肥大或巨人症的表现，库欣病患者表现为向心性肥胖、水牛背、紫纹等，催乳素腺瘤患者出现闭经、溢乳等，可导向诊断。部分遗传性垂体瘤患者常有家族史。另外，有时垂体瘤的诊断又十分困难，其原因是：①腺瘤分泌的激素增多不显著或只呈间歇性分泌；②某激素分泌增多的临床表现明显，但反复检查不能发现垂体瘤；③双垂体瘤、多垂体瘤或混合性垂体瘤（以 PRL 合并 GH 分泌增多最常见）使临床表现变得复杂多变或模棱两可；④肿瘤压迫正常垂体组织时伴有垂体功能减退表现；⑤以垂体瘤为首发表现的 MEN；⑥微腺瘤难以被现有的影像学检查发现。

（二）鉴别诊断

垂体腺瘤是最常见的鞍区占位的病因，一般根据影像学检查、血生化检查诊断并不困难，但仍需注意与其他鞍区占位的原因相鉴别。主要包括颅咽管瘤、Rathke 囊肿、垂体脓肿、垂体炎、垂体增大、生殖细胞瘤、转移瘤等。

1）颅咽管瘤：是一种来源于颅咽管的上皮肿瘤，常见于儿童，发病高峰年龄段在 5～14 岁，成人也可发病，发病高峰年龄段在 50～74 岁。肿瘤发生在垂体柄附近，可向鞍上池扩展，具有局部侵袭特性，但很少发生恶变。患者可出现颅内压增高症状、视神经受累、腺垂体功能减退症等，此外，还可出现尿崩症。其中尿崩症是颅咽管瘤最早出现的特征，这与垂体腺瘤不同，可资鉴别。另外，在 CT 平扫上囊液表现为低密度，增强后则表现为混合密度影，钙化常见。在 MRI 上颅咽管瘤固体成分表现为 T1 等信号或低信号、囊内容物为 T1 低信号 T2 高信号，增强后固体成分强化，在 T2 上表现为高低混合信号。而垂体瘤则一般密度较均匀，较易鉴别。

2）Rathke 囊肿：是一种先天性发育异常，一般认为来源于胚胎时 Rathke 囊的残余。Rathke 囊肿一般为圆形或类圆形，囊内容物多变，多数局限于鞍内，部分向鞍上扩展，完全位于鞍上的少见。大部分患者没有症状，部分患者因囊肿大小及位置不同可出现不同程度的头痛及视力障碍，女性患者可出现闭经。垂体功能减退及脑水肿较少见。Rathke 囊肿在 CT 上多为低密度，少数为等密度、高密度或混杂密度，钙化少见。在 MRI 上，依据囊内容物蛋白含量不同，在 T1WI 上可表现为低信号、等信号或高信号，在 T2WI 上表现为高信号。如囊内容物为血液，则表现为 T1 高信号、T2 等信号。增强后一般无强化。

3）垂体脓肿：最主要的临床表现是垂体功能减退、头痛和视野缺损，仅 1/4～1/3 的患者有脑膜刺激征或发热、白细胞升高等感染表现，因此需与垂体瘤鉴别。在磁共振 T1WI 上，垂体脓肿表现为低信号或等信号病灶，内部不均匀，周围高信号，增强后显示环状强化。DWI 可以区分垂体脓肿和垂体瘤伴坏死，垂体脓肿在 DWI 上表现为弥散受限，呈高信号强度，在表观扩散系数（apparent diffusion coefficient，ADC）上信号明显降低，而垂体瘤坏死在 DWI 上表现为低信号，在 ADC 上信号增加。

4）垂体炎：是垂体的炎性病变，包括淋巴细胞性垂体炎（最常见）、肉芽肿性垂体炎、IgG4 垂体炎、黄瘤病性垂体炎和坏死性垂体炎。垂体炎与垂体瘤最常用的鉴别手段是 MRI。在 MRI 上，淋巴细胞性垂体炎表现为垂体对称性增大、呈三角形或哑铃形、平扫条件下等信号、增强后均匀强化，垂体柄增粗居中，伴尿崩症的患者神经垂体高信号消失。黄瘤病性垂体炎常表现为囊性、环状强化的病灶。肉芽肿性垂体炎的影像学表现仍未阐明，而坏死性垂体炎 MRI 表现不特异。FDC-PET 可用于提示垂体炎症性疾病，特别是 IgG4 垂体炎和朗格汉斯细胞组织细胞增生症。

5）垂体增大：妊娠可致催乳素细胞增殖，长期原发性甲状腺或性腺功能减退可分别致促甲状腺细胞及促性腺激素细胞增殖。继发的垂体瘤样增生，异位 GHRH 或 CRH 分泌会导致生长激素细胞或促肾上腺皮质激素细胞增生。上述这些情况均可导致垂体增大。

6）生殖细胞瘤：其鉴别主要依据发病年龄、症状、影像学表现。生殖细胞瘤好发于儿童和青少年，尿崩症常见。在 MRI 上肿瘤表现为 T1 等信号，T2 等信号或高信号，增强后明显强化。在 CT 上，肿瘤实体部分高密度，增强后明显强化，钙化少见。血清甲胎蛋白（AFP）、HCG 检测有助于鉴别诊断，必要时需进行手术或立体定向穿刺活检明确诊断。

7）转移瘤：少见情况下，其他部位的肿瘤可转移至鞍区而发生垂体转移瘤。最常见的来源是乳腺癌和肺癌。仅 2.5%～18.2%的垂体转移瘤患者表现出症状，多数情况下是意外发现的，因此转移瘤与垂体瘤在术前进行鉴别诊断很困难。两者鉴别点主要包括转移瘤更容易发生在后叶，尿崩多见，而破坏前叶导致腺垂体功能减退临床上不常见，且更容易出现中枢性甲减和肾上腺皮质功能减退症，与垂体瘤不同。此外，转移瘤通常起病较急，进展较快。累及脑膜的情况下脑脊液可检测到肿瘤细胞，可进行腰穿鉴别。

五、治　疗

（一）中医辨证论治

1. 痰湿内蕴证

主症：头晕头痛，头重如裹，困倦乏力，胸闷，腹胀痞满，少食多寐，呕吐痰涎，肢体沉重，舌胖苔腻，脉濡滑。

治法：健脾除湿，化痰散结。

方药：半夏白术天麻汤加减（《医学心悟》）。

常用药：半夏、白术、天麻、茯苓、陈皮、甘草、薏苡仁、莱菔子、天竺黄、夏枯草、鸡内金、竹茹、石菖蒲、瓜蒌、佩兰等。

方解：半夏白术天麻汤具有化痰息风、健脾祛湿之功。方中半夏、陈皮健脾燥湿化痰，茯苓、薏苡仁利水渗湿，白术健脾燥湿，天麻息风止眩，瓜蒌、竹茹、天竺黄、夏枯草化痰散结，莱菔子、鸡内金行气消食，佩兰、石菖蒲健脾化湿醒神。诸药相配，共奏健脾除湿、化痰散结之功效。

若呕吐频繁，加胆南星、旋覆花化痰降逆止呕；兼有血瘀，舌质紫暗者，可加三棱、莪术破血行瘀；湿蕴化热，心烦口苦，渴不欲饮，苔黄腻者，改用黄连温胆汤加减。

2. 痰瘀互结证

主症：头痛经久不愈，固定不移，头晕阵作，面色晦暗，形体肥胖，胸脘痞满，咯吐痰涎，纳呆厌油，四肢沉重。女子闭经、溢乳，男子性欲淡漠，舌质暗红、有瘀斑，舌体胖大，边有齿痕，苔腻，脉弦滑或涩。

治法：活血化瘀，祛痰散结。

方药：通窍活血汤（《医林改错》）合二陈汤（《太平惠民和剂局方》）。

常用药：赤芍、川芎、桃仁、红花、半夏、陈皮、茯苓、麝香、夏枯草、生姜、老葱、大枣、甘草等。

方解：通窍活血汤有活血化瘀、通窍活络之功。二陈汤有燥湿化痰、理气和中作用。方中赤芍、川芎、桃仁、红花活血化瘀、通络止痛，麝香开窍通闭，生姜、老葱通阳行血，半夏、陈皮、茯苓健脾祛湿化痰，大枣健脾益气，夏枯草化痰散结，甘草调和诸药。

若头痛明显，加全蝎、蜈蚣、土鳖虫等虫类药物以搜风通络、祛瘀止痛，海藻、昆布、牡蛎软坚散结；久痛不已，神疲乏力者，加黄芪、党参、当归补气以助血运。

3. 肝阳上亢证

主证：头晕头胀痛，乳房胀痛，口干口苦，面红目赤，烦躁易怒，大便秘结，小便黄赤，舌质红，苔薄黄，脉弦细有力。

治法：平肝潜阳。

方药：天麻钩藤饮加减（《中医内科杂病证治新义》）。

常用药：天麻、钩藤、石决明、山栀、黄芩、川牛膝、杜仲、益母草、桑寄生、夜交藤、茯神、柴胡、郁金等。

方解：天麻钩藤饮功能平肝息风，清热活血，补益肝肾。方中天麻、钩藤、石决明平肝潜阳息风，山栀、黄芩清泻肝火，杜仲、桑寄生补肾柔肝，川牛膝、益母草活血调经、引血下行，夜交藤、茯神养心安神。

若头痛剧烈，苔黄，脉数者，加龙胆草、夏枯草、大黄清泻肝火；若肝郁化热，两胁胀痛，遇情志不畅加重，口臭生疮，苔黄，脉弦数者，加丹栀逍遥散加减；若头晕目涩、腰膝酸软者，加生地黄、何首乌、枸杞子以滋肾养肝。

4. 肝肾阴虚证

主证：满月脸，颜面潮红，口苦咽干，夜间尤甚，五心烦热，眩晕耳鸣，腰膝酸软，月经量少色红，或闭经、溢乳，遗精，舌质红，苔少而干，脉细数或弦细。

治法：补肝益肾，滋阴清热。

方药：滋水清肝饮加减（《医宗已任编》）。

常用药：熟地黄、当归、白芍、山萸肉、茯苓、山药、枸杞子、柴胡、山栀、牡丹皮、玄参、泽泻等。

方解：滋水清肝饮功能滋阴养血，清热疏肝，方中熟地黄补肾填精，山药、山萸肉、当归、白芍、枸杞子养肝补血，山栀、牡丹皮清热泻火，玄参滋阴降火，茯苓、泽泻健脾利水、泄热，柴胡疏肝解郁。

若腰膝酸软明显，加杜仲、续断、桑寄生、补骨脂补肾壮腰；若遗精带下，加金樱子、桑螵蛸、覆盆子固精止带；若阴损及阳，兼有神疲，怕冷，去山栀、牡丹皮，加巴戟天、淫羊藿、肉桂温补肾阳。

5. 脾肾阳虚证

主证：形体肥胖，女子经闭不孕，男子阳痿遗精，神疲乏力，动则气促，口干不欲饮，耳鸣耳聋，腰膝酸软，畏寒肢冷，舌胖嫩，苔薄，脉沉细弱。

治法：温补脾肾。

方药：右归丸加减（《景岳全书》）。

常用药：熟地黄、炮附子、肉桂、山药、山茱萸、菟丝子、淫羊藿、补骨脂、白术、鹿角胶、枸杞子、当归、杜仲、甘草等。

方解：右归丸功用温补肾阳，填精止遗。方中炮附子、肉桂、鹿角胶温肾助阳、填精补髓，熟地黄、枸杞子、山茱萸、山药滋阴补脾益肾，菟丝子补肾益阴，杜仲、淫羊藿、补骨脂补益脾肾，白术健脾益气，当归养血和血，助鹿角胶补养精血，甘草和中。

若气短乏力较著，加黄芪、党参、黄精补益正气；若肢冷加重，畏寒喜热，加生姜、桂枝温阳散寒、助阳化气；垂体瘤术后水肿者，可予真武汤加减。

6. 气血两虚证

主症：头痛隐隐，心悸失眠，面色少华，气短乏力，自汗便溏，舌淡，苔薄白，脉细弱。

治法：补气养血。

方药：八珍汤加减（《瑞竹堂经验方》）。

常用药：黄芪、白术、茯苓、当归、党参、怀山药、甘草、鸡血藤、大枣、熟地黄、川芎、白芍、木香等。

方解：八珍汤功用益气补血。本方党参、黄芪补气，白术、茯苓、怀山药、炙甘草健脾益气，熟地黄、当归、川芎、白芍、鸡血藤、大枣补血和血，木香理气醒脾，使补而不滞，诸药配伍，共奏补气养血之功效。

若气虚血脉瘀滞，舌暗有瘀斑者，佐以活血化瘀之品，如丹参、赤芍、三七粉；若血虚较著，面色㿠白，唇舌色淡者，加阿胶补血养血；若兼见纳呆腹胀，加陈皮、鸡内金、神曲、山楂、谷芽、麦芽、枳壳等消食除痞；自汗时出，易于感冒，重用黄芪，加防风、浮小麦益气固表；若失眠多梦，加合欢皮、夜交藤、龙眼肉养血安神。

（二）西医治疗

垂体瘤的治疗目标是：①抑制激素的自主分泌；②抑制肿瘤生长或摘除肿瘤；③纠正视力和脑神经缺陷；④恢复和保存垂体功能；⑤防止局部和全身并发症；⑥防止肿瘤复发。

垂体瘤的治疗应根据患者的年龄、一般情况，肿瘤性质和大小、扩展和压迫情况统筹安排。垂体瘤的治疗方法主要有药物治疗、手术治疗和放疗三种。

1. 药物治疗

根据垂体肿瘤类型不同，应选用不同的药物治疗。多巴胺受体激动剂作为催乳素瘤的主要治疗方法，可使 PRL 水平迅速下降，并可缩小肿瘤体积。它还可用于生长激素瘤的治疗。常用多巴胺受体激动剂有溴隐亭、卡麦角林等。生长抑素类似物可抑制多种激素分泌，如 GH 和 TSH 等，目前已被用于治疗肢端肥大症和 TSH 分泌型肿瘤。常用生长抑素类似物有奥曲肽、兰瑞肽等。另外，GH 受体拮抗剂（培维索孟）可阻断 GH 生物学作用，也可用于肢端肥大症的治疗。抑制类固醇生物合成的药物用于库欣病的辅助治疗，如酮康唑、甲吡酮、米托坦等。米非司酮可拮抗皮质醇作用，也可用于库欣综合征的治疗。赛庚啶是血清素的竞争剂，血清素可刺激 ACTH 合成，而赛庚啶通过与血清素竞争抑制血清素的作用，适用于促肾上腺皮质激素瘤的辅助治疗。

2. 手术治疗

除催乳素瘤外，其他垂体瘤的首选治疗仍为手术摘除，经蝶手术是目前垂体瘤手术最常用术式。治疗目的在于彻底切除肿瘤，尽力保留正常的腺垂体组织，避免术后出现腺垂体功能减退症。经大脑前叶开颅手术目前已应用较少。但大部分鞍上和横向侵犯的垂体瘤，经蝶手术无法完全祛除肿物，仍适合选用开颅手术。如垂体瘤出现垂体激素分泌增多的临床症状和（或）脑神经及蝶鞍周围组织结构受压迫时需考虑手术治疗，出现垂体卒中必须立即手术治疗。儿童垂体瘤多具有激素分泌功能，肿瘤细胞来源于单一细胞的 X 染色体的失活和突变，垂体瘤可分泌 ACTH、PRL、GH、TSH、LH 或 FSH，故多数需要手术治疗，但对儿童的生长发育、性腺功能和智力发育影响较大。生长激素瘤或混合瘤应及早手术，促肾上腺皮质激素瘤、促甲状腺激素瘤及无功能大腺瘤手术效果欠佳者可辅以放疗。

而一时定位困难和缺乏症状的垂体微腺瘤或意外瘤一般先作定期追踪观察，不主张盲目手术。

术前尽可能对所有患者进行内分泌功能评价，其主要目的是发现和及时处理垂体、甲状腺和肾上腺皮质功能减退症，提高手术成功率。影响手术疗效的因素：①医师的经验及水平；②肿瘤大小；③肿瘤是否侵犯颅骨或硬脑膜；④既往治疗情况。如术前使用溴隐亭者应尽量停用，如术前有明显垂体功能低下，至少应在手术前 24h 补充适当的氢化可的松，术后 3～4 天的糖皮质类固醇激素剂量应逐渐减少，检查垂体功能以决定是否需要激素补充/替代治疗或调整治疗方案。

手术并发症可有尿崩症、SIADH、脑脊液鼻漏、蛛网膜炎、脑膜炎、急性肺栓塞、视力丧失、脑卒中或脑血管损伤、脑脓肿、眼球麻痹及腺垂体功能减退症。

3. 放疗

放疗起效慢，并发症多（如垂体功能减退症），很少作为垂体肿瘤的首选治疗方式，更多是作为手术及药物治疗的辅助手段。主要指征包括顽固性激素过度分泌、垂体肿瘤切除不全、有手术禁忌证或术后肿瘤复发可能性大者。放疗的类型较多，可选择常规 X 线放疗、直线加速器 X 刀、γ 刀及放射源钇或金作垂体内照射等。近年在照射部位、照射总量和单次剂量的精确估计、安排等方面都减少了误差，提高了放疗效果。用同等剂量的 γ 刀和直线加速器 X 刀毁损直径＞1.5cm 的垂体瘤，其照射目标周围的剂量梯度很快减少，对周围组织损伤少。对于有侵犯视神经或视交叉的颅咽管瘤及听神经瘤来说，使用直线加速器 X 刀效果较满意，但仍存在并发症多和易复发等缺点。

γ 刀治疗垂体瘤的疗效明显优于常规 X 线放射治疗，前者的优点表现在以下五个方面：①常规放疗一般要每周照射 4～5 次，疗程共 6 周，而 γ 刀只需单次照射；②激素恢复正常的速度明显快于常规放疗；③放射线对周围正常组织的损伤小，很少出现继发性脑肿瘤及神经并发症；④可消除残留或侵犯海绵窦的肿瘤；⑤常规放疗仅作为手术治疗后的辅助措施，而 γ 刀可作为独立的首选疗法，用于拒绝或不适于经蝶窦手术者。一般只要照射到视觉神经系统的剂量＜10Gy，γ 刀治疗是安全可靠的。分次立体定向适形放疗（fractionated stereotactic conformal radiotherapy，SCRT）明显提高了治愈率，肿瘤生长的控制率达 100%，对正常垂体和周围组织的损害可降到最低。如何提高单独放疗和术后放疗的疗效是避免复发的关键，因而 SCRT 应该是放疗的发展方向。常规垂体放疗原则上应与手术或药物配合应用。

4. 长期追踪

垂体瘤一旦确诊，无论是功能性、无功能性，接受了治疗（药物、手术、放疗）或未接受治疗者，与垂体瘤和垂体功能相关的医学追踪应该是终身性的，以避免贻误早期治疗时机。无症状者可每年测定一次垂体激素，MRI 检查 1～2 年一次。有症状者应在这些基础检查的基础上，进一步确定病变的性质与程度，并及时采取相应的处置措施。

六、预　　后

多数垂体瘤是良性肿瘤，生长缓慢。早期治疗可缩小肿瘤体积，缓解占位效应，并使激素水平得到恢复。患者通常需终身随访及治疗。对于无功能的小肿瘤，预后通常良好，而对于大肿瘤或功能性肿瘤，预后取决于治疗的效果和患者遵循治疗计划的能力。垂体癌预后不佳。术前出现视力受损严重者，术后恢复的可能性较小。定期随访和监测是确保早期发现并处理任何复发或不良反应的关键。

七、展　　望

随着科学技术的发展，关于本病基因、蛋白、转录因子等微观方面的发病机制的研究逐步深入。现代医家对垂体瘤的研究集中于个案、专病专方、验方等方面，因垂体瘤临床表现各异，有待于系统性的临床与实验研究进行方药有效性的筛选及疗效评价标准的制订，深入揭示中医药治疗本病的本质，指导临床精准用药，从而提高中医药治疗垂体瘤的疗效，发挥中医药的独特优势，让更多患者受益。

（段玉红）

参考文献

陈洁，张秋娟，汪涛，等，2017. 垂宁方治疗泌乳素型垂体瘤的临床疗效观察. 西部医学，29（6）：778-781.
廖二元，袁凌青，2019. 内分泌代谢病学. 4版. 北京：人民卫生出版社.
施扬，张怀璧，居丽，等，2013. 垂体腺瘤中医学研究进展. 辽宁中医杂志，40（7）：1494-1496.
舒凯，万学焱，雷霆，2024. 国际垂体学会垂体催乳素腺瘤诊疗共识更新解读. 临床外科杂志，32（1）：14-17.
王吉耀，葛均波，邹和建，2022. 实用内科学. 16版. 北京：人民卫生出版社.
徐川，张秋娟，2014. 中医药治疗垂体瘤的思路与方法. 上海中医药大学学报，28（4）：106-110.
周印廷，张秋娟，2017. 垂宁方治疗垂体泌乳素型垂体瘤30例. 河南中医，37（12）：2162-2164.

第三节　高催乳素血症

高催乳素血症（hyperprolactinemia，HPL）是指各种原因引起PRL水平持续高于正常值，并出现以性腺功能减退、泌乳与不育为主要表现的病证，为最常见的下丘脑-垂体轴异常的内分泌系统疾病，垂体催乳素瘤是HPL的常见病因。本病可发生于各个年龄阶段，多见于生育期女性。据报道，25～34岁妇女中HPL的年发病率为23.9/10万，高于男性。继发性闭经及闭经泌乳患者中HPL各占10%～25%及70%～80%。HPL中异常泌乳约占90%。月经正常的妇女中5%～10%可有泌乳，月经正常伴泌乳的妇女中27%有HPL。

中医典籍中并无本病的直接记载，根据其临床表现，可参考“月经后期”“月经过少”“闭经”“乳泣”“不孕”等疾病治疗。

一、病因病机

（一）中医病因病机

《素问·上古天真论》云：“女子七岁，肾气盛……二七而天癸至……月事以时下。”《难经·三十六难》云：“男子以藏精，女子以系胞。”《景岳全书》曰：“妇人乳汁，乃冲任气血所化，故下则为经，上则为乳。”《傅青主女科》云“经水出诸肾”“肾为先天之本”。在女性，乳头属肝，乳房属胃，肝藏血，脾为气血生化之源，肾藏精，与月经、孕育息息相关。妇女的经血、乳汁均由脏腑气血化生。情志不遂，忧思郁怒过度，劳逸失当致阴血暗耗，女子以肝为先天，肝失条达，气机郁滞，疏泄失常，不能应时疏泄气血于胞宫则成闭经，气血横逆上行则化为乳汁，气滞不舒则发为乳胀。素体肥胖痰湿内盛或脾失健运痰湿内生者，痰湿之邪阻滞经络，气血不循常道，不能归于血海则经少，溢于上则为乳汁，或脾虚气弱，生化乏源者可见经少。肾阳不足，气化失常，上不能温煦脾阳，下不能温养胞宫，可致月经量少，稀发或闭经或不孕，或习惯性流产。肝肾同源，精血相生，若肝肾阴亏，精血虚少，致血海充盈不足可致经少、闭经。上述病机亦可并见，如素体肥胖而又情志不遂则肝脾同病。故本病基本病机为肾虚、肝郁、脾虚，病理因素多为虚、郁、湿、痰。实者多因气滞血瘀、痰湿内阻，虚者多由肝、脾、肾脏腑功能失调引起，且虚证多见。病变脏腑主要涉及肝、脾、肾三脏。

（二）西医病因及发病机制

1. 病因

PRL 分泌具有脉冲波特点。催产素是调节 PRL 脉冲性分泌的作用因素，形成昼夜节律基础上的分泌脉冲。PRL 是一种主要由嗜酸性腺垂体细胞分泌的激素，但血清 PRL 亦可来源于垂体外组织。PRL 的合成和分泌主要受多巴胺调节，其他激素也影响 PRL 的分泌过程。PRL 除刺激泌乳与乳汁生成外，还调节血浆渗透压，对免疫和代谢也起重要作用。病理性 HPL 是指非妊娠或哺乳原因所致的血清 PRL 升高，主要见于催乳素瘤和药物（抗精神病药物）。

PRL 分泌受下丘脑催乳素释放因子（prolactin releasing factor，PRF）和 PIF 调节，张力性抑制调节占优势。下丘脑弓状核结节漏斗部肽能神经元释放的多巴胺（dopamine，DA）是一种 PIF。任何干扰下丘脑 DA 合成及 DA 由垂体门静脉系统向垂体输送，以及 DA 与 PRL 细胞 DA 受体（D2）结合的因素均可减弱抑制性调节引起的 HPL，其原因可归为生理性、药理性、病理性和特发性四类。

（1）生理性 多种生理因素可以引起 PRL 短暂升高：排卵期和妊娠时升高的雌激素水平抑制 DA 对催乳素细胞的效应，妊娠后期再度增高的雌激素水平促使催乳素细胞分泌大量 PRL，从而催乳；乳头刺激直接促使垂体分泌 PRL；此外，强体力运动、低血糖、睡眠后期、婴儿出生后 2～3 个月等均可使 PRL 生理性轻度升高（＜100μg/L）。

（2）药理性 增强 PRF 或拮抗 PIF 的药物，抑制 DA 合成或阻断其作用的药物均可引起 HPL，包括雌激素、TRH 与血管活性肠肽；吩噻嗪类（氯丙嗪、奋乃静）、丁酰苯类（氟哌利多醇）、舒必利等抗精神药；三环类（丙米嗪、氯米帕明、阿米替林、氯哌氧䓬）与单胺氧化酶抑制剂（苯乙肼）等抗抑郁药；西咪替丁、雷尼替丁等 H_2 受体拮抗剂；甲氧氯普胺、多潘立酮、西沙必利等胃肠动力药；维拉帕米、甲基多巴、利血平等心血管药；甘草、阿片制剂等。

（3）病理性 病理性因素包括下丘脑-垂体疾病及一些非内分泌疾病，如引起传出神经兴奋的胸壁病变与脊索疾病、慢性肾衰竭、严重肝病等。临床上在做出病理性 HPL 诊断时必须除外引起 PRL 增高的其他原因。

1）下丘脑病变容易导致 HPL：下丘脑腹侧或垂体柄器质性病变，如垂体柄断裂、颅脑损伤、脑炎、脑膜炎、多发性硬化、颅咽管瘤、Rathke 囊肿等，破坏了下丘脑 PIF 的合成部位或阻断 PIF 进入垂体门静脉系统，解除了 PIF 对垂体催乳素细胞的生理性抑制，故出现 HPL。血 PRL 轻度升高，一般＜100μg/L，但常伴有闭经、溢乳和性腺功能减退。临床上无升高血 PRL 的原因可查，患者对 DA 或多巴胺受体激动剂有抵抗，部分患者可自发性缓解。头部创伤或放疗常伴中枢性尿崩症、SIADH 或垂体功能减退症。特发性 HPL 是常见的神经内分泌疾病，是指在没有可见的垂体微腺瘤或神经系统疾病及其他引起 PRL 分泌的情况下，出现血 PRL 增高，经过长期观察未发现上述促进 PRL 分泌增高的原因。血清 PRL 升高可能与抑制因子（如 DA）的降低或 PRF 升高有关。特发性 HPL 患者的垂体催乳素细胞对 DA 常有抵抗，可能是催乳素细胞上的 DA 受体数目减少或亲和力降低所致。

2）垂体非催乳素瘤/下丘脑肿瘤/鞍区垂体外肿瘤：其 PRL 升高的原因主要与肿瘤压迫垂体柄，使 PIF 不能抵达垂体有关。临床上发现垂体瘤伴血 PRL 升高有两种可能，一是催乳素瘤，即升高的血 PRL 来源于催乳素瘤；二是垂体瘤本身无分泌 PRL 的功能，但因肿瘤压迫了垂体柄或下丘脑，导致 PIF 到达垂体的途径受阻，故 PRL 分泌增多。有时此两种情况的鉴别十分困难，如有肿瘤压迫垂体柄的影像表现，而经溴隐亭治疗无效（肿瘤无缩小，血 PRL 仍升高），提示后一种情况的可能性大。

3）甲亢：溢乳可见于 Graves 病、多结节甲状腺肿及药源性甲状腺功能亢进症等。诊断时应慎重排除垂体瘤。血 PRL 一般正常，偶可升高，显然不是由于 PRL 分泌异常所致。甲状腺激素并非溢乳的必需激素，但可影响乳汁产生，从而可能与甲亢时多种内分泌和代谢改变有关。例如，甲亢时引起的性激素结合球蛋白升高或雌激素代谢改变，因游离雌激素浓度变化而引起溢乳。

4）原发性肾上腺皮质功能减退症与肾上腺皮质肿瘤：如分泌雌激素的肿瘤（源于卵巢或肾上腺皮质）伴溢乳；由于雌激素刺激 PRL 分泌增加所致。

5）异源性催乳素分泌综合征：支气管肺癌（未分化型）或肾癌等可产生 PRL 样物质或抑制 PIF 的物质而引起溢乳与 HPL。

6）其他疾病，包括胸部及乳腺疾病：见于刺激乳头及乳头区，如吸吮乳头、慢性乳腺炎、带状疱疹、胸腔胸壁及心脏外科手术后，乳腺肿瘤等胸壁病变、刺激乳头及乳腺周围神经，通过脊髓、脑干而影响下丘脑功能，因解除其对垂体 PRL 的抑制作用而导致溢乳，但其升高血 PRL 的作用有限（女性一般升高 10～20μg/L，男性无升高）。原发性甲减：约占 20%，与 TRH 升高有关，用甲状腺激素补充/替代治疗后恢复正常。多囊卵巢综合征：其原因未明。患者血雌激素正常或相对增高，而相对稳定的雌激素可通过协同作用刺激催乳素细胞增生肥厚和 PRL 合成增多，多巴胺受体激动剂治疗有效。慢性肾病：以小分子 PRL 分泌增多为主，多巴胺受体激动剂治疗部分有效。颅胸腹脊髓病变或损害，如脊髓痨、脊髓空洞症也偶有溢乳和血 PRL 升高。

（4）特发性与巨催乳素血症 凡不属于上述三类而原因未明者，经数年随访并无临床症状和影像学证据者，可能为“特发性 HPL”。特发性 HPL 的病因不明，可能为未能发现的下丘脑病损引起。特发性 HPL 必须先排除药物性、病理性、生理性 HPL 后才能确立诊断。CT/MRI 无异常发现，一般血 PRL 仅轻度升高（多＜100μg/L）。少数患者可能是催乳素瘤的早期表现，以后演变为催乳素瘤。当 HPL 伴有高雄激素血症和女性不育不孕时，应特别注意与多囊卵巢综合征、卵泡膜细胞增殖症、非经典型肾上腺皮质增生症、早期库欣综合征及肾上腺雄激素分泌性肿瘤鉴别。

有些特发性 HPL 患者是因为巨催乳素血症或巨-巨催乳素血症所致。巨催乳素血症占 HPL 的 10%～25%，正常人群的发生率约 3.7%，多见于中年人，男女无差异。巨催乳素血症以大分子为特征，但生物活性较低。虽然血清 PRL 明显升高，但患者无相应的临床症状。巨催乳素血症的病因和临床表现与一般的 HPL 相似，男性主要表现为阴茎勃起功能障碍，女性主要表现为月经异常。巨催乳素血症或巨-巨催乳素血症与普通 HPL 很难鉴别，可疑时，应进行凝胶过滤层析或聚乙二醇沉淀法确定诊断。

2. 发病机制

药理性机制见上述。病理性 HPL 发病机制可见于：①下丘脑 PIF 不足或下达至垂体受阻，使垂体催乳素细胞所受的正常性抑制调节解除，见于下丘脑或垂体病变。原发性甲减时 TRH（作为 PRF）可显著增高而消除 DA 对 PRL 的抑制。②催乳素细胞单克隆株自主性高分泌，如催乳素瘤及内分泌伴癌综合征。③传出神经增强的刺激可加强 PRF 作用，见于各类胸壁炎症性、创伤性及肿瘤性疾病，以及脊索病变。④PRL 肾脏降解受损（见于肾衰竭），或肝性脑病时假神经递质形成，PIF 作用减弱。

二、临床表现

（一）溢乳、闭经/性腺功能减退与不孕不育

女性患者，HPL 可致育龄妇女溢乳、闭经（或少经）与不孕。HPL 时在非妊娠期及非哺乳期出现溢乳的患者为 30%～80%。这些患者血清 PRL 水平一般都显著升高。HPL 可引起女性月经失调和生殖功能障碍。当 PRL 轻度升高时可引起黄体功能不足而致反复自然流产；而随着血清 PRL 水平的进一步升高，可出现排卵障碍，临床表现为功能失调性子宫出血、月经稀发或闭经及不孕症。据统计，约 1/3 的闭经病例是 HPL，闭经伴溢乳的患者中，HPL 高达 70%，无排卵妇女 15%为 HPL，

伴溢乳的无排卵者 43%为 HPL。催乳素瘤患者 90%有溢乳，双侧或单侧，多为挤压性溢乳，可为暂时或间歇性，少数可自发溢出，乳汁呈白色或黄色。溢乳与闭经常是本病的主要表现和女性患者就诊的原因。

男性患者，HPL 可致勃起功能障碍、性欲减退、生精减退/不育及第二性征减退。HPL 是导致男性勃起功能障碍的常见原因之一；反之，勃起功能障碍常常是 HPL 的最早临床表现之一。导致男性勃起功能障碍的机制尚未完全阐明，目前认为血睾酮水平降低为其原因之一。但不少患者血睾酮水平完全正常，却仍然表现出明显的勃起功能障碍。此外，若未能将血 PRL 水平降到正常，单纯补充睾酮治疗效果并不明显，说明 HPL 对阴茎勃起功能可能有直接的作用。不能射精和性高潮障碍也是 HPL 常见性功能障碍的表现，HPL 时下丘脑分泌 GnRH 的频率和幅度均明显减低，使垂体分泌 LH 与 FSH 的频率和幅度也减低、睾丸合成雄激素的量明显下降，从而引起性欲减退，表现为对性行为兴趣下降甚至消失。HPL 可导致生精作用减退，当垂体分泌 LH 与 FSH 的频率和幅度减低时，精子生成的功能明显下降。HPL 可导致男性第二性征减退，可表现为胡须生长速度变慢、发际前移、阴毛稀疏、睾丸变软、肌肉松弛等。此外，尚有不少患者出现男性乳腺发育。

青少年起病者可表现为青春期延迟，如为垂体催乳素大腺瘤则可影响生长。

另外，HPL 时通常伴有体重增加。少数患者可出现多毛、脂溢及痤疮，这些患者可能伴有多囊卵巢综合征等其他异常。

（二）骨质疏松

不论男性或女性，长期 HPL 可因雌激素水平过低导致进行性的骨痛、骨密度减低、骨质疏松，可随 PRL 与性激素水平正常而好转。

（三）垂体大腺瘤引起的占位症候群

参见“垂体瘤”。

三、实验室及其他检查

（一）PRL 测定

由于血清 PRL 水平受许多因素影响，故应清晨空腹进行采血测定。正常人 PRL 水平一般低于 20μg/L；轻度 PRL 增高（＜60μg/L）可能为应激或脉冲分泌峰值，可连续 3 天采血或同一天连续 3 次采血，每次相隔 1h，多次测定可除外脉冲或应激以利于判断。如果 PRL＞200μg/L，高度提示催乳素瘤可能。如果 PRL＞300μg/L，即使影像学无异常，也应考虑为催乳素瘤。但是其他原因所致高 PRL 水平与催乳素瘤者存在交叉。如 PRL＞200μg/L 可能存在催乳素瘤，也可能是由药物（如利培酮等）引起；PRL＜100μg/L 可能存在催乳素微腺瘤，也可能是由垂体非催乳素肿瘤压迫垂体柄，或生理性、医源性原因引起。因此，所有 HPL 患者都应接受垂体 MRI 检查以排查有无催乳素瘤。

（二）其他内分泌功能检查

甲状腺功能、促性腺激素、雌二醇、睾酮、生长激素、促肾上腺皮质激素、皮质醇等的测定，应选择进行，以助病因与病情判断。

（三）影像学检查

MRI 或 CT 检查可了解下丘脑或垂体病变。催乳素微腺瘤在 T1 加权像常表现为垂体内类圆形低信号。必要时可进行增强扫描以发现微腺瘤。如果发现垂体柄移位或腺体不对称也提示微腺瘤的存在。大腺瘤影像特征一般在T1加权像呈等信号，T2加权像呈等或高信号，常伴骨质破坏和（或）海绵窦侵犯。垂体高分辨率CT可用于垂体瘤的诊断，但诊断效能不如MRI。另外，CT可显示鞍底骨质破坏，MRI则不能。

四、诊断与鉴别诊断

（一）诊断

详细询问月经紊乱的出血模式、泌乳量、婚育分娩哺乳史，发病前手术、放疗、应激、服药史，有无肥胖、头痛、视力改变等，既往有无甲状腺疾病、肝肾疾病、胸壁及乳房疾病、脑炎、脑外伤史，采血时有无应激等。

查体时注意生殖器官萎缩程度、泌乳量，有无面貌异常、肥胖、高血压、多毛等。

常规测定血6项生殖激素水平。若血PRL＜100ng/ml（即4.55nmol/L），应先排除诸多生理性或药理性因素、甲状腺及肝肾病变等引起的HPL。通常血PRL水平高低与催乳素瘤体积大小相平行。若血PRL水平持续高于100ng/ml，有临床症状者应行鞍区MRI平扫加增强检查明确有无占位性病变。如有垂体大腺瘤的典型表现，而采用双位免疫放射法测定PRL仅＜100ng/ml（即4.55nmol/L），应怀疑垂体大而无功能瘤压迫垂体柄所致，应将血样稀释100倍后再测定以排除测定系统的误差；如血PRL水平在31～100ng/ml（即1.41～4.55nmol/L）伴有症状，各种检查均未找到原因，可归为"特发性HPL"。血PRL水平中度增高，无症状，可能是"大分子催乳素血症"，经聚乙二醇沉淀法才能确定，但临床无此检测条件。

（二）鉴别诊断

1）多囊卵巢综合征（polycystic ovary syndrome，PCOS）：主要病理生理特征是高雄激素血症、高胰岛素血症。症状以月经稀发最多见。非肥胖PCOS患者血LH水平升高，肥胖患者常有糖脂代谢异常、血雌二醇相当于中卵泡期水平。血PRL水平轻度升高。超声检查显示卵巢体积＞10ml，鞍区影像学检查未见异常。应按PCOS处理，一般不使用溴隐亭。

2）其他垂体肿瘤：生长激素瘤可有HPL及溢乳，但体形或面貌有特征性，血GH功能试验可以鉴别。垂体无功能瘤压迫垂体柄引起血PRL水平中度升高，多巴胺激动剂治疗后血PRL水平降低但瘤体不缩小，MRI检查也有助于鉴别。

3）空泡蝶鞍症：临床表现与垂体瘤相仿，但程度较轻。2/3的患者内分泌检查正常。鞍区MRI检查可识别。

4）子宫内膜异位症：可有轻度HPL（血PRL＜100ng/ml）。患者有痛经、盆腔结节或肿块。确诊需腹腔镜检查。

5）特发性泌乳：有异常泌乳，但其月经周期、排卵及血PRL水平均正常。

五、治　疗

（一）中医治疗

中医治疗本病的精髓在于辨证论治，《傅青主女科》云"经血出诸肾"，亦云"肝肾之气舒而精通，肝肾之精旺而水利"。本病病位在肝、肾、脾，治法多以疏肝、滋肾、健脾为主。

1. 中医辨证论治

（1）肝气郁结证

主症：月经先后不定期，淋漓不畅，经行腹痛或经闭，经色暗红或夹有血块，经期乳胀，可伴乳汁自出或挤压而出，胸胁胀痛，烦躁易怒或情绪抑郁，舌红，苔薄白或黄，脉弦或涩。

治法：行气疏肝解郁。

方药：丹栀逍遥散（《内科摘要》）合芍药甘草汤（《伤寒论》）。

常用药：柴胡、当归、牡丹皮、栀子、青皮、茯苓、炒麦芽、赤芍、红花、牛膝、白芍、甘草等。

方解：丹栀逍遥散可疏肝解郁，健脾和营，兼清郁热。芍药甘草汤有调和肝脾、缓急止痛的作用。柴胡疏肝解郁，当归、白芍养血柔肝，牡丹皮、栀子清肝除烦，茯苓、青皮健脾行气，方中重用麦芽，其虽为脾胃药而又具疏肝气之特征，可增强柴胡疏肝解郁之功用。赤芍、牛膝活血通络，引血下行。

加减：若肝郁化热，症见口苦口干，大便秘结，加黄芩、龙胆草、大黄清肝泻热；若肝火犯胃，症见嘈杂吞酸、嗳气、呕吐者，加黄连、吴茱萸泻肝火、清胃热；若肝火上炎，症见头痛、目赤、耳鸣者，加菊花、夏枯草、钩藤；热盛伤阴，见舌红苔少、脉细数者，去当归，加生地黄、麦冬、山药养阴生津。

（2）肾虚肝郁证

主症：泌乳，月经量少，甚则闭经，阴部干涩灼痛，白带量少，男子遗精早泄，头晕耳鸣，性欲淡漠，五心烦热，两颧潮红，烘热汗出，烦躁易怒，腰膝酸软，舌红，苔少，脉细数。

治法：滋补肝肾，养阴生津。

方药：滋肾解郁丸加减（董协栋等自拟方）。

常用药：柴胡、白芍、枳壳、山楂、麦芽、生地黄、山茱萸、枸杞子、巴戟肉、菟丝子、生甘草、郁金、丹参、淫羊藿、仙茅等。

方解：滋肾解郁丸可滋肾填精、疏肝解郁。方中柴胡、白芍、枳壳三药相配有助疏肝解郁、补血调经；淫羊藿、仙茅、巴戟肉、枸杞子、生地黄、山萸肉、菟丝子等滋补肝肾，填精补髓；郁金、丹参理气活血；山楂、麦芽消食和胃。诸药配伍，共奏滋补肝肾、养阴生津之功。

（3）脾虚痰阻证

主症：月经后期，经量少，渐至闭经，溢乳，可有下肢浮肿，平素带下量多，胸闷痰多，舌淡胖边有齿痕，苔薄白，脉沉滑。

治法：健脾益气，燥湿化痰。

方药：苍附导痰汤加味（《叶天士女科全书》）。

常用药：苍术、香附、枳壳、陈皮、茯苓、胆南星、甘草。

方解：苍附导痰汤有燥湿化痰、理气疏导之功。本方茯苓渗湿利水、健脾和胃，半夏燥湿化痰、和胃止呕，陈皮理气健脾、燥湿化痰，甘草补气益脾、和中缓急，苍术燥湿健脾，香附理气宽中、调经止痛，胆南星清热化痰，枳壳理气宽中、化痰消积，神曲健脾和胃。诸药配伍，共奏健脾益气、燥湿化痰之功效。

加减：若下肢浮肿明显，兼见气短、乏力，加黄芪、白术、党参、泽泻、猪苓补气健脾、利水渗湿；若乳汁分泌较多、乳房胀痛者，加炒麦芽回乳消胀；若痰湿偏盛，舌苔白腻或白滑，加佩兰、薏苡仁、半夏、瓜蒌皮健脾祛湿化痰；若痰湿郁久，壅阻气机，以致痰瘀交阻，伴见舌暗或有瘀斑者，加当归、赤芍、川芎、桃仁、红花、丹参、泽兰等活血之品。

（4）气滞血瘀证

主症：闭经，溢乳，乳房疼痛，部位固定，遇情志不遂时易诱发或加重，可有头痛，舌质暗红，苔薄白，脉弦涩。

治法：疏肝理气，活血化瘀。

方药：柴胡疏肝散（《景岳全书》）合血府逐瘀汤加减（《医林改错》）。

常用药：柴胡、香附、枳壳、陈皮、芍药、川芎、甘草、桃仁、红花、桔梗、当归、生地黄、牛膝。

方解：柴胡疏肝散有疏肝理气，活血止痛的功效。血府逐瘀汤可活血化瘀，行气止痛。本方柴胡、香附理气疏肝，陈皮、枳壳理气行滞，芍药、甘草养血柔肝、缓急止痛，川芎、赤芍、桃仁、红花活血行气，当归、生地黄养血养阴，牛膝活血通经、祛瘀止痛，桔梗、枳壳一升一降，宽胸理气，甘草调和诸药。诸药配伍，共奏疏肝理气、活血化瘀之功效。

加减：若疼痛剧烈，加乳香、没药、丹参活血破瘀；头痛者，改用通窍活血汤。

（5）气血两虚证

主症：闭经，溢乳，面色无华，头晕神疲，气短乏力，纳呆食少，口干，多汗，舌红或淡，苔薄白，脉细或细弱。

治法：补气健脾，养血和血。

方药：十全大补汤加减（《太平惠民和剂局方》）。

常用药：黄芪、人参、白术、茯苓、炙甘草、熟地黄、当归、川芎、白芍、炒麦芽。

方解：十全大补汤可温补气血，有气血双补的功效。本方人参、黄芪补气，白术、茯苓、炙甘草健脾益气，熟地黄、当归、川芎、白芍补血和血，炒麦芽消食和胃、疏肝理气、回乳消胀。诸药配伍，共奏补气健脾、养血和血之功效。

加减：若血虚甚，加阿胶、首乌、鸡血藤；纳呆食少明显者，加砂仁、焦山楂、神曲、炒谷芽运脾开胃；气虚血脉瘀滞，舌质紫暗者，加枳壳、丹参、赤芍行气活血。

2. 中医外治法

（1）针灸治疗 针灸是在中医理论指导下利用针具、艾叶等对人体穴位产生刺激引发经络传导效应而发挥作用。一般可选取关元、归来、足三里、三阴交、子宫、太溪、太冲等穴位治疗；对抗精神类药物导致的HPL，可选用三阴交、次髎、华佗夹脊穴等；电针配合周期性穴位注射、热敏灸配合药物等也是治疗HPL的有效方法。

（2）推拿治疗 推拿是指运用按、摩、推、拿、揉、捏、点、拍等手法，作用于人体经络、穴位，以期推行气血、疏通经络、扶正祛邪、调和阴阳。以疏肝理气、补中祛瘀为治疗原则，辨证选穴；以肝经、脾经、肾经穴为主，偏于肾阳虚者加肾俞、命门；偏于肾阴虚者加照海、太溪；偏于肝郁血瘀者加曲池、太冲、血海、合谷。

3. 中药验方

麦芽：消食健胃，善疏肝气兼破血之性，可回乳消胀。临床可生炒麦芽同用，每日用量30～120g。张锡纯《医学衷中参西录》说：“性善消化，兼能通利二便，虽为脾胃之药，而实善舒肝气，故又善于催生，至妇人乳汁为血所化，因其善于消化，微兼破血之性，故又善回乳。”药理学研究表明，麦芽所含的淀粉酶及煎剂中的胰淀粉酶激活剂可助消化，促进胃酸及胃蛋白的分泌，助脾胃腐熟化生水谷精微。大剂量麦芽具有拟多巴胺激动剂作用，所含有的麦角胺类化合物及维生素 B_6 能够抑制PRL的释放，促进多巴向多巴胺转化，加强多巴胺的作用。

（二）西医治疗

生理性HPL仅需消除该因素后复查。药理性HPL需请相关学科会诊，权衡利弊后决定更换不升高血PRL水平的同类药或停药3天后复查血PRL水平，一般不需多巴胺受体激动剂治疗。下丘脑垂体的其他疾病引起HPL者转相关学科处理。空泡蝶鞍症无须特殊处理。血PRL＜100ng/ml（即4.55nmol/L）、泌乳量少、有规律排卵月经，无生育要求，可定期随诊观察。正常人群中10%有微腺瘤，催乳素微腺瘤随诊＞10年只有7%增大，如无症状也可随诊观察。

1. 治疗目标

1）催乳素微腺瘤和特发性HPL患者：抑制异常泌乳、恢复正常月经和排卵生育功能。

2）大腺瘤患者：缩小瘤体，解除压迫，保留垂体功能，改善神经症状。

3）预防复发及远期并发症。

2. 治疗指征

1）垂体催乳素大腺瘤伴压迫症状。

2）催乳素微腺瘤、特发性 HPL 伴有症状。

3）垂体催乳素瘤手术后残留或放疗后 PRL 水平高及症状持续存在。

3. 治疗选择

（1）药物治疗

1）多巴胺受体激动剂：常用的有溴隐亭（bromocriptine）、α 二氢麦角隐亭（dihydroergocryptine）、卡麦角林（cabergoline）。

溴隐亭：是一种半人工合成的麦角生物碱的衍生物，与正常或腺瘤催乳素细胞上多巴胺 D2 受体有很高的亲和力，对 D1 和 D3 受体也能起到一定的兴奋作用，产生与多巴胺一样的生理作用，抑制 PRL 的合成和分泌。溴隐亭的首过效应强，对大多数患者有效，能降低血清 PRL，抑制溢乳，恢复性腺功能和生育能力。

溴隐亭的疗效与个体敏感性有关，不一定与剂量呈正相关。一般从小剂量开始，初始剂量为 0.625～1.25mg/d，睡前服用；根据患者反应，每 3～7 天增加 1.25mg/d，直至常用有效剂量 5.0～7.5mg/d。如加量出现不耐受可减量维持。持续服药 1 个月后复查血 PRL 水平，以指导剂量的调整。部分患者对溴隐亭不敏感或不耐受，可更换其他药物或手术治疗。

溴隐亭常见的不良反应有：①直立性低血压：多在用药初期时出现，初始剂量越大，不良反应越严重。睡前服用、与食物同服或小剂量起始、逐渐增加剂量可避免或减轻不良反应。②可耐受的一般不良反应：如指（趾）端血管痉挛、鼻腔充血、头痛、疲倦、腹痛、便秘等，一般在服药后 1～2 个月发生。③精神症状：如幻听、幻觉、情绪变化等，停药 72h 后症状缓解。④其他：潜在的不良反应有白细胞减少、血小板减少、肝炎、水肿、心肌梗死及室上性心动过速等。

α 二氢麦角隐亭：是高选择性多巴胺 D2 受体激动剂及 α 肾上腺素能拮抗剂。初始治疗患者从 5mg 每日 2 次开始，餐中服用，1～2 周后加量，并根据患者血 PRL 水平变化，逐步调整至最佳剂量维持，一般为 20～40mg/d。疗效与溴隐亭相仿，心血管不良反应少于溴隐亭，无直立性低血压出现。长期耐受性高。

卡麦角林：是具有高度选择性的多巴胺 D2 受体激动剂，是溴隐亭的换代药物，抑制 PRL 的作用更强大而不良反应相对减少，且作用时间更长。常用剂量为 0.5～2.0mg，每周给药 1～2 次，对溴隐亭抵抗（指每日使用 15mg 溴隐亭效果不满意）或不耐受溴隐亭治疗改用此药仍有 50%以上有效，且不良反应少，很少出现恶心、呕吐等，患者依从性较溴隐亭好。

2）药物与妊娠：溴隐亭半衰期短，早期应用并未发现增加流产、早产、胎儿畸形等风险，对出生的婴幼儿长期随访观察也没有发现远期不良后果，可用于计划妊娠者。用药期间确定妊娠后应立即停止用药，以尽可能减少胎儿与药物接触。妊娠停药后应定期监测视野，如出现严重头痛、明显视野缺损等症状时可进行垂体 MRI 检查。如果出现视野缺损或肿瘤增大征象，可重新启动溴隐亭治疗。大的催乳素瘤患者应在肿瘤缩小、PRL 正常后再考虑怀孕。而 α 二氢麦角隐亭和卡麦角林无妊娠期使用的资料。

3）药物治疗时的随诊：在多巴胺受体激动剂治疗的长期用药过程中随诊十分重要，应包括：①治疗 1 个月起定期测定血 PRL 及雌二醇水平，观察 PRL 下降及卵泡发育改善的进度，指导剂量调整。②每 1～2 年重复鞍区 MRI 检查，大腺瘤患者每 3 个月检查 1 次。如多巴胺受体激动剂治疗后血 PRL 水平不降反升、出现新症状也应行 MRI 检查。催乳素大腺瘤在多巴胺受体激动剂治疗后血 PRL 水平正常而瘤体不缩小，应重新核对诊断是否为其他类型腺瘤或混合性垂体瘤，是否需改用其他治疗。③有视野缺损、大腺瘤患者在初始治疗时可每周复查视野 2 次。如疗效满意常在 2 周内显效。如无改善或不满意应在治疗后 1～3 周复查 MRI，决定是否需手术治疗减压。④其他：垂体激素测定、骨密度等。

4）药物减量及维持：催乳素微腺瘤患者在药物治疗过程中若血 PRL 水平已正常、症状好转或消失，可考虑开始将药物减量。大腺瘤患者应先复查 MRI，确认瘤体已明显缩小、PRL 水平正常后才可开始减量。减量应缓慢分次进行，通常每 1～2 个月减少溴隐亭 1.25mg/d，同时复查血 PRL 水平，以确保仍然正常，直至最小有效剂量作为维持量，可为每日或隔日 1.25mg，长期维持治疗期间，一旦再出现月经紊乱或 PRL 水平升高，应查找原因，必要时复查 MRI 决定是否再加量。

5）多巴胺受体激动剂的疗效及停药时机：溴隐亭只抑制催乳素瘤细胞增殖，短期用药停药后腺瘤会再生长导致复发。推荐停药时机为小剂量溴隐亭维持 PRL 水平正常、MRI 检查肿瘤消失或呈空泡蝶鞍，疗程达 2 年以上。停药初期每月复查血 PRL 水平，3 个月后可每半年查 1 次，或者，前一年每 3 个月复查 1 次血 PRL 水平、以后每年查 1 次；如 PRL 水平升高，同时复查 MRI；若又升高仍需长期以最小有效剂量维持。

（2）手术治疗 随着神经导航及内镜等仪器的发展及微创技术水平的提高，经蝶窦入路手术更精确、更安全、损伤更小、并发症更少，成为垂体催乳素腺瘤患者的另一治疗选择。手术成功率取决于外科医师的经验、操作技巧及肿瘤大小。

1）适应证：①药物治疗无效或效果欠佳；②药物治疗不耐受；③巨大垂体腺瘤伴视交叉压迫急需减压者；或药物治疗 2～3 个月血 PRL 水平正常但瘤体无改变，疑为无功能瘤者；④侵袭性垂体腺瘤伴有脑脊液鼻漏者；⑤拒绝长期服用药物者；⑥复发性垂体腺瘤。

2）相对禁忌证：全身器官功能差不能耐受手术者。

3）方式和疗效：目前有两种手术方式。以前多采用经额开颅切除术，其手术并发症多且危险性大，肿瘤不能被充分暴露，不易彻底切除，疗效不满意。经蝶窦术式可摘除早期发现的微腺瘤。经口腔或鼻-蝶窦途径进入蝶鞍区进行选择性腺瘤组织切除，保留正常垂体组织。预期手术成功的因素有术前 PRL 水平及肿瘤大小与状态（即鞍外侵犯程度）。由于手术减少了药物治疗需要量，术后患者对药物耐受性和药物抵抗会有明显改善。

4）并发症：经蝶窦术式的手术死亡率很低（$<1\%$）。手术并发症包括脑脊液鼻漏、尿崩症、颅内感染、视觉系统损伤（较开颅术式少见）及腺垂体功能减退症等。

5）术后随访和处理：术后需行全面垂体功能评估。有垂体功能减退症的患者需给予相应的激素补充治疗。术后 3 个月应行影像学检查，结合内分泌变化，了解肿瘤切除程度。之后酌情每 6 个月或 1 年进行一次影像学检查。

（3）放疗 主要适用于侵袭性大腺瘤、术后肿瘤残留或复发、药物治疗无效或不耐受、有手术禁忌证或拒绝手术、不愿长期服药的患者。放疗降低血 PRL 的速度慢，显效时间较长，且恢复排卵性月经的疗效不满意。常用的放射总剂量为 45Gy，每日 1.8Gy 照射垂体。垂体放疗的并发症有下丘脑功能不全、腺垂体功能减退、视觉系统损害、脑血管意外、脑坏死、继发性脑部恶性或良性肿瘤等。近年来立体定位放射外科（γ 刀、质子射线）可使显效时间缩短至数月至数年；其对肿瘤的立体定位准确，疗程相对短，因而对颅脑及下丘脑的损伤较少，但应用时间尚短，疗效是否优于常规放疗须进一步确定。在无周围压迫情况时，γ 刀治疗可补充或替代经蝶窦术式。

六、预　　后

HPL 的预后通常与病因、伴随症状、治疗效果等因素相关，HPL 受垂体疾病（如垂体微腺瘤）或者药物、手术因素影响，通常预后较好，若由胸腔疾病、下丘脑疾病引起，则预后较差。多数患者经积极治疗可治愈，存在严重并发症如闭经、不孕、骨质疏松等可能对身体造成危害。部分患特发性 HPL 者可在不治疗的情况下得到缓解，药物治疗的患者在停药后易复发，不同指南推荐治疗维持时间 2～5 年，部分需长期药物治疗。

七、展 望

近年来 HPL 的诊断率逐年提高，已受到医学界的普遍关注，西医以溴隐亭治疗为主，虽然有一定疗效，但存在一定不良反应，且停药后易于复发。中医治疗以辨证论治为特点，个体化治疗，可提高患者治愈率，减轻西药不良反应，降低停药后复发率。但中医对本病病因病机、辨证分型认识尚不统一，疗效判定目前尚缺乏统一标准，本教材的中医部分内容亦存在不完善之处。期望更多中医专家参与深入的基础理论及临床研究，深入揭示中医药治疗本病的本质，以指导临床用药，从而提高中医药治疗 HPL 的疗效，降低复发率，发挥中医药的独特优势，造福患者。

（段玉红）

参 考 文 献

董协栋，董洪涛，乔富渠，2002. 滋肾解郁丸治疗高泌乳素血症 2180 例临床观察. 国医论坛，17（3）：27.
李春艳，闫平，哈虹，2015. 中医药治疗高泌乳素血症研究进展. 湖南中医杂志，31（10）：174-176.
廖二元，袁凌青，2019. 内分泌代谢病学. 4 版. 北京：人民卫生出版社.
牟新霞，施艳秋，2016. 基于文献分析的高泌乳素血症中医辨治规律研究. 江苏中医药，48（11）：72-74.
汤忠华，2008. 高泌乳素血症的中西医认识及治疗进展. 时珍国医国药，19（5）：1266-1269.
王吉耀，葛均波，邹和建，2022. 实用内科学. 16 版. 北京：人民卫生出版社.
尹沁怡，陈清光，许嘉慧，等，2023. 麦芽治疗高泌乳素血症的临床认识及研究进展. 上海中医药杂志，57（3）：93-97.

第十一章 肾上腺疾病

第一节 库欣综合征

库欣综合征（Cushing syndrome，CS），又称皮质醇过多综合征，是各种病因造成肾上腺分泌过多糖皮质激素（主要是皮质醇）所致病证的总称。外源性给予过量糖皮质激素是库欣综合征的主要原因。而内源性库欣综合征较为罕见，发病率为每年（2～3）/100 万，患病率约为 40/100 万，标准死亡率约为 3.7‰，多发于女性，发病人群较为年轻，通常在 25～45 岁。库欣综合征的临床表现包括满月脸，向心性肥胖，紫纹，多血质外貌，高血压，骨质疏松和继发性糖尿病等。此外，长期应用外源性糖皮质激素或饮用酒精饮料等也可以引起类似库欣综合征的临床表现，此种类型称为类库欣综合征或药物性库欣综合征。

根据其临床表现及特点，可归属于中医学“郁证”“水肿”“虚劳”等范畴。

一、病 因 病 机

（一）中医病因病机

导致本病发生的主要原因包括以下几个方面。

1）情志内伤：如忧郁思虑、积思不解、所欲未遂等过度劳神，易使心失所养，脾失健运，心脾两伤，气血亏损；或因愤恨恼怒，郁怒伤肝，使气血循行失常，气滞血瘀，日久不愈，或由气及血，或伤五脏六腑，导致本病发生。故《丹溪心法·六郁》有云：“气血冲和，万病不生，一有怫郁，诸病生焉。”

2）素体阴血不足：与先天禀赋不足、体质衰弱、素体阴阳偏盛偏衰相关。如父母体虚、胎孕失养、生育过多、喂养不当等，使禀赋薄弱，素体阴虚，气机郁滞，肝火内炽。阴血不足，阴损及阳，久病不愈，形成虚损之证。

3）外感六淫：六淫外袭，两虚相得，导致正气亏耗，脏腑功能失调而致本病。

（二）西医病因及发病机制

库欣综合征的病因可分为两大类，ACTH 依赖性或非依赖性。前者是由垂体或某些肿瘤如小细胞肺癌、胸腺类癌等垂体以外的组织分泌过量的 ACTH，刺激双侧肾上腺皮质束状带增生并分泌过量的皮质醇，由于皮质醇增多是因过量分泌 ACTH 所致，是继发性的增多，故此种类型称为 ACTH 依赖性库欣综合征。后者是因肾上腺皮质腺瘤或腺癌自主性地分泌过量皮质醇而不是受 ACTH 的调节所致，故称为 ACTH 非依赖性库欣综合征。

1. ACTH 依赖性库欣综合征

1）垂体性库欣综合征：即库欣病，占库欣综合征的 75%～85%，是因下丘脑-垂体肿瘤或增生而分泌过量的ACTH或CRH,并刺激肾上腺皮质分泌过量的皮质醇所致。本病男女患病率之比为1：（3～8），女性明显多于男性。库欣病可发生在任何年龄，但多见于25～45岁。垂体病变最多见者为促肾上腺皮质激素微腺瘤（直径<10mm），约见于80%的库欣病患者。大部分病例在切除微腺瘤后可治愈；促肾上腺皮质激素微腺瘤并非完全自主性，仍可被大剂量外源性糖皮质激素抑制，也可受CRH兴奋。约10%的患者为促肾上腺皮质激素大腺瘤，伴肿瘤占位表现，可向鞍外伸展。少数为恶性肿瘤，伴远处转移。少数患者垂体无腺瘤，而呈促肾上腺皮质激素细胞增生，可能原因为下丘脑功能紊乱。双侧肾上腺皮质弥漫性增生，主要是产生糖皮质激素的束状带细胞增生肥大，有时分泌雄激素的网状带细胞亦增生；一部分患者呈结节性增生。

2）异位促肾上腺皮质激素综合征：是因垂体前叶以外的肿瘤组织分泌过量有生物活性的ACTH，刺激肾上腺皮质细胞增生并分泌过量的皮质醇所致，占库欣综合征的10%～20%。临床上可分为两型：①缓慢发展型：病程较长（多超过18个月），是由类癌肿瘤组织（如支气管类癌）或低度恶性肿瘤组织分泌ACTH，临床表现类似库欣病，实验室检查可发现ACTH和皮质醇明显升高，多数可被大剂量地塞米松试验抑制。肾上腺受到比垂体促肾上腺皮质激素肿瘤更大的刺激，肾上腺细胞肥大、核多形性变和增生更明显。②迅速进展型：病程短，是由恶性肿瘤组织分泌ACTH，如肺癌，特别是小细胞肺癌（约占50%），其次为胸腺瘤或胸腺类癌（10%）、胰岛肿瘤（10%）、支气管类癌（5%），少见类型有甲状腺髓样癌、嗜铬细胞瘤、神经节瘤、神经母细胞瘤等。由于恶性肿瘤分泌大量ACTH，血皮质醇水平显著升高，临床不出现典型库欣综合征表现，临床表现为皮肤色素沉着、水肿、精神障碍、低血钾等，碱中毒症状明显，糖代谢紊乱突出且进行性加重，患者还可伴有恶病质等消耗性症状。实验室检查发现尿17-OHCS、尿17-KS、尿游离皮质醇分泌升高，且不被大剂量地塞米松抑制，病情进展迅速，多在3个月内死亡。

3）异位分泌CRH：极为罕见，是由下丘脑自主分泌或为下丘脑以外的肿瘤异位分泌过量CRH所致。可见于支气管类癌、甲状腺髓样癌或前列腺癌肿瘤组织，诊断非常困难。实验室检查与异位促肾上腺皮质激素综合征相似，约50%的患者血皮质醇不被大剂量地塞米松所抑制。

2. ACTH非依赖性库欣综合征

1）肾上腺皮质肿瘤：包括肾上腺皮质腺瘤和腺癌，分别占库欣综合征的15%～20%和5%以下。两者均自主性分泌过量皮质醇，而不受ACTH调节。由于高浓度的血浆皮质醇反馈性抑制下丘脑CRH及垂体ACTH的分泌，而使下丘脑分泌CRH及垂体分泌ACTH的细胞处于被抑制状态，故肾上腺肿瘤以外的同侧和对侧肾上腺组织可呈现萎缩状态。

2）肾上腺皮质结节样增生：肾上腺皮质大结节样增生，占库欣综合征病因的3%～4%，又称腺瘤样增生，一般为双侧，常为多结节融合，体积可大于腺瘤。其病因可能是垂体过量分泌ACTH，刺激肾上腺皮质增生，然后在增生的基础上形成大结节。由于这些结节有很强的自主性并分泌大量皮质醇，再反馈抑制垂体的ACTH分泌功能。故而患者血中ACTH水平低，大剂量地塞米松抑制试验不被抑制。此外，原发性肾上腺皮质结节性发育不良，又称为原发性色素性结节性肾上腺病，是肾上腺的一种自身免疫性疾病，也是库欣综合征的很少见类型，多见于青少年，有家族发病倾向。

3）少数肾上腺皮质在胚胎发育迁移过程中可能发展为肿瘤，肿瘤的行为与肾上腺皮质肿瘤相同，但定位很困难。

3. 医源性库欣综合征

医源性库欣综合征是由于长期应用大剂量糖皮质激素所致。患者自身垂体-肾上腺轴受抑制而萎缩，分泌机能减退，对外源性ACTH反应能力降低，血浆ACTH水平降低。一般来说，医源性库欣综合征患者眼压较高，白内障、颅内压升高、股骨颈无菌性坏死、骨质疏松、胰腺炎的发生率较内源性库欣综合征明显，而高血压、多毛、月经紊乱等症状不明显，可资鉴别。

4. 特殊类型的库欣综合征

1）周期性库欣综合征：某些患者皮质醇分泌呈现明显周期性，而在间歇期血皮质醇正常，其病因未明，多数患者仍属于 ACTH 依赖性库欣综合征。患者给予地塞米松后，血 ACTH 和皮质醇反常性升高，而多巴胺受体激动剂溴隐亭或血清素受体拮抗剂赛庚啶治疗效果较好。此外，某些异位促肾上腺皮质激素综合征也以周期性库欣综合征为表现。

2）儿童期库欣综合征：儿童如果出现严重生长障碍、身材矮小而体重不适当增加时，应考虑本病。当伴有性早熟时，更应高度怀疑本病，约 65%的库欣综合征患儿出现性早熟。

二、临 床 表 现

库欣综合征常有糖皮质激素长期过多分泌，既可导致蛋白质、脂肪、糖、电解质代谢的严重紊乱，也可导致其他多种激素分泌异常。儿童期库欣综合征以肾上腺皮质癌多见；青少年期库欣综合征则以增生为主；成年男性病变以肾上腺皮质增生多见；女性则可发生肾上腺皮质增生或腺瘤，而临床上以女性男性化为突出表现者多为肾上腺皮质癌，应予以重视。

典型病例的临床表现如下。

1）向心性肥胖：病程起初可表现为均匀肥胖，且多为轻到中度肥胖，但随着疾病发展，患者逐渐表现为向心性肥胖。特征性表现是满月脸、水牛背、锁骨上窝脂肪沉积增多、悬垂腹。疾病后期由于肌肉消耗，患者四肢相对瘦小。

2）高血压：通常为持续性，收缩压和舒张压都会有中度升高，并且伴有轻度水肿。约 80%的库欣综合征患者有高血压症状。

3）蛋白质代谢障碍表现：患者可表现为面色暗红、皮肤菲薄，可清晰地看到皮下毛细血管，呈现为多血质面容。腹部、大腿内外侧、臀部等处可见紫纹（特征性表现）。这是因为蛋白质过度分解，皮肤弹力纤维断裂所致。

4）糖代谢异常：患者可能有糖耐量异常，部分患者可能会出现类固醇性糖尿病。

5）肌肉骨骼异常：可有四肢肌肉萎缩，晚期可见骨质疏松，可出现明显骨痛。

6）性功能改变：患者性腺功能明显减退。女性患者可有痤疮、多毛、月经稀少甚至闭经不育；男性患者可有阳痿、睾丸变小、性欲减退等。

7）造血系统改变：患者血液中中性粒细胞增多，淋巴细胞和嗜酸性粒细胞减少，因此患者易合并各种感染。

8）肿瘤占位表现：①腹部包块：肾上腺皮质腺癌患者由于肿瘤较大或转移，常可出现腹部包块。②蝶鞍扩大：垂体促肾上腺皮质激素瘤者一般为微腺瘤，10%～15%的患者可出现蝶鞍扩大，甚至视力下降、视野受损、视神经损害等。

9）其他：少数患者可见电解质及酸碱平衡紊乱，表现为低血钾性碱中毒。半数患者可见精神状态的改变。异位促肾上腺皮质激素综合征患者皮肤可有明显的色素沉着。

三、实验室及其他检查

（一）一般实验室检查

1）外周血象：可见全血细胞偏高，白细胞总数及中性粒细胞升高，而淋巴细胞和嗜酸性粒细胞减少。

2）血钾及尿钾：血钾偏低，24h 尿钾排出增多，异位促肾上腺皮质激素综合征患者尤为明显。

3）血气分析：提示碱血症，血 pH＞7.45。

4）OGTT：常有糖耐量异常或糖尿病的血糖特点。

（二）皮质醇及其代谢产物测定

1）血浆皮质醇昼夜节律检测：人体正常皮质醇分泌呈现明显的昼夜节律，血皮质醇水平在午夜达最低值。库欣综合征患者血皮质醇浓度早晨高于正常，晚上不明显低于清晨，昼夜节律消失。

2）24h 尿游离皮质醇测定：可避免血皮质醇的瞬时变化，且不受血中皮质类固醇结合球蛋白（corticosteroid binding globulin，CBG）浓度的影响，对库欣综合征的诊断有较大的价值。

3）24h 尿 17-OHCS 测定：17-OHCS 升高提示肾上腺皮质分泌功能升高。

4）尿 17-生酮类固醇（17-ketogenic steroide，17-KGS）测定：库欣综合征患者可明显升高，过度肥胖者排泄增多，但可通过肌酐排泄率校正。

5）1mg 过夜地塞米松抑制试验（dexamethasone suppression test，DST）：实验当天早晨 8：00 采血，午夜 11：00～12：00 口服地塞米松 1mg，次日早晨 8：00 采集服药后血皮质醇标本，服药后血清皮质醇值＞50nmol/L（1.8μg/dl）为不抑制。通过在早晨 8：00～9：00 测量皮质醇和地塞米松水平，可以提高地塞米松抑制试验的检测准确性。

6）经典小剂量 DST（low dose dexamethasone suppression test，LDDST）：检查前留 24h 尿游离皮质醇或者清晨血皮质醇作为对照，之后开始口服地塞米松 0.5mg，每 6h 服药 1 次，连续 2 日，在服药的第 2 日再测 24h 尿液游离皮质醇水平或服药 2 日后测定清晨血皮质醇水平，若尿游离皮质醇未能下降到正常值下限以下或服药后血皮质醇＞50nmol/L（1.8μg/dl），为不抑制。

7）大剂量地塞米松抑制试验：大剂量地塞米松或午夜 8.0mg 地塞米松抑制试验，被抑制者为垂体库欣病，不被抑制者提示肾上腺源性库欣综合征或异源促肾上腺皮质激素分泌肿瘤。

（三）影像学检查

1）垂体：使用蝶鞍 CT 薄层扫描、冠状位、矢状位和（或）冠状位重建及注射造影剂进行增强扫描等方法，可以提高垂体微腺瘤的检查发现率。垂体 MRI 发现垂体促肾上腺皮质激素微腺瘤时敏感性较 CT 稍高，故目前认为垂体 MRI 可优于 CT。

2）肾上腺：肾上腺影像学包括 B 超、CT、MRI 检查，对诊断 ACTH 非依赖性库欣综合征患者有很重要的意义。B 超对肾上腺腺瘤直径＞1.5cm 者可检出。薄层 CT 对发现肾上腺小肿瘤、增生或大结节样增生具有较好的价值。双侧肾上腺病变可以表现为肾上腺腺瘤样改变，CT、MRI 等检查对诊断具有一定价值。

3）骨骼系统：库欣综合征患者应常规进行骨骼 X 线检查及双能 X 线骨密度测定，早期发现类固醇性骨质疏松症。

4）异源分泌促肾上腺皮质激素肿瘤：异位促肾上腺皮质激素综合征患者最常见的是小细胞肺癌和支气管类癌，应积极寻找原发肿瘤位置。常规行胸部正侧位 X 线片、胸部 CT 等检查。高分辨率 CT 在薄层扫描时可以发现胸部平片不易发现的小支气管类癌肿瘤。

（四）静脉插管采血

1）岩下窦采样测 ACTH：库欣病患者中枢血 ACTH 浓度明显高于外周血浓度，而异位促肾上腺皮质激素综合征患者无此变化。由于垂体血流呈对称性，因此，左右两侧 ACTH 浓度差还可提示肿瘤位于垂体位置。

2）海绵窦采血测 ACTH：海绵窦直接采血可增加诊断准确性，以及用于鉴别 ACTH 依赖性库欣综合征的病因。

3）核素显像 ^{111}n-奥曲肽扫描用来排除异位促肾上腺皮质激素综合征，如支气管或胸腺类癌患者。

四、诊断与鉴别诊断

（一）诊断标准

1）确定是否为库欣综合征。根据典型临床表现如向心性肥胖、皮肤变薄、多血质、瘀斑、紫纹；加上具有皮质醇增多的实验室依据，如血皮质醇增高及节律消失，24h 尿游离皮质醇升高，小剂量地塞米松抑制试验不被抑制，具有糖耐量异常或骨质疏松等，一般诊断并不困难。

2）病因诊断：即明确属于ACTH依赖性还是ACTH非依赖性库欣综合征。①基础血ACTH水平在ACTH依赖性库欣综合征患者较高，而异位促肾上腺皮质激素综合征患者血ACTH多明显升高。②动态试验可选择大剂量地塞米松抑制试验：库欣病患者在服药第二日尿游离皮质醇（或17-羟皮质类固醇）水平可以被抑制到对照日的50%以下，其诊断符合率约为80%；而肾上腺腺瘤或腺癌患者一般不能被抑制到50%以下；异位促肾上腺皮质激素综合征患者大多不被抑制，但某些支气管类癌患者例外。过夜大剂量地塞米松抑制试验的结果与经典法相似，且有快速、简便的优点，近年来已受到重视。③CRH试验：用CRH后血皮质醇较基础值升高20%以上或ACTH较基础值升高35%以上者为阳性。一般而言，绝大部分库欣病患者在注射CRH 10～15min呈阳性反应，而ACTH非依赖性者无反应。

3）定位诊断：通过B超、CT、MRI或有创检查，明确病变部位是在垂体、垂体以外其他组织起源肿瘤还是肾上腺本身。

（二）鉴别诊断

1. 与2型糖尿病鉴别

2型糖尿病患者常有高血压、肥胖、糖耐量减低及24h 17-OHCS和24h尿游离皮质醇轻度升高等，但没有典型的库欣综合征表现，血皮质醇多正常，小剂量地塞米松试验呈正常反应。

2. 与单纯性肥胖鉴别

部分单纯性肥胖患者可有高血压、糖耐量减低、月经稀少或闭经，腹部可有条纹（大多数为白色，有时可为淡红色，但较细）。尿游离皮质醇不高，血皮质醇昼夜节律保持正常。

3. 与神经性厌食症鉴别

神经性厌食症患者往往没有皮质醇增多的临床表现，但血游离皮质醇水平升高；值得注意的是，尿17-OHCS和17-KGS排泄量降低，皮质醇仍保留正常脉冲式分泌和昼夜节律，随治疗好转，异常实验室指标均可恢复正常。

4. 与PCOS鉴别

典型PCOS者可表现为闭经、多毛、肥胖、月经不规则、出血量多；部分患者还出现高血压、耐量降低等；大多数患者有雄激素增多表现，如痤疮、多毛、皮肤油腻、秃顶。患者24h尿17-OHCS升高，但血皮质醇一般不高，且保持正常的昼夜节律，对小剂量地塞米松试验呈正常反应。

5. 与假性库欣综合征鉴别

1）乙醇相关性库欣综合征（alcohol-related Cushing syndrome）：见于酗酒者。表现为满月脸、多血质外貌、向心性肥胖及皮肤变薄等库欣综合征样改变，常伴有肝功能损害、酒精性肝病等。实验室检查发现血皮质醇浓度升高，正常昼夜节律消失，24h尿17-OHCS排泄增多，且不被小剂量地塞米松抑制；戒酒后血皮质醇浓度多降至正常。

2）抑郁症：典型者表现为易激惹、厌食、体重减轻，可出现极度消瘦并引起电解质紊乱。少数可有进食增多、体重增加、性欲下降、月经稀少或闭经。实验室检查血皮质醇升高，尿17-OHCS、尿游离皮质醇排泄量增加；皮质醇昼夜节律消失；小剂量地塞米松试验不被抑制。抗抑郁治疗可以完全恢复正常。

6. 与遗传性全身性糖皮质激素不敏感综合征鉴别

由于糖皮质激素受体缺陷引起靶细胞对糖皮质激素不敏感，本病易与库欣综合征混淆。患者血ACTH增多，血皮质醇、11-去氧皮质醇和雄激素同时增多而缺少库欣综合征的典型表现。部分患者由于肾上腺分泌过多盐皮质激素，可能有不同程度高血压和低钾血症。

五、治　疗

（一）中医辨证论治

本病虚实兼杂，治疗上应辨明标本虚实。因本病多属肝郁、脾湿、肾虚等证范畴，故治疗上多从疏肝解郁、健脾祛湿化痰、补肾活血等着手。

1. 肝郁脾湿，瘀热内阻证

主症：情绪焦虑抑郁，心情不畅，头晕胀痛，胸胁胀闷，颜面垢浊，皮肤菲薄，可见紫纹、瘀斑，倦怠乏力，睡眠不安，身体浮肿，纳呆腹胀，口黏口苦，大便黏滞不爽，妇女月经不调或月经量少，舌边红或有瘀点，苔厚腻，脉沉弦或弦滑而数。

治法：疏肝解郁，健脾化湿。

方药：逍遥散合平胃散加减。

常用药：柴胡、当归、茯苓、白芍、白术、陈皮、厚朴、甘草。

方解：柴胡疏肝解郁，以使肝气条达；白芍滋阴柔肝；当归养血活血，两者合用养肝体以助肝用；白术、茯苓、甘草健脾益气；陈皮、厚朴行气化湿。

加减：若患者热象明显，可改用丹栀逍遥散或加黄芩、黄连；若瘀滞较重，皮肤瘀斑明显，加丹参、赤芍、桃仁、红花等活血化瘀之品。

2. 肝胆湿热，阳火上犯证

主症：形体肥胖，四肢消瘦，面部绯红，痤疮，皮肤瘀斑，头昏胀痛，目眩耳鸣，性情急躁易怒，狂妄多梦，胸闷，口渴口苦，多饮易饥，便秘，小便频数赤热，舌红，苔黄腻，脉弦数或滑数有力。

治法：清利肝胆，泻火平肝。

方药：龙胆泻肝汤加减。

常用药：龙胆草、炒栀子、黄芩、柴胡、生地黄、车前子、泽泻、木通、当归。

方解：龙胆草上泻肝胆实火，下清下焦温热；黄芩、炒栀子泻火解毒；泽泻、木通、车前子清热利湿；生地黄、当归滋阴养血以顾肝体，酌用柴胡舒畅肝胆之气以顾肝用。

加减：若消渴引饮者，可加石膏、知母、天花粉；若心烦不寐者，可酌加黄连、竹茹、枳实；若精神失常，狂妄躁动者，可加入生铁落、磁石等重镇平肝以安神，或胆南星、石菖蒲、茯神等清热痰、开心窍；若大便秘结、烦躁多饮、肝经实火内攻者，可用当归龙荟丸。

3. 肝肾阴亏，相火妄动证

主症：患者体胖，面红，头晕目眩，或视物模糊，耳鸣，咽喉干燥，喜饮而饮不解渴，心悸心烦，失眠多梦，腰膝酸软无力，皮下瘀斑，大便秘结，妇女月经稀少或闭经不孕，男子遗精早泄，舌边尖红，苔少而干，脉弦细数。

治法：滋养肝肾，清泻相火。

方药：知柏地黄丸加减。

常用药：知母、黄柏、山药、山茱萸、熟地黄、茯苓、泽泻、牡丹皮。

方解：山茱萸滋补肝肾、山药健脾补虚；熟地黄滋阴补精，泽泻利湿泄浊，又防熟地黄滋腻恋邪；牡丹皮清泻相火；茯苓淡渗健脾。

加减：腰膝酸痛者可加桑寄生、川续断，以补肾强腰；失眠多梦者加夜交藤、酸枣仁以定神；妇女月经稀少，皮下瘀斑者，可加益母草、当归、泽兰以养血活血；遗精滑泄者，可加龙骨、牡蛎以涩精，或者合用水陆二仙丹加金樱子、芡实以涩精止遗；大便秘结干涩者，可加火麻仁、郁李仁以润肠通便；兼有心悸失眠者，可加天王补心丹以养血滋阴，补心安神。

4. 阴阳两虚证

主症：体胖但四肢消瘦乏力，头晕耳鸣，腰膝酸软，下肢或全身浮肿，口干不欲饮，畏寒肢冷，骨质不坚，机体抵抗力弱，易感外邪，性功能减退，女子闭经不育，男子阳痿早泄，舌淡暗或舌体胖有齿痕，苔薄腻，脉沉细或沉滑迟弱。

治法：补肾阴，温肾阳。

方药：地黄饮子加减。

常用药：熟地黄、山茱萸、石斛、麦冬、石菖蒲、远志、茯苓、肉桂、附子、肉苁蓉、巴戟天、五味子、薄荷、生姜。

方解：熟地黄、山茱萸补肾填精；肉苁蓉、巴戟天温肾壮阳；附子、肉桂助阳益火，引火归原；石斛、麦冬滋阴益胃；五味子助力固肾涩精，摄纳浮阳；石菖蒲、远志、茯苓化痰开窍；薄荷轻清宣窍。

加减：骨质不坚，腰痛膝软者，可加骨碎补、桑寄生等以壮腰健骨；脾气虚者，可加黄芪、党参健脾益气补虚。若妇女经少或闭经者，可以当归地黄饮子加减。男子阳痿早泄者，可加阳起石、锁阳等，以加强壮阳固肾之力；若水肿明显者，可用真武汤加减。

（二）西医治疗

消除造成高皮质醇血症的原发病因；降低血皮质醇水平；缓解由高皮质醇血症所致的临床表现；纠正各种物质代谢紊乱；防止复发，提高治愈率。

1. 库欣病

1）外科手术：经蝶窦垂体手术联合选择性腺瘤切除术是库欣病的主要治疗方法。术后可出现垂体功能减退症、尿崩症和脑脊液漏等并发症。所有缓解期患者术后均出现一过性垂体-肾上腺皮质功能减退症，且常常持续 1 年以上，需要补充超生理剂量的糖皮质激素，然后缓慢减量，以避免出现糖皮质激素戒断综合征和继发性肾上腺功能不全。

2）药物治疗：当手术治疗失败或不可行时，神经递质调节药物可调节 CRH 的释放，减少 ACTH 的分泌，以作为控制皮质醇增多症的对症治疗。主要有以下药物：赛庚啶为 5-羟色胺拮抗剂；溴隐亭为长效多巴胺受体激动剂和 PRL 抑制剂；奥曲肽等为生长抑素类似物；丙戊酸钠为 γ-氨基丁酸促效剂。一般 6～8 周为 1 个疗程可使血浆 ACTH 和皮质醇水平下降，临床症状可获一定缓解。

3）放射治疗：可作为辅助治疗，近年有研究表明，在库欣病中立体定向放疗比常规放疗更快实现生化缓解并降低皮质醇水平。

严重异位促肾上腺皮质激素综合征患者可选择行双侧肾上腺切除术，能缓解皮质醇增多症，并能稳定患者病情，便于后期的肿瘤治疗。但术中并发症的风险较高。

2. ACTH 非依赖性库欣综合征的治疗

1）手术治疗：肾上腺腺瘤，一般不论单发或多发，必须手术切除；如发生肾上腺意外瘤伴临床前期库欣综合征，应尽早手术，不能手术者应加强随访。肾上腺皮质癌，应尽早行肾上腺切除术。对于术后肾上腺皮质功能减退者应行激素替代治疗。不依赖 ACTH 的双侧肾上腺增生，应选择双侧肾上腺全切除术治疗，以防止残余肾上腺组织再次增生，术后皮质激素终身替代治疗。异位促肾上腺皮质激素综合征，积极寻找原发病灶，以治疗原发癌为主；如不能根治，则需用皮质醇合成抑制药减少皮质醇合成以减轻临床症状。

2）皮质醇合成抑制剂：用于手术治疗失败或不能采取手术治疗者，主要作用于肾上腺皮质，通过阻断皮质醇生物合成通路的若干酶，减少皮质醇合成。

六、预　后

中医认为本病属肿瘤所致，经手术治疗后，再予中医辨证施治，紧扣病机，从疏肝解郁、健脾祛湿化痰、补肾活血等着手，往往可使全身症状得以减轻甚至缓解，长期预后较好。如患者得不到恰当治疗，高皮质醇血症引起的症候群将持续存在，而使临床症状不可逆转，出现严重的心、脑血管并发症。

西医认为须注意以下三个方面。

（一）肾上腺病变

1）肾上腺腺瘤：经手术治疗，一般预后良好。

2）肾上腺腺癌：疗效取决于早期发现及能否完全清除，预后多较差。

3）肾上腺增生：疗效不一，有效者病情可在数月内恢复；疗效不佳者，可有复发、肾上腺皮质功能减退及 Nelson 综合征等。

（二）库欣病

库欣病疗效与术后 ACTH 水平有关，术后短期内 ACTH 水平减低，低于正常，且对 CRH 无反应，则达到内分泌性治愈，远期疗效好；如术后近期内 ACTH 仅降至正常范围，则预后不佳。

（三）异位促肾上腺皮质激素肿瘤

异位促肾上腺皮质激素肿瘤多属恶性，预后差。

七、展　望

关于库欣综合征，各家记载比较零散，没有形成系统的认识。近年来随着社会经济的发展，库欣综合征在我国发病率日渐严重，广大中医工作者运用中医学理论从各自的角度出发，对库欣综合征在病因、病机、治法、方药等方面进行了研究和尝试，在理论及临床上取得了一定的成果。但是中医界对库欣综合征至今尚未形成统一的认识和共识。

库欣综合征可导致高血压、糖代谢异常、高脂血症和高凝状态等，近年来在相关疾病的病因诊断中备受重视。但是与它有着相似的病理和病理生理基础，同样能够引起相关疾病的亚临床库欣综合征显然没有得到应有的重视。亚临床库欣综合征临床表现更是隐匿，发病率较低，所以早期诊断比较困难。

研究发现，有关库欣综合征分子遗传学机制的研究进展对于及早发现并明确诊断库欣综合征分子及亚临床库欣综合征有重要意义，同时也可以减少库欣综合征相关并发症的发生，降低其复发率和死亡率，提高患者的生存质量。而对于临床医生来说，为了尽早明确诊断库欣综合征，仔细询问病史和体格检查是十分重要的。对于部分库欣综合征患者来说，早期基因检查及基因靶向治疗将成为除手术治疗和放疗外的一个新的选择。库欣综合征的病因复杂，目前发现了一些可能引起内源性库欣综合征的相关基因突变，如 USP8、BRAF、PRKACA、PRKAR1A 等基因，这些遗传学信息有助于发现库欣综合征新的治疗靶点。尽管在遗传方面取得进展，但基因检测在库欣综合征中的具体应用仍有待明确，且由于目前基因检测技术的局限性及其高昂的价格，有关库欣综合征遗传机制的临床研究仍存在很大的困难，有待进一步解决。综上，关于本病的发病机制及诊疗策略仍需不断探索，这有赖于中西医结合诊治内分泌代谢性疾病的不断发展，从而提高临床治疗效果，同时为我国医学科研水平的提高做出贡献。作为医学工作者，我们应积极投身科研创新，贡献自己的智慧和技能，服务于国家的科技进步和社会发展。

（鲍陶陶）

参 考 文 献

葛均波，徐永健，王辰，2018. 内科学. 9 版. 北京：人民卫生出版社.

中国医师协会泌尿外科医师分会肾上腺性高血压外科协作组，张玉石，魏强，等，2024. 肾上腺源性高皮质醇血症诊断与治疗中国专家共识. 中华泌尿外科杂志，45（4）：241-248.

朱惠娟，卢琳，张晓波，等，2023. 双侧岩下窦静脉采血在库欣综合征诊断中应用的专家共识（2023）. 罕见病研究，2（3）：365-376.

Gadelha M，Gatto F，Wildemberg L E，et al，2023. Cushing’s syndrome. The Lancet，402（10418）：2237-2252.

第二节　肾上腺皮质功能减退症

肾上腺皮质功能减退症（adrenal insufficienc，AI）是一类以糖皮质激素不足为主要病理机制的疾病，可同时伴有或不伴盐皮质激素及雄激素功能受累表现。肾上腺皮质功能减退症是指由于各种原因导致基础或者应激状态下肾上腺皮质激素分泌减少所致的疾病，肾上腺皮质功能减退症按病因分为原发性肾上腺皮质功能减退症（primary adrenal insufficiency，PAI）和继发性肾上腺皮质功能减退症（secondary adrenal insufficiency，SAI）。PAI 主要由于感染（如 HIV 病毒、结核杆菌）、自身免疫、遗传及药物等原因致双侧肾上腺组织大部分被毁，SAI 则由于下丘脑或垂体疾病引起 ACTH 分泌减少、继发皮质激素分泌减少，临床上最常见的是大剂量外源 GC 对下丘脑-垂体-肾上腺轴的抑制而引起的 SAI。在发达国家，免疫相关性肾上腺炎是成人 PAI 的主要原因，据报道 66% 的 PAI 患者可合并其他免疫性疾病。而在我国，仍以结核占主要地位。其他引起 PAI 的病因还包括先天性肾上腺发育不良（congenital adrenal hypoplasia，AHC）、ACTH 不敏感综合征、肾上腺脑白质营养不良、双侧肾上腺切除、肾上腺出血（如抗磷脂抗体综合征）等。在欧洲，PAI 的患病率及年发病率分别为 100～140/百万和 4/百万，而 SAI 的预计患病率为 150～280/百万。目前，国内肾上腺皮质功能减退症的患病率及发病率未见报道。临床普遍认为女性发病率高于男性，任何年龄均可发病，但以 30～50 岁为发病高峰。

中医学对本病未见系统论述，但结合本病临床表现全身虚弱、肢体乏力、纳差消瘦、皮肤变黑等，与中医学“黑疸”“黑瘅”“女劳疸”“虚劳”等有类似之处。

一、病 因 病 机

（一）中医病因病机

本病为脏腑功能改变而导致的慢性亏损性病变，多属虚证，在《黄帝内经》中首先论述了黑色归于肾的理论，并在《素问·痿论》中有“肾热者，色黑而齿槁”之病证描述；在《金匮要略》中已定名为“黑痕”，其症为“额上黑”，并指出“此为女劳得之”。嗣后，在《续名医类案》中有“满面皆黑色”的病案介绍。清代张仲华《爱庐医案》中黑疸病案，其症见“肌肤舌质尽黑，手指映日俱黯”，不仅有“额上黑”，而且有舌黑、指黑，更酷似艾迪生病。对本病病因病机的认识，也从外感六淫，邪气久羁而向元阳不足，命门火衰转化。从肾论治成为治疗本病之大法。从中医而论，主要从其临床表现审证求因。其病因可归纳为先天不足，五脏柔弱；外感六淫，迁延失治；烦劳过度，饮食不节；大病之后，失于调理等。本病病机，诸医家较统一的认识是，应归于肾虚。无论外感痨疾，或内伤烦劳，大病体虚，其损均在肾，影响元阴元阳。如为肾阳虚衰，则不能温煦血脉，以致经行不畅，瘀浊外露；如为肾精失藏，精衰则阳不振，致使阴寒内盛，寒则凝滞，血气失运，脉络瘀阻。肾阴肾阳虚衰，则导致其他脏腑和全身虚弱，冲任失调，而现诸证。

（二）西医病因及发病机制

1. PAI

（1）肾上腺结核　在结核病发病率高的国家和地区，肾上腺结核是 PAI 的首要原因，双侧肾上腺组织被破坏的程度常常超过 90%，约 50%的患者有肾上腺钙化，肾上腺体积明显增大。

（2）自身免疫性肾上腺炎　过去称为特发性肾上腺皮质萎缩，肾上腺皮质呈广泛的透明样变性，常伴有大量淋巴细胞、浆细胞和单核细胞浸润；同时也常伴有其他脏器或其他内分泌腺体的自身免疫性疾病。

（3）深部真菌感染　在尸检中发现死于组织胞浆菌病的患者，有 1/3 为肾上腺霉菌感染。其他如球孢子菌病、芽生菌病、隐球菌病和酵母菌病也可引起肾上腺皮质发生类似结核病的病理改变而致功能减低。

（4）艾滋病（acquired immune deficiency syndrome，AIDS）　约 5%的晚期 AIDS 患者因机会性感染导致肾上腺皮质功能减退。

（5）转移癌肾上腺　转移癌并不少见，但因肾上腺的代偿能力很强，只有当皮质破坏达 90%以上时才出现症状，故临床上仅约 20%的患者出现肾上腺皮质功能减退的症状。

（6）脱髓鞘疾病　肾上腺脑白质营养不良和肾上腺脊髓神经病，这两种脱髓鞘疾病都可有肾上腺皮质功能减退。它们都是性连锁隐性遗传性疾病。

（7）单纯糖皮质激素缺乏　临床上少见，是由于 ACTH 受体基因发生点突变所致，表现为肾上腺对 ACTH 的刺激不产生反应，而对血管紧张素-Ⅱ（AT-Ⅱ）有反应，但醛固酮水平正常。此病多有家族史，为常染色体隐性遗传。

（8）其他　先天性肾上腺皮质增生（congenital adrenal cortical hyperplasia，CAH）、淀粉样变、血色病、肾上腺放疗和手术及药物（如利福平、酮康唑、氨格鲁米特、米妥坦等）都可造成肾上腺皮质功能减退症。

2. SAI

1）慢性起病：长期大量摄入外源性糖皮质激素是最常见的 SAI 的原因。常常在停药 48h 内出现症状。研究发现，每日服 1 次生理剂量的皮质醇，连续服 2 周左右可以不抑制下丘脑-垂体-肾上腺轴功能。而每日 2 次长期服用，则可抑制达 1 年以上；下丘脑垂体疾病：下丘脑垂体占位、浸润和感染等疾病，不仅造成继发性肾上腺皮质减退症，还常伴其他腺垂体激素减退表现。

2）急性起病：希恩综合征即产后垂体出血坏死、垂体瘤卒中和垂体柄损伤可引起急性继发性肾上腺皮质功能减退症。库欣综合征垂体促肾上腺皮质激素瘤和肾上腺皮质醇分泌瘤，由于肿瘤分泌大量激素，下丘脑-垂体-肾上腺轴受到抑制，行手术治疗后需要半年至 1 年才能恢复，若不及时补充适量激素则可出现肾上腺皮质减退的临床表现。

二、临床表现

（一）基本临床表现

本病分布于各个系统，多不具有特异性：疲乏、倦怠、嗜睡甚至意识模糊、厌食、恶心、呕吐、腹痛、腹泻、便秘、体重下降、肌肉或关节疼痛、头晕、嗜盐，在女性可出现皮肤瘙痒、月经失调或闭经、性欲减退。在儿童及婴幼儿易于出现低血糖，甚至低血糖抽搐。体征：低血压或体位性低血压，在女性有腋毛或阴毛脱落。

（二）特异临床表现

全身皮肤黏膜色素沉着对于PAI具有特征性诊断意义，主要分布在暴露及摩擦部位的皮肤、黏膜，常见的为掌纹、乳晕、瘢痕、受压部位、颊黏膜、阴道、肛周。同时合并原发病相关症状，如自身免疫性疾病所致者可有原发性甲状旁腺功能减退症、自身免疫性甲状腺疾病、皮肤黏膜念珠菌病等表现；结核、HIV、真菌感染所致者有感染相关表现，遗传疾病所致者家族中多有相似表现者，且多合并生长发育异常。SAI可有皮肤黏膜色素减退，是由于PAI时皮质黑质素原衍生物黑色细胞刺激素分泌增多，而SAI时分泌减少。原发病方面可有明确的糖皮质激素用药史，垂体疾病病史，产后大出血史，头颅外伤史、手术史，颅内肿瘤相关临床表现等。另外，盐皮质激素缺乏的表现在SAI时不及PAI严重。且SAI由于病变在垂体或下丘脑，因此除糖皮质激素水平下降外，还可出现垂体功能减退的其他表现，如中枢性甲状腺功能减退、低促性腺激素性性功能减退等。

（三）肾上腺皮质危象

PAI引起危象时，病情危重。①大多患者有发热，体温可达40℃以上；②直立性低血压，甚至为儿茶酚胺抵抗性低血容量休克，出现心动过速、四肢厥冷、发绀和虚脱；③极度虚弱无力、萎靡、淡漠和嗜睡；④也可表现为烦躁不安和谵妄惊厥，甚至昏迷；⑤消化功能障碍，如厌食、恶心呕吐和腹泻；腹痛经常发生，甚至被误诊为急腹症，机制不清；尽管可有肌紧张和深压痛，但常常缺乏特异性定位体征；⑥可有胸胁和胸背部疼痛、低血糖症昏迷、促使肾上腺皮质危象发生的疾病表现。

三、实验室及其他检查

（一）实验室检查

1. 电解质

低血钠（＜130mmol/L），低血氯（＜99mmol/L），但尿钠和尿氯并不减少，有时反而增加。高血钾（＞5mmol/L）、钠与钾比值小于30∶1。部分患者还可表现高血钙，但补充氢化可的松后血钙可恢复正常。

2. 尿中类固醇排量

24h尿17-OHCS和17-KS若低于5mg，肯定存在肾上腺皮质功能减退；如高于10mg，表明肾上腺皮质功能正常；若为5～10mg应怀疑有轻度肾上腺皮质功能减退。17-OHCS和17-KS的测定有时受外在因素影响，最好连续3日留24h尿标本测定。

3. 血、尿皮质醇

用放射免疫方法测定24h尿游离皮质醇（UFF）及血浆总皮质醇（PTF），其测定值低于正常往往更能反映肾上腺皮质功能减退，具有诊断价值。如果PTF值下降加上血浆ACTH值升高，则是诊断本病的最好指标。皮质醇分泌为脉冲式，且具有昼夜节律，清晨醒来时达高峰，随后逐渐降低，在午夜达低谷，因此，非应激情况下，测定清晨皮质醇意义较大，且多次皮质醇测定可提高诊断率。目前各实验室测定的为血浆总皮质醇。生理情况下皮质醇约90%与CBG结合，故其结果受CBG影响：妊娠、应用雌激素、慢性活动性肝炎可致血浆CBG升高，肝硬化、肾病综合征、低蛋白血症、家族性CBG缺陷可致CBG减少。此外，皮质醇在应激情况下分泌增多，如寒冷、精神紧张、激烈运动、重体力劳动、手术、外伤等应激情况可致轻型患者皮质醇水平在正常范围，不易鉴别。皮质醇血标本需冷藏，确保标本的稳定性和可靠性。①采集后立即冷藏：在采集皮质醇血标本后，应尽快将标本置于2～8℃冰箱中进行冷藏保存。避免将标本暴露在室温下过长时间。②样本容器：皮质醇血标本应存放在干燥、无菌的容器中，避免污染和水分蒸发。常用的容器包括冻存管、离心管或血液收集管等。③避光：皮质醇对光敏感，应避免阳光直射或强光照射，以防止光敏感物质的降解。④避振动：皮质醇血标本在冷藏过程中应避免受到剧烈振动或振荡，以避免对标本的影响。⑤储存时间：皮质醇血标本的储存时间一般不宜过长，应根据实验需求和标本稳定性来确定合适的储存时间。通过正确的冷藏保存方法，可以确保皮质醇血标本的质量和稳定性，从而保证实验结果的准确性和可靠性。

4. 葡萄糖耐量试验

多数患者 FPG 偏低。OGTT 呈低平曲线。

5. 功能试验

（1）**ACTH 兴奋试验** 用于临床上症状体征不典型者，同时能了解肾上腺皮质的储备功能，用以区分完全性与不完全性肾上腺皮质功能减退症。如延长 ACTH 的滴注天数，还能鉴别出原发性或继发性肾上腺皮质功能减退症。原理：所有 ACTH 兴奋试验均以外源性 ACTH 兴奋肾上腺皮质，以了解肾上腺储备功能，是诊断肾上腺皮质功能减退症的决定性试验。理论上所有怀疑肾上腺皮质功能减退症患者均需进行 ACTH 兴奋试验加以证实。标准 ACTH 快速兴奋试验（standard short synacthen test，SSST）方法：肌内注射或静脉注射 250μg ACTH 后，分别于 0min、30min、60min 测定血浆皮质醇。试验反应不受试验时间和正在应用糖皮质激素影响。皮质醇峰值＞412～825nmol/L（15～30μg/dl）为正常。Speckart 等研究显示 15/15（100%）的肾上腺皮质功能减退症患者 SSST 皮质醇峰值＜495nmol/L，而 9/9（100%）的正常对照 SSST 皮质醇峰值＞495nmol/L。Kazlaus-kaite 等 Meta 分析得出 SSST 30min 血浆皮质醇＜440nmol/L 高度提示肾上腺皮质功能减退症，＞825nmol/L 提示皮质醇功能正常，其药时曲线下面积（AUC）为 0.82。尽管研究结果存在一定差别，大多数学者倾向于选择刺激后峰值 495～550nmol/L 作为肾上腺皮质功能正常的切点。开展的注意事项：①疑肾上腺皮质功能异常时先行快速法检查，如无反应可行 8h 静脉滴注。②重症 PAI 患者行本试验时易致危象发生，可以先给予地塞米松 0.5mg 或泼尼松龙 5mg 口服，不影响试验结果。③长期服用糖皮质激素的患者可引起肾上腺皮质萎缩，皮质醇同样不升高，这种情况下在试验前停用糖皮质激素，可将 8h 法延长至 3～8 日。④少数患者对促肾上腺皮质激素过敏，严重者可致过敏性休克，应立即停止试验并采取急救措施。有过敏史者，试验前做皮肤过敏试验。⑤试验日应避免各种应激反应。

（2）**皮质激素水试验** 肾上腺皮质功能减退症患者只有在补给皮质激素后，才能使排泄水负荷的能力恢复。在水负荷情况下，体液因稀释而变为低渗，抑制抗利尿激素的分泌，肾小管对水的重吸收减少，尿排出量增加，但这一过程尚需糖皮质激素参与，否则不能迅速出现水利尿。肾上腺皮质功能减退症和垂体前叶功能减退症患者每分钟最高尿量低于 2～3ml，总尿量（160min）少于 300～500ml。这类患者试验前 4h 口服可的松 50～70mg（或泼尼松 10～15mg），可明显纠正排水障碍，每分钟最高尿量可达 10ml 以上。正常人在限定时间内（20min）饮水 1000ml 后，每 20min 收集并测量尿液一次，共 8 次，在总计 160min 内总排尿量多超过饮入量，至少超过 800ml。计算每分钟尿量，如其中最多一次超过 10ml/min 即为正常。应注意，如受试者原已有低钠血症，则试验时大量饮水有可能导致水中毒，应注意观察患者症状变化，如出现恶心、呕吐及精神改变或昏迷、抽搐等反应立即中止试验，并给予糖皮质激素。如试验过程中未发生上述水中毒症状，但尿量极少，为防止水中毒，宜在结束试验时口服可的松 50mg，必要时亦可静脉给皮质醇 50～100mg。

6. 其他

慢性肾上腺皮质功能减退症患者血中嗜酸性粒细胞增多、贫血、血中非蛋白氮或尿素氮偏高。

（二）影像学检查

在疾病早期，CT 或 MRI 扫描可发现双侧肾上腺增大，约在 2 年以后，肾上腺大小正常或缩小。约 50%的结核性肾上腺炎患者在 CT 扫描或普通 X 线平片可发现钙化灶。影像学检查阴性不能排除本病的诊断。

四、诊断与鉴别诊断

（一）诊断

慢性肾上腺皮质功能减退症由于病程进展缓慢，早期多不被患者察觉，直到皮肤变黑后才就医。多数患者来诊时临床表现已很典型，故很容易做出完全性肾上腺皮质功能减退症的诊断。临床上典型的慢性肾上腺皮质功能减退症应具备以下特征。

1）症状：疲乏无力，食欲不振，经常恶心、呕吐，时有腹泻、头晕及精神萎靡。

2）体征：皮肤及黏膜色素沉着、体重减轻、心界缩小、心音减弱、血压降低。

3）生化检查：血钠低、血氯低，而尿钠、尿氯不低，血清钾和非蛋白氮偏高，血中嗜酸性粒细胞增多，24h 尿 17-OHCS、17-KS 下降，PTF 及 UFF 明显降低，肾上腺储备功能下降。

4）X 线检查：肺、肾、肠、肾上腺区发现结核病灶或钙化阴影。

5）血清学检查：如能查出肾上腺抗体将有助于病因诊断。

（二）鉴别诊断

1）甲状腺功能减退症：两者发病部位和症状表现不同。甲状腺功能减退症的主要发病部位是甲状腺，肾上腺皮质功能减退症发病的主要部位是肾上腺，甲状腺功能减退症的症状有食欲减退、大脑反应变慢、嗜睡、记忆减退。肾上腺皮质功能减退症的常见症状有消瘦、精神变差、体重下降、皮肤黝黑等。甲状腺功能减退症是由于各种原因导致甲状腺激素的产生或作用减弱，从而引起的全身低代谢综合征。此症最常见的原因是自身免疫性疾病、药物、手术等，可导致甲状腺激素产生过少或利用障碍。甲状腺功能减退症高发于具有自身免疫性疾病、先天性甲状腺疾病、被放射线照射等因素的人群。实验室检查如发现血清 TSH 增高、FT_4降低，原发性甲状腺功能减退症诊断即可成立，但需要进一步明确病因：如 TPOAb 阳性，可考虑为自身免疫性甲状腺炎引起；如 TSH 降低或正常，而 TT_4、FT_4降低，则考虑中枢性甲状腺功能减退症，需要进一步寻找垂体和下丘脑的病变。治疗甲状腺功能减退症的主要手段是增补剂量，通常采用口服的合成甲状腺激素——L-T_4。这种药物安全可靠，但需要长期或终身服用，取决于引起甲状腺功能减退症的诱因。病情严重者需紧急干预，包括静脉注射甲状腺激素、保持呼吸道通畅、补液等治疗。

2）原发性醛固酮增多症：两者症状有明显不同，原发性醛固酮增多症患者通常会出现头痛、头晕、心悸、多尿等症状，部分患者还可能会出现肢体麻木、软瘫等症状。病理检查是诊断原发性醛固酮增多症的金标准，原发性醛固酮增多症患者在病理检查时，会发现肾上腺皮质球状带细胞增生，且有醛固酮分泌过多的情况。血浆醛固酮与肾素活性比值（aldosterone renin ratio，ARR）作为原发性醛固酮增多症筛查指标。目前主要有四种确诊试验，包括口服高钠饮食、氟氢可的松试验、生理盐水输注试验及卡托普利试验。出现原发性醛固酮增多症，可以使用螺内酯片、复方盐酸阿米洛利片等药物进行治疗，有利于起到保钾利尿及促进钾离子吸收的作用，进而对原发性醛固酮增多症起到治疗效果，此外如果出现醛固酮瘤或肾动脉狭窄等情况，药物治疗效果不佳时，也可以在专业医生的指导和建议下进行手术治疗，如腹腔镜单侧肾上腺全切术，对局部病变组织进行切除，从而达到治疗效果。

3）异位促肾上腺皮质激素综合征：常因支气管肺癌的癌细胞分泌大量类 ACTH 或类 MSH 物质，造成皮肤色素沉着，但临床表现类似库欣综合征，而不是肾上腺皮质功能减退症。

另外，还需注意与其他色素沉着类疾病相鉴别。

1）血色病（hemochromatosis）：是由于含铁血黄素沉积于汗腺造成的，呈灰棕色，也很少累及黏膜，常伴糖尿病。

2）迟发性皮肤卟啉病（porpHyria cutanea tarda）：患者皮肤色素沉着亦呈棕色，但从患者尿、粪及血浆中能测出大量尿卟啉。

3）纤维性骨营养不良综合征（Albright 综合征）：为遗传性疾病，多为女性罹病；除皮肤色素沉着外，尚有性早熟及多发性骨纤维结构异常。

4）Nelson 综合征：皮肤黏膜重度色素沉着，有双侧肾上腺手术史；垂体产生嗜碱细胞瘤，致使大量 ACTH 分泌，常伴有视野缺损。

五、治　　疗

（一）中医辨证论治

1. 脾肾阳虚证

主症：遍身黧黑，神疲乏力，困倦思卧，面浮足肿，食欲不振，甚则呕吐腹胀，大便溏薄，小便清长，腰背酸痛，畏寒肢冷，毛发失泽脱落，性欲减退，眩晕心悸，舌质淡而胖嫩，舌苔白滑，脉沉微细或濡弱无力。

治法：温补肾阳，健脾益气。

方药：十四味建中汤加减。

常用药：桂枝、甘草、大枣、生姜、胶饴、黄芪、人参等。

方解：桂枝温中助阳，合胶饴辛甘化阳；生姜温中散寒；大枣益脾滋液；黄芪、人参补中益气。

加减：脾胃呆滞者，可加鸡内金、谷芽、麦芽、山楂、砂仁等消食开胃；胸膈饱闷者，可加陈皮、木香、莱菔子健脾理气；腹泻严重者，可加入吴茱萸、干姜或肉豆蔻、诃子肉等。若脾气虚表现明显，可以参苓白术散为主，加入养肾的肉苁蓉、巴戟天。

2. 肾阳虚衰证

主症：遍身黧黑，眼眶黑色，腰膝酸软，乏力，畏寒肢冷，背部冷痛尤甚，小便清长，夜尿多，周身浮肿，下肢肿胀明显，头昏，体瘦，毛发脱落，性功能衰弱，男子阳痿遗精滑泄，女子腹冷多带不育，舌淡苔白滑，脉微细无力或沉细无力。

治法：补肾壮阳。

方药：右归丸加减。

常用药：熟地黄、山药、山茱萸、枸杞子、鹿角胶、菟丝子、当归、杜仲、肉桂、附子等。

方解：附子、肉桂温壮肾阳，鹿角胶补肾温阳、益精养血；熟地黄、山药、山茱萸补益肝脾肾；当归养血和血；菟丝子、杜仲，补肝肾、强腰膝。

加减：周身浮肿明显者，可加入茯苓、白术、猪苓等，温阳利水益肾；腰膝酸软重者，可加桑寄生、川续断、补骨脂，壮腰强骨；小便不固、夜尿过多者，可酌加乌药、山药、益智仁，以助肾固精涩小便。对于性功能衰退明显者，可选用赞育丹；男子阳痿、遗精，加阳起石、锁阳、桑螵蛸等，壮阳固肾；女子月经量少或闭经不孕，可加益母草、红花、紫河车等兼理气血之品。病情较缓时，也可以金匮肾气丸加减治疗。

3. 肝肾阴虚证

主症：遍身黧黑，腰膝酸软，头昏耳鸣，视物模糊或有黑星，心烦失眠，情绪郁闷，手足麻木抖动，手足心热，或有低热，盗汗，妇女月经不调，舌红少津，苔薄，脉弦细或细数无力。

治法：滋补肝肾，养血填精。

方药：一贯煎加减。

常用药：生地黄、沙参、枸杞子、麦冬、川楝子等。

方解：生地黄滋水涵木；枸杞子补肝肾、益精血；沙参、麦冬养阴生津；川楝子疏肝泄热。

加减：若眩晕、耳鸣有阳亢动风者，可加杭白菊、天麻、钩藤、石决明，平肝息风降逆；若颅内空痛、耳鸣、耳聋，可加用紫河车、龟甲胶等益肾填精；心烦、失眠者，可加用五味子、远志、柏子仁兼养心血；若盗汗严重，可加乌梅、糯稻根等收敛止汗；若低热不退，可暂改用青蒿鳖甲汤加减治疗。

4. 气血两虚证

主症：倦怠乏力，食欲不振，头昏目眩，心悸失眠，颜面皮肤萎黄渐至暗黑，舌淡少苔，脉细无力。

治法：益气养血。

方药：归脾汤加减。

常用药：白术、人参、黄芪、当归、茯苓、远志、酸枣仁、木香、龙眼肉、大枣等。

方解：人参补气生血；龙眼肉补益心脾、养血安神；黄芪、白术益气补脾；远志、酸枣仁宁心安神；木香理气醒脾；大枣调和脾胃，以资化源。

加减：血液瘀滞者，可适当加川芎、丹参等养血活血。根据气血亏虚偏重程度，也可以八珍汤为基础方，用药时偏于补气或重于养血。

（二）西医治疗

对肾上腺皮质功能减退症的治疗包括肾上腺危象时的紧急治疗和平时的激素替代治疗，以及病因治疗、手术应激时的替代治疗、妊娠分娩时的替代治疗、患者的教育。

1. 肾上腺危象的治疗

1）补充糖皮质激素：首先立即静脉注射氢化可的松 100mg，或静脉注射地塞米松 4mg，同时在第 1 天静脉滴注氢化可的松 200～400mg，这样就使血液中有足够的糖皮质激素，其水平相当于正常肾上腺在应激时分泌的状态。多数患者经过第 1 天治疗后病情趋向好转或稳定。第 2 天的糖皮质激素治疗与第 1 天相同或减少至 200～300mg。第 3 天病情如已改善，静脉滴注氢化可的松可减为 100mg，或改为醋酸可的松 25mg，每 6～8h 肌内注射 1 次。肌内注射醋酸可的松吸收较慢，可使血中的糖皮质激素水平保持恒定。

2）纠正水、盐代谢紊乱：肾上腺皮质功能减退危象患者失水常达细胞外液的 20%，故成人在第 1 天补液应为 2500～3000ml，少数患者必要时可补至 4000～5000ml，其中 50g/L（5%）的葡萄糖盐水最少占一半，其余可用 50～100g/L（5%～10%）的葡萄糖溶液。由于失盐是一个主要问题，补盐不足就不能使血压回升及稳定，故宜先给予 50g/L（5%）的葡萄糖盐水，而不是无盐葡萄糖溶液，这样既可补充血糖又可纠正低钠。如无心功能不全或其他不良反应，输液速度宜较快，使盐与水的缺乏在数小时内有显著的改善。老年人或有心肺功能不全者，须做中心静脉压监测，防止急性肺水肿的发生。

3）治疗休克：当给予足够的液体和肾上腺糖皮质激素而休克仍未能纠正时，须及时使用血管活性药物，必要时输血或血浆。在上述治疗的基础上加用血管活性药物而血压恢复仍不满意者，可肌内注射醋酸去氧皮质酮（DOCA）5mg，此药为肾上腺盐皮质激素，保钠排钾作用较强，但对糖代谢无作用，故不能代替皮质醇（氢化可的松）的作用。

4）控制感染：发生危象最重要的诱因往往是急性感染，如果感染控制不住，则危象难以消除，这时应针对病原菌和病因选择有效的抗生素和相应处理。

5）其他处理：如有 DIC，应及早抗 DIC 治疗。此外，对症治疗也须注意，如吸氧，高热者可予物理降温，并加强支持疗法等。

2. 激素替代治疗

通常采用氢化可的松口服。氢化可的松一般剂量为早上 20mg，下午 10mg。剂量因人而异，可适当调整。在氢化可的松和可的松均无供应的地方，选用相当剂量的泼尼松。判断糖皮质激素替代治疗是否适当，主要依靠患者临床表现的改善，替代治疗后血和尿的皮质醇可上升至正常水平，血 ACTH 水平虽有所下降，但一般不能降至正常水平，所以不能作为评价治疗是否恰当的标志。每日应保持 10g 以上的钠盐摄入。如果患者有明显低血压，可加用盐皮质激素，口服氟氢可的松 0.05～0.2mg/d。

3. 病因治疗

肾上腺结核引起者需要抗结核治疗。肾上腺结核和其他部位结核可以是陈旧的，也可以是活动的。糖皮质激素治疗可能使陈旧结核变得活动或使活动结核扩散。因此，即使结核无活动，在本病初诊时仍应常规用半年左右的抗结核治疗。

4. 手术应激时的替代治疗

①局麻小手术或一般感冒：平时替代治疗的糖皮质激素剂量加倍，盐皮质激素不变。②全麻大手术或重病：氢化可的松 100mg 静脉注射，每 8h 一次。恢复期每日剂量减半直至达到平时维持剂量。

5. 妊娠分娩时的替代治疗

①妊娠期平时替代治疗剂量不变。②待产期：静脉输注盐水，氢化可的松 25mg，每 6h 一次输入。③分娩时或产程延长：氢化可的松 100mg，每 6h 一次静脉注射或连续静脉滴注。分娩后在 3 日内迅速减少至平时维持剂量。

6. 患者的教育

①患者对疾病的性质、替代治疗的方法、罹患其他疾病时如何调整剂量和紧急时如何求医等要有基本的了解。②随身带病情卡，写明诊断、服用药名和每日服用剂量。③外出工作或旅行时要带足所需口服药物和注射用地塞米松、注射器。

六、预　　后

早期诊断肾上腺皮质功能减退症非常困难。因为双侧肾上腺皮质破坏要达到 90%以上时，才出现肾上腺皮质功能减退症的症状。所以在肾上腺皮质功能减退症早期，其基础分泌尚能维持正常，缺乏临床症状或被其他系统结核症状掩盖，常易造成漏诊。后期出现肾上腺皮质功能减退的症状时，经病史、体征、血皮质醇及 ACTH 测定、B 超、腹部 CT、X 线胸片等检查得以确诊。值得注意的是，一些病例在平常无症状或症状轻微仅需少量激素替代治疗，但在发生感染、外伤、其他系统疾病恶化等诱因时，可能出现症状加重，甚至发生肾上腺皮质危象及危及生命，应加大激素用量，积极应用相应措施抢救。除由肉芽肿性或转移性疾病引起的原发性肾上腺皮质功能减退症和由垂体肿块引起的继发性肾上腺皮质功能减退症患者外，绝大多数患者在适当的稳定、治疗和监测后预后良好。

本病应坚持中西医结合治疗，一般预后较好。应用中药治疗，既可提高疗效，缓解患者症状，又能调和脾胃，减少糖皮质激素的不良反应，为治疗肾上腺皮质功能减退症提供新的思路。调摄方面需注意保暖，以免受凉，饮食应加强营养，忌吃生冷之品。西医认为本病一旦确诊，激素就应长期坚持服用，维持终身，患者预后良好。肾上腺危象的处理并不难，关键问题是早发现、早治疗，特别对那些尚未确诊的肾上腺皮质功能减退症患者更应警惕危象的发生，否则，危象将成为最易致死的原因之一。

肾上腺皮质功能减退症的临床症状缺乏特异性，临床较少见，容易误诊，所以我们在接诊疑似患者时应详细询问病史，仔细查体，追本溯源，从整体出发，综合考虑问题，诊断思路要开阔，制订个性化治疗方案，治疗过程中对患者进行心理、饮食、用药等方面的健康指导，以实现良好的健康效果，提高本病治愈率，从而提高患者的满意度。但是目前关于中医药治疗肾上腺皮质功能减退症的临床研究较少，且多以小样本、个案报道为主，缺乏大样本、多中心、前瞻性临床对照研究，因此需要我们医学工作者不断学习和进步，为拓宽医学领域的发展做出贡献。

（鲍陶陶）

参考文献

房春云，常丽纳，何庆，等，2021. 原发性肾上腺皮质功能减退症临床分析. 天津医科大学学报，27（4）：401-404.
葛均波，徐永健，王辰，2018. 内科学. 9 版. 北京：人民卫生出版社.
姜榴茗，张晓妍，刘新宇，等，2022. 原发性肾上腺皮质功能减退症临床特点分析. 江苏医药，48（3）：279-283.
蒋明，2002.《金匮要略》女劳疸与慢性肾上腺皮质功能减退. 浙江中医杂志，37（6）：231-232.
徐由立，王宝家，郑秀丽，等，2019. 宋兴教授治疗黑疸经验. 时珍国医国药，30（10）：2510-2512.
张锐，衣晓峰，郑文韬，2018. 中医专家解读肾上腺皮质功能减退症. 中国中医药报，2018-08-01（007）.
张宇，潘金彬，于会宁，等，2021. 肾上腺危象研究进展. 中华老年病研究电子杂志，8（1）：45-48.
郑鹏杰，张少玲，2019. 肾上腺皮质功能减退症的诊治现状. 内科急危重症杂志，25（1）：73-79.

第十二章 其他内分泌代谢性疾病

第一节 高尿酸血症和痛风

高尿酸血症（hyperuricemia，HUA）是指嘌呤代谢异常引起血尿酸升高的一种慢性代谢性疾病。临床上无论男性还是女性，均以非同日两次血尿酸水平超过 420μmol/L 为判定标准。血尿酸水平超过其在血液或组织液中的饱和度，析出的尿酸盐结晶沉积在关节滑膜、肾脏、软组织、耳廓等，诱发局部炎症反应和组织破坏，可进一步发展为痛风或尿酸性肾病。近年来，我国高尿酸血症和痛风的患病率呈明显上升趋势，高尿酸血症的患病率为 13.3%，痛风为 1.1%。

高尿酸血症和痛风的中医命名尚无统一标准，有关痛风较早的文献记载于《名医别录》，其曰："独活，味甘，微温，无毒。主治诸贼风，百节痛风无久新者。"根据不同的症状特点，可归属于不同的中医疾病，发作突然、痛位不定者，归为"痹证"；局部红肿灼痛者，纳为"热痹"；病在骨节、痛剧而部位移走者，称为"历节"或"白虎历节"；以肾绞痛、血尿为主者，归为"石淋"；浮肿、乏力为主者，归为"水肿"。

一、病因病机

（一）中医病因病机

关于本病的病因，中医认为多因先天禀赋不足，脾肾失衡，外邪痹阻于肢体、经络，以致气滞血瘀，并且与饮食、外感、劳倦、年高等因素均有关系。

1）饮食不节，湿浊内生：平素过食甘醇厚味、膏粱辛辣之物，嗜烟好酒，导致脾失健运，食物不归正化，水湿内停，酿生湿浊，或郁久化热，形成湿热。湿浊、湿热随气血行于周身，浸淫百脉，流注于肢体关节致病。

2）素禀不足，脏腑不和：素体禀赋不足，阴阳失衡，致使脏腑功能失常，湿浊内生，不能及时排泄，于虚损处蕴结过量为害。

3）外邪侵袭：风、寒、湿、热之邪留滞肌肉、关节致气血运行不畅，经络不通，不通则痛，久致气血亏损，血热致瘀，络道阻塞，引起关节肿大、畸形及僵硬。

4）年高体衰，脾肾不足：肾精亏耗，肾虚难以气化泄浊；脾气不足，脾虚生湿，湿蕴生热，每致湿浊热毒趋下为患。

中医认为"湿浊"是本病的主要病机，其发生与上述饮食不节、素禀不足、年高体衰等有关。湿浊之邪难以排泄，滞于经络、关节、肾络越久，其致病性越强，终酿成湿毒、浊毒，并直接为害。湿浊邪毒逢骨节筋络留着，且湿邪趋下，多发于下肢骨节。夜间卫气入阴，阳气内敛，湿浊不得宣发，故痹痛加重。湿浊之毒稽留不行，蕴结化热，燔灼气血，阻滞经络，久而化为瘀热浊毒，故关节红肿热痛而不可忍。湿浊邪毒随气血鼓动而播散全身，湿热浊毒蒸酿气血津液，凝炼成痰瘀，瘀久结成痰核，甚或结出砂石，最常发于骨节软骨、滑囊、耳轮、腱鞘、骨周边、肤下与肾间等处，引起疼痛，甚至畸形。浊毒瘀滞，留恋于肾，煎熬肾之津液，日久结出砂石，阻滞气机，成为有形之害。总之，高尿酸血症和痛风病因病机属本虚标实，其病位在肌表经络，继而深及筋骨，日久伤及肝肾。

（二）西医病因与发病机制

尿酸为嘌呤代谢的最终产物，其来源有外源性、内源性两类。根据尿酸形成的病理生理机制，高尿酸血症分为尿酸排泄减少、尿酸生成增多。

1）尿酸排泄减少：约 90%的本病患者尿酸生成通常正常，但排泄减少，或者即使尿酸生成增多，但与增多的尿酸相比，其尿酸排泄相对减低。患者的肾功能正常，而尿酸排泄减少主要是由于肾小管分泌尿酸减少所致，肾小球滤过率降低、肾小管重吸收增加亦可能参与发病过程。

2）尿酸生成增多：限制嘌呤饮食 5 日后，如每日尿酸排泄超过 3.57mmol 可认为尿酸生成增多。一般不超过 10%的本病患者由尿酸生成增多所致。酶的缺陷是导致尿酸生成增多的重要原因，其中次黄嘌呤-鸟嘌呤磷酸核糖转移酶、磷酸核糖焦磷酸盐、黄嘌呤氧化酶是最重要的三个酶。

二、临床表现

（一）无症状期

部分高尿酸血症患者仅表现为血尿酸水平持续或波动性增高，有些可终身未见临床症状，称为无症状高尿酸血症。只有在发生关节炎或检查发现有尿酸钠晶体沉积和（或）痛风性骨侵蚀时才称为痛风。

（二）急性关节炎期

患者在发病前多无前驱症状，但部分可有疲乏、周身不适及关节局部刺痛等先兆。首次发病一般较突然，多在午夜发作，可见第一跖趾关节，或踝、膝等关节及周围软组织出现明显的红肿热痛，痛甚剧烈，24h 内症状发展至高峰。病情发展初期多为单个关节，以足大趾的跖趾关节多见，偶有单侧或双侧多关节同时或先后发作，其次为足底、踝、足跟、膝、腕、指和肘等关节。大关节受累时可见关节渗液，并伴头痛、发热、白细胞增高等全身症状。若病情反复，可发展为多个关节发病，如肩关节、髋关节、骶髂关节、胸锁关节、下颌关节，甚至脊椎关节亦可受累。生化检查常提示患者体温升高，血白细胞增多，红细胞沉降率增快。

（三）痛风石及慢性关节炎期

痛风石为痛风的特征性病变，外形如黄白色赘生物，可小如芝麻，大如鸡蛋或更大，一般以外耳的耳轮、对耳轮，跖趾、指间、掌指等关节最易见。个别患者急性期症状轻微不典型，待出现关节畸形后始被发现，少数慢性关节炎可影响全身关节包括肩、髋等大关节及脊柱。结节初起质软，随着纤维组织增生，质地越来越硬。在关节附近易磨损处的结节，其表皮菲薄，容易溃破形成瘘管，可有白色粉末状尿酸盐结晶排出。但由于尿酸盐有抑菌作用，继发性感染较少见；瘘管周围组织呈慢性炎症性肉芽肿，不易愈合。

（四）肾脏病变

临床约 1/3 的痛风患者由于尿酸盐在肾脏沉积可引起肾脏病变，主要包含以下三种表现形式。如能早期诊断，恰当治疗，可避免发展为肾衰竭，减少死亡。

1）痛风性肾病：患者可表现为单侧或双侧轻度肾区酸痛，早期可仅有蛋白尿和镜下血尿，且呈间歇出现，随着病程进展，蛋白尿转为持续性，随着肾小管浓缩稀释功能下降，表现为夜尿增多，尿比重偏低等现象。30%～50%的痛风性肾病患者有高血压，大多呈良性。病情进一步发展，由慢性氮质血症发展到尿毒症，晚期可发展为肾衰竭。

2）尿酸性肾病：此病多见于骨髓增生性疾病、淋巴增生性疾病、癌瘤化学治疗或放射治疗阶段。由于血尿酸急剧增高，大量尿酸随尿液排出，从而使大量尿酸结晶在肾小管腔引起广泛阻塞，导致尿流梗阻而可出现急性肾衰竭症状。患者往往起病突然，出现少尿以至无尿，迅速发展为氮质血症。尿常规检查常可见红细胞和尿酸结晶。如延误病情，可因肾衰竭而致死。

3）尿酸性肾石病：10%～25%的痛风患者同时出现肾脏尿酸结石，若为细小泥沙样结石随尿液排出则不会引起临床症状，较大者常引起肾绞痛、血尿及尿路感染等。当结石引起梗阻时导致肾积水、肾盂肾炎、肾积脓或肾周围炎，严重者可致急性肾衰竭。部分患者肾结石的症状可早于关节炎发作。

三、实验室及其他检查

（一）血尿酸测定

采用尿酸氧化酶法检测。血尿酸水平超过 420μmol/L 为高尿酸血症。

（二）尿尿酸测定

限制嘌呤饮食 5 日后，尿酸排出超过 3.57mmol/d（600mg/d）可认为尿酸产生增多。

（三）滑囊液或痛风石内容物检查

急性期如踝、膝等较大关节肿胀时可行关节穿刺抽取滑囊液进行偏振光显微镜检查。于白细胞内见双折光的针形尿酸钠结晶。

（四）X 线检查

急性发作仅见软组织肿胀；慢性期有关节间隙变窄，软骨缘破坏，关节面不规则，骨质边缘可见增生反应。特征性改变为穿凿样、虫蚀样骨质缺损。

（五）CT 与 MRI 检查

CT 扫描可见不均匀斑点状高密度痛风石影像；MRI 检查中的 T1 和 T2 加权像呈斑点状低信号。

四、诊断与鉴别诊断

（一）诊断

1. 高尿酸血症的诊断

非同日、2 次空腹血尿酸＞420μmol/L。其中高尿酸血症的临床分型如下：对于年轻起病或有年轻起病家族史的患者，可依据其 24h 尿尿酸排泄量（UUE）和肾脏尿酸排泄分数（FE_{UA}）进行高尿酸血症的临床分型，具体分为以下四种类型：①肾脏排泄不良型：UUE≤600mg/（d·1.73m^2）且 FE_{UA}＜5.5%；②肾脏负荷过多型：UUE＞600mg/（d·1.73m^2）且 FE_{UA}≥5.5%；③混合型：UUE＞600mg/（d·1.73m^2）且 FE_{UA}＜5.5%；④其他型：UUE≤600mg/（d·1.73m^2）且 FE_{UA}≥5.5%。

2. 痛风的诊断

采用 2015 年美国风湿病学会（ACR）/欧洲抗风湿病联盟（EULAR）的分类标准来诊断痛风。

将“至少1次外周关节或滑囊肿胀、疼痛或触痛”作为诊断痛风的必要条件，将“在有症状的关节或滑膜液中发现尿酸钠结晶（monosodium urate，MSU）或出现痛风石”作为确诊的充分条件，若不符合此项充分条件，则依据临床表现、实验室及影像学检查结果累计赋分，≥8分可临床诊断痛风（表12-1）。

表12-1　ACR/EULAR 痛风分类标准

项目			得分
第1步：准入标准	周围关节或关节囊至少有1次肿胀、疼痛或触痛		
第2步：充分标准（如果条件满足，可直接诊断为痛风，无须评分）	在有症状的关节、关节囊（滑液）或痛风结节中发现MSU		
第3步：评分标准（如果不满足充分标准时使用）			
临床表现	症状发作期间关节/囊受累的类型	踝关节或足中段（但不累及第一跖趾关节）	1
		第1跖趾关节	2
	症状发作时受累关节的特征：红肿（患者报告或医生观察）、明显压痛、活动受限	满足1个特征	1
		满足2个特征	2
		满足3个特征	3
	下列特征符合2～3条为典型发作：疼痛达峰时间＜24h；症状缓解时间≤14日；2次发作期间完全缓解	1次典型发作	1
		多次典型发作	2
	痛风结节的临床证据：渗出性或粉状皮下结节，常上覆血管，位于典型部位：关节、耳朵、鹰嘴窝、手指垫、肌腱	有	4
实验室指标	血尿酸水平（未使用降尿酸药物；急性发作4周后；任意时间最高值）	＜4mg/dl	–4
		4～6mg/dl	0
		6～8g/dl	2
		8～10mg/dl	3
		≥10mg/dl	4
影像学	受累关节/囊的滑液分析	MSU阴性	–2
	受累关节/囊内尿酸盐沉积的影像学证据：双轨征或DECT显示尿酸盐沉积的超声证据	有任一项	4
	痛风相关关节损伤的影像学证据：手和（或）足的常规射线照相显示至少有1处侵蚀	有	4

3. 亚临床痛风的定义

患者虽无痛风的急性发作，但影像学检查结果发现有尿酸钠晶体沉积和（或）痛风性骨侵蚀，是介于无症状高尿酸血症和痛风的中间阶段。

（二）鉴别诊断

1）类风湿关节炎：多见于青、中年女性，是主要累及手指小关节、腕、膝、踝等关节的对称性多关节炎。伴明显晨僵，关节疼痛呈持续性，时轻时重，反复发作可引起关节畸形，功能障碍。患者血尿酸不高，类风湿因子多呈阳性。炎症时关节液中没有尿酸盐结晶。X线示关节面粗糙，关节间隙狭窄，甚至关节面融合，与痛风性关节面出现虫蚀样或穿凿样破坏明显不同。

2）化脓性关节炎与创伤性关节炎：化脓性关节炎的滑囊液检查无尿酸盐结晶，内含大量白细胞，培养可得致病菌；创伤性关节炎常有较重受伤史。两者血尿酸水平不高。

3）假性痛风：为关节软骨钙化所致，老年人多见，最常累及膝关节，急性发作时症状酷似痛风，但不伴随血尿酸升高，检查关节滑囊时发现含焦磷酸钙盐结晶或磷灰石，X线片示软骨钙化。

五、治　疗

（一）中医辨证论治

痛风的治疗以发作期治标，缓解期治本为原则。

1. 急性期

（1）风湿热痹

主症：局部关节红、肿、热、痛，发病急骤，以夜间发作较多，痛不可触，得冷则舒；或有发热，口渴，烦闷，大便秘结，小便黄赤，舌红，苔黄腻，脉弦数或滑数。

治法：清热化湿，宣痹通络。

方药：白虎汤加减。

常用药：生石膏、知母、桂枝、粳米等。

方解：方中生石膏、知母清热坚阴；桂枝疏风解肌通络；另加粳米等护胃气。

加减：如口渴喜饮、身热心烦者，可加栀子、连翘、麦冬等；湿盛者加佩兰、车前草、茯苓等；热甚者，加苍术、黄柏等；若局部肿胀不退者，可加赤小豆、薏苡仁、苍术、车前子等；关节痛甚者，加羌活、独活、地龙、全蝎等。

（2）风寒湿痹

主症：关节疼痛，肿胀不甚，屈伸不利，可见皮下结节或痛风石；恶风发热，或关节呈游走性疼痛；或肢体关节重着疼痛，肌肤麻木不仁，或关节冷痛剧烈，痛有定处，舌苔薄或白腻，脉弦紧或濡缓。

治法：祛风散寒，除湿通络。

方药：薏苡仁汤加减。

常用药：羌活、防风、独活、苍术、当归、川芎、薏苡仁、制川乌等。

方解：方中羌活、防风、独活等祛风除湿；薏苡仁、苍术益气健脾除湿；当归、川芎、制川乌等养血活血、行气通脉。

加减：风偏盛者加白芷、海风藤、桂枝等；寒偏盛者加附子、干姜、细辛等；湿偏盛者加防己、木瓜等；皮下结节或痛风石者，可选用浙贝母、地龙、全蝎等。

2. 慢性期

（1）肝肾阴虚，湿热留恋证

主症：关节疼痛日久，时轻时重，屈伸不利甚至关节变形，腰膝酸痛，两目干涩，盗汗，手足心热，口干口苦，舌红，少苔或苔薄黄，脉细数。

治法：滋养肝肾，佐以清热化湿。

方药：归芍地黄丸加减。

常用药：当归、生地黄、赤芍、茯苓、山药、芡实、地骨皮、白芍、虎杖等。

方解：方中当归、生地黄、赤芍养肝阴、通肝络；茯苓、山药、芡实健脾益肾祛湿；地骨皮、白芍、生地黄等养阴润燥；虎杖清利湿热。

加减：关节红肿热痛者，加姜黄、蚕沙、薏苡仁等；肢节酸痛以上肢为主者，加羌活、白芷、葛根等；以踝膝关节为主者，加独活、牛膝、续断等。

（2）脾肾阳虚，寒湿入络证

主症：关节疼痛日久，得寒加重，得温则减，或指尖、跖趾、耳廓、肾脏等有痛风结石，腰膝酸软，肢节冷痛，夜尿多且清长，眼睑及下肢浮肿，气短乏力，纳少腹胀，大便稀溏，舌体胖大，舌质淡边有齿痕，脉沉细。

治法：健脾温肾，散寒化湿。

方药：保元汤加减。

常用药：党参、黄芪、茯苓、肉桂（后下）、蚕沙（包）、狗脊、杜仲等。

方解：党参、黄芪、茯苓益气健脾；肉桂温补脾肾；蚕沙温脾阳，健脾运；狗脊、杜仲等温补肾阳，强健筋骨。

加减：腰膝酸软者，加龟甲胶、鹿角胶、仙茅等；肢节痛甚者，加制川草乌、乌梢蛇等。

（3）气阴两虚，痰浊壅结证

主症：关节疼痛，日久不愈，肿大变形，或形体肥胖，神疲乏力，自汗气短，时有口中黏腻，饮水不多，肢体困重，舌质淡，苔白腻，脉沉细滑。

治法：益气养阴，化痰利湿。

方药：参麦地黄汤合指迷茯苓丸加减。

常用药：太子参、炙黄芪、麦冬、女贞子、旱莲草、枳壳、陈皮、川贝母等。

方解：太子参、炙黄芪益气健脾；麦冬、女贞子、旱莲草养阴生津；枳壳、陈皮行气化湿助运；川贝母养阴润燥，兼散痰结。

加减：肢节疼痛甚者，加地龙、乌梢蛇通络止痛；肥胖者加半夏、瓜蒌等。

（4）阴阳俱虚，瘀血阻滞证

主症：关节反复疼痛，呈刺痛、固定不移，伴见皮下结节或痛风石，面色少华，全身怕冷，时见麻木，关节屈伸不利，唇暗，或有水肿，舌质暗淡，舌体胖有瘀斑点，苔薄白，脉沉弱或细涩。

治法：阴阳双补，活血化瘀。

方药：桂附地黄汤合桃红饮加减。

常用药：附片、肉桂（后下）、淫羊藿、熟地黄、山茱萸、桃仁、红花、丹参、全蝎等。

方解：附片、肉桂、淫羊藿等温补脾肾之阳；熟地黄、山茱萸等滋养肾阴；桃仁、红花、丹参、全蝎等活血化瘀通络。

加减：肢节痛甚者，加制川乌、乌梢蛇通络止痛；麻木者，加黄芪、当归、白芍等。

（二）其他疗法

1. 中成药

1）新癀片：功效为清热解毒，活血化瘀，消肿止痛。用法用量：口服，一次 2～4 片，一日 3 次。

2）四妙丸：功效为清热利湿。用法用量：口服，一次 6g，一日 2 次。

3）痛风定胶囊：功效为清热祛湿，活血通络定痛。用法用量：口服，一次 3～4 粒，一日 3 次。

4）通滞苏润江胶囊：功效为开通阻滞，消肿止痛。用法用量：口服，一次 5～7 粒，一日 2 次。

5）痛风舒片：功效为清热，利湿，解毒。用法用量：口服，一次 2～4 片，一日 3 次。

6）复方伸筋胶囊：功效为清热除湿，活血通络。用法用量：口服，一次 4 粒，一日 3 次。

7）当归拈痛丸：功效为清热利湿，祛风止痛。用法用量：口服，一次 9g，一日 2 次。

8）十五味乳鹏丸：功效为消炎止痛。用法用量：口服，一次 2～4 丸，一日 2 次。

9）痛舒片：功效为活血化瘀，舒筋活络，化痞散结，消肿止痛。用法用量：口服，一次 3～4 片，一日 3 次。

10）青鹏软膏：功效为活血化瘀，消肿止痛。用法用量：外用。取本品适量涂于患处，一日3～4次。

11）肿痛搽剂：功效为消肿镇痛，活血化瘀，舒筋活络，化痞散结。用法用量：外用，搽于患处，辅以按摩，一日2～3次。

2. 针灸疗法

急性期宜针不宜灸，风湿热痹者，可酌情取大椎、曲池点刺出血，以泻热疏风、利水消肿。慢性期以痰瘀为主者可针灸合用，后期久痹正虚者则以灸为主。痹证风邪偏盛者为行痹，取膈俞、血海以活血；寒邪偏盛者为痛痹，取肾俞、关元，益火之源，振奋阳气以祛寒邪；湿邪偏盛者为着痹，取阴陵泉、足三里健脾除湿。此外可根据疼痛部位，选取阿是穴进行针刺或艾灸。

3. 西医治疗

及时控制高尿酸血症，可使病情逆转或延缓。临床治疗要求达到以下四个目的：①迅速终止急性关节炎发作，防止复发；②纠正高尿酸血症，使血尿酸浓度经常保持在正常范围；③预防尿酸盐沉积于肾脏、关节等引起的并发症发生；④防止尿酸肾结石形成。因此，治疗原则为一方面控制急性痛风性关节炎，另一方面促使尿酸排泄增加，控制高尿酸血症。

（1）一般治疗　①急性痛风性关节炎发作期忌食高嘌呤食物。严格戒酒，即使是啤酒、淡色啤酒或果酒均可诱致急性发作。急性期后可食用牛奶、奶酪、鸡蛋、鸭蛋、卷心菜、胡萝卜、芹菜、西红柿、西葫芦、黄瓜、刀豆、花生、杏仁、核桃、糖果等低嘌呤食物。②多饮水，每日饮水量应在2000～3000ml，排尿量维持在2500ml左右；肾功能不全时饮水应适量。③其他因素：注意避免诱发急性痛风发作的因素，包括着凉、过度劳累、精神紧张、关节受伤。服用碱性药物如碳酸氢钠，保持尿液呈碱性，能防止尿酸盐结晶的形成。

（2）无症状高尿酸血症和痛风的治疗　无症状高尿酸血症患者血尿酸水平≥540μmol/L，或血尿酸水平≥480μmol/L且存在高血压、脂代谢异常、糖尿病、肥胖、脑卒中、冠心病、心功能不全、尿酸性肾石病、肾功能损害（慢性肾脏病2期及以上分期）等任一合并症时，需要进行降尿酸治疗。

无合并症患者血尿酸水平建议控制在＜420μmol/L；伴有合并症时建议控制在＜360μmol/L；对于伴痛风发作的高尿酸血症，建议当血尿酸≥480μmol/L时开始降尿酸药物治疗，控制目标为血尿酸＜360μmol/L，但如患者伴其他心血管疾病高危因素或痛风性关节炎、慢性肾脏疾病及痛风发作频繁，血尿酸≥420μmol/L时即需积极治疗，控制目标为血尿酸＜300μmol/L。

（3）高尿酸血症和痛风间歇期、慢性期的治疗　治疗主要包括降尿酸治疗和碱化尿液。推荐别嘌醇、非布司他或苯溴马隆为痛风患者降尿酸的一线用药，推荐别嘌醇或苯溴马隆为无症状高尿酸血症患者降尿酸的一线用药，单药足量足疗程治疗未达标者可考虑联合用药。

1）别嘌醇：为黄嘌呤氧化酶抑制剂，可抑制尿酸生成，但在我国人群中使用时其超敏反应发生率较高，一旦发生致死率可高达30%。已证实别嘌醇超敏反应和HLA-B* 5801有明显相关性，汉族人群携带该基因型的频率较高。建议在中国人群开始别嘌醇治疗前应进行HLA-B* 5801基因检测。初始剂量为每次50～100mg，每日1～3次；2～3周后增至每日300mg，分2～3次服用。eGFR＜60ml/（min·1.73m^2）时推荐剂量为50～100mg/d，eGFR＜15ml/（min·1.73m^2）时应禁用。

2）非布司他：为特异性黄嘌呤氧化酶抑制剂，由于其具有肝肾双通道排泄的特点，可用于肾功能不全的患者。在亚裔人群中目前并无充分证据支持非布司他可增加心源性猝死风险。推荐起始剂量为20mg/d，2～4周血尿酸水平仍未达标可增加20mg/d，最大剂量为80mg/d。eGFR为30～89ml/（min·1.73m^2）的患者无须调整剂量。

3）苯溴马隆：通过抑制肾近端小管尿酸盐转运蛋白1抑制肾小管尿酸重吸收，以促进尿酸排泄。推荐起始剂量为25mg/d，2～4周血尿酸水平未达标可增加25mg/d，最大剂量为100mg/d。对于有肾结石高危风险的患者不推荐使用。eGFR＞60ml/（min·1.73m^2）的患者无须调整剂量。

4）碱化尿液：在使用促尿酸排泄药物时，高尿酸血症和痛风患者最佳晨尿pH为6.2～6.9，过低会使肾结石发生率增高，过高虽可增加尿尿酸溶解度，但也会增加钙盐结石发生率。临床上常用于碱化尿液的药物为碳酸氢钠、枸橼酸制剂，常用使用方式为口服，碳酸氢钠剂量为 0.5～1.0g，频率为每日 3 次；枸橼酸制剂，使用剂量主要根据尿 pH 决定，一般用量 9～10 g/d，疗程 2～3 个月。

（4）急性痛风性关节炎期的治疗 处于此期患者应绝对卧床休息，抬高患肢，一般休息至关节痛缓解 72h 后始可恢复活动。药物治疗越早越好，早期治疗可使症状迅速缓解，而延迟治疗则炎症不易控制。

1）秋水仙碱：为治疗痛风急性发作的特效药物，能迅速缓解症状。建议首次剂量为 1mg，1h 后追加 0.5mg，12h 后改为 0.5mg，每日 1～2 次，维持数日后停药。若出现恶心、呕吐、腹泻等胃肠道不良反应时停用。eGFR 在 30～50ml/（min・1.73m^2）时应减量使用，eGFR＜30ml/（min・1.73m^2）时应禁用。

2）非甾体抗炎药：此类药物对痛风急性发作的治疗效果与秋水仙碱相同，但较秋水仙碱温和。一般采取脉冲式治疗方案：在开始治疗给予接近最大的剂量，而在症状缓解时逐渐减少剂量。临床常见的药物有以下几种。

吲哚美辛：对关节肿痛的疗效较好。起始治疗剂量为 25～50mg，每 6h 一次，症状缓解后，按此剂量继续 24～72h，以后减量至 25mg，每日 2～3 次。胃肠道反应较多。

双氯芬酸：每日总量为 75～150mg，分 3 次服用。

布洛芬：0.3～0.6g，每日 3 次，连服 2～3 日。布洛芬可使用其缓释剂，服法为 0.3g，每日 2 次。除胃肠道不良反应外偶可出现一过性的转氨酶增高及皮疹。

美洛昔康：7.5～15mg/d，分 1～2 次服用。

老龄、肾功能不全和既往有消化道溃疡、出血、穿孔的患者应慎用。对有出血风险或长期口服阿司匹林的患者可优先选用选择性环氧化酶 2 抑制剂（如塞来昔布，200mg/d，每日 1～2 次分服），以减少胃肠道不良反应。eGFR＜30ml/（min・1.73m^2）时应禁用。

3）糖皮质激素：当痛风累及多关节、大关节或有全身症状时，可首选全身糖皮质激素治疗，能迅速缓解痛风急性发作。口服泼尼松 30～35mg/d，共 3～5 日，但停药后应注意“反跳”现象，且长期服用激素易致糖尿病、高血压等并发症。反复应用糖皮质激素可增加痛风石的发生，还会增加痛风石破溃的概率。痛风发作局限于单一关节或关节囊的患者，可用曲安奈德 5～20mg 注入关节炎区治疗。

4）其他：对有高血压、冠心病、高血脂、糖尿病、尿路感染、肾衰竭等伴发或并发症者，需进行对症治疗。关节活动障碍可进行理疗。痛风石较大或经皮破损，可手术将痛风石剔除。

六、预　　后

高尿酸血症和痛风患者在限制饮酒及高嘌呤饮食的摄入基础上多饮水、控制体重，并服用降尿酸药物使血尿酸水平控制在 240～420μmol/L，则大多预后良好。有高尿酸血症和痛风家族史和（或）每日尿酸排出超过 6.54mmol，即使未出现关节炎、肾结石或肾功能不全等表现，亦需用降尿酸药物，使血尿酸维持在正常水平。痛风反复发作，可造成关节的破坏，表现为畸形、僵硬等，或出现不同程度的肾损伤，治疗不及时，可进展至肾衰竭，对生命造成威胁，则预后不良。因此，应强调对高尿酸血症和痛风患者的长疗程管理，定期进行血尿酸及肾脏、心脑血管等靶器官监测，了解疾病的演变，预防并发症的发生，控制合发症，提高疾病的控制率，降低其致残、致死率。

七、展　　望

临床治疗应强调中西医结合疗法综合干预。需制订相关中西医协同方案，如降尿酸药物与清热凉血中药局部联合，体现对全身与局部的协同治疗作用，以提高临床治疗有效率。通过有针对性地开展高质量的循证研究，逐个解决临床问题，以全面提升中西医结合诊治高尿酸血症及痛风水平，提高患者的生存质量。难治性痛风的新概念也被提出，对于这类疑难性疾病，中医可以强调审因辨证，把握核心病机，灵活化裁药物，分析疾病的共性与个性，探索其内在规律，在继承中有创新，在创新中有发展，发挥中医药防治高尿酸血症和痛风的特色与优势。此外，目前临床对于尿酸正常痛风患者的治疗、痛风发作期的局部治疗、痛风发作的预防用药选择的依据等临床问题存在较大争议且循证证据过少，需要临床医生在日常诊疗中做到“胆大心细”，敢于探索，善于应用中医思维，把握高尿酸血症和痛风疾病的关键环节，认识其发生发展、演变规律，寻求疾病的内在本质，有传承，有创新，不断总结中医药防治的有效经验，通过大样本、多中心的循证研究，优化中医药防治高尿酸血症和痛风的方案，促进高尿酸血症和痛风的规范化诊治，凸显中医药、中西医结合在维系健康中国建设中的作用，提升中医药文化的认可度，实现中医药文化的价值。

（赵进东）

参考文献

方朝晖，2013. 中西医结合内分泌代谢疾病诊治学. 北京：中国中医药出版社.

冯文文，崔岱，杨涛，2020.《中国高尿酸血症与痛风诊疗指南（2019）》要点解读. 临床内科杂志，37（7）：528-531.

姜泉，韩曼，唐晓颇，等，2021. 痛风和高尿酸血症病证结合诊疗指南. 中医杂志，62（14）：1276-1288.

仝小林，朴春丽，2023. 实用中医内分泌代谢病学. 北京：中国中医药出版社.

第二节　围绝经期综合征

围绝经期指女性从生殖期向老年期过度的生理转化时期，介于 45～55 岁。围绝经期综合征（perimenopausal syndrome）是指因卵巢功能衰退而引起的下丘脑-垂体-卵巢轴功能障碍，出现性激素波动或减少，表现为以自主神经功能紊乱为主，伴有神经心理、血管舒缩症状的一组症候群。流行病学调查表明，几乎每位女性都有围绝经期症状，而表现的程度有所不同，50%～75%有明显感觉，症状较严重需要药物治疗者占 10%～15%，平均历时 3～5 年。

中医学称围绝经期综合征为“经断前后诸证”，又称“绝经前后诸证”。古籍中有关本病的病因病机、临床表现及中医药的治疗，论述较多，分别见于“脏躁”“百合病”“郁证”等病证中。如《金匮要略浅注》曰：“妇人脏燥，脏属阴，阴虚而火乘之，则为燥。不必拘于何脏，而既已成燥，则病证皆同。但见其悲伤欲哭，象如神灵所作，现出心病，又见其数欠喜伸，现出肾病，所以然者，五志生火，动必关心，阴脏既伤，穷必及肾是也。”指出围绝经期综合征临床表现多端，涉及心、肾等脏，尤以阴虚为甚。

一、病因病机

（一）中医病因病机

1）肾阴虚：七七之年，肾阴不足，天癸渐竭，精血衰少。肾阴素虚，或房劳不节或多产失血，肾阴益亏，脏腑失养，冲任衰少，遂发生绝经前后诸证。

2）肾阳虚：绝经之年，肾气渐衰，命门火衰，虚寒内盛。肾阳素虚，或房事不节，损伤肾阳，脏腑失于温煦，冲任失养，以致表现绝经前后诸证。

3）肾阴阳两虚：肾为水火之宅，藏元阴而寓元阳。若阴虚日久，又必及阳，或阳损及阴，真阴真阳不足，不能濡养、温煦脏腑，冲任失调，遂致绝经前后诸证。

4）心肾不交：绝经前后，肾阴不足，天癸渐竭，阴虚不能上济于心，心阴不足，或心火独亢，热扰心神，出现心肾不交，遂致绝经前后诸证。

5）肝气结郁：肝肾同源，天癸渐竭，肝失所养，肝气疏泄失司，郁结不畅，脉络失和，而有冲任二脉失调，以致发生绝经前后诸证。

《素问·上古天真论》曰："七七，任脉虚，太冲脉衰少，天癸竭，地道不通，故形坏而无子也。"指出经断前后，天癸渐竭，冲任虚损，精血衰少。本病以肾虚为本，肾的阴阳平衡失调，有偏阴虚、偏阳虚，或肾阴阳俱虚。同时，肾虚可累及心、肝、脾，从而有系列不同的表现。并由于诸种因素，常可兼夹气郁、瘀血、痰湿等复杂病机。

（二）西医病因与发病机制

围绝经期综合征最明显的变化是卵巢功能失调和衰退，随后表现为下丘脑-垂体功能失衡和退化。

1）雌激素：卵巢功能衰退的最早征象是卵泡对FSH敏感性降低，FSH水平升高。绝经过渡早期雌激素水平波动很大，由于FSH升高对卵泡过度刺激引起雌二醇分泌过多，甚至可高于正常卵泡期水平，因此整个绝经过渡期雌激素水平并非逐渐下降，只是在卵泡完全停止生长发育后，雌激素水平才迅速下降。绝经后卵巢极少分泌雌激素，但妇女循环中仍有低水平雌激素，主要来自肾上腺皮质和来自卵巢的雄烯二酮经周围组织中芳香化酶转化的雌酮。绝经后妇女循环中雌酮（E1）高于雌二醇（E2）。

2）孕酮：绝经过渡期卵巢尚有排卵功能，仍有孕酮分泌。但因卵泡发育质量下降，黄体功能不良，导致孕酮分泌减少。绝经后无孕酮分泌。

3）雄激素：绝经后雄激素来源于卵巢间质细胞及肾上腺，总体雄激素水平下降。其中雄烯二酮主要来源于肾上腺，量约为绝经前的一半。卵巢主要产生睾酮，由于升高的LH对卵巢间质细胞的刺激有助于维持卵巢的睾酮分泌，使其分泌量与绝经前相近或略低，循环总睾酮水平通常变化不大或略有下降，但由于性激素结合球蛋白显著减少，生物可利用的游离睾酮比例可能相对增加。

4）促性腺激素：绝经过渡期FSH水平升高，呈波动型，LH在正常范围，FSH/LH＜1。绝经后雌激素水平降低，诱导下丘脑释放GnRH增加，刺激垂体释放FSH和LH增加，其中FSH升高较LH更显著，FSH/LH＞1。卵泡闭锁导致雌激素和抑制素水平降低及FSH水平升高，是绝经的主要信号。

5）GnRH：绝经后GnRH分泌增加，并与LH相平衡。

6）抑制素：绝经后妇女血抑制素水平下降，较雌二醇下降早且明显，可能成为反映卵巢功能衰退更敏感的指标。

7）抗米勒管激素（anti-Müllerian hormone，AMH）：绝经后AMH水平下降，较FSH升高、雌二醇下降早，能较早反映卵巢功能衰退。

二、临床表现

围绝经期综合征各种症状的出现与个体卵巢功能衰退的速度、健康基础、生活环境、文化修养、精神状态、个人性格有关，临床症状可以轻重不一，主要表现在以下几方面。

（一）月经紊乱和闭经

围绝经期最先出现的临床表现是月经紊乱和闭经。由于稀发排卵或无排卵，绝经前月经周期紊乱，开始周期延长，月经量和月经持续时间逐渐减少或缩短，至点滴状出血，最终月经停止；或者月经突然停止；少数患者表现为月经频发、出血增多。闭经持续6个月至1年一般可以诊断为永久性闭经。

（二）血管舒缩症状

阵发性潮热、夜汗和心悸等证候是围绝经期特有的症状。患者突然反复出现短暂的面部、颈部、胸部皮肤潮红，伴有出汗、心悸、乏力、头昏、烦躁、口干等。发作的严重程度、频率、时间、主观感觉和持续时间存在个体间差异，一般持续 1～3min。症状轻者每日发作数次，严重者发作 10余次或更多，夜间或应激状态易促发。自然绝经女性75%～80%有此症状，月经开始紊乱时即可出现。大部分在绝经后2～5年出现，其中持续1年以上者约85%，5年以上者为25%～50%。

（三）生殖道症状

生殖道症状表现为外阴干枯，皮肤变干、易裂；阴道缩短、变窄、皱褶减少、壁变薄、弹性减弱、分泌减少、pH 升高，易合并感染，发生老年性阴道炎，症状有干、痒、痛或异常黄褐色分泌物等；宫颈呈萎缩样改变，体积缩小，宫颈黏液分泌减少致使阴道干燥，引起性交痛；子宫内膜和子宫肌层萎缩、内膜变薄；输卵管和卵巢也萎缩；生殖道的支持结构减弱，盆底松弛，易发生子宫脱垂、膀胱脱垂或直肠脱垂，并可伴有下腹坠胀、有异常分泌物、出血及大便和小便困难等。

（四）精神神经系统症状

围绝经期女性约 1/3 有各种精神症状。表现为情绪低落、抑郁、激动易怒、焦虑不安、失眠多梦、多疑、记忆力减退、感觉异常、注意力不集中等，不能自我控制情绪，严重者类似精神病发作。

（五）泌尿道症候群

泌尿道症候群表现为尿频、尿急或尿失禁；尿道黏膜脱垂、尿道肉阜、排尿困难、尿道口痉挛，易尿潴留及感染，偶可出现尿血；肾下垂、肾盂-输尿管积水。

（六）骨及关节症状

由于雌激素缺乏，骨质吸收增强，导致骨量快速丢失，骨密度降低，出现骨质疏松。表现为腰背痛、足跟痛、身材变矮、驼背，易发生骨折和关节痛。

（七）其他

其他表现包括乳腺萎缩、乳房下垂，乳头、乳晕色素减退，皮肤干燥、多皱、色素沉着和老年斑。阿尔茨海默病、动脉硬化、冠心病等发病风险增加。

三、实验室及其他检查

（一）生殖内分泌激素测定

绝经过渡期测定血清 FSH＞10U/L，提示卵巢储备功能下降。闭经后测定血清 FSH＞40U/L，且 E2＜10～20pg/ml，提示卵巢功能衰竭。AMH＜1.1ng/ml 提示卵巢储备下降；若＜0.2ng/ml 提示即将绝经；绝经后 AMH 一般测不出。

（二）阴道脱落细胞涂片

阴道脱落细胞涂片可见角化细胞减少，多数为基底层和中层以下的细胞。

（三）诊断性刮宫

有绝经后流血者，应做分段诊断性刮宫和内膜活检以除外宫颈病变和子宫内膜癌。刮宫需分别在宫颈、宫体内取材，分别送检。

（四）超声检查

超声检查测定子宫或双侧卵巢可有缩小。

（五）骨密度测定

双能X线吸收法骨密度测定、CT和MRI检查等可发现早期的绝经后骨质疏松。

（六）血生化检查

对于长期药物干预的围绝经期综合征患者，建议定期进行血常规、钙、磷、血糖、血脂、肝肾功能和凝血常规检查。

（七）量表评估

通过围绝经期综合征症状评分（Kupperman 评分量表）、围绝经期综合征生存质量量表（MENQOL量表）进行围绝经期综合征症状严重程度评估。

五、诊断与鉴别诊断

（一）诊断

1. 病史

仔细询问月经史、婚育史、绝经年龄、卵巢和子宫切除术，有无绝经后流血既往史，还有家族史（心血管疾病、糖尿病、肿瘤）及诊疗史（激素和药物）。现病史对患者所出现的症状要进行详细、全面的描述，如潮热发作频率、持续时间、伴随症状。每个患者表现的不同周身症状须与器质性疾病，如高血压、冠心病、甲亢及神经症相鉴别。

2. 查体

全面检查，注意患者营养状态，精神-神经系统功能状况，皮肤毛发的变化，有无心血管、肝、肾疾病，妇科检查以排除器质性疾病，乳房常规检查。

3. 实验室检查

生殖内分泌激素测定、阴道脱落细胞涂片等实验室检查有助于围绝经期综合征的诊断。

（二）鉴别检查

其他许多疾病均可引起与围绝经期综合征相似的症状和体征，一般来说，根据其临床表现可做出初步诊断；如果无其他疾病的证据，往往提示卵巢功能下降或衰竭。下列情况需进行鉴别诊断。

1）闭经：40～50岁妇女闭经常为自然绝经，年轻妇女持续闭经可以是卵巢功能早衰，但须与其他非卵巢性闭经相鉴别，如神经性厌食、高催乳素血症、多囊卵巢综合征，这些疾病均有其固有的症状，虽然也有雌激素降低，但血管舒缩障碍性症状罕见。

2）血管运动性潮红：某些疾病产生与围绝经期综合征潮红相混淆的潮红症状，如甲状腺功能亢进症、嗜铬细胞瘤、类癌综合征、糖尿病性神经病变、烟碱酸过量、结核和其他慢性感染等。上述疾病产生的皮肤潮红不具备围绝经期综合征潮热发作的特点（持续时间、身体上的特殊分布等）。另外，如患者有皮肤潮红症状而无其他围绝经期综合征表现，应进一步做激素测定等。

3）异常阴道出血：40～50 岁患者有月经周期延长和月经量减少，可能是绝经期卵巢功能退化所致，不必行内膜活检。但如果出现月经频发，月经增多或月经间期子宫出血，应检查子宫内膜；常采用内膜活检法和扩宫刮宫法。绝经 6 个月后卵巢功能活动再发阴道出血，须认真对待，常与器质性病变有关。此外，许多特殊的外阴和阴道病变（如滴虫性阴道炎、阴道念珠菌病）的表现酷似雌激素缺乏引起的外阴阴道炎，常需特殊检查明确诊断。

4）心悸、头昏及高血压等：围绝经期综合征常伴有心悸、头昏等症状，需与神经症、冠心病、高血压、甲亢等鉴别，若无围绝经期所特有的症状（发作性潮热），应进行心电图、甲状腺功能、血压等检查，排除器质性疾病的可能。

六、治　疗

（一）中医辨证论治

1. 肾阴虚证

主症：绝经前后出现烘热汗出，头晕目眩，失眠多梦，腰膝酸软，皮肤干燥，口干，五心烦热，或月经周期紊乱、崩漏交替，或月经先期、量多色红，或阴部干涩、瘙痒，小便黄，大便干结，舌红少苔，脉细数。

治法：滋肾育阴潜阳。

方药：左归丸加减。

常用药：熟地黄、山药、枸杞子、山茱萸、茯苓、龟甲胶、鹿角胶、菟丝子、川牛膝等。

方解：方中重用熟地黄滋肾填精，大补真阴，为君药。山茱萸养肝滋肾，涩精敛汗；山药补脾益阴，滋肾固精；枸杞子补肾益精，养肝明目；龟、鹿二胶，为血肉有情之品，峻补精髓，龟甲胶偏于补阴，鹿角胶偏于补阳，在补阴之中配伍补阳药，取“阳中求阴”之义，均为臣药。菟丝子、川牛膝益肝肾，强腰膝，健筋骨，俱为佐药。诸药合用，共奏滋肾育阴潜阳之效。

加减：如头目胀痛、急躁易怒、头重脚轻、眩晕耳鸣者加石决明、白芍、青龙齿等；心烦心悸、失眠耳鸣甚者，加黄连、阿胶、酸枣仁等；精神抑郁、胸闷者，加白芍、绿梅花、合欢花、郁金等；肢体麻木刺痒者加桑枝、木瓜、土茯苓等。

2. 肾阳虚证

主症：绝经前后出现面目肢体浮肿，尤以下肢明显，腹胀，便溏，腰膝冷痛，形寒肢冷，小便清长或失禁，夜尿频数，性欲减退，月经紊乱，或崩中漏下、色淡质稀，或带下量多、色白质稀，精神萎靡，面色晦暗，舌质淡或胖嫩，或边有齿痕，苔白而润，脉沉迟弱。

治法：温肾壮阳。

方药：右归丸加减。

常用药：熟地黄、山药、枸杞子、杜仲、鹿角胶、附子、肉桂、山茱萸、当归、菟丝子。

方解：方中以附子、肉桂、鹿角胶为君药，温补肾阳，填精补髓。臣以熟地黄、枸杞子、山茱萸、山药滋阴益肾，养肝补脾。佐以菟丝子补阳益阴，固精缩尿；杜仲补益肝肾，强筋壮骨；当归养血和血，助鹿角胶以补养精血。诸药配合，共奏温肾壮阳之功。

加减：若月经量多，崩中漏下者，加补骨脂、赤石脂、鹿角霜等；四肢倦怠、食少腹胀、大便溏者去熟地黄，加白扁豆、谷芽、白术等；心悸气短、多汗者加党参、丹参、远志等。

3. 肾阴阳俱虚证

主症：绝经前后月经紊乱，经色暗，头晕耳鸣，失眠健忘，乍寒乍热，颜面烘热，自汗盗汗，腰酸冷痛，尿频，舌淡苔薄，脉沉弱。

治法：阴阳双补。

方药：二至丸合二仙汤加减。

常用药：仙茅、淫羊藿、巴戟天、当归、旱莲草、女贞子、知母、黄柏等。

方解：方中以仙茅、淫羊藿、巴戟天温补肾阳，以黄柏、知母泻火而滋肾保阴，以当归之温润养血而调理冲任。女贞子、旱莲草两药均入肝肾，有滋肾养肝补阴之效；女贞子补中有清，补而不腻；旱莲草有补肾益阴、凉血止血之功。

加减：足跟痛者加杜仲、续断、延胡索等；便溏者加茯苓、白术、山药等；月经色暗有块者加桃仁、红花、赤芍等。

4. 心肾不交证

主症：绝经前后烘热汗出，心悸怔忡，心烦不宁，失眠健忘，多梦易惊，口咽干燥，腰膝酸软，精神涣散，思维迟缓，月经紊乱，舌红，苔少，脉细或细数。

治法：滋阴降火，补肾宁心。

方药：天王补心丹加减。

常用药：人参、茯苓、玄参、丹参、桔梗、远志、当归、五味子、麦冬、天冬、柏子仁、酸枣仁、生地黄、朱砂等。

方解：方中重用甘寒之生地黄，入心能养血，入肾能滋阴，故能滋阴养血，壮水以制虚火，为君药。天冬、麦冬滋阴清热，酸枣仁、柏子仁养心安神，当归补血润燥，共助生地黄滋阴补血，并养心安神，俱为臣药。玄参滋阴降火；茯苓、远志养心安神；人参补气以生血，并能安神益智；五味子之酸以敛心气，安心神；丹参清心活血，合补血药使补而不滞，则心血易生；朱砂镇心安神，以治其标，以上共为佐药。桔梗为舟楫，载药上行以使药力缓留于上部心经，为使药。

加减：夜寐甚差或失眠者加夜交藤、龙齿、珍珠母等；烘热汗出甚者加郁金、山茱萸等。

5. 肝气郁结证

主症：绝经前后出现精神抑郁，闷闷不乐，胸闷叹息，胁腹胀痛，易怒，烘热汗出或无故悲伤，甚或哭笑无常，月经紊乱，大便时干时稀，舌质淡红或稍红、苔薄白或薄黄，脉弦或弦数。

治法：疏肝解郁。

方药：逍遥散加减。

常用药：白芍、当归、柴胡、薄荷、茯苓、白术、甘草、煨生姜等。

方解：君药柴胡疏肝解郁，使肝气条达；当归甘苦温，养血和血，白芍养血柔肝，共为臣药；木郁不达致脾虚不运，故以白术、甘草、茯苓健脾益气，既能实土以御木侮，又能使营血生化有源；薄荷疏散郁遏之气，透达肝经郁热；煨生姜温胃和中，且能辛香达郁，共为佐药。诸药合用，可收肝脾并治，气血兼顾的效果。

加减：喜叹息、乳房胀痛者加香附、郁金、合欢皮等；面红目赤，心烦易怒者加龙胆草、川楝子、黄芩等。

（二）其他疗法

1. 中成药

1）更年安片：功效为滋阴清热，除烦安神。用法用量：口服，一次 6 片，一日 2～3 次。

2）坤宝丸：功效为滋补肝肾，镇静安神，养血通络。用法用量：口服，一次 50 粒，一日 2 次。

3）坤泰胶囊：功效为滋阴清热，安神除烦。用法用量：口服，一次 4 粒，一日 3 次。

4）龙凤宝胶囊：功效为补肾，健脾益气，宁神益智。用法用量：口服，一次 2 粒，一日 3 次。

5）女珍颗粒：功效为宁心安神，滋补肝肾。用法用量：口服，一次 6g，一日 3 次。

6）乌灵胶囊：功效为补肾健脑，养心安神。用法用量：口服，一次 3 粒，一日 3 次。

7）香芍颗粒：功效为疏肝理气，除胀止痛，佐以和胃。用法用量：口服，一次 1 袋，一日 3 次。

8）灵莲花颗粒：功效为养阴安神，交通心肾。用法用量：口服，一次 1 袋，一日 2 次。

9）地贞颗粒：功效为清虚热，滋肝肾，宁心养神。用法用量：口服，一次 1 袋，一日 3 次。

10）更年安胶囊：功效为滋阴潜阳，除烦安神。用法用量：口服，一次 3 粒，一日 3 次。

11）佳蓉片：功效为滋阴扶阳，补肾益精。用法用量：口服，一次 4～5 片，一日 3 次。

12）更年舒片：功效为滋补肝肾，养阴补血，化瘀调经，调气温肾。用法用量：口服，一次 5 片，一日 3 次。

13）静心口服液：功效为滋养肝肾，宁心安神。用法用量：口服，一次 15ml，一日 2 次。

2. 针刺疗法

取穴太溪、太冲、关元、神门、三阴交、心俞、肾俞、肝俞、足三里等。手法以提插捻转为主，平补平泻，得气后留针 20min，2 日治疗 1 次，10 日为 1 个疗程。

3. 耳穴疗法

取内分泌、卵巢、神门、交感、皮质下、肾、心、肝、脾等穴位。方法：可用耳针、耳穴贴压，每次取 4～5 穴，每周 2～3 次。

（三）西医治疗

1. 一般治疗

1）心理治疗：充分解释围绝经期综合征的症状属生理过程，以消除患者思想顾虑，减轻患者焦虑、忧郁和睡眠障碍等症状。

2）健康管理：鼓励建立健康的生活方式，包括坚持科学的身体锻炼、健康合理的饮食，增加社交活动和脑力劳动，延长日晒时间，戒烟限酒，定期进行健康体检等。

2. 绝经激素治疗

对于围绝经期综合征患者，在排除禁忌证后，推荐使用绝经激素治疗（menopause hormone therapy，MHT），并至少维持至绝经中位年龄（52 岁）；对于因卵巢早衰和手术、放射治疗、化学药物治疗等医源性因素引起的类围绝经期综合征，可进行 MHT。对于年龄＜60 岁或绝经 10 年内无禁忌证者，推荐采用 MHT。原则上不推荐 60 岁以上或绝经 10 年以上的女性启用 MHT。MHT 适应证及用法见表 12-2。

表 12-2　MHT 的适应证及用法

方案	适应证	用法
单孕激素补充方案	适用于绝经过渡期早期调整卵巢功能衰退过程中的月经问题	口服：地屈孕酮 10～20mg/d 或微粒化黄体酮 200～300mg/d，于月经或撤退性出血的第 14 日起使用 10～14 日 宫腔内放置左炔诺孕酮宫内缓释系统（Levonorgestrelintrauterine system，LNG-IUS），适合于有子宫内膜增生或月经量多的患者
单雌激素补充方案	适用于子宫切除者，通常连续应用	口服：戊酸雌二醇 0.5～2mg/d，或 17β-雌二醇 1～2mg/d，或结合雌激素 0.3～0.625mg/d 经皮：半水合雌二醇贴 0.5～1 贴/7 日，或雌二醇凝胶 0.5～1 计量尺/日（每计量尺为 2.5g 凝胶，含 1.5mg 17β-雌二醇），涂抹于手臂、大腿、臀部等皮肤（避开乳房和会阴）
雌孕激素序贯方案	适用于有完整子宫、更年期或绝经后仍希望有月经样出血者	连续序贯：在治疗过程中每日用药，可采用连续序贯复方制剂，如 17β-雌二醇/17β-雌二醇地屈孕酮片（1/10 或 2/10 剂型），1 片/日，共 28 日；也可连续用口服或经皮雌激素 28 日，后 10～14 日加用孕激素 周期序贯：在治疗过程中每周期有 3～7 日不用任何药物，可采用周期序贯复方制剂，如戊酸雌二醇片/雌二醇环丙孕酮片，1 片/日，共 21 日，停药 7 日后开始下一周期；也可采用连续口服或使用经皮雌激素 21～25 日，后 10～14 日加用孕激素，然后停药 3～7 日再开始下一周期

续表

方案	适应证	用法
雌孕激素连续联合方案	适用于绝经1年以上，有子宫但不希望有月经样出血者	可连续口服雌激素（雌二醇 1～2mg/d、结合雌激素 0.3～0.625mg/d）或经皮使用雌激素（雌二醇凝胶 0.75～1.5mg/d、雌二醇皮贴 25～50μg），同时口服地屈孕酮（5～10mg/d）或微粒化黄体酮（100～200mg/d）；也可采用复方制剂，如雌二醇屈螺酮片（每片含 1mg 雌二醇，2mg 屈螺酮）1片/日，连续给药；对于已经放置 LNG-IUS 者，只需每日口服或经皮使用雌激素
替勃龙方案	适用于绝经1年以上者	替勃龙，1.25～2.5mg/d，连续应用
阴道局部雌激素治疗方案	适用于阴道局部症状为主者	普罗雌烯胶丸或乳膏、雌三醇乳膏和结合雌激素乳膏均可选择，阴道用药胶丸1粒/日、乳膏 0.5～1g/d，连续使用2～3周，症状缓解后改为2～3次/周，或根据疗效逐渐递减每周使用次数；短期局部应用雌激素阴道制剂，无须加用孕激素，但缺乏超过1年使用的安全性数据，长期使用（6个月以上）者应监测子宫内膜

七、预　　后

当女性进入围绝经期时，需饮食有节、加强营养，增加蛋白质、维生素、钙等物质的摄入。围绝经期综合征持续时间长短不一，短则数月，长者数年，严重者甚至可持续5～10年，制订个体化治疗方案，可缓解患者的围绝经期症状。对于症状较重、涉及多系统多器官的病变，应强化中西医结合协同诊治，优势互补，增效减毒，预防骨质疏松，降低阴道出血、子宫内膜癌和乳腺癌的发生率。如果未及时施治或误治，则容易发生情志异常、心悸、心痛、贫血、骨质疏松症等疾病。因此，在治疗前后应进行全面评估，充分权衡利弊，定期进行监测，适当调整方案。

八、展　　望

根据围绝经期综合征患者自身情况，在其整个围绝经期阶段做好随访工作，强调预防围绝经期综合征的重要性，及早识别围绝经期综合征的高风险人群及易患骨质疏松、心脑血管疾病、焦虑抑郁的人群，对其宣传健康的生活方式，清淡饮食，均衡营养，适当运动，劳逸结合，调节情志，保持心态平衡，定期进行体检，了解身体健康状态，结合中药食疗、中医传统功法等，增强体质，平稳度过围绝经期综合征。通过早发现、早诊断、早干预，体现中医治未病的思想，减少围绝经期综合征的发生率及在一定程度上缓解疾病所带来的身体、心理上的危害。目前，综合性医院采用中成药治疗围绝经期综合征较为广泛，但仍尚需制订相关药物规范合理的使用手册，提高临床治疗效果，减少不良反应。此外，研发新型选择性雌激素受体调节剂，减少此类药物不良反应，发挥最大的治疗效果，也是今后的研究方向。

（赵进东）

参考文献

方朝晖，2013. 中西医结合内分泌代谢疾病诊治学. 北京：中国中医药出版社.

金志春，黄佳梅，蔡紫璨，2023. 更年期综合征中西医结合诊治指南（2023年版）. 中国实用妇科与产科杂志，39（8）：799-808.

刘雁峰，王铁枫，2022. 中西医结合治疗围绝经期综合征述评. 北京中医药大学学报，45（1）：15-20.

谈勇，2016. 中医妇科学. 4版. 北京：中国中医药出版社.

仝小林，朴春丽，2023. 实用中医内分泌代谢病学. 北京：中国中医药出版社.
《围绝经期综合征重点人群治未病干预指南》编写组，中国医学科学院北京协和医院，孙爱军，2023. 围绝经期综合征（更年期综合征）重点人群治未病干预指南. 北京中医药大学学报，46（8）：1048-1062.
谢幸，孔北华，段涛，2018. 妇产科学版. 9 版. 北京：人民卫生出版社.
《中成药治疗优势病种临床应用指南》标准化项目组，2021. 中成药治疗更年期综合征临床应用指南（2020 年）. 中国中西医结合杂志，41（4）：418-426.

第三节　骨质疏松症

骨质疏松症（osteoporosis，OP）是一种以骨量（bone mass）降低和骨组织微结构破坏为特征，导致骨脆性增加和易骨折的代谢性骨病。按病因可分为原发性和继发性两类。继发性骨质疏松症的原发病因明确，常由内分泌代谢性疾病（如性腺功能减退症、甲状腺功能亢进症、甲状旁腺功能亢进症、库欣综合征、1 型糖尿病等）或全身性疾病引起。原发性骨质疏松症分为两型，Ⅰ型即绝经后骨质疏松症（postmenopausal osteoporosis，PMOP），发生于绝经后女性；Ⅱ型即老年性骨质疏松症，见于老年人。

中医认为本病属“骨痿”范畴，病变在骨，其本在肾，《素问·痿论》云：“肾气热，则腰脊不举，骨枯而髓减，发为骨痿。”本病亦可按照“骨痹”“虚劳”进行论治。

一、病 因 病 机

（一）中医病因病机

中医认为本病的发生、发展与肾气密切相关，《素问·六节藏象论》曰：“肾者，主蛰，封藏之本，精之处也，其华在发，其充在骨。”《素问·逆调论》曰：“肾不生，则髓不能满。”可归纳为以下几个方面。

1）先天不足：肾为先天之本，由于先天禀赋不足，致使肾脏素虚，骨失所养，不能充骨生髓。

2）脾肾亏虚：肾受五脏六腑之精而藏之，老年脾胃虚弱，失于运化，肾无所藏，肾阳虚衰，则不能充骨生髓，致使骨松不健；肾阴亏损，精失所藏，不能养髓。

3）正虚邪侵：正虚而卫外不固，外邪乘虚而入，闭阻经络气血，骨失所养，髓虚骨疏，可见不通则痛或不荣则痛。

4）血瘀气滞：气为血之帅，血为气之母，气行则血行，血瘀则气滞。气血与筋骨密切相关。气血运行正常，气血调和，则筋强骨健。骨质疏松，易发骨折，气血运行闭阻，血瘀气滞，“瘀血不去，则新血不生”，则骨髓失养，导致骨枯髓减，易发本病。

5）肝郁血虚：肝主疏泄而藏血，以血为体，以气为用，体阴而用阳。肾藏精、主骨，肝藏血、主筋，筋骨相连，精血相生，肝肾同源。绝经后妇女多有情志不遂，致肝气郁结，疏泄功能失常，老年人阴血既亏，可致肝血不足，阴阳失调；以致筋骨失于营养，骨络不荣。且妇女一生经、孕、产、乳，数伤于血，肾精与肝血，荣则俱荣，衰则同衰，天癸渐少，卵巢早衰，或性腺功能减退，无以生精养骨，导致本病。

（二）西医病因及发病机制

1. 病因

正常性成熟后骨的代谢主要以骨重建（bone remodeling）形式进行。更年期后，男性的骨密度（bone mineral density，BMD）下降速率一般慢于女性，因为后者除增龄外，还有雌激素缺乏因素的参与。凡使骨吸收增加和（或）骨形成减少的因素都会导致骨量丢失和骨质量下降，骨脆性增加，直至发生骨折。

（1）骨吸收因素

1）性激素缺乏：雌激素缺乏使破骨细胞功能增强，骨丢失加速，这是PMOP的主要病因；而雄激素缺乏在老年性骨质疏松症的发病中起了重要作用。

2）活性维生素D缺乏和PTH增高：由于高龄和肾功能减退等原因致肠钙吸收和1，25二羟维生素D_3（1，25（OH）$_2D_3$）生成减少，PTH代偿性分泌增多，导致骨转换率加速和骨丢失。

3）细胞因子表达紊乱：骨组织的IL-1、IL-6和TNF增高，而护骨素（osteoprotegerin）减少，导致破骨细胞活性增强和骨吸收增加。

（2）骨形成因素

1）峰值骨量降低：青春发育期是人体骨量增加最快的时期，约在30岁达到峰值骨量（peak bone mass，PBM）。PBM主要由遗传因素决定，并与种族、骨折家族史、瘦高身材等临床表象，以及发育、营养和生活方式等相关联。性成熟障碍致PBM降低，成年后发生骨质疏松症的可能性增加，发病年龄提前。PBM后，骨质疏松症的发生主要取决于骨丢失的量和速度。

2）骨重建功能衰退：可能是老年性骨质疏松症的重要发病原因。成骨细胞的功能与活性缺陷导致骨形成不足和骨丢失。

（3）骨质量下降 骨质量主要与遗传因素有关，包括骨的几何形态、矿化程度、微损伤累积、骨矿物质与骨基质的理化和生物学特性等。骨质量下降导致骨脆性和骨折风险增高。

（4）不良的生活方式和生活环境 骨质疏松症和骨质疏松症性骨折的危险因素很多，如高龄、吸烟、制动、体力活动过少、酗酒、跌倒、长期卧床、长期服用糖皮质激素、光照减少、钙和维生素D摄入不足等。蛋白质摄入不足、营养不良和肌肉功能减退是老年性骨质疏松症的重要原因。危险因素越多，发生骨质疏松症和骨质疏松症性骨折的概率越大。

2. 发病机制

骨质疏松症病因和发病机制可以概括为激素调控、营养、物理和遗传因素的异常，也与某些药物的影响有关。这些因素导致骨质疏松症的机制如下。

1）肠对钙的吸收减少，肾脏对钙的排泄增多、重回吸收减少，引起钙的负钙平衡。

2）破骨细胞数量增多且其活性增强，溶骨过程占优势，或是成骨细胞的活性减弱，骨基质形成减少。这样，骨代谢处于负平衡，骨基质和骨矿物质含量均减少，而钙化过程基本正常，使骨骼变脆而易于发生骨折。其中雌激素缺乏也是重要的发病机制之一，雌激素水平降低会减弱对破骨细胞的抑制作用，破骨细胞的数量增加、凋亡减少、寿命延长，导致骨吸收功能增强。尽管成骨细胞介导的骨形成亦有增加，但不足以代偿过度骨吸收，骨重建活跃和失衡致使骨小梁变细或断裂，骨皮质孔隙度增加，导致骨强度下降。雌激素减少能降低骨骼对力学刺激的敏感性，使骨骼呈现类似于失用性骨丢失的病理变化。

近年来，国内外对原发性骨质疏松症发病机制的研究取得了很多新进展。细胞衰老被认为是独立于雌激素不足导致骨质疏松的重要机制。肠道菌群和骨免疫紊乱也参与骨质疏松症的发病机制。新的骨血管生成-骨吸收-骨形成偶联的三元调控理论的提出，也丰富了骨质疏松症的发病机制。BMP9、成骨细胞能量代谢及铁稳态在骨质疏松症发生发展过程中均发挥了作用。

二、临床表现

（一）骨痛和肌无力

轻者无症状，仅在X线摄片或BMD测量时被发现。较重者常诉腰背疼痛、乏力或全身骨痛。骨痛通常为弥漫性，无固定部位，检查不能发现压痛区（点）。患者的乏力症状常于劳累或活动后加重，负重能力下降或不能负重。四肢骨折或髋部骨折时肢体活动明显受限，局部疼痛加重，有畸形或骨折阳性体征。

（二）骨折

常因轻微活动、创伤、弯腰、负重、挤压或摔倒后发生骨折。多发部位为脊柱、髋部和前臂，其他部位亦可发生，如肋骨、盆骨、肱骨，甚至锁骨和胸骨等。脊柱压缩性骨折多见于 PMOP 患者，可单发或多发，有或无诱因，其突出表现为身材缩短；有时出现突发性腰痛，卧床而取被动体位。髋部骨折多发生在股骨颈部（股骨颈骨折），以老年性骨质疏松症患者多见，通常于摔倒或挤压后发生。第一次骨折后，患者发生再次或反复骨折的概率明显增加。

（三）并发症

驼背和胸廓畸形者常伴胸闷、气短、呼吸困难，甚至发绀等临床表现。肺活量、肺最大换气量和心排血量下降，极易并发上呼吸道和肺部感染。髋部骨折者常因感染、心血管疾病或慢性衰竭而死亡；幸存者生活自理能力下降或丧失，长期卧床加重骨丢失，使骨折极难愈合。

三、实验室及其他检查

（一）实验室检查

1）一般检查项目：包括血常规、尿常规、ESR、肝肾功能、血钙、血磷、血碱性磷酸酶、25 羟维生素 D（25-hydroxy vitamin D, 25(OH)D）和 PTH 水平，以及尿钙、尿磷和尿肌酐等。

2）骨转换生化标志物：骨转换过程中产生的中间代谢产物或酶类，称为骨转换生化标志物。骨转换生化标志物分为骨形成标志物和骨吸收标志物，前者反映成骨细胞活性及骨形成状态，后者反映破骨细胞活性及骨吸收水平。

骨转换生化标志物不能用于骨质疏松症的诊断，但在多种骨骼疾病的鉴别诊断、判断骨转换类型、预测骨折风险、监测治疗依从性及评估药物疗效等多个方面发挥重要作用，原发性骨质疏松症患者的骨转换标志物水平通常正常或轻度升高。如果骨转换生化标志物水平显著升高，需排除高转换型继发性骨质疏松症或其他代谢性骨病的可能性，如甲状旁腺功能亢进症、畸形性骨炎及恶性肿瘤骨转移等。在上述标志物中，推荐血清Ⅰ型原胶原氨基端前肽（procollagen typeⅠN-prepeptide，PⅠNP）和血清Ⅰ型胶原交联羧基末端肽（C-terminal telopeptide of type Ⅰ collagen，CTX-Ⅰ），两者分别为反映骨形成和骨吸收敏感性较高的标志物。

（二）影像学检查

1）X 线平片：可显示骨小梁稀疏，但受主观因素影响较大，并且骨量丢失达 30%以上才在 X 线平片上有阳性发现，因此骨量丢失早期，难以检出。

X 线平片是检出脆性骨折，特别是胸、腰椎压缩性骨折的首选方法，常规胸、腰椎 X 线侧位摄片的范围应分别包括胸 4～腰 1 和胸 12～腰 5 椎体。基于胸、腰椎侧位 X 线影像，目前采用 Genant 目视半定量判定方法，椎体压缩性骨折的程度可以分为Ⅰ、Ⅱ、Ⅲ度或称轻、中、重度。该判定方法是依据压缩椎体最明显处的上下高度与同一椎体后高之比；若全椎体压缩，则压缩最明显处的上下高度与其邻近上一椎体后高之比。椎体压缩性骨折的轻、中、重度判定标准分别为椎体压缩 20%～25%、25%～40%和 40%以上。对椎体骨折程度的精确评估有望人工智能辅助诊断系统在未来的临床应用。

2）CT 和 MRI：可更为敏感地显示细微骨折，且 MRI 显示骨髓早期改变和骨髓水肿更具优势。CT 和 MRI 对于骨质疏松症与骨肿瘤等多种其他骨骼疾病的鉴别诊断具有重要价值。

3）核医学检查：放射性核素显像在鉴别继发性骨质疏松症和其他骨骼疾病中具有一定优势，

甲状旁腺功能亢进症、畸形性骨炎、骨纤维结构发育不良、骨软化症、肿瘤骨转移等疾病的骨显像具有特征性的改变。PET-CT 和 PET-MRI 对骨质疏松症鉴别诊断，尤其是排查肿瘤相关骨病，具有一定的应用价值。

（三）骨密度及骨测量

骨密度是指单位面积（面积密度，g/cm²）或单位体积（体积密度，g/cm³）所含的骨量。骨密度测量技术是对被测人体骨矿含量、骨密度和体质成分进行无创性定量分析的方法。常用的骨密度测量方法有双能 X 线吸收仪（dual energy X-ray absorptiometry，DXA）、定量计算机断层照相术（quantitative computed tomography，QCT）、外周双能 X 线吸收仪（peripheral dual energy X-ray absorptiometry，pDXA）、单能 X 线骨密度（single X-ray absorptiometry，SXA）、外周定量 CT（peripheral quantitative computed tomography，PQCT）和定量超声（quantitative ultrasound，QUS）等。目前国内外公认的骨质疏松症的诊断标准是基于 DXA 测量的结果，我国已经将骨密度检测项目纳入 40 岁以上人群常规体检内容。

1）DXA 检测骨密度：DXA 骨密度检测是临床和科研最常用的骨密度测量方法，可用于骨质疏松症的诊断、骨折风险性预测和药物疗效评估，也是流行病学研究常用的骨量评估方法。其主要测量部位是中轴骨，包括腰椎和股骨近端，如果腰椎或股骨近端无法行骨密度检测，或对于患有甲状旁腺功能亢进症或接受雄激素剥夺治疗前列腺癌等患者，可以取非优势侧桡骨远端 1/3 处作为测量部位。DXA 正位腰椎测量感兴趣区包括腰椎 1～4 及其后方的附件结构，故其测量结果受腰椎的退行性改变（如椎体和椎小关节的骨质增生硬化等）和腹主动脉钙化等影响。DXA 股骨近端测量感兴趣区分别为股骨颈、大粗隆、全髋部和 Wards 三角区的骨密度，其中用于骨质疏松症诊断感兴趣区是股骨颈和全髋部。DXA 诊断标准应该采用中国人群的数据库进行计算。

2）定量 CT：QCT 是在 CT 设备上，应用已知密度体模（phantom）和相应测量分析软件检测骨密度的方法。该方法可分别测量松质骨和皮质骨的体积密度，可敏感反映骨质疏松症早期松质骨的丢失状况。QCT 通常测量腰椎和（或）股骨近端的松质骨骨密度。QCT 测量多数在临床 CT 数据基础上进行分析，与临床 CT 扫描结合使用。

3）外周骨密度测量：包括 pQCT、PDXA、SXA 及放射吸收法（RA）等采用 X 线进行骨密度测量的方法。测量部位主要是桡骨远端、跟骨、指骨和胫骨远端等，主要反映的是皮质骨骨密度。pQCT 还可用于评价骨微结构。目前外周骨密度测量尚不能用于骨质疏松症的诊断，仅用于骨质疏松症风险人群的筛查和骨质疏松症性骨折的风险评估。

4）骨小梁分数（trabecular bone score，TBS）：是 DXA 衍生的一个新指标，为一种基于 DXA 图像的灰阶结构指数，使用 TBS 软件对 DXA 腰椎图像进行测量，与骨密度的数据采集过程一致。骨密度与 TBS 的区别在于，前者的算法使用灰阶值，而后者的算法反映灰阶之间的差异。因此，TBS 作为骨密度的有益补充，提供骨密度以外的信息，可用于评估骨骼微观结构。TBS 可结合骨密度或其他临床风险因素，用于评估骨折风险，也可作 FRAX®的校正因素，提高其预测骨折风险的能力，但不建议将 TBS 用于治疗药物的推荐及对骨吸收抑制剂的疗效监测。

四、诊断与鉴别诊断

（一）诊断

1. 诊断线索

①绝经后或双侧卵巢切除后女性；②不明原因的慢性腰背疼痛；③身材变矮或脊椎畸形；④脆性骨折史或脆性骨折家族史；⑤存在多种骨质疏松症危险因素，如高龄、吸烟、制动、低体重、长期卧床、服用糖皮质激素等。

2. 诊断标准

详细的病史和体检是临床诊断的基本依据，但确诊有赖于 X 线检查或 BMD 测定，确定是低骨量[低于同性别 PBM 的 1 个标准差（SD）以上但小于 2.5 个 SD]、骨质疏松症（低于 PBM 的 2.5 个 SD 以上）或严重骨质疏松症（骨质疏松症伴一处或多处骨折）。骨质疏松症性骨折的诊断主要根据年龄、外伤骨折史、临床表现及影像学检查确立。正、侧位 X 线片（必要时可加特殊位置片）确定骨折的部位、类型、移位方向和程度；CT 和 MRI 对椎体骨折和微细骨折有较大诊断价值；CT 三维成像能清晰显示关节内或关节周围骨折；MRI 对鉴别新鲜和陈旧性椎体骨折有较大意义。

1）基于骨密度的诊断：DXA 骨密度是目前通用的骨质疏松症的诊断依据。对于绝经后女性、50 岁及以上男性，建议参照 WHO 推荐的诊断标准（表 12-3）。DXA 测量的骨密度通常需要转换为 T-值（T-score）用于诊断，T-值=（骨密度的实测值－同种族同性别正常青年人峰值骨密度）/同种族同性别正常青年人峰值骨密度的标准差。推荐使用骨密度 DXA 测量的中轴骨（腰椎 1～4、股骨颈或全髋部）骨密度或桡骨远端 1/3 骨密度的 T-值≤-2.5 为骨质疏松症的诊断标准。对于儿童、绝经前女性和 50 岁以下男性，其骨密度水平的判断建议用同种族的 Z-值表示。Z-值=（骨密度测定值－同种族同性别同龄人骨密度均值）/同种族同性别同龄人骨密度标准差。将 Z-值≤-2.0 视为“低于同年龄段预期范围”或低骨量。

表 12-3 基于 DXA 测定骨密度的分类标准

诊断	T-值
正常	T-值≥–1.0
骨量减少	–2.5＜T-值＜–1.0
骨质疏松	T-值≤–2.5
严重骨质疏松	T-值≤–2.5+脆性骨折

2）基于脆性骨折的诊断：髋部或椎体脆性骨折，不依赖于骨密度测定，临床上即可诊断骨质疏松症；肱骨近端、骨盆或前臂远端的脆性骨折，且骨密度测定显示骨量减少（–2.5＜T-值＜–1.0），就可诊断骨质疏松症。骨质疏松症诊断标准（符合以下三条中之一者）如下：①髋部或椎体脆性骨折；②DXA 测定中轴骨骨密度或桡骨远端 1/3 骨密度 T-值≤–2.5；③骨密度测量符合骨量减少（–2.5＜T-值＜–1.0）+肱骨近端、骨盆或前臂远端脆性骨折。

3. 骨代谢转换率评价

一般根据骨代谢生化指标测定结果来判断骨转换状况。骨代谢生化指标分为骨形成指标和骨吸收指标两类，前者主要有血清骨源性减性磷酸酶、骨钙素和Ⅰ型胶原羧基前肽等；后者包括尿钙/尿肌酐比值、吡啶啉、脱氧吡啶啉和血抗酒石酸酸性磷酸酶等。

（二）鉴别诊断

1）老年性骨质疏松症与 PMOP 的鉴别：在排除继发性骨质疏松症后，老年女性患者要考虑 PMOP、老年性骨质疏松症或两者合并存在等可能，可根据既往病史、BMD 和骨代谢生化指标测定结果予以鉴别。

2）内分泌性骨质疏松症根据需要选择必要的生化或特殊检查逐一排除。甲旁亢患者的骨骼改变主要为纤维囊性骨炎，早期可仅表现为低骨量或骨质疏松症。测定血 PTH、血钙和血磷一般可以鉴别，如仍有困难可行特殊影像学检查或动态试验。其他内分泌疾病均因本身的原发病表现较明显，鉴别不难。

3）血液系统疾病：血液系统肿瘤的骨损害有时可酷似原发性骨质疏松症或甲旁亢，此时有赖于血 PTH、PTH 相关蛋白和肿瘤特异性标志物测定等进行鉴别。

4）原发性或转移性骨肿瘤：转移性骨肿瘤（如肺癌、前列腺癌、胃肠癌等）或原发性骨肿瘤（如多发性骨髓瘤、骨肉瘤和软骨肉瘤等）的早期表现可酷似骨质疏松症。当临床高度怀疑为骨肿瘤时，可借助骨扫描或MRI明确诊断。

5）结缔组织疾病：成骨不全的骨损害特征是骨脆性增加，多数是由于Ⅰ型胶原基因突变所致。临床表现依缺陷的类型和程度而异，轻者可仅表现为骨质疏松症而无明显骨折，必要时可借助特殊影像学检查或Ⅰ型胶原基因突变分析予以鉴别。

6）骨质软化症：脊椎、骨盆及下肢长骨可能产生各种压力畸形和不全骨折，骨骼的自发性疼痛、压痛出现较早并且广泛，以腰痛和下肢疼痛为甚。全身肌肉多无力，少数患者可发生足抽搐。X线片可见骨质广泛疏松，压力畸形，骨膜下骨皮质不吸收。实验室检查提示血钙、磷降低而碱性磷酸酶则升高。

7）多发性骨髓瘤：主要表现为全身疼痛，以腰背部、胸廓、骨盆等部位疼痛多见。活动或负重时加剧，卧床时减轻。X线检查常见骨质疏松、弥漫性骨质破坏等。诊断主要依靠免疫学检查及骨髓穿刺。

五、治　　疗

（一）中医辨证论治

1. 肝肾阴虚证

主症：腰膝酸痛，膝软无力，下肢抽筋，驼背弯腰，患部痿软微热，形体消瘦，眩晕耳鸣，或五心烦热，失眠多梦，舌红少津，苔少，脉沉细数。

治法：滋补肝肾，填精壮骨。

方药：左归饮加减。

常用药：熟地黄、山药、枸杞子、炙甘草、茯苓、山茱萸等。

方解：本方源于六味地黄丸，为纯甘壮水之剂。主治真阴不足所致之症。真阴不足，故见腰酸遗泄，盗汗，口燥咽干，口渴欲饮，舌光红，脉细数。治宜补益肾阴。故方中重用熟地黄，甘温滋肾以填真阴；辅以山茱萸、枸杞子养肝肾，合主药以加强滋肾阴而养肝血之效；佐以茯苓、炙甘草益气健脾，山药益阴健脾滋肾，合用有滋肾养肝益脾之功。

针灸治疗：主穴选用阿是穴、肾俞、足三里、悬钟、大杼等，针刺以捻转提插补法为主；配穴选用肝俞、太冲、太溪、三阴交等穴。

2. 脾肾阳虚证

主症：腰背冷痛，酸软乏力，甚则驼背弯腰，活动受限，畏寒喜暖，遇冷加重，尤以下肢为甚；或小便不利，小便频多；或大便久泄不止，五更泄泻；或浮肿，腰以下为甚，按之凹陷不起；舌淡或胖，苔白或滑，脉沉细弱或沉弦迟。

治法：温补脾肾，强筋壮骨。

方药：右归丸或金匮肾气丸加减。

常用药：熟地黄、肉桂、鹿角胶、山药、山茱萸、枸杞子、当归、杜仲、菟丝子等。

方解：右归丸方中附子、肉桂温壮元阳，鹿角胶温肾阳、益精血，共为君药。熟地黄、山茱萸、枸杞子、山药滋阴益肾，填精补髓，并养肝补脾，即所谓“善补阳者，必于阴中求阳，则阳得阴助，而生化无穷”（《景岳全书》），共为臣药。佐以菟丝子、杜仲补肝肾，强腰膝；当归养血补肝，与补肾之品相合，共补精血。诸药合用，温壮肾阳，滋补精血。金匮肾气丸方用干地黄（今多用熟地黄）为君，滋补肾阴，益精填髓。臣以山茱萸，补肝肾，涩精气；山药健脾气，固肾精。两药与熟地黄相配，补肾填精，谓之“三补”。臣以附子、桂枝，温肾助阳，生发少火，鼓舞肾气。佐以茯苓健脾益肾，泽泻、牡丹皮降相火而制虚阳浮动，且茯苓、泽泻均有渗湿泄浊、通调水道之功。三者配伍，与“三补”相对而言，谓之“三泻”，即补中有泻，泻清中之浊以纯清中之清，而益肾精，且补而不滞。诸药相合，非峻补元阳，乃阴中求阳，微微生火，鼓舞肾气，即“少火生气”之意。

针灸治疗：主穴选用阿是穴、肾俞、足三里、悬钟、大杼等，针刺以捻转提插补法为主，配穴选用脾俞、命门、中脘、关元等穴。

3. 脾胃虚弱证

主症：腰背酸痛，体瘦肌弱，食少纳呆，神疲倦怠，大便溏泄，面色萎黄，舌质淡，苔白，脉细弱。

治法：益气健脾，补益脾胃。

方药：四君子汤、参苓白术散（《太平惠民和剂局方》）加减。

常用药：人参、白术、茯苓、甘草、白扁豆、桔梗、莲子、砂仁、山药、薏苡仁等。

方解：四君子汤方中人参甘温，能大补脾胃之气，故为君药。臣以白术健脾燥湿，与人参相须，益气补脾之力更强。脾喜燥恶湿，喜运恶滞，故又以茯苓健脾渗湿，合白术互增健脾祛湿之力，为佐助。炙甘草益气和中，既可加强人参、白术益气补中之功，又能调和诸药，故为佐使。四药皆为甘温和缓之品，而呈君子中和之气，故以“君子”名之。四药合力，重在健补脾胃之气，兼司运化之职，且渗利湿浊，共成益气健脾之功。参苓白术散方中人参大补脾胃之气，白术、茯苓健脾渗湿，共君药。山药、莲子肉既能健脾，又有涩肠止泻之功，两药可助参、术健脾益气，兼以厚肠止泻；白扁豆健脾化湿，薏苡仁健脾渗湿，两药助术、苓健脾助运，渗湿止泻，四药共为臣药。佐以砂仁芳香醒脾，行气和胃，既助除湿之力，又畅达气机；桔梗宣开肺气，通利水道，并能载药上行，以益肺气而成培土生金之功。甘草健脾和中，调和药性，共为使药。两方合用，诸药相合，共奏益气健脾，补益脾胃之功。

针灸治疗：主穴选用阿是穴、肾俞、足三里、悬钟、大杼等，针刺以捻转提插补法为主；配穴选用脾俞、胃俞、中脘、关元等穴。

4. 肾虚血瘀证

主症：腰背及周身疼痛，痛有定处，痛处拒按，筋肉挛缩，骨折，多有外伤或久病史；舌质紫暗，有瘀点或瘀斑，脉涩或弦。

治法：补肾活血，化瘀止痛。

方药：补肾活血汤加减。

常用药：熟地黄、补骨脂、菟丝子、杜仲、枸杞子、当归尾、山萸肉、肉苁蓉、没药、独活、红花等。

方解：方中熟地黄专治肾阴不足、精血亏乏所致腰膝萎软等症。《本草正》云“熟地黄性平，气味纯静，故能补五脏之真阴”；肉苁蓉能“养命门，滋肾气，补精血之药也”；杜仲为治疗肝肾不足，腰膝酸软之要药，《本草汇言》云“凡下焦之虚，非杜仲不补；下焦之湿，非杜仲不利；足胫之酸，非杜仲不去；腰膝之疼，非杜仲不除”；独活辛散，苦燥、温通，擅于祛风胜湿止痛，《备急千金要方》中的独活寄生汤、《活幼心书》中的独活汤，均以独活为主药。红花辛温，活血力强，应用广泛，尤为逐瘀通经所常用，如《金匮要略》中的红蓝花酒。以上诸药合用，共奏补肾活血，化瘀止痛之功。

针灸治疗：主穴选用阿是穴、肾俞、足三里、悬钟、大杼等，针刺以捻转提插补法为主；配穴选用膈俞、血海、太溪、三阴交等穴。

5. 气虚血瘀证

主症：胸胁腰腹等局部刺痛，固定不移，面色暗淡，皮色苍白或青紫，或肢体麻木、痿痹，身倦，乏力，少气，懒言，舌质淡暗，舌苔薄白，脉细弱。

治法：补气，活血，通络。

方药：补阳还五汤加减。

常用药：黄芪、当归尾、赤芍、地龙、川芎、红花、桃仁等。

方解：补阳还五汤方中重用生黄芪，甘温大补元气，使气旺以促血行，瘀去络通，为君药。当归尾活血通络而不伤血，为臣药。赤芍、川芎、桃仁、红花助当归尾活血祛瘀，为佐药，地龙通经活络，力专善走，并引诸药之力直达络中，为佐使药。合而用之，则气旺、瘀消、络通，诸症可愈。

针灸治疗：主穴选用阿是穴、肾俞、足三里、悬钟、大杼等，针刺以捻转提插补法为主；配穴选用三阴交、气海、膈俞等穴。

6. 血瘀气滞证

主症：骨节刺痛，痛有定处。痛处拒按，筋肉挛缩，多有骨折史，舌质紫暗，有瘀点或瘀斑，脉涩或弦。

治法：理气活血，化瘀止痛。

方药：身痛逐瘀汤加减。

常用药：当归、香附、牛膝、地龙。以上肢为主者，加桑枝、姜黄；下肢为甚者，加独活、汉防己、鸡血藤以通络止痛。

方解：身痛逐瘀汤方中秦艽、羌活祛风除湿，桃仁、红花、当归、川芎活血祛瘀，没药、五灵脂、香附行气血以止痛，牛膝、地龙疏通经络以利关节，甘草调和诸药。

针灸治疗：主穴选用阿是穴、肾俞、足三里、悬钟、大杼等，针刺以捻转提插补法为主；配穴选用膈俞、肝俞、血海、太冲等穴。

（二）中医外治疗法

中医外治法主要针对腰背部或其他部位疼痛，采用膏药局部透皮吸收、中药熏洗等方法，能针对特定部位持续给药，起到疏通经络、活血止痛的疗效。

（三）练功疗法

练功疗法具有增加骨的机械应力、促进骨的血液循环、促进骨代谢、促进性激素分泌和增强肌肉力量的效应，能够提高机体各系统的器官功能，提高人体的肌力、灵敏度、协调性、平衡能力，防止跌倒，降低骨质疏松症性骨折的发生率。推荐太极拳、五禽戏、八段锦等练功操。

（四）西医治疗

1. 预防

加强卫生宣教，早期发现骨质疏松症易感人群，以提高 PBM，降低骨质疏松症风险。提倡运动和充足的钙摄入。成年后的预防主要包括降低骨丢失速率与预防骨折的发生。妇女围绝经期和绝经后 5 年内是治疗 PMOP 的关键时段。

2. 治疗

按我国的骨质疏松症诊疗指南确定治疗病例。强调综合治疗、早期治疗和个体化治疗；治疗方案和疗程应根据疗效、费用和不良反应等因素确定。合适的治疗可减轻症状，改善预后，降低骨折发生率。

（1）一般治疗

1）改善营养状况：补充足够的蛋白质有助于骨质疏松症和骨质疏松症性骨折的治疗，但伴有肾衰竭者要选用优质蛋白质饮食，并适当限制其摄入量。多进富含异黄酮类食物对保存骨量也有一定作用。

2）补充钙剂和维生素 D：无论何种骨质疏松症均应补充适量钙剂，使每日元素钙的总摄入量达 800～1200mg。除增加饮食钙含量外，尚可补充碳酸钙、葡萄糖酸钙、枸橼酸钙等制剂。同时补充维生素 D 400～600U/d。非活性维生素 D 主要用于骨质疏松症的预防，而活性维生素 D 可促进肠钙吸收，增加肾小管对钙的重吸收，抑制 PTH 分泌，故可用于各种骨质疏松症的治疗。骨化三醇[1, 25-$(OH)_2D_3$，钙三醇]或阿法骨化醇的常用量为 0.25μg/d，应用期间要定期监测血钙、血磷变化，防止发生高钙血症和高磷血症。

3）加强运动：多从事户外活动，加强负重锻炼，增强应变能力，减少骨折意外的发生。运动的类型、方式和量应根据患者的具体情况而定。需氧运动和负重锻炼的重点应放在提高耐受力和平衡能力上，降低摔倒和骨折风险。避免肢体制动，增强抵抗力，加强个人护理。

4）纠正不良生活习惯和行为偏差：提倡低钠、高钾、高钙和高非饱和脂肪酸饮食，戒烟忌酒。

5）避免使用致骨质疏松症药物：如抗癫痫药、苯妥英钠、苯巴比妥、扑米酮、丙戊酸、拉莫三嗪、氯硝西泮、加巴喷丁和乙琥胺等。

（2）特殊治疗

1）雌激素补充治疗

治疗原则：雌激素补充治疗主要用于 PMOP 的预防，有时也可作为治疗方案之一。雌激素补充治疗的原则是：①确认患者有雌激素缺乏的证据；②优先选用天然雌激素制剂（尤其是长期用药时）；③青春期及育龄期妇女的雌激素用量应使血雌二醇的目标浓度达到中、晚卵泡期水平（150～300pg/ml 或 410～820pmol/L），绝经后 5 年内的生理性补充治疗目标浓度为早卵泡期水平（40～60pg/ml）；④65 岁以上的绝经后妇女使用时应选择更低的剂量。

常用制剂和用量：①微粒化 17β-雌二醇，或戊酸雌二醇 1～2mg/d；②炔雌醇 10～20mg/d；③替勃龙 1.25～2.5mg/d；④尼尔雌醇 1～2mg/w；⑤雌二醇皮贴剂 0.05～0.10mg/d。雌、孕激素合剂或雌、孕、雄激素合剂的用量小；皮肤贴剂可避免药物经肝及胃肠道；鼻喷雌激素制剂具有药物用量低、疗效确切等优点。

注意事项：①雌激素补充治疗的疗程一般不超过 5 年，治疗期间要定期进行妇科和乳腺检查；如子宫内膜厚度＞5mm，必须加用适当剂量和疗程的孕激素；反复阴道出血者宜减少用量或停药。②一般口服给药，伴有胃肠、肝胆、胰腺疾病者，以及轻度高血压、糖尿病、血甘油三酯升高者应选用经皮给药；以泌尿生殖道萎缩症状为主者宜选用经阴道给药。③青春期和育龄期妇女的雌、孕激素配伍可选用周期序贯方案，绝经后妇女可选用周期或连续序贯方案、周期或连续联合方案。

2）雄激素补充治疗：用于男性骨质疏松症的治疗。天然的雄激素主要有睾酮、雄烯二酮及二氢睾酮，但一般宜选用雄酮类似物苯丙酸诺龙或司坦唑醇。雄激素对肝有损害，并常导致水钠潴留和前列腺增生，因此长期治疗宜选用经皮制剂。

3）选择性雌激素受体调节剂（selective estrogen receptor modulators，SERM）和选择性雄激素受体调节剂（SARM）：SERM 主要适用于 PMOP 的治疗，可增加 BMD，降低骨折发生率，但也可导致血栓栓塞性病变。SARM 具有较强的促合成代谢作用，有望成为治疗老年男性骨质疏松症的较理想药物。

4）双膦酸盐：抑制破骨细胞生成和骨吸收，主要用于骨吸收明显增强的代谢性骨病（如变形性骨炎、多发性骨髓瘤、甲旁亢等），亦可用于高转换型原发性和继发性骨质疏松症、高钙血症危象和骨肿瘤的治疗，对类固醇性骨质疏松症也有良效；但老年性骨质疏松症不宜长期使用此类药物，必要时应与 PTH 等促进骨形成类药物合用。常用的双膦酸盐类药物有三种：①依替膦酸二钠：400mg/d，于清晨空腹时口服，服药 1h 后方可进餐或饮用含钙饮料，一般连服 2～3 周。通常需隔月 1 个疗程。②帕米膦酸钠：用注射用水稀释成 3mg/ml 浓度后加入生理盐水中，缓慢静脉滴注（不短于 6h），每次 15～60mg，每个月滴注 1 次，可连用 3 次，此后每 3 个月滴注 1 次或改为口服制剂。本药的用量要根据血钙和病情而定，两次给药的间隔时间不得少于 1 周。③阿仑膦酸钠：常用量为 10mg/d，服药期间无须间歇；或每周口服 1 次，每次 70mg。其他新型双膦酸盐制剂：唑来膦酸二钠、氯屈膦酸二钠、英卡膦酸二钠等，可酌情选用。

5）降钙素：为骨吸收的抑制剂，主要适用于：①高转换型骨质疏松症；②骨质疏松症伴或不伴骨折；③变形性骨炎；④急性高钙血症或高钙血症危象。主要制剂：①鲑鱼降钙素：为人工合成鲑鱼降钙素，50～100U/d，皮下或肌内注射；有效后减为每周 2～3 次，每次 50～100U。②鳗鱼降钙素：为半人工合成的鳗鱼降钙素，每周肌内注射 2 次，每次 20U，或根据病情酌情增减。③降钙素鼻喷剂：100U/d，其疗效与注射剂相同。孕妇和过敏反应者禁用。应用降钙素制剂前需补充数日钙剂和维生素 D。

6）PTH：小剂量 PTH 可促进骨形成，增加骨量。对老年性骨质疏松症、PMOP、雌激素缺乏的年轻妇女和糖皮质激素所致的骨质疏松症均有治疗作用。PTH 可单用（400～800U/d），疗程 6～24 个月，或与雌激素、降钙素、双膦酸盐或活性维生素 D 联合应用。

7）其他药物：包括小剂量氟化钠、生长激素和 IGF-1 等。

（五）骨质疏松症性骨折的治疗

治疗原则包括复位、固定、功能锻炼和抗骨质疏松症治疗。

六、预　后

目前尚无有效、安全的方法能使疏松的骨骼恢复正常骨量，因此强调对于骨质疏松症来说，预防疾病远比治疗疾病更为重要。作为医学工作者，我们应从青少年时期，甚至儿童时期就开始积极宣传健康的生活方式，如合理膳食、适量运动、戒烟限酒等，帮助公众尽早建立科学的健康观念，提高峰值骨量，同时减少绝经后和随年龄而发生的骨量丢失，以便于改善老年时期的生活质量。对危险性较大的老年人要加强陪护，加强营养补充，同时适当运动锻炼有助于提高骨质疏松症患者的生活质量。

七、展　望

随着我国人口老龄化的加剧，骨质疏松症受重视的程度逐年加深，平均每年有数百万例骨折因其所致，增加了国家医疗系统的负担。因此根据年龄、性别、家族史、种族及其他风险因素等对人群进行骨密度检查有着重要意义，可尽早预防，防治骨折的发生。对于药物的选择，应该以患者为中心选择合适的药物，但针对其长期使用所带来的效益性及安全性而言，目前暂时没有一种十分成熟的抗骨质疏松症药物。全新机制的药物仍需积极研发并在将来开发上市，尽早的药物治疗对老年患者至关重要，可有效防止骨折带来的痛苦及提高患者的生活质量。

近年来，国内多个中心已针对双膦酸盐类药物的疗效与其作用通路及成骨、破骨细胞功能调控相关的关键基因进行了多项研究，包括药物基因组学研究、上海社区的脊柱压缩性骨折流行病学调查、骨质疏松及其骨折易感基因筛查等，25-羟维生素 D 水平和骨转换生化标志物等的研究也获得一定的研究成果。

（费爱华）

参考文献

樊粤光，2008. 中医骨伤科学. 北京：高等教育出版社.

葛继荣，郑洪新，万小明，等，2015. 中医药防治原发性骨质疏松症专家共识（2015）. 中国骨质疏松杂志，21（9）：1023-1028.

葛均波，2018. 内科学. 9 版. 北京：人民卫生出版社.
《老年性骨质疏松症中西医结合诊疗指南》工作组，史晓林，刘康，2024. 老年性骨质疏松症中西医结合诊疗指南. 中国骨质疏松杂志，002：1-17.
李沫，王海旸，王丽娟，等，2019. 老年骨质疏松常用治疗药物的研究现状及展望. 中华老年骨科与康复电子杂志，5（6）：365-369.
汪纯，2020. 原发性骨质疏松症发病及诊治的现状和展望. 诊断学理论与实践，19（3）：209-213.
谢雁鸣，刘峘，姜俊杰，等，2021. 绝经后骨质疏松症中医临床实践指南（征求意见稿）. 中国中药杂志，46（22）：5992-5998.
中华医学会骨质疏松和骨矿盐疾病分会，2022. 原发性骨质疏松症诊疗指南（2022）. 中华骨质疏松和骨矿盐疾病杂志，15（6）：573-611.
中华医学会骨质疏松和骨矿盐疾病分会，章振林，夏维波，等，2023. 原发性骨质疏松症诊疗指南（2022）. 中国全科医学，26（14）：1671-1691.
中华中医药学会，2020. 绝经后骨质疏松症（骨痿）中医药诊疗指南（2019 年版）. 中医正骨，32（2）：1-13.

第四节 多囊卵巢综合征

多囊卵巢综合征（polycystic ovary syndrome，PCOS）是一种以高雄激素血症、排卵障碍和卵巢多囊样改变为主要特征，集生殖、代谢及心理障碍为一体，由遗传和环境因素共同导致的常见内分泌代谢性疾病，可伴有肥胖、胰岛素抵抗、血脂紊乱等代谢异常，是 2 型糖尿病、心脑血管疾病和子宫内膜癌发病的高危因素。在育龄妇女中，其患病率为 5%～10%。

本病贯穿女性的青春期至绝经后的整个生命周期，但其病因至今尚未阐明，有研究表明，遗传学、生殖内分泌激素、胰岛素抵抗、肥胖、环境等与本病发生发展密切相关。

传统医学对本病没有专篇论述，所以根据临床特征将其分别归属于“月经过少”“月经后期”“闭经”“不孕”等范畴。PCOS 主要是肾-天癸-冲任-胞宫之间生克制化关系失调，其病因与肝、肾、脾三脏功能失调及痰湿、血瘀密切相关。目前对 PCOS 尚无统一的诊断及辨证分型标准。以脏腑辨证为主，根据其兼证不同辨证分型，常见的有肾虚、脾虚、肝郁、痰瘀等类型或几者兼有之。

一、病因病机

中医认为本病以肾虚、脾虚为本，气滞、痰湿、寒凝、瘀血为标。

（一）中医病因病机

1. 肝肾阴虚

PCOS 患者若因先天禀赋不足或后天劳逸失常等伤及于肾，肾气封藏失司，阴精不足，致精不化血，冲任匮乏，血海不能按时满溢而使月经难至，故多见月经后期、月经稀发，若患病日久则多从月经稀发（周期逐渐延长）而发展至闭经，且多伴有腰膝酸软、头晕耳鸣等肾精亏虚之证。若 PCOS 患者因起居不节、熬夜纵欲等导致肝阴不足，则难以化精，肾精不足而难以化血，两者相互影响，更使肝肾阴虚，阴虚而相火妄动，使血海难盈。故临床中 PCOS 患者常表现为月经量少，甚或点滴而至，且多伴有胸胁不适及急躁焦虑等肝阴不足之证。

2. 脾虚痰湿

《傅青主女科》有云：“肥胖者多气虚；气虚者多痰涎。”脾为气血生化之源，PCOS 患者若因思虑过度、饮食失宜等使脾虚气弱，脾失于健运则气血化生不足，致冲任亏虚，难以化源灌注胞宫充盈血海。同时又因脾虚而运化失职，中气愈馁致水湿下注，湿聚成痰，痰浊壅盛，膏脂充溢，阻滞冲任胞宫，故月经难以按时而至，多见月经稀发，经量稀少，色淡质黏，甚则闭经，且患者多见腹型肥胖，并伴有胸闷呕恶、大便溏泄等脾虚湿盛之证。此外若痰浊内阻使精血不得其道，毛窍闭塞而不通，则难以充盈巅顶，可表现为头顶部毛发稀少、脱落。

3. 气滞、瘀血

《类证治裁》言："七情内起之郁，始而伤气，继必及血。"《黄帝内经》云："二七而天癸至，任脉通，太冲脉盛，月事以时下。"若患者素性抑郁，或因七情内伤而使肝脏疏泄失司，肝气郁结，导致血行滞涩，胞脉不畅，瘀阻冲任，血海蓄溢失常。经血当下不下，日久缓慢凝聚为瘀血，丧失血本身之生理功能，旧血不去，新血难生，极易形成血瘀阻于经络胞脉之间，久成"坚癖"，易生"干血"，故临床多见月经量少色暗，甚则停闭不行，并伴有小腹胀痛拒按、嗳气食少等气机阻滞之证，且离经之血逆行酿生瘀血，表现于外则多见皮肤黧黑等症，瘀血侵犯阴部即可见黑棘皮症。

4. 寒凝胞宫

患者摄食生冷，或经期感受外寒侵袭，致寒邪入里凝聚于胞宫，血行缓慢而使胞脉阻滞，脉气不通，地道不得温和，故经事愆期，经水涩少，甚则闭经，且多伴小腹冷痛拒按，形寒肢冷等寒邪凝滞之证。或因于患者素体阳虚或起居不节、劳倦失宜等使肾阳虚惫，命门火衰，难以温煦脾土，脾阳不足，脾肾阳虚，气化温煦功能减退，致冲任阴寒内生，血失于温运而寒凝成滞，经脉不畅，月事难以至期而来，故临床中可见月经点滴而至，数月一行甚或难以按时而下，渐而闭塞不通，且多伴小腹冷痛喜按、肢冷畏寒等阳虚内寒之证。

（二）西医病因及发病机制

1. 西医病因

PCOS 的发病机制目前尚不明确，与遗传及环境因素密切相关，涉及神经内分泌及免疫系统的复杂调控网络。研究表明本病有家族聚集性，患者一级亲属患 PCOS 的风险明显高于正常人群。环境因素参与了 PCOS 的发生、发展，宫内高雄激素环境、环境内分泌干扰物如双酚 A、持续性有机污染物如多氯联苯（polychlorinated biphenyls，PCB）、抗癫痫药物、营养过剩和不良生活方式等均可能增加 PCOS 发生的风险。

2. 发病机制

（1）下丘脑-垂体-卵巢轴调节功能紊乱 由于垂体对 GnRH 敏感性增加，分泌过量 LH，刺激卵巢间质、卵泡膜细胞产生过量雄激素。卵巢内高雄激素抑制卵泡成熟，不能形成优势卵泡，但卵巢中的小卵泡仍能分泌相当于早卵泡期水平的雌二醇（E2），加之雄烯二酮在外周组织芳香化酶作用下转化为雌酮（E1），形成高雌酮血症。持续分泌的雌酮和一定水平雌二醇作用于下丘脑及垂体，对 LH 分泌呈正反馈，使 LH 分泌幅度及频率增加，呈持续高水平，无周期性，不形成月经中期 LH 峰，故无排卵发生。雌激素又对 FSH 分泌呈负反馈，使 FSH 水平相对降低，LH/FSH 增大。高水平 LH 又促进卵巢分泌雄激素；低水平 FSH 持续刺激，使卵巢内小卵泡发育停止，无优势卵泡形成，从而形成雄激素过多、持续无排卵的恶性循环，导致卵巢多囊样改变。

（2）胰岛素抵抗和高胰岛素血症 外周组织对胰岛素的敏感性降低，胰岛素的生物学效能低于正常，称为胰岛素抵抗。约 50%的患者存在不同程度的胰岛素抵抗及代偿性高胰岛素血症。过量胰岛素作用于垂体的胰岛素受体，可增强 LH 释放并促进卵巢和肾上腺分泌雄激素，又通过抑制肝脏性激素结合球蛋白合成，使游离睾酮增加。

（3）肾上腺内分泌功能异常 50%的患者存在脱氢表雄酮及脱氢表雄酮硫酸盐升高，可能与肾上腺皮质网状带 P450c17α 酶活性增加、肾上腺细胞对 ACTH 敏感性增加和功能亢进有关。脱氢表雄酮硫酸盐升高提示过多的雄激素部分来自肾上腺。

二、临床表现

我国育龄期妇女 PCOS 患病率为 5.6%，主要临床表现包括月经失调、不孕、多毛、痤疮、肥胖、黑棘皮症、脱发和男性化体征。

1）月经失调与不孕：月经失调为最主要的临床症状，多表现为周期不规律（即初潮 2 年后仍不能建立规律月经）、月经稀发（即周期≥35 日）、量少或闭经（停经时间超过 3 个以往月经周期或≥6 个月），闭经前常有经量过少或月经稀发，也可表现为不规则子宫出血。不孕因 PCOS 患者排卵异常所致，主要表现为稀发排卵（每年≥3 个月不排卵者）或无排卵。

2）多毛、痤疮：是高雄激素血症最常见的表现。出现不同程度的多毛，以性毛为主，阴毛浓密且呈男性型倾向，延及肛周、腹股沟或腹中线，也有出现上唇和（或）下颌细须或乳晕周围有毛等。油脂性皮肤和痤疮常见，与体内雄激素积聚刺激皮脂腺分泌旺盛有关。

3）肥胖：50%以上的 PCOS 患者伴肥胖（BMI≥25kg/m^2），且常呈腹部肥胖（腰围/臀围≥0.80）。肥胖与胰岛素抵抗、雄激素过多、游离睾酮比例增加及瘦素抵抗有关。

4）黑棘皮症：是肥胖和胰岛素抵抗/高胰岛素血症最常见的皮肤病表现之一。表现为阴唇、颈背部、腋下、乳房下和腹股沟等处皮肤褶皱部位出现灰褐色色素沉着，呈对称性，皮肤增厚、质地柔软。

5）脱发：常表现为雄激素源性脱发，头发从前额两侧开始变纤细而稀疏，逐渐向头顶延伸，但前额发际线不后移。

6）男性化体征：主要表现为声音低沉，喉结突出，女性第二性征逐渐减退与消失，如乳房变小、阴蒂增大。

三、实验室及其他检查

（一）常规检查

1）血清雄激素：睾酮水平通常不超过正常范围上限 2 倍，雄烯二酮常升高，脱氢表雄酮、硫酸脱氢表雄酮正常或轻度升高。

2）血清 FSH、LH：血清 FSH 正常或偏低，LH 升高，但无排卵前 LH 峰值出现。LH/FSH≥2～3。LH/FSH 升高多出现于非肥胖型患者，肥胖患者因瘦素等因素对中枢 LH 的抑制作用，LH/FSH 也可在正常范围内。

3）血清雌激素：雌酮（E1）升高，雌二醇（E2）正常或轻度升高，并恒定于早卵泡期水平，E1/E2＞1，高于正常周期。

4）尿 17-酮类固醇：正常或轻度升高。正常时提示雄激素来源于卵巢，升高时提示肾上腺皮质功能亢进症。

5）血清 PRL：20%～35%的患者可伴有血清 PRL 轻度增高。

6）AMH：血清 AMH 多为正常人的 2～4 倍**错误!未找到引用源。**。

7）代谢风险和心血管疾病风险评估：OGTT+胰岛素释放试验（IRT）测定，推荐 5 点法（0min、30min、60min、120min、180min）。其他指标：血脂、肝功能、肾功能、C 反应蛋白、同型半胱氨酸、心电图、颈动脉超声，若有条件可行体脂率分析。

（二）其他检查

超声检查：超声检查前应停用性激素类药物至少 1 个月，月经周期的第 3～5 日（月经规律者）或无优势卵泡状态下行超声检查，稀发排卵患者若有卵泡直径＞10mm 或有黄体出现，应在以后周期进行复查。推荐腔内超声检查，无性生活者需经直肠超声检查、有性生活者经阴道超声检查。需注意的是卵巢多囊（polycystic ovarian，PCO）并非 PCOS 所特有。正常育龄妇女发育中 20%～30% 可有 PCO，PCO 也可见于口服避孕药后、闭经等情况。

腹腔镜检查：见卵巢增大，包膜增厚，表面光滑，呈灰白色，有新生血管。包膜下显露多个卵泡，无排卵征象，如无排卵孔、无血体、无黄体。镜下取卵巢活组织检查可确诊。

诊断性刮宫：应选在月经前数日或月经来潮 6h 内进行，刮出的子宫内膜呈不同程度增生改变，无分泌期变化。对闭经或月经不规律者，可以了解子宫内膜增生情况。目前在临床上较少使用。

四、诊断与鉴别诊断

（一）诊断

PCOS 的诊断是排除性诊断。因临床表现的异质性，诊断标准存在争议。国际上先后制订鹿特丹、AES 等多个诊断标准。为更适应我国临床实际，卫生部颁布了《多囊卵巢综合征诊断》（WS 330-2011），后 2018 年中国医师协会内分泌代谢科医师分会颁布了《多囊卵巢综合征诊治内分泌专家共识》，其诊断标准具体如下。

（1）育龄期 PCOS 的诊断　根据 2011 年中国 PCOS 的诊断标准，符合以下条件为疑似 PCOS：月经稀发或闭经或不规则子宫出血是诊断的必需条件。另外再符合下列 2 项中的 1 项：①高雄激素表现或高雄激素血症；②超声表现为 PCO。标准的评估方法：①月经稀发，月经周期 35 日至 6 个月；闭经，继发性闭经（停经时间≥6 个月）常见；原发性闭经（16 岁尚无月经初潮）少见；不规则子宫出血，月经周期或经量无规律性。②高雄激素表现包括痤疮（复发性痤疮，常位于额、双颊、鼻及下颌等部位）、多毛（上唇、下颌、乳晕周围、下腹正中线等部位出现粗硬毛发）；高雄激素血症依据总睾酮测定，睾酮水平与临床高雄激素症状的程度无相关关系。③PCO 诊断标准：一侧或双侧卵巢内直径 2～9mm 的卵泡数≥12 个/卵巢和（或）卵巢体积≥10ml[卵巢体积按 0.5×长径×横径×前后径（cm）计算]。排除诊断：排除其他类似的疾病是确诊 PCOS 的条件。部分 PCOS 患者可伴有 PRL 轻度升高，但如果 PRL 水平升高明显，应排除垂体催乳素瘤；对稀发排卵或无排卵患者，应测定 FSH 和雌二醇水平以排除卵巢早衰和中枢性闭经、测定甲状腺功能以排除甲减或甲亢引发的月经紊乱；如高雄激素血症或明显的高雄激素临床表现，应排除非典型性肾上腺皮质增生、皮质醇增多症、分泌雄激素的卵巢肿瘤等。确诊 PCOS：具备上述疑似 PCOS 诊断条件后还必须逐一排除其他可能引起高雄激素的疾病和引起排卵异常的疾病才能确诊。

（2）青春期 PCOS 的诊断　对于青春期 PCOS 的诊断必须同时符合以下三个指标，包括：①初潮后月经稀发持续至少 2 年或闭经；②高雄激素血症或高雄激素的临床表现；③超声下卵巢 PCO 表现或体积增大（直径＞10ml）；同时应排除其他疾病。

在进行 PCOS 的诊断与治疗时，我们应始终遵循医学伦理原则，尊重患者的知情同意权、隐私权和选择权。我们要以患者的利益为出发点，提供安全、有效、经济的医疗服务，保障患者的健康权益。

（二）鉴别诊断

1）卵泡膜细胞增殖症：临床表现及内分泌检查与 PCOS 相仿但更严重，血睾酮高值，血硫酸脱氢表雄酮正常，LH/FSH 可正常。卵巢活组织检查，镜下见卵巢皮质黄素化的卵泡膜细胞群，皮质下无类似 PCOS 的多个小卵泡。

2）肾上腺皮质增生或肿瘤：血硫酸脱氢表雄酮值超过正常范围上限 2 倍时，应与肾上腺皮质增生或肿瘤相鉴别。肾上腺皮质增生患者的血 17α 羟孕酮明显增高，ACTH 兴奋试验反应亢进，地塞米松抑制试验抑制率≤0.70。肾上腺皮质肿瘤患者对上述两项试验均无明显反应。

3）分泌雄激素的卵巢肿瘤：卵巢支持细胞-间质细胞肿瘤、卵巢门细胞瘤等均可产生大量雄激素。多为单侧、实性肿瘤。超声、CT 或 MRI 可协助诊断。

4）高催乳素血症：任何原因导致的血清 PRL 水平异常升高，超过 25μg/L，都称为高催乳素血症。高 PRL 干扰了 GnRH 的脉冲式释放，导致黄体期缩短、无排卵、月经稀发、闭经，进而引起不孕和流产。超过 50%的高催乳素血症出现溢乳。当血清 PRL 水平高于 100μg/L，应考虑是否存在垂体腺瘤，CT、MRI 可以协助诊断。

5）早发性卵巢功能不全：年龄＜40 岁，可伴有慢性不排卵、不孕、多毛、肥胖等，患者会出现类似围绝经期的症状，血 FSH 及 LH 水平升高，雌激素水平低下，则考虑此诊断。超声检查往往提示卵巢体积减小，窦卵泡数量减少，无多囊样的改变。

6）库欣综合征：是由多种病因引起的以高皮质醇血症为特征的临床综合征。约 80%的患者会出现月经周期紊乱，并常出现多毛体征。根据测定血皮质醇水平的昼夜节律、24h 尿游离皮质醇、小剂量地塞米松抑制试验可确诊库欣综合征。

7）甲状腺疾病：如甲亢和甲减也可以引起月经紊乱、不孕、卵巢囊性变和代谢紊乱等。对于在近期出现月经紊乱的患者，可根据临床症状和甲状腺功能测定并结合甲状腺超声与 PCOS 鉴别。

五、治　疗

（一）中医辨证论治

1. 脾肾阳虚证

主症：月经不调、闭经或不孕，面部痤疮，腰膝酸软，乏力畏寒，带下量偏多，自汗气喘，动则更甚，大便溏薄，尿昼少夜频，舌质淡，苔白腻，脉沉细滑。

治法：温肾健脾，调补冲任。

方药：右归丸（《景岳全书》）合苍附导痰汤（《叶氏女科》）。

常用药：制附子、肉桂、鹿角胶、熟地黄、山茱萸、枸杞子、山药、菟丝子、杜仲、苍术、胆南星、半夏、香附、枳壳、陈皮、茯苓、生姜、炙甘草。

方解：右归丸功擅温壮肾阳，滋补精血。方中附子、肉桂温壮元阳，鹿角胶温肾阳、益精血。熟地黄、山茱萸、枸杞子、山药滋阴益肾，填精补髓。菟丝子、杜仲，补肝肾，强腰膝；当归养血补肝，与补肾之品相合，共补精血。苍附导痰汤方中苍术、胆南星、法半夏燥湿，苍术、茯苓健脾，香附、枳壳、陈皮理气行滞，使诸药补而不滞，生姜、炙甘草调和诸药，全方共行温肾健脾，调补冲任之功。

2. 肾（阴）虚肝郁证

主症：月经不调、闭经或不孕，面部痤疮，头晕耳鸣，腰膝酸软，五心烦热，两颧潮红，口干，骨蒸潮热，盗汗；经期胸胁、乳房胀痛；经行前后烦躁易怒，胸闷不舒；经行少腹胀痛，血行不畅，色紫有块，舌质红，苔薄，脉弦细。

治法：补肾滋阴，疏肝调经。

方药：左归丸（《景岳全书》）合逍遥散（《太平惠民和剂局方》）。

常用药：熟地黄、山茱萸、山药、龟板胶、鹿角胶、枸杞子、菟丝子、川牛膝、当归、白芍、茯苓、白术、薄荷、柴胡、甘草。

方解：左归丸擅滋阴补肾、填精益髓，方中重用熟地黄滋肾阴，益精髓，以补真阴之不足。山茱萸补养肝肾，固秘精气；山药补脾益阴，滋肾固精；龟板胶滋阴补髓；鹿角胶补益精血，温壮肾阳，配入补阴方中，而有“阳中求阴”之义。枸杞子补肝肾，益精血；菟丝子补肝肾，助精髓；川牛膝益肝肾，强筋骨。逍遥散方中柴胡疏肝解郁，引药入肝；当归养血和血，且其味辛散，为血中气药；白芍酸苦微寒，养血敛阴，柔肝缓急；木郁则土衰，肝病易传脾，故以白术、茯苓、甘草健脾益气。加薄荷少许，透达肝经郁热；甘草调和药性。两方共奏补肾滋阴，疏肝调经之功。

3. 脾虚痰湿证

主症：月经不调、闭经或不孕，面部痤疮，面色少华，神疲乏力，形体肥胖，身体重着，肢体困倦，纳差，舌质淡，苔薄白，脉细弱。

治法：益气健脾，燥湿化痰。

方药：苍附导痰汤（《叶氏女科》）合二陈汤（《太平惠民和剂局方》）。

常用药：苍术、半夏、胆南星、茯苓、香附、陈皮、枳壳、橘红、生姜、乌梅、炙甘草。

方解：方中苍术、半夏、胆南星均为燥湿良品，苍术擅健脾，胆南星与法半夏擅化痰，茯苓化湿健脾双效共奏，可和胃健脾以绝痰饮来源；痰湿壅滞导致气机不畅，香附、陈皮、枳壳、橘红均为理气行滞良药，乃“治痰先治气，气顺则痰消”之意。生姜既助半夏降逆，又制半夏之毒；少许乌梅收敛肺气，与半夏相伍，散中有收，使祛痰而不伤正，且有“欲劫之而先聚之”之意，生姜、炙甘草调和诸药，全方共行益气健脾、燥湿化痰之功。

4. 寒凝瘀阻证

主症：月经不调、不孕，月经量少或闭经，面部痤疮，痛经，经色偏黑或紫暗伴血块，或少腹胀满，或少腹刺痛不适，舌暗红有瘀点、瘀斑，舌底静脉迂曲，脉涩。

治法：活血化瘀，温经止痛。

方药：少腹逐瘀汤（《医林改错》）。

常用药：小茴香、干姜、官桂、延胡索、蒲黄、五灵脂、没药、当归、川芎、赤芍。

方解：少腹逐瘀汤取《金匮要略》温经汤之意，合失笑散化裁而成。方用小茴香、干姜、官桂温经散寒、通达下焦；延胡索、没药利气散瘀，消肿止痛；蒲黄、五灵脂活血通瘀，散结止痛，其中蒲黄生用，重在活血祛瘀，五灵脂炒用，重在止痛而不损胃气；当归、川芎乃阴中之阳药，血中之气药，配合赤芍用于活血行气，散滞调经。全方气血兼顾，温通兼行。

临诊时，在上述辨证论治的基础上，可根据月经周期进行药物调整。①卵泡期：注重滋肾养血，阳中求阴，可酌加熟地黄、女贞子、墨旱莲、枸杞子、黄精等，并酌情配伍少量温肾助阳之品，如紫石英、鹿角霜、巴戟天；②排卵期：重阴转阳，宜行气活血化瘀，并酌用激发肾阳之药，如青皮、皂角刺、赤芍、丹参、鹿角霜、巴戟天；③黄体期：阴充阳长，可加杜仲、鹿角霜、补骨脂、淫羊藿等，并配伍疏肝理气之品，如玫瑰花、香附、郁金；④月经期：活血祛瘀，帮助子宫内膜和经血排出，促进子宫内膜新生，可用加味生化汤（《傅青主女科》）或少腹逐瘀汤（《医林改错》）加减。

（二）中医外治疗法

1. 针刺

主穴：气海、关元、足三里、三阴交、肾俞。配穴：兼肥胖者，可加丰隆、阴陵泉；兼失眠或心神不宁者，可加内关、印堂、神门；兼肝郁气滞者，可加合谷、太冲。

2. 穴位埋线

选穴：子宫、卵巢、带脉、关元、中极、气海、中脘、水分、天枢、三阴交、足三里、肝俞、脾俞、丰隆、阴陵泉。可将穴位分为两组，每次治疗单组取穴，两组交替进行。避开生理期，10～14 日一次。

3. 耳穴压豆

选穴：肾、肾上腺、内分泌、卵巢、神门。

（三）西医治疗

1. 生活方式干预

对于 PCOS 患者，生活方式指导及干预是首要治疗措施，作为一名合格的医生，我们应积极倡导患者养成良好的生活及饮食习惯。对于肥胖型 PCOS 应以减重为目标，饮食+运动+行为认知管理多管齐下。

2. 调整月经周期

调整月经周期适用于青春期、育龄期无生育要求、因排卵障碍引起月经紊乱的患者。对于月经稀发但有规律排卵的患者，如无生育或避孕要求，周期短于 2 个月，可观察随诊，无须用药。

（1）周期性使用孕激素 可以作为青春期、围绝经期 PCOS 患者的首选，也可用于育龄期有妊娠计划的 PCOS 患者。推荐使用天然孕激素或地屈孕酮，其优点是不抑制卵巢轴的功能或抑制较轻，更适合于青春期患者；对代谢影响小。缺点是无降低雄激素、治疗多毛及避孕的作用。用药时间一般为每周期 10～14 日。具体药物有地屈孕酮（10～20mg/d）、微粒化黄体酮（100～200mg/d）、醋酸甲羟孕酮（10mg/d）、黄体酮（肌内注射 20mg/d，每月 3～5 日）。推荐首选口服制剂。

（2）短效复方口服避孕药（combined oral contraceptive，COC） 常见药物有优思悦、优思明、妈富隆等，COC 不仅可调整月经周期、预防子宫内膜增生，还可使高雄激素症状减轻，可作为育龄期无生育要求的 PCOS 患者的首选；青春期患者酌情可用；围绝经期可用于无血栓高危因素的患者，但应慎用，不作为首选。3～6 个周期后可停药观察，症状复发后可再用药（如无生育需求，育龄期推荐持续使用）。需注意 COC 的使用禁忌证。

（3）雌孕激素周期序贯治疗 极少数 PCOS 患者胰岛素抵抗严重，雌激素水平较低、子宫内膜薄，单一孕激素治疗后子宫内膜无撤药出血反应，需要采取雌孕激素序贯治疗。也用于雌激素水平偏低、有生育要求或有围绝经期症状的 PCOS 患者。可口服雌二醇 1～2mg/d（每月 21～28 日），周期的后 10～14 日加用孕激素，孕激素的选择和用法同上述“周期性使用孕激素”。对伴有低雌激素症状的青春期、围绝经期 PCOS 患者可作为首选，既可控制月经紊乱，又可缓解低雌激素症状，具体方案参照 MHT 的相关指南。

3. 改善高雄激素

1）COC 可以作为青春期和育龄期 PCOS 患者高雄激素血症及多毛、痤疮的首选治疗。对于有高雄激素临床表现的初潮前女孩，若青春期发育已进入晚期（如乳房发育≥Tanner Ⅳ级），如有需求也可选用 COC 治疗。治疗痤疮，一般用药 3～6 个月可见效；如为治疗性毛过多，服药至少需要 6 个月才显效，这是由于体毛的生长有固有的周期；停药后可能复发。有中重度痤疮或性毛过多，要求治疗的患者也可到皮肤科就诊，配合相关的药物局部治疗或物理治疗。对于 COC 无效、有 COC 禁忌或不能耐受 COC 的 PCOS 患者，可考虑使用螺内酯治疗多毛、痤疮及高雄激素血症。

2）螺内酯：适用于 COC 治疗效果不佳、有 COC 禁忌证或不能耐受 COC 的高雄激素血症患者。每日剂量 50～200mg，推荐剂量为 100mg/d，至少使用 6 个月才见效。但在大剂量使用时，需注意高钾血症，建议定期复查血钾。育龄期患者在服药期间建议采取避孕措施。

4. 代谢调整（适用于有代谢异常的 PCOS 患者）

（1）调整生活方式、减少体脂 是肥胖 PCOS 患者的基础治疗方案。基础治疗控制不好的肥胖患者可以选择奥利司他口服治疗以减少脂肪吸收。

（2）二甲双胍 为胰岛素增敏剂，能抑制肠道葡萄糖吸收、肝糖原异生和输出，增加组织对葡萄糖的摄取利用，提高胰岛素敏感性，有降低高血糖的作用，但不降低正常血糖。适应证：①PCOS 伴胰岛素抵抗的患者；②PCOS 不孕、枸橼酸氯米酚抵抗患者促性腺激素促排卵前的预治疗。禁忌证：心肝肾功能不全、酗酒等。

（3）吡格列酮 为噻唑烷二酮类胰岛素增敏剂，不仅能提高胰岛素敏感性，还具有改善血脂代谢、抗炎、保护血管内皮细胞功能等作用，联合二甲双胍具有协同治疗效果。吡格列酮常作为双胍类药物疗效不佳时的联合用药选择，常用于无生育要求的患者。

（4）阿卡波糖 是新型口服降糖药。在肠道内竞争性抑制葡萄糖苷水解酶。降低多糖及蔗糖分解成葡萄糖，使糖的吸收相应减缓，具有使餐后血糖降低的作用。一般单用，或与其他口服降糖药或胰岛素合用。配合餐饮，治疗胰岛素依赖型或非依赖型糖尿病。

5. 促进生育策略

（1）孕前咨询 PCOS 不孕患者促进生育治疗之前应先对夫妇双方进行检查，确认和尽量纠正可能引起生育失败的危险因素，如肥胖、未控制的糖耐量异常、糖尿病、高血压等。具体措施包括减轻体重、戒烟酒、控制血糖血压等，并指出减重是肥胖 PCOS 不孕患者促进生育的基础治疗。在代谢和健康问题改善后仍未排卵者，可予药物促排卵。

（2）诱导排卵 适用于有生育要求但持续性无排卵或稀发排卵的 PCOS 患者。用药前应排除其他导致不孕的因素和不宜妊娠的疾病。

1）CC：为 PCOS 诱导排卵的传统一线用药。从自然月经或撤退性出血的第 2～5 日开始，50mg/d，共 5 日；如无排卵则每周期增加 50mg，直至 150mg/d。如卵泡期长或黄体期短提示剂量可能过低，可适当增加剂量；如卵巢刺激过大可减量至 25mg/d。单独 CC 用药建议不超过 6 个周期。

2）来曲唑：可作为 PCOS 诱导排卵的一线用药；并可用于 CC 抵抗或失败患者的治疗。从自然月经或撤退性出血的第 2～5 日开始，2.5mg/d，共 5 日；如无排卵则每周期增加 2.5mg，直至 5.0～7.5mg/d。

3）促性腺激素：常用的促性腺激素包括人绝经期促性腺激素、高纯度 FSH 和基因重组 FSH。可作为 CC 或来曲唑的配合用药，也可作为二线治疗。适用于 CC 抵抗和（或）失败的无排卵不孕患者。用药条件：具备盆腔超声及雌激素监测的技术条件，具有治疗卵巢过度刺激综合征和减胎技术的医院。用法：①联合来曲唑或 CC 使用，增加卵巢对促性腺激素的敏感性，降低促性腺激素用量；②低剂量逐渐递增或常规剂量逐渐递减的促性腺激素方案。

4）腹腔镜卵巢打孔术（laparoscopic ovarian drilling，LOD）：不常规推荐，主要适用于 CC 抵抗、来曲唑治疗无效、顽固性 LH 分泌过多、因其他疾病需腹腔镜检查盆腔、随诊条件差不能进行促性腺激素治疗监测者。建议选择 BMI≤34kg/m^2、基础 LH＞10U/L、游离睾酮水平高的患者作为 LOD 的治疗对象。LOD 可能出现的问题包括治疗无效、盆腔粘连、卵巢功能不全等。

5）体外受精-胚胎移植（in vitrofertilization-embryo transfer，IVF-ET）：是 PCOS 不孕患者的三线治疗方案。PCOS 患者经上述治疗均无效时或者合并其他不孕因素（如高龄、输卵管因素或男性因素等）时需采用 IVF 治疗。

6）体外成熟培养：未成熟卵母细胞体外成熟（in vitro maturation，IVM）技术在 PCOS 患者辅助生殖治疗中的应用仍有争议。IVM 在 PCOS 患者辅助生殖治疗中的主要适应证为：①对促排卵药物不敏感，如对 CC 抵抗、对低剂量促性腺激素长时间不反应，而导致卵泡发育或生长时间过长。②既往在常规低剂量的促性腺激素作用下，发生过中重度 OHSS 的患者。

7）胰岛素增敏剂在辅助生殖治疗中的应用：推荐在 PCOS 患者辅助生殖治疗过程中使用二甲双胍。二甲双胍目前在治疗 PCOS 中的方案有：①单独应用：适用于非肥胖的 PCOS 患者（BMI＜30kg/m^2）；②与 CC 联合应用：适用于肥胖的 PCOS 患者；③与促性腺激素（hMG 或 rFSH）联合应用；④与 CC 或促性腺激素联合应用：适用于 CC 抵抗患者。

六、预　　后

当前西医治疗 PCOS 主要采用药物治疗、手术治疗及生活方式干预。总体而言，这些治疗方案旨在调节胰岛素抵抗和降低雄激素水平，以改善激素、代谢和生殖功能。化学药物治疗 PCOS 及其相关的不孕问题的疗效有限，病情易反复，激素类药物长期服用还会出现不良反应，故预后一般。手术治疗包括 LOD、超声引导下未成熟卵泡穿刺术、卵巢楔形切除术等，尽管在临床上有一定疗效，但存在疼痛、伤口感染、康复时间长、周围组织粘连等术后并发症，且无法达到预期的治疗效果。近年来，中医药在治疗 PCOS 方面取得显著进展。通过辨证施治、经典方剂加减治疗、中药序贯治疗到中药单体治疗、针灸疗法等手段，在临床上展现出了显著疗效，为 PCOS 的治疗提供了宝贵的参考，弥补了西医治疗的不足。

七、展　　望

随着对中医药的不断探索，不少临床研究开始在西药的基础上加入了中药治疗，疗效比单一西药治疗更佳，但相比于西医治疗而言，中医治疗缺乏多中心、大样本的研究来验证其治疗 PCOS 的安全性和有效性。为了明确中医治疗的具体机制和作用靶点，需开展进一步的基础和临床研究。

（费爱华）

参考文献

焦剑波，李天禹，2024. 多囊卵巢综合征的中西医治疗研究进展. 海南医学，35（3）：448-452.
乔一倬，李艺，孙旖旎，等，2024. 基于“因虚、积冷、结气” 辨治多囊卵巢综合征. 中医杂志，65（7）：745-749.
谢幸，孔北华，段涛，2018. 妇产科学. 9 版. 北京：人民卫生出版社.
中国医师协会内分泌代谢科医师分会，2018. 多囊卵巢综合征诊治内分泌专家共识. 中华内分泌代谢杂志，34（1）：1-7.
中国中西医结合学会妇产科专业委员会，2024. 多囊卵巢综合征中西医结合诊治指南. 中国中西医结合杂志，44（1）：5-18.
中华医学会妇产科学分会内分泌学组及指南专家组，2018. 多囊卵巢综合征中国诊疗指南. 中华妇产科杂志，53（1）：2-6.

第五节　肥　胖　症

肥胖症是由于多种原因导致体内膏脂堆积过多，体重异常增加，身肥体胖，并多伴有头晕乏力、神疲懒言、少动气短等症状的一种疾病。随着社会的发展、物质水平的提高，人们的饮食结构及生活习惯发生了巨大的改变，超重和肥胖人群亦随之迅速增加，并呈现低龄化的趋势。

医学研究发现，超重和肥胖增加罹患高血压、糖尿病、高血脂、呼吸道疾病、心脑血管疾病及骨关节炎等慢性疾病的风险；对于孕龄期妇女来说，肥胖还会累及生殖系统，引起月经紊乱、白带异常、排卵障碍、流产等不良结局；孕妇超重易增加子代心血管及内分泌疾病的风险；肥胖的男子生育功能会受到影响。肥胖症严重威胁着人们的身心健康，如何预防和治疗肥胖症是现代医学研究的主题。

“肥胖”这一概念自古有之，《礼记》曰：“肤革充盈，人之肥也。”中医对肥胖症的记载，最早见于《黄帝内经》，其曰“食甘美而多肥也”，肥胖又有“肥人”“体肥”“膏粱”“体盛”“盛人”“肉人”等别称。元代朱丹溪提出“肥人多痰湿”，故其属“肥满”“痰湿”的范畴。肥胖属本虚标实之证。本虚以气虚为主，主要为脾虚或肾虚及脾肾两虚。标实以痰浊、膏脂为主，常兼水湿，亦兼有气滞、血瘀。病位以脾为主，次及肾、肝胆，亦可累及心、肺，但总以脾肾气虚为多见，肝胆疏泄失调也可见。

一、病因病机

（一）中医病因病机

1. 中医病因

1）饮食不节：《素问·通评虚实论》记载“肥贵人，则高粱之疾也”。《临证指南医案·湿》指出：“湿从内生者，必其人膏粱酒醴过度，或嗜饮茶汤太多，或食生冷瓜果及甜腻之物。”说明饮食结构偏嗜肥甘厚味，超出身体代谢所需，会引起食物代谢紊乱；或饮食过度，“饮食自倍，肠胃乃伤”。李东垣《脾胃论·脾胃胜衰论》有言“脾胃俱旺，则能食而肥”，脾胃及肠道负担加重，脾主运化功能受损，食积内停，痰湿内生，日久形成肥胖。

2）劳逸失度：平常运动量过少，生活过于安逸，容易导致肥胖。《素问·宣明五气》曰：“久卧伤气，久坐伤肉。”《望诊遵经·居养望法相参》有言：“富贵者，身体柔脆，肌肤肥白……居养不齐。”阐述了机体肌肉活动过少，则气血运行缓慢，气机郁滞，膏脂聚集，发为肥胖。

3）情志失调：“思伤脾”，思虑过度会损伤脾脏，脾失健运则痰湿膏脂内生。“怒伤肝”，肝失疏泄，气机壅滞，肝木克脾土；脾失健运，则水谷精微不能布散，痰湿内聚引起肥胖。已有研究提示，抑郁与肥胖状态可能互为因果。抑郁患者心理压力很大，精神高度紧张，作息不规律会逐渐形成肥胖。肥胖患者可能自卑敏感，肝气郁而不舒，久之肥胖加重。故而对肥胖进行辨证诊治时也需关注情志因素。

4）先天禀赋：可影响形体胖瘦，《医学实在易·素盛一条》曰：“素禀之气，由于先天……素禀之盛，从无所苦，惟是湿痰颇多。”朱丹溪在《格致余论·治病先观形色然后察脉问证论》中指出“肥人湿多”，可见痰湿体质的人容易出现肥胖。中医对体质的研究进一步发挥了中医优势，使个体化减肥方案成为可能。

2. 中医病机特点

肥胖属本虚标实之证。本虚主要为脾虚或肾虚。标实以痰浊、膏脂为主，常兼水湿，亦兼有气滞、血瘀。同时肝胆疏泄失调也可见。《王氏医存》肥人篇认为肥胖症病机为脾生湿致胃生痰，阻滞气道，壅塞为病，临床表现以痰邪为主，酒色、劳倦、易怒、嗜食肥甘等因素均可使其变生各证。脾与胃相表里，胃火亢盛，腐熟功能亢进，食欲增加，纳食超常，然而脾虚运化不及，遂致湿聚痰生，而为肥胖。肾气促进全身津液的化生和运行输布。若见肾气虚，则脏腑之气推动无力，水液代谢失常，日久结为痰浊，痰浊阻滞经络，阻碍气血运行，以致化生瘀血。水湿、痰浊、瘀血内积脏腑，外充形廓，久之导致肥胖。情志抑郁不舒，肝气郁结，影响气血津液的正常运行，导致其他脏腑的功能失调，机体气机失于通利，致使痰瘀、膏脂壅遏肌肤腠理，形成肥胖，而肥胖者也常有情志不舒、肝气郁滞等情志异常的表现。

（二）西医病因及发病机制

1. 遗传因素

肥胖有明显的家族聚集倾向，父母双亲体重均正常，子女的肥胖率为8%～10%，若一人肥胖，则子女肥胖率增加至40%，肥胖的遗传基因体现在脂肪细胞的形状、数量、分布部位、骨骼形状等方面。具有肥胖倾向者体内有更多、更大的脂肪细胞，这部分细胞的基因密码更易遗传给后代从而导致后代肥胖。Laurence-Moon-Biedl综合征、Prader-willi综合征等的发病因素都与遗传有关。全基因组关联研究发现，大约有127个人类遗传基因与肥胖发展相关联。目前关于肥胖的基因研究主要集中在以下方面：MC受体基因、β受体基因、瘦素及瘦素受体基因、黑素细胞凝聚素、5-羟色胺、脂肪细胞的凋亡、分化过程、解偶联蛋白基因、肿瘤坏死因子等。

2. 饮食结构的改变

饮食因素是肥胖症最常见、受自主影响较大的病因。随着社会与时代的发展，快节奏的工作生活方式下人们的饮食结构较前发生巨大改变。较前相比，由单一的高碳水化合物、低脂肪的饮食转换为高脂肪、高热量的饮食。调查表明，我国近1/3的大城市居民、1/5的中小城市居民每天在外就餐，而外出就餐将摄入更多能量，获得更高的体脂，从而增加许多慢性疾病的风险。摄食行为的改变影响进食中枢的调控，与吃早饭者相比，不吃早饭更易发生肥胖，更易摄入高能量点心及超过正常量的蛋白质和碳水化合物。研究发现，进食频率与肥胖率的发生有关，在一定范围内，进食频率越高，肥胖率越低。除了摄入过多，营养素缺乏也能引发肥胖，维生素B_6、维生素B_{12}、烟酸、钙等多种物质均参与脂肪在体内的分解，若这些物质摄入不足，则影响脂肪分解，最终导致在体内的堆积。

3. 主动运动意识不足

能量摄入与消耗长期不平衡导致肥胖症。随着社会化的进展，各种便捷交通工具的推行减少了人们的运动量，使人们足不出户就可以获得最大的便利。加之电脑、电视、手机的吸引，在室内的人们更易久坐少动，使耗能减少，易导致肥胖症的发生。运动导致肥胖的机制大概有以下几方面：降低胰岛素抵抗，促进脂肪分解；调节代谢，增加脂肪供能；促进脂肪细胞释放游离脂肪酸；增加葡萄糖的利用，减少多余糖分转化为脂肪。

4. 睡眠时间与质量的下降

睡眠时间不足是肥胖症的高危因素。睡眠不足会影响进食调节中枢，使食欲旺盛，食物摄入量增加；睡眠不足影响葡萄糖代谢，控制食欲调节激素的活性，导致瘦素的减少，饥饿激素的增加；睡眠影响饱腹感反应指数，睡眠时间越短，食物欲望越强；睡眠时间过短，会影响到脑回路，降低自制力。以上机制都会增加肥胖风险，会导致体重的增加。

5. 高脂饮食改变肠道菌群

正常肠道菌群具有调节免疫力、参与体内物质代谢、促进神经系统发育等多种重要的生理功能，生活方式及环境因素等均可引起肠道微生态失衡，从而导致机体机能紊乱。有研究显示，肠道菌群失调是诱发肥胖的重要因素，肠道菌群通过介导低度炎症的发生、调节肠道激素分泌、调节胆汁酸代谢、诱导脂肪细胞因子、参与5-羟色胺代谢、调节鞘脂代谢等多种因素影响机体营养的摄入、脂肪的储存及能量的调节，导致肥胖症的发生。

6. 环境诱胖剂

环境诱胖剂（besogen）是一类对脂肪组织的作用产生不利影响的化学物质，是近20年来肥胖症研究进展中的新思路和新成果，其将环境中存在的与肥胖症发生有关的自然或者人工的环境污染物看作引起肥胖症的重要病因，此类物质通过改变脂质稳态平衡和脂肪储量、代谢机制的调定点，促进脂肪的积聚，导致肥胖症的发生。目前被确认为“诱胖剂”的化学物质主要有双酚、己烯雌酚、全氟烷基酸、有机锡等大约20种。

7. 疾病和药物

疾病导致的肥胖疾病和药物促发的脂肪堆积属继发性肥胖的范畴。神经精神疾病、下丘脑疾病、库欣综合征、慢性酒精中毒是继发性肥胖的常见原因，这类疾病的共同特点是下丘脑功能紊乱，可能通过摄食、食欲和其他一些未知因素促进肥胖的发生与发展。此外，进行腹膜透析患者易发生肥胖，而肥胖又促进肾功能恶化。流行病学资料显示，患过先兆子痫的妇女以后易发生心血管病，因先兆子痫常与糖尿病、高血压、血脂紊乱、肥胖和代谢综合征相联系。许多药物亦可引起肥胖，如抗惊厥药、抗抑郁药、抗精神病药、β受体阻滞剂、糖皮质激素、胰岛素、性激素、促胰岛素分泌剂等。

二、临 床 表 现

（一）症状体征

1）单纯性肥胖患者体重增加缓慢，继发性肥胖患者往往会在短时间内迅速发胖。轻、中度肥胖症患者多无症状，仅表现为体重增加、腰围增加、体脂百分比增加超过诊断标准。重度肥胖患者则有不耐热、活动能力减低甚至活动时气促、睡眠时打鼾等症状。

2）头向后仰时，枕部皮褶明显增厚。胸部圆，乳腺因皮下脂肪厚而增大。站立时腹部前凸出于胸部平面，脐孔深凹。短时间明显肥胖者，在下腹部两侧、双大腿、上臂内侧上部和臀部外侧可见紫纹或白纹。儿童肥胖者的外生殖器埋于会阴皮下脂肪中，阴茎变小变短。手指和足趾粗短，手背因脂肪增厚而使掌指关节骨突处皮肤凹陷，骨突不明显。

（二）伴随疾病

1）肥胖症患者常合并血脂异常、脂肪肝、高血压、糖耐量异常或糖尿病等疾病。

2）肥胖症还可伴随或并发阻塞性睡眠呼吸暂停、胆囊疾病、胃食管反流病、高尿酸血症和痛风、骨关节病、静脉血栓、生育功能受损及社会和心理问题。

三、实验室及其他检查

（一）BMI

BMI 是近 30 年来国际上测量与诊断超重和肥胖使用最广泛的指标，可用来间接评估人体的脂肪成分。为了更好地反映肥胖情况，曾出现了许多公式，如 W/H、W3/H、W/H2，W 为体重（kg），H 为身高（m）等，实践证明 W/H2 更为可靠，且简单易用，在临床工作和流行病学研究中被广泛应用，BMI 与总体脂明显相关。

（二）腰围、腰围和臀围比

腰围（WC）主要反映腹部的脂肪含量，是反映中心性肥胖的间接测量指标，是定义代谢综合征的关键标准之一，腰臀比（WHR）能更好地反映中心性肥胖的程度。腰围被广泛使用，并被认为是比 BMI 更便捷、更有效、与健康风险更紧密相关的测量指标。WHR 的解释较复杂，而臀围的生物学意义不太明确，近年来已不推荐使用。

（三）中心性肥胖指数

中心性肥胖指数（central obesity index，ICO）是指腰围与身高之比，又称腰高比。因为身高与腰围存在正相关关系，因此在肥胖的诊断中，应该考虑身高对 WC 的影响，据报道，ICO 敏感性优于 WC。腰高比适用于不同种族和年龄的人群，近年来其使用有增加的趋势，尤其是在儿童中。

（四）内脏脂肪指数

内脏脂肪指数（visceral adiposity index，VAI）是将内脏脂肪面积（visceral fat area，VFA）或体积量化为一个数值指标，反映腹部深层脂肪的堆积程度，评估内脏脂肪（围绕内脏器官的脂肪）堆积程度的指标，主要用于早期评价体内脂肪分布、功能和心血管疾病风险。VAI 通常通过生物电阻抗分析（BIA）或影像学方法（如 CT/MRI）测量，是由经验数学模型得来的，具有性别分类和年龄分层的特点，而且整合了 BMI 和腰围的优点，具有功能参数和功能特征。

（五）体脂率

体脂率（body fat percentage）是指人体内脂肪组织占总体重的比例，是衡量身体成分的重要指标之一。它反映了脂肪在体重中的占比，而不仅仅是体重本身。能更精准地反映脂肪堆积程度，是评估肥胖及相关代谢风险的重要指标。能更准确地分类肥胖，可以通过皮褶钳测厚度、生物电阻抗分析（BIA）、高精度的 DEXA 扫描等方法测量。在许多测量技术中，生物电阻抗分析简单、便利、无创且发现率高，最适合临床应用。

四、诊断与鉴别诊断

（一）诊断

根据 WHO 定义，超重和肥胖是指可能损害健康的体内脂肪过多和（或）异常积累。导致肥胖的基本原因是摄入与消耗能量的不平衡。2013 年，美国医学协会首次正式宣称肥胖为一种疾病，需要医学手段来防治。

1. 全身性肥胖诊断指标：BMI

评价全身性肥胖的指标是 BMI，是肥胖测量最常使用的指标。计算公式：BMI=体重/身高 ^{2}（kg/m^2）。在评价肥胖时，这个指标的目的在于消除身高对体重指数的影响，便于比较。中国目前建议使用 BMI≥24.0kg/m^2 和≥28.0kg/m^2 分别诊断成人超重（24.0kg/m^2≤BMI＜28.0kg/m^2）和肥胖（BMI≥28.0kg/m^2）。

与成年人相比，儿童青少年超重和肥胖的评价与诊断更复杂，不同国际机构和国家推荐使用的标准也不同。WHO 建议，对于 5 岁以下学龄前儿童，身高别体重超过 WHO 儿童生长标准中位数的 2 倍标准差，可视为“超重”，超过 3 倍标准差则视为“肥胖”；对于 5～19 岁儿童和青少年，年龄别 BMI 超过 WHO 生长参考标准（WHO growth reference）中位数的 1 倍标准差视为超重，超过 2 倍标准差视为肥胖。在 2000 年，国际肥胖特别工作组建议，对于 2～18 岁的儿童和青少年，假定 18 岁时 BMI 达到 25.0kg/m^2（超重）和 30.0kg/m^2（肥胖），会对应特别设定性别和年龄别临界值，BMI 大于该值即为超重和肥胖。

2. 腹型肥胖的诊断指标：腰围和 WHR

腰围和 WHR 是评价中心性肥胖的指标。2022 年《中国居民肥胖防治专家共识》提出，男性腰围≥90cm，女性腰围≥85cm 为中心性肥胖的诊断标准，与内脏脂肪含量具有相关性。中心性肥胖者患高血压的风险是正常体形的 2.1 倍。WHR 与心血管疾病因素关系密切，是一个较好的腹型肥胖指标，多用来评价糖尿病、高血压及脂代谢遗传疾病，WHO 建议 WHR 男性＞0.9，女性＞0.85 诊断为中心性肥胖。

3. 肥胖的其他辅助诊断指标：中心性肥胖指数、体脂率、内脏脂肪面积

BMI、腰围、WHR 并不能准确地反映脂肪分布和身体成分，因此建议进一步测定中心性肥胖指数、体脂率、内脏脂肪面积等进行综合评估。中华医学会内分泌学分会在《肥胖患者的长期体重管理及药物临床应用指南（2024 版）》中建议中国人群中心性肥胖指数即腰高比≥0.5 诊断为腹型肥胖，内脏脂肪面积≥80 cm^2诊断为腹型肥胖，男性体脂率≥20%、女性≥30%可作为肥胖的诊断标准。

（二）鉴别诊断

原发性肥胖与继发性肥胖的鉴别：原发性肥胖占肥胖的 95%，主要由基因与环境两种因素综合作用所致。继发性肥胖占比较少，由内分泌疾病、代谢异常所致。两者早期均缺乏典型表现。继发性肥胖多见于库欣综合征、多囊卵巢综合征、下丘脑疾病、原发性甲状腺功能减退症、良性对称性脂肪增多症等。许多药物也可引起肥胖，如糖皮质激素、抗精神病类药物、胰岛素等。排除继发性肥胖后，才能诊断原发性肥胖。

五、治　疗

（一）生活方式干预

生活方式干预主要表现在饮食、运动、睡眠三个方面。

1. 饮食模式改变是基础

2016 年版的《中国超重/肥胖医学营养治疗专家共识》提出对于超重/肥胖人群治疗方式的三种模式，即限制能量的平衡膳食模式、轻断食膳食模式和高蛋白膳食模式，通过科学而又因人而异的饮食结构的指导来改变肥胖状态。肥胖患者应食用低脂、低糖分及适量膳食纤维（美国饮食协会建议 20～35g/d，其中含可溶性纤维 3～10g），限制饱和脂肪酸的摄入。

2. 良好的运动习惯是关键

高强度的间歇性运动和中等强度的有氧运动可明显降低体脂、腰围、腹围等，胰岛素抵抗是导致肥胖及多种代谢性疾病的重要因素，运动可以增加骨骼肌对胰岛素的敏感性，减轻胰岛素抵抗，对减肥有积极作用。多项研究发现有氧运动和饮食干预可以使体重指数明显降低。肥胖患者应注意运动类型、运动时间、运动量的选择，以免不适宜的运动带来的负面影响。

3. 合理的睡眠习惯是保障

睡眠时间与肥胖也有相关性。缺乏午觉及夜间睡眠时间较短是中年人超重/肥胖的危险因素。有午睡习惯可明显降低青年人及中年人超重/肥胖风险，研究显示相对于没有午睡习惯的成年人，有0～30min午睡习惯的人发生肥胖的风险较小，充足的睡眠时间也可降低肥胖风险。睡眠时间因人、因年龄而异，成年人多在7～8h（不宜少于6h）；60～90岁的老年人多在9～10h；90岁以上的老年人不宜少于10h。

（二）中医辨证论治

1. 脾虚湿阻证

主症：肥胖，浮肿，疲乏无力，肢体困重，尿少，纳差食少，大便溏薄，脘腹胀满，舌质淡红，苔薄腻，脉沉细。

治法：健脾化湿。

方药：六君子汤（《医学正传》）合防己黄芪汤（《金匮要略》）。

常用药：黄芪、党参、茯苓、白术、陈皮、半夏、防已、炙甘草、生姜、大枣等。

方解：六君子汤为脾虚痰阻之基本方剂。方中用四君子汤（人参、白术、茯苓、甘草）益气补虚，健脾助运以复脾虚之本，杜生痰之源，且重用白术，较之原方四药等量则燥湿化痰之力益胜。半夏辛温而燥，为化湿痰之要药，陈皮亦辛温苦燥之品，可燥湿化痰以消湿聚之痰，其行气之功亦有助于化痰，两药合用相须以除痰阻之标。诸药合用使脾气充而运化复健，湿浊去而痰滞渐消。防己黄芪汤擅健脾利水。方中防己祛风行水，黄芪益气固表，且能行水消肿。两药合用，祛风而不伤表，固表而不留邪，共为君药。白术为臣药，补气健脾祛湿，与防己相配则增祛湿行水之力，与黄芪相伍增益气固表之功。甘草培土和中，调和药性，为使药。煎加姜枣为佐，调和营卫。诸药合用，使肌表得固，脾气得健，风邪得除，水湿得运。

2. 胃热湿阻证

主症：形体肥胖，消谷善饥，头胀眩晕，肢重怠惰，口臭口干，口渴喜饮，大便秘结，舌质红，苔腻微黄，脉滑小数。此型多为体壮的中青年男性肥胖者。

治法：清热化湿通腑。

方药：小承气汤（《伤寒论》）。

常用药：大黄、枳实、厚朴等。

方解：小承气汤善治阳明之病。方中大黄苦寒，以下气通结，荡涤肠胃。枳实苦微寒，理气破结而除痞，与大黄相配，增强行气导滞，通便泻热之功。厚朴苦温行气以温通，三药共用可以轻下热结，化湿通腑。

3. 肝郁气滞证

主症：肥胖，胸胁苦满，胃脘痞满，女性可见月经不调或闭经，失眠，多梦，舌质暗红，苔白或薄腻，脉细弦。

治法：疏肝理气解郁。

方药：柴胡疏肝散（《景岳全书》）。

常用药：柴胡、白芍、枳壳、陈皮、川芎、香附、甘草等。

方解：柴胡疏肝散擅疏肝理气活血。方中以柴胡功善疏肝解郁，用以为君。香附理气疏肝而止痛，川芎活血行气以止痛，两药相合，助柴胡以解肝经之郁滞，并增行气活血止痛之效，共为臣药。陈皮、枳壳理气行滞，芍药、甘草养血柔肝，缓急止痛，均为佐药。甘草调和诸药，为使药。诸药相合，共奏疏肝理气解郁之功。

4. 脾肾两虚证

主症：形体肥胖，虚浮肿胀，疲乏无力，少气懒言，动而喘息，头晕畏寒，食少纳差，腰膝冷痛，大便溏薄，或五更泄泻，阳痿，舌质淡，苔薄白，脉沉细。重度肥胖症患者多为此型。

治法：温阳化气利水。

方药：济生肾气丸（《济生方》）。

常用药：附子、茯苓、泽泻、山茱萸、山药、车前子、牡丹皮、肉桂、川牛膝、熟地黄等。

方解：方中重用附子温肾助阳而消阴翳为君药；肉桂温肾补火，助膀胱气化，泽泻、车前子利水渗湿，合桂、附温阳利水，标本兼治，共为臣药；茯苓、山药益气健脾，补土制水，熟地黄滋肾填精，可奏"阴中求阳"之功，又制桂、附之温燥，牛膝益肝肾而滑利下行，牡丹皮寒凉清泄，俱为佐药，共奏温肾助阳，利水消肿之效。

5. 气滞血瘀证

主症：形体肥胖，两胁胀满，胃脘痞满，烦躁易怒，口干舌燥，头晕目眩，失眠多梦，月经不调或闭经，舌质暗有瘀斑，脉弦数或细弦。

治法：疏肝理气，活血化瘀。

方药：血府逐瘀汤（《医林改错》）。

常用药：桃仁、红花、当归、生地黄、川芎、赤芍、牛膝、桔梗、柴胡、枳壳、甘草。

方解：血府逐瘀汤善活血祛瘀。方中桃仁破血行滞而润燥，红花活血化瘀以止痛，共为君药。赤芍、川芎助君药活血化瘀；牛膝长于祛瘀通脉引瘀血下行，共为臣药。当归养血活血，祛瘀生新；生地黄凉血清热除瘀热，与当归养血润燥，使祛瘀不伤正；枳壳疏畅胸中气滞；桔梗宣肺利气，与枳壳配伍，一升一降，开胸行气，使气行血行；柴胡疏肝理气，为佐药。甘草调和诸药，为使药。诸药合用活血而又行气，祛瘀而又生新。

6. 阴虚内热证

主症：肥胖，头昏眼花，头胀头痛，腰痛腿软，五心烦热，低热，舌尖红，苔薄，脉细数微弦。

治法：滋阴补肾。

方药：杞菊地黄丸（《医级》）。

常用药：熟地黄、山茱萸、山药、牡丹皮、茯苓、泽泻、枸杞子、菊花。

方解：杞菊地黄丸擅补益肾阴，方中重用熟地黄滋阴补肾、填精益髓，为君药。山茱萸滋养旺肾、秘涩精气，山药健脾补虚、涩精固肾，补后天以充先天，共为臣药。泽泻淡渗泄浊，并防熟地黄之滋腻恋邪，牡丹皮清泻相火，并制山茱萸之温涩；茯苓渗湿健脾，既助泽泻以泻肾浊，又助山药之健运以充养后天，枸杞子平补肝肾，菊花清肝泻火，均为佐药。诸药合用，共奏滋阴补肾之功。

（三）西医治疗

减肥药物

以下两种情况推荐药物治疗：①《中国超重/肥胖医学营养治疗指南（2021）》指出，当生活方式干预有效，即不能使体重减轻 5%，BMI 仍大于 28kg/m^{2}时，推荐进行药物治疗。②超重且伴有一种并发症（心血管疾病、高血压、2 型糖尿病等），经生活方式干预无效的患者，也推荐药物治疗。

目前，仅奥利司他获批为非处方药。可用作肥胖治疗的处方药，需要在医生指导下使用，如 GLP-1RA（如利拉鲁肽、司美格鲁肽等）被建议用于肥胖或超重的糖尿病患者。

1）奥利司他：是国际公认的减肥降脂药，已在全球 120 多个国家上市。该药是胃肠道和胰脂肪酶抑制剂，可以抑制脂肪水解，降低胃肠道的吸收能力，减少食物中30%的脂肪吸收，增加粪便排泄量，不仅减重，还可以维持体重。相关临床实验发现肥胖患者在控制饮食的基础上口服奥利司他可以减轻体重，改善体重相关指标，明显提高临床疗效。此外，该药还有抗肿瘤、降糖、降压、保护心血管及抗寄生虫作用。主要不良反应为肝肾损伤、胃肠道不良反应及营养不良。

2）GLP-1 类似物：利拉鲁肽、司美格鲁肽等作为降糖药，是治疗 2 型糖尿病的有效药，具有促进胰岛素分泌的作用，通过多种途径降低体重，包括减少食物摄入量、抑制胃肠道蠕动和胃液分泌，延缓胃内容物排空。还可通过作用于中枢神经系统，抑制食欲、增加饱胀感来减轻体重。人胰高血糖素样肽类似物减肥效果与肥胖症的体重指数呈正相关，即体重指数越高减肥效果越明显。该药常见的不良反应为胃肠道反应。

3）其他新型药物：如双靶点激动剂（替尔泊肽/tirzepatide）可以同时激活 GLP-1 和 GIP 受体，具有更强效的减重/降糖作用，是治疗 2 型糖尿病的有效药，2023 年 11 月 FDA 批准其用于肥胖/超重。GLP - 1 受体激活可作用于中枢神经系统，增加饱腹感，减少食物摄入量。GIP 受体的激活也可能参与能量代谢的调节，两者共同作用，使机体能量摄入减少，还可能影响脂肪代谢，增加能量消耗，促进脂肪分解，从而达到减轻体重的效果。常见的胃肠道不良反应包括恶心、呕吐、腹泻、便秘等。

《中华人民共和国医师法》规定，在完善评估并知情告知前提下，部分药物可以遵循指南超适应证使用，为未来针对肥胖的药物治疗提供了更多选择。

（四）中医外治疗法

1. 针灸疗法

针灸减肥通过刺激腧穴、疏通经络，加强脏腑功能，调整气血阴阳失衡，达到扶助正气，祛除停滞于体内的邪气，既能取得整体减肥的效果，还能消除局部脂肪达到局部减肥的目的。其包括以下几种方法。

（1）毫针针刺

1）腹部围针：于脐部周围施腹部气海、关元、中脘、下脘、天枢、大横八穴围针。

2）体针：下肢两侧取上巨虚、三阴交及风市穴；腰部双侧取胆经带脉、五枢与维道穴。胃肠实热型：以泻法加取曲池、内庭、巨虚、公孙、支沟等穴；脾虚湿阻型：以泻法加取曲泉、太冲、支沟、血海、阳陵泉等穴；肝气郁结型：以平补平泻法加取阴陵泉、丰隆、足临泣、太白、水分等穴；脾肾阳虚型：以平补平泻法加取合谷、太冲、支沟、太溪、血海等穴。

（2）穴位埋线 《黄帝内经》中提出针刺肥人应“深而留之”的原则，如《灵枢·逆顺肥瘦》曰：“人之白黑肥瘦小长……，深而留之，此肥人也。”穴位埋线符合这一治疗理念。穴位埋线作为针刺疗法的延伸及发展，融合了“穴、针、线”三者的优势，除了具有针刺和留针的功效外，还具有延长留针时间的效应，从整体上调节脏腑阴阳，使之最后达到“阴平阳秘”的平衡状态。此外，相比其他疗法，更节约时间及经济成本，在治疗单纯性肥胖症方面有着明显优势。

选穴天枢、中脘、气海、丰隆等，所属经脉主要为足阳明胃经及任脉穴，所在部位主要是胸腹部和下肢部，特定穴主要选用募穴和八脉交会穴。每次选取 10～20 个穴位，埋线时间以 5～15 日一次为优。

（3）电针 针刺穴位得气后对主要穴位采用电刺激，可以弥补传统行针手法耗时耗力的不足。通过不断地刺激穴位，激发穴位效应和经络效应，同时，能够对消化系统产生明显的良性调节作用，调节肠球菌、肠杆菌和拟杆菌数量，而电针的震动也可加速局部脂肪分解。

（4）温针灸 是临床上常用的治疗方法之一，能通过刺激不同的穴位，加强疏通经络、温阳化气的作用。取双侧合谷、双侧天枢、中脘、双侧足三里进行针刺，并于针柄放置长约 2cm 的艾炷段，每穴 2～3 壮。

（5）**耳针**　《黄帝内经》记载：“岐伯曰：耳者，宗脉之所聚也。”中医学认为，人体经络脏腑与耳有密切关联。耳穴是分布于耳廓上的腧穴，通过按压可调节机体脏腑功能。取主穴肺、脾、胃、肾、内分泌、大肠、小肠、神门、三焦。如有气喘多汗，加肺穴；心慌心悸，加心穴；易饥多食，加胃穴；下肢浮肿，加三焦穴；便秘，加大肠穴；小便不利，加尿道穴等。每次选 3～5 穴，用揿针或王不留行贴压，留置和更换时间视季节而定，其间嘱患者餐前或有饥饿感时自行按压穴位 2～3min，以增强刺激。

2. 艾灸疗法

借助艾灸的温热刺激，温通经络，散寒除湿，促进气血运行，增强脏腑功能，调节人体的新陈代谢，帮助去除体内湿气和寒气，减轻体重。

（1）直接艾灸法

1）温和灸：将点燃的艾条一端对准应灸的穴位，距皮肤 2～3cm 进行熏烤，使患者局部有温热感而无灼痛为宜。一般每穴灸 10～15min，至皮肤起红晕为度，多选神阙、关元、足三里等多个穴位，能起到温通经络、散寒除湿、调和气血的作用，促进新陈代谢，辅助减重。

2）回旋灸：把点燃的艾条悬于穴位上方，距皮肤约 3cm，围绕穴位做顺时针或逆时针旋转移动，让皮肤有温热感且不灼痛。每个穴位灸 10～15min，适合面积较大的穴位或需大面积温灸的部位。如在腹部进行艾灸时，可对多个穴位一起进行回旋灸，如神阙、天枢（脐中旁开 2 寸）等穴位，能整体调节腹部气血运行，改善脾胃功能，有助于减少腹部脂肪堆积。

3）雀啄灸：将点燃的艾条一端，像鸟雀啄食一样，一上一下移动施灸于穴位上，使皮肤有温热感，避免烫伤。每次每穴灸 5～10min。这种灸法温热刺激较强，火力较集中，能快速激发经气活动，对于体质较寒、气血瘀滞型肥胖人群有较好的效果，可刺激穴位，增强代谢功能。

（2）间接艾灸法

1）隔姜灸：取新鲜生姜一块，切成厚约 0.3cm 的姜片，用针在姜片上扎一些小孔。把姜片放在穴位上，再将艾炷放在姜片上点燃施灸。当患者感觉灼痛时，可将姜片稍提起，或更换艾炷再灸。每穴灸 3～5 壮，每壮艾炷如枣核大小。常用于足三里、中脘（脐上 4 寸）等穴位，具有温胃止呕、散寒止痛的作用，对于脾胃虚寒型肥胖效果较好，可改善脾胃运化功能，促进食物消化和吸收，减少脂肪在体内的堆积。

2）隔盐灸：用纯净的食盐填敷于脐部，与脐平，上置艾炷施灸。一般每次灸 5～9 壮。有回阳救逆、温中散寒的功效，能增强人体阳气，促进水液代谢。但由于盐容易吸潮，施灸时要注意及时更换艾炷，防止食盐受湿后传热过快而烫伤皮肤。主要用于神阙穴，可调节脏腑功能，改善全身代谢状况。

（3）艾灸器具辅助法

艾灸盒灸：将点燃的艾条插入艾灸盒的艾条插孔中，然后将艾灸盒放置在需要艾灸的穴位上，用束带固定好。可根据需要调节艾灸盒的通风口，以控制温度。每次艾灸 20～30min。使用方便，温度相对均匀，适合多个穴位同时艾灸，能保持较长时间的温热刺激。例如，可同时在腹部放置艾灸盒，对神阙、关元、天枢等穴位进行艾灸，促进腹部血液循环，帮助消化，减少腹部赘肉，临床应用广泛。

（4）特殊类型的灸法

督脉灸：又称为长蛇灸，是在人体后背的督脉上施以隔药、隔姜灸的中医疗法。它集合了督脉、艾灸、生姜和中药的多重作用，通过激发协调诸经，发挥平衡阴阳、抵御病邪、温补督脉、调节脏腑等功效。可以刺激相关穴位，调节内分泌功能，改善因内分泌失调导致的代谢紊乱，促进脂肪的分解和消耗。还可以通过艾灸产生的温热刺激加速血液循环，提高新陈代谢。使身体在日常活动中消耗更多的能量，有助于减少体内脂肪的堆积。督脉上的一些穴位与人体的神经系统相连，刺激这些穴位可以影响神经传导，对食欲产生一定的抑制作用，从而减少热量的摄入。中医认为肥胖与脾胃、肝肾等脏腑功能失调有关。督脉灸可以调节这些脏腑的功能，增强脾胃的运化能力，促进水湿代谢，防止痰湿内生，从而达到减重的目的。督脉灸操作有一定的专业性和危险性，应选择正规的中医医疗机构，由专业医生进行操作，以确保治疗的安全性和有效性。

3. 推拿疗法

推拿有助于疏通经络，促进气血运行，使脏腑功能得到改善。辨证取穴，以推拿手法刺激相应穴位，通过相关经脉达到恢复人体相关脏腑的功能。通过推拿可以抑制食欲，促进组织细胞的代谢，加快脂肪的消耗。临床上多采用针灸与推拿相结合的方法治疗肥胖症。研究表明，经络推拿具有疏通经络、激发气血运行、促进代谢产物排泄的功效，最终可促成机体阴阳平衡，还可使紧张的皮下组织、肌肉、肌腱得到松弛，为针灸腧穴提供良好的机体环境。

4. 拔罐疗法

拔罐是通过负压对于皮肤的吸着，从而使体内的湿气、寒气得以祛除的一种疗法。取关元、丰隆、足三里、天枢、大肠俞，大便秘结者加大横，腹部肥胖明显者加水分，月经不调者加血海，每次留罐 10～15min。

5. 刮痧疗法

取穴天枢、大横、梁丘、足三里、丰隆，采用站立位，手持刮板按照从上到下、从内到外的顺序，每个部位刮拭 30～40 下，每次操作 30min。

（五）减重代谢外科手术

减肥代谢外科手术被公认为是目前治疗肥胖症及相关代谢性疾病最有效的方法，不仅能带来持续稳定的减肥效果，还能显著地缓解肥胖症相关的代谢性疾病。现行的减重代谢手术主要包括袖状胃切除术（sleeve gastrectomy，SG）、Rounx-en-Y 胃旁路术（Roux-en-Y gastric bypass，RYGB）或联合术式等。目前，中国普遍采用 SG 和 RYGB 两种术式，都能实现显著的体重减轻和 2 型糖尿病缓解目的。

2019 年《中国肥胖及 2 型糖尿病外科治疗指南》规范了减重代谢外科手术的治疗适应证，单纯肥胖症患者手术适应证如下。

1）BMI≥37.5kg/m²，建议积极手术；32.5kg/m²≤BMI＜37.5kg/m²，推荐手术；27.5kg/m²≤BMI＜32.5kg/m²，经改变生活方式和内科治疗难以控制，且至少符合 2 项代谢综合征组分，或存在合并症，综合评估后可考虑手术。

2）男性腰围≥90cm、女性腰围≥85cm，参考影像学检查提示中心性肥胖，经多学科综合治疗协作组（MDT）广泛征询意见后可酌情提高手术推荐等级。

3）建议手术年龄为 16～65 岁。

（六）中医养生运动

《金匮要略》言："夫尊荣人，骨弱肌肤盛。"说明深居简出，四肢不勤可导致肥胖，因此运动养生也是治疗肥胖症的重要方法。传统的中医养生运动包括八段锦、五禽戏、太极拳等。从现代医学角度分析，传统的中医养生运动强度符合现代生理学及运动学规律，属于有氧运动，可通过运动全身肌肉及关节，促进新陈代谢，改善心肺功能，对于控制体重及塑造形体具有良好的效果。

（七）新型减肥技术

1. 微创介入——胃左动脉栓塞术

影像引导下的胃左动脉栓塞术模仿外科手术原理，通过栓塞胃左动脉使胃基底部缺血，从而减少胃饥饿素的分泌，刺激调节胃肠素内分泌神经轴，以更安全、便捷的方式达到治疗肥胖的目的。已有动物实验肯定了胃左动脉栓塞术的疗效，但临床调查研究证据有限。胃左动脉栓塞术的可能不良反应为胃溃疡，还需进一步临床评价。

2. 神经调控技术

神经调控技术是一门新技术，它借助相关设备，通过药物或者电刺激可逆性地调控来发挥作用。现应用于临床较多的有电针、胃电刺激、小肠电刺激和迷走神经刺激等，通过调控神经传导兴奋性和神经递质释放，影响胃肠动力及神经内分泌来发挥减肥作用。此技术具有创伤小、费用少、易控制、能长期使用的优势，可广泛应用于临床。

3. 胃内球囊（口服胶囊型）

胃内球囊（口服胶囊型）是一种创新的非手术减肥方法，通过吞服一个可膨胀的小型胶囊实现胃内的空间占据。胶囊进入胃部后，由医生通过外部控制使其充盈，从而减少胃容量，增加饱腹感，达到降低食物摄入量的效果。这种方法操作简便，患者无须接受手术或麻醉，恢复时间短，并发症风险较低。同时，球囊在体内停留一段时间后可被自然排出或通过医疗手段取出，体现了其安全性和可逆性。目前，此技术已在部分临床试验中展现出良好的应用前景，但仍需更大规模的研究验证其长期效果与安全性。

4. 十二指肠黏膜重塑

十二指肠黏膜重塑是一种新兴的介入性治疗方法，通过特殊的设备对十二指肠黏膜进行针对性处理，改变其结构和功能特性。这种方法旨在调节与代谢相关的信号通路，从而改善胰岛素敏感性和血糖控制，同时对体重管理产生积极影响。此技术通常借助内镜完成，具有微创、精准的特点，能够有效降低术后并发症的发生率。此外，由于其作用机制独特，不仅适用于肥胖患者，还可能为糖尿病等代谢性疾病的治疗提供新的思路。随着研究的深入和技术的优化，十二指肠黏膜重塑有望成为未来个性化医疗的重要组成部分。

5. 体重数字化与AI健康管理

体重数字化与 AI 健康管理是一种结合现代科技手段的创新理念，通过智能设备和数据分析技术对个体的体重及相关健康指标进行实时监测和管理。这种方法不仅能够提供精确的体重数据，还能根据用户的日常行为习惯、饮食结构和运动情况生成个性化的健康管理方案。借助人工智能算法，系统可以预测潜在的健康风险，并为用户提供针对性的干预建议，从而实现更高效、更科学的体重管理目标。此外，这种模式强调用户参与和长期跟踪，帮助人们建立健康的生活方式，预防与肥胖相关的慢性疾病。随着技术的不断进步，体重数字化与 AI 健康管理在提升个体健康水平方面展现出巨大的潜力。

六、预　　后

肥胖症的预后评估需要综合定量和临床评估的指标，包括 BMI、腰围、血压、血糖、血脂等生物化学指标。通过综合评估肥胖症患者疾病的严重程度和相关并发症的风险，可以制订个体化的治疗计划，包括行为和生活方式干预、药物治疗及手术干预，并充分考虑患者的具体情况，包括其生活背景、心理状态和个人偏好，体现人文关怀，注重患者心理健康。同时，定期监测治疗效果和相关指标的变化对于评估预后的改善也至关重要。预后评估的目的是帮助肥胖症患者实现健康的体重管理，预防与肥胖相关的并发症，提高整体健康水平。

七、展　　望

随着时代的发展、生活条件的改善，肥胖症的发病率逐年增高，并呈现低龄化的趋势。中医治疗肥胖症具有独到的优势，但仍存在许多问题。第一，虽然肥胖的危害众所周知，但却并不被人们重视，在大部分人看来，减肥只是爱美之人的需求，而不是一种会威胁到生命的疾病，临床上很少见到有肥胖症患者因单纯性肥胖入院治疗。第二，关于肥胖症的中医治疗，临床上尚未形成行之有效并广泛推广的诊疗标准，关于其内治法及外治法尚无统一的标准。第三，肥胖症的低龄化日趋严重，而关于青少年儿童的肥胖治疗尚未有安全而有效的方案。第四，很多肥胖症患者经治疗体重得以下降，但稍有懈怠体重即出现反弹，关于肥胖症治疗的预后也是一大难点。第五，中医在情志治疗方面具有独到的优势，但关于情志治疗的临床应用及研究却存在空缺。

（张　芳）

参考文献

葛均波，徐永健，2018. 内科学. 9 版. 北京：人民卫生出版社.

李唯溱，姜伟，刘健，2018. 温针灸治疗痰湿闭阻型单纯性肥胖的临床研究. 针刺研究，43（8）：522-525.

梁坤，邢燕，陈三三，等，2015. 刮痧治疗单纯性肥胖的疗效观察. 山东中医杂志，34（2）：113-114.

廖二元，袁凌青，2019. 内分泌代谢病学. 4 版. 北京：人民卫生出版社.

林潼，刘敏，2021. 中医药治疗单纯性肥胖的研究. 中国中医基础医学杂志，27（6）：1036-1040.

庞国明，倪青，张芳，等，2021. 当代内分泌疾病研究精华. 北京：科学出版社.

田梦菲，陈涤平，李文林，等，2018. 肥胖与中医体质类型相关性的研究进展. 广东医学，39（1）：60-62.

中国医疗保健国际交流促进会营养与代谢管理分会，中国营养学会临床营养分会，中华医学会糖尿病学分会，等，2021.中国超重/肥胖医学营养治疗指南（2021）. 中国医学前沿杂志（电子版），（11）：1-55.

中华中医药学会，2008. 中医内科常见病诊疗指南・西医疾病部分. 北京：中国中医药出版社.

中华中医药学会《中医体重管理临床指南》专家组，广东省针灸学会肥胖专病联盟，谢长才，等，2022. 肥胖症中医诊疗方案专家共识，北京中医药大学学报，45（8）：786-794.

周祥华，2018. 针灸减肥的取穴方法及临床效果观察. 中国医药指南，16（32）：162-163.

Chinese Nutrition Society Obesity Prevention and Control Section；Chinese Nutrition Society Clinical NutritionSection；Chinee Preventive Medicine Association Behavioral Health Section；Chinese Preventive Medicine Association sSports and Health Section，2022. 中国居民肥胖防治专家共识. 中国预防医学杂志，23（5）：321-339.

第六节　血 脂 异 常

血脂异常（dyslipidemia）又称高脂血症、高血脂，通常指血浆中脂质量和质的异常，包括总胆固醇（TC）、甘油三酯（TG）、低密度脂蛋白胆固醇（LDL-C）升高，也包括高密度脂蛋白胆固醇（HDL-C）降低。由于脂质不溶于水或微溶于水，在血浆中与蛋白质结合以脂蛋白的形式存在，脂蛋白分为乳糜微粒（chylomicron，CM）、极低密度脂蛋白（very low-density lipoprotein，VLDL）、中间密度脂蛋白（intermediate-density lipoprotein，IDL）、低密度脂蛋白（low-density lipoprotein，LDL）、高密度脂蛋白（high-density lipoprotein，HDL）和脂蛋白 a[Lp（a）]。因此，血脂异常实际上表现为脂蛋白异常血症（dyslipoproteinemia）。血脂异常及与其他心血管风险因素相互作用导致动脉粥样硬化，增加心脑血管病的发病率和死亡率。

中医认为，根据其临床表现及特点，本病可归属于中医学“脂浊”“血浊”“膏”“痰饮”“血瘀”等范畴。其发病主要由于饮食不节，过食肥甘厚味，加之脾失健运，肝失疏泄，水聚为饮，痰浊不化，痰瘀结聚，变生脂膏；老年肾虚，五脏衰减，发为本病。本病乃本虚标实之证，涉及肝、脾、肾三脏。

一、病 因 病 机

（一）中医病因病机

1. 中医病因

1）饮食不节：《内外伤辨惑论·饮食劳倦论》有云“饮食失节，寒温不适，则脾胃乃伤”。饮食不节是血脂异常形成的重要原因。嗜食肥甘厚腻、生冷、饮酒、暴饮暴食等致使脾胃受损，运化失司，水谷津液滞留于内，久则变生湿浊，湿浊邪气阻滞脉道，故发此病。

2）情志不畅：《素问·举痛论》云“百病生于气也，怒则气上，喜则气缓，悲则气消，恐则气下，寒则气收，炅则气泄，惊则气乱，劳则气耗，思则气结”。情志不畅，则气机运行失调，气血、津液运行受阻，无法正常输布周身，导致膏脂瘀结，变生脂浊，胶结于脉道，发为血脂异常。

3）过逸少劳：《温热经纬》有云“盖太饱则脾困，过逸则脾滞，脾气困滞而少健运，则饮停湿聚也”。久卧久坐，一身之气机停滞，阴气不得耗，阳气不得生，推动、温煦无力，气血津液运行不畅，脏腑功能失调，痰浊、瘀血等浊邪形成而发病。

4）年老体衰：年老脏腑功能减退，肾气衰减，肾阴不足，虚火内生，灼津成痰；肾阳虚衰，命门火衰，脾阳不温，内生痰饮，痰浊内阻，脉道不畅，故出现血脂异常。

2. 中医病机特点

本病病机总属本虚标实之证。本虚与肝、脾、肾三脏俱虚相关，标实主要是指痰、湿、浊、瘀。脾失健运，不能运化水谷精微，反化湿浊，湿为重浊有质之邪；湿邪阻滞，则气机逆乱，升降失调，水精不能四布，浊阴弥漫，内生痰浊；痰浊阻滞脉道，气机不畅，久则成瘀，湿、浊、痰、瘀相互搏结，滞留血脉，导致脉络壅塞不畅。肝藏血，主疏泄，调畅气机，协助人体血液运行。若肝失疏泄则气机不畅，气血失和，因病而郁，气机郁滞，影响脾胃气机的升降出入和胆汁的分泌与排泄，气血不畅，痰湿瘀滞内生，从而表现为血脂异常，而痰湿瘀浊作为新的病理产物又加重气血不畅，脉络不通。肾为先天之本，肾主气化，推动和调控着人体内的一切新陈代谢活动。肾气虚衰，则肺失宣降，脾失健运，肝失疏泄，心肾上下水火不济，影响水谷、津液的运化及血液的运行，久则生痰湿瘀浊而发病。由于各种因素导致机体肝、脾、肾三脏亏虚，影响气血津液代谢失常，则生膏浊、痰湿、血瘀等“浊邪”浸淫脉络，随血循行内外上下，可滞留于心脉、肝脉等全身各处，日久耗伤正气，败坏脏腑。

（二）西医病因及发病机制

1. 病因

血脂异常病因复杂，主要由遗传、代谢性疾病、药物等因素引起。此外，年龄、性别、饮食、生活方式（如缺乏运动、过度饮酒、吸烟等）等也会影响血脂水平。血脂异常的发生机制是由上述各种因素引起的脂质代谢异常。

2. 血脂异常分类

（1）病因分类　血脂异常根据其发病原因可分为原发性（遗传性）血脂异常和继发性（获得性）血脂异常。

1）原发性血脂异常：是指无明确可引起血脂异常的继发因素，如疾病、药物等，所致的血脂异常。原发性血脂异常大多是由于单一基因或多个基因突变所致，具有家族聚集性，有明显的遗传倾向，特别是单一基因突变者，故临床上又称为遗传性或家族性血脂异常。

2）继发性血脂异常：是指由导致血清脂质和脂蛋白代谢改变的潜在的系统性疾病、代谢状态改变、不健康饮食及某些药物引起的血脂异常。继发性血脂异常与原发性血脂异常可能产生相似的后果。如摄取富含饱和脂肪酸和胆固醇的饮食可引起胆固醇水平升高，酒精摄入过量可导致高甘油三酯血症。药物可引起继发性血脂异常，如糖皮质激素、雌激素、维 A 酸、环孢素、抗抑郁药物、VEGF 抑制剂、芳香化酶抑制剂等。引起血脂异常的疾病主要有肥胖、糖尿病、肾病综合征、甲状腺功能减退症、肾衰竭、肝脏疾病、系统性红斑狼疮、糖原贮积症、骨髓瘤、脂肪萎缩症、急性卟啉病、多囊卵巢综合征等。

（2）**分型**　WHO根据脂蛋白的种类和严重程度将血脂异常分为五型。

1）Ⅰ型：主要是血浆中乳糜微粒浓度增加所致。将血浆置于4℃冰箱中过夜，见血浆外观顶层呈“奶油样”，下层澄清，测定血脂主要为甘油三酯升高，胆固醇水平正常或轻度增加，此型在临床上较为罕见。

2）Ⅱ型，又分为Ⅱa型和Ⅱb型。①Ⅱa型：血浆中低密度脂蛋白水平单纯性增加。血浆外观澄清或轻微浑浊。测定血脂只有单纯性胆固醇水平升高，而甘油三酯水平则正常，此型临床常见。②Ⅱb型：血浆中极低密度脂蛋白和低密度脂蛋白水平增加。血浆外观澄清或轻微浑浊。测定血脂见胆固醇和甘油三酯均增加。此型临床相当常见。

3）Ⅲ型：又称为异常β-脂蛋白血症，主要是血浆中乳糜微粒残粒和极低密度脂蛋白残粒水平增加，其血浆外观浑浊，常可见一模糊的“奶油样”顶层。血浆中胆固醇和甘油三酯浓度均明显增加，且两者升高的程度（以mg/dl为单位）大致相当。此型在临床上很少见。

4）Ⅳ型：血浆极低密度脂蛋白增加，血浆外观可以澄清也可以浑浊，主要视血浆甘油三酯升高的程度而定，一般无“奶油样”顶层，血浆甘油三酯明显升高，胆固醇水平可正常或偏高。

5）Ⅴ型：血浆中乳糜微粒和极低密度脂蛋白水平均升高，血浆外观有“奶油样”顶层，下层浑浊，血浆甘油三酯和胆固醇均升高，以甘油三酯升高为主。

（3）**临床分类**　临床上，通常将血脂异常分为四类，见表12-4。

表12-4　血脂异常的临床分类

分类	TC	TG	HDL-C	相当于WHO分型
高胆固醇血症	↑	—	—	Ⅱa
高甘油三酯血症	—	↑	—	Ⅳ、Ⅰ
混合型高脂血症	↑	↑	—	Ⅱb、Ⅲ、Ⅳ、Ⅴ
低高密度脂蛋白胆固醇血症	—	—	↓	—

注：↑：浓度升高；↓：浓度下降；—：无。

二、临床表现

（一）黄色瘤、早发性角膜环和脂血症眼底

血脂异常的典型症状包括黄色瘤、早发性角膜环和脂血症眼底，但在大多数情况下，症状并不明显，通常在因其他疾病就诊或常规体检时被发现。

1）黄色瘤：脂质在局部沉积形成，常见于眼睑周围，可为黄色、橘黄色或棕红色，质地柔软。

2）早发性角膜环：角膜变性疾病的一种，主要是由于角膜周边部基质内的类脂质沉着导致。一般双眼发病表现为周边角膜白色环状变性。

3）脂血症眼底：见于严重高甘油三酯血症患者。其以视网膜血管出现乳白色变化为特征性病理改变，这是由于视网膜血管中循环乳糜浓度升高而引起的光散射现象。

（二）伴随疾病

1）冠心病：由于脂类物质沉积，会导致患者出现动脉粥样硬化，血流变缓从而阻塞血管，可能出现心肌缺血，从而诱发冠心病。会出现心绞痛，表现为胸闷、疼痛，持续数分钟或反复出现，可感觉到单臂或双臂、肩背部、胃部疼痛及不适。

2）脑卒中：由于血脂较高会导致脑动脉斑块沉积，造成脑血管狭窄，严重时会导致患者发生脑

卒中。发病时患者可出现头痛、头晕、一侧肢体麻木无力、视物突然模糊、失明、不能说话等症状。

3）脂肪肝：过多的脂类物质沉积于肝脏，肝脏代谢出现障碍，会导致患者出现脂肪肝，部分患者如出现转氨酶升高，还可能会出现脂肪性肝硬化。通常表现为食欲缺乏、乏力、恶心、呕吐、腹胀、肝区隐痛等。

4）急性胰腺炎：如果血脂中的甘油三酯异常升高，可能会在胰腺中堆积，如果激活胰酶，会导致急性胰腺炎发生。常见症状有腹痛，常在饱餐或饮酒后突然发生，位于中左上腹甚至全腹，可为绞痛或刀割样痛，同时伴有腹胀、恶心、呕吐等症状。

5）糖尿病：高脂血症患者，由于脂毒素的作用，可以对胰岛 β 细胞产生一定抑制作用，影响胰岛素分泌，导致患者容易发生糖尿病。此外，高脂血症患者由于肥胖、脂肪细胞代谢旺盛，其代谢产物对骨骼肌、胰岛细胞的传导发生抑制作用，而产生胰岛素抵抗，进而发生高胰岛素血症，高胰岛素血症出现后较容易诱发 2 型糖尿病。

三、实验室及其他检查

临床血脂检测的常规项目包括总胆固醇、甘油三酯、低密度脂蛋白胆固醇和高密度脂蛋白胆固醇；载脂蛋白 A1（ApoA1）、载脂蛋白 B（ApoB）、Lp（a）等也已被越来越多临床实验室作为血脂检测项目。

（一）总胆固醇

总胆固醇是指血液中各脂蛋白所含胆固醇之总和。影响总胆固醇水平的主要因素如下。

1）年龄与性别：总胆固醇水平常随增龄而增高，但到 70 岁后不再上升甚或有所下降，中青年女性低于男性，女性绝经后总胆固醇水平较同年龄男性高。

2）饮食习惯：长期高胆固醇、高饱和脂肪酸摄入可造成总胆固醇升高。

3）遗传因素：与脂蛋白代谢相关的酶或受体基因发生突变，是总胆固醇显著升高的主要原因。空腹或非空腹血标本均可用于总胆固醇检测，结果无明显差别。

（二）甘油三酯

甘油三酯除受遗传因素影响外，也受后天因素影响，并与种族、年龄、性别及生活习惯（如饮食、运动等）有关。甘油三酯水平个体内与个体间变异均较大，同一个体的甘油三酯水平受饮食和不同时间等因素的影响，故同一个体在多次测定时，甘油三酯水平可能有较大差异。人群中血清甘油三酯水平呈明显的偏态分布。无论血脂有无异常，餐后甘油三酯水平都可增高；若非空腹血清甘油三酯≥4.52mmol/L，则需采集空腹标本进行血脂检测评估甘油三酯浓度。

（三）低密度脂蛋白胆固醇

低密度脂蛋白颗粒中胆固醇占比约为 50%，低密度脂蛋白胆固醇浓度基本能反映血液低密度脂蛋白颗粒水平。匀相法是我国目前测定低密度脂蛋白胆固醇的主要方法。

（四）高密度脂蛋白胆固醇

高密度脂蛋白胆固醇高低明显受遗传因素的影响。严重营养不良者，伴随血清胆固醇明显降低，高密度脂蛋白胆固醇也低下。肥胖者高密度脂蛋白胆固醇也多偏低。吸烟可使高密度脂蛋白胆固醇下降。糖尿病、肝炎和肝硬化等疾病状态可伴有低高密度脂蛋白胆固醇。高甘油三酯血症患者往往伴有低高密度脂蛋白胆固醇。而运动可使高密度脂蛋白胆固醇轻度升高。

高密度脂蛋白中胆固醇含量比较稳定，故目前多通过检测其所含胆固醇的量，间接了解血中高密度脂蛋白水平。通常情况下血清高密度脂蛋白胆固醇水平与血管粥样硬化发病风险呈负相关。

（五）载脂蛋白 A1

正常人群载脂蛋白 A1 水平多在 1.20～1.60g/L，女性略高于男性。载脂蛋白 A1 是高密度脂蛋白颗粒的主要蛋白质成分（占 65%～75%），而其他脂蛋白中载脂蛋白 A1 极少，所以血清载脂蛋白 A1 可以反映高密度脂蛋白颗粒水平，与高密度脂蛋白胆固醇呈明显正相关，其临床意义也大体相似。少数情况如家族性高甘油三酯血症患者高密度脂蛋白胆固醇往往偏低，但载脂蛋白 A1 不一定低，同时测定载脂蛋白 A1、高密度脂蛋白胆固醇有助于临床诊断。

（六）载脂蛋白 B

血清载脂蛋白 B 主要反映低密度脂蛋白颗粒水平，与血清低密度脂蛋白胆固醇水平呈明显正相关，两者的临床意义相似。正常人群中血清载脂蛋白 B 在 0.80～1.10g/L。在某些情况下，如高甘油三酯血症时，载脂蛋白 B 含量高而胆固醇含量相对较低，故可出现低密度脂蛋白胆固醇水平虽然不高，但血清载脂蛋白 B 水平增高的所谓“高载脂蛋白 B 血症”。

（七）Lp（a）

血清 Lp（a）浓度主要与遗传有关，正常人群中 Lp（a）水平呈明显偏态分布，且有地域和种族差异。Lp（a）大于 300mg/L 会增加血管粥样硬化风险。Lp（a）升高是冠心病、缺血性脑卒中、外周血管疾病、冠状动脉钙化及钙化性主动脉瓣狭窄等的独立危险因素。此外，Lp（a）增高还可见于多种炎症反应、肾病综合征、糖尿病肾病、妊娠和服用生长激素等。

四、诊断与鉴别诊断

（一）西医诊断标准

根据“十三五”普通高等教育本科国家级规划教材《内科学》、《中国血脂管理指南（2023 年）》，中国人血清甘油三酯的合适范围为＜5.18mmol/L（200mg/dl），5.18～6.19mmol/L（200～239mg/dl）为边缘升高，＞6.19mmol/L（240mg/dl）为升高；血清低密度脂蛋白胆固醇的合适范围为＜3.37mmol/L（130mg/dl），3.37～4.12mmol/L（130～159mg/dl）为边缘升高，＞4.12mmol/L（160mg/dl）为升高；血清高密度脂蛋白胆固醇的合适范围为 1.04～1.55mmol/L（40～60mg/dl），＞1.55mmol/L（60mg/dl）为升高，＜1.04mmol/L（40mg/dl）为降低；血清甘油三酯的合适范围为＜1.70mmol/L（150mg/dl），1.70～2.25mmol/L（150～199mg/dl）为边缘升高，＞2.25mmol/L（200mg/dl）为升高。血脂异常的定义为高总胆固醇血症（TC≥5.18mmol/L）、高甘油三酯血症（TG≥1.70mmol/L）、高低密度脂蛋白胆固醇血症（LDL-C≥3.37mmol/L）、低高密度脂蛋白胆固醇血症（HDL-C＜1.04mmol/L），上述血脂指标有一项异常则可诊断为血脂异常。

（二）中医诊断标准

根据中华人民共和国国家标准 GB/T16751.2-2021《中医临床诊疗术语第 2 部分：证候》、《中医诊断学》、《中医内科学》，血脂异常被诊断为“血浊”。根据病机辨证分析及临床文献总结，可以把血脂异常主要证型总结为湿热蕴结证、痰湿内阻证、痰瘀结滞证、脾虚湿盛证、肝肾阴虚证、脾肾阳虚证六种。

（三）鉴别诊断

血脂异常的鉴别诊断主要在于鉴别原发性血脂异常和继发性血脂异常。

1）原发性血脂异常：无明显外在因素，多因基因突变引起，具有家族聚集性和遗传性，可通过病史和基因筛查明确诊断。

2）继发性血脂异常：常见于代谢系统疾病，如糖尿病、肾病综合征、甲状腺功能减退症等，或因药物、不良生活习惯引起。通过控制原发病，建立良好的生活习惯可得到有效控制。

（四）早期筛查

血脂异常的检出主要依靠常规医疗服务和健康体检。早期检出血脂异常并监测血脂水平变化是评估心脑血管疾病风险并有效实施心脑血管疾病防治措施的重要基础。虽然我国绝大部分医疗机构均具备血脂常规检测的条件，但成人血脂异常的检出率和知晓率均较低。提高血脂异常的检出率和知晓率的主要策略是：①提高大众对血脂定期检测重要性的认识；②增加常规医疗服务中为就诊者提供的血脂检测机会；③鼓励健康体检服务将血脂检测作为常规检查项目；④将儿童和青少年血脂检测列入小学、初中和高中入学体检的常规项目。

血脂筛查的频率和检测指标建议如下。

1）＜40 岁的成年人每 2～5 年进行 1 次血脂检测（包括 TC、LDL-C、HDL-C 和 TG），≥40 岁的成年人每年至少进行 1 次血脂检测。

2）心脑血管疾病高危人群应根据个体化防治的需求进行血脂检测。

3）在上述人群接受的血脂检测中，应至少包括 1 次 Lp（a）检测。

4）血脂检测应列入小学、初中和高中体检的常规项目。

5）家族性高胆固醇血症先证者的一级和二级亲属均应进行血脂筛查，增加家族性高胆固醇血症的早期检出率。

血脂检查的重点对象为：①有心脑血管疾病病史者。②存在多项心脑血管疾病危险因素（如高血压、糖尿病、肥胖、吸烟）的人群。③有早发心脑血管疾病家族史者（指男性一级直系亲属在 55 岁前或女性一级直系亲属在 65 岁前患心脑血管疾病），或有家族性高脂血症患者。④皮肤或肌腱黄色瘤及跟腱增厚者。

（五）危险分层

2016 年 8 月，欧洲心脏病学会（ESC）联合欧洲动脉硬化学会（EAS）共同发布了血脂异常管理指南，更新了血脂异常的危险分层（表 12-5）。

表 12-5　血脂异常的危险分层

极高危	（1）明确心血管疾病：包括既往心肌梗死、急性冠脉综合征（ACS）、冠状动脉血运重建[经皮冠状动脉介入治疗（PCI）、冠状动脉旁路移植术]和其他血运重建、卒中和短暂性脑缺血发作（TIA）、外周动脉疾病（PAD）及影像学检查如冠状动脉造影或颈动脉超声发现明显斑块
	（2）糖尿病（DM）合并靶器官损伤，如出现蛋白尿，或伴有吸烟、高血压、血脂紊乱等主要危险因素之一
	（3）严重慢性肾脏病[GFR＜30ml/（min·1.73m²）]
	（4）10 年致命性心血管疾病风险≥10%
高危	（1）单一危险因素显著升高，尤其是胆固醇＞8mmol/L（＞310mg/dl），如家族性高胆固醇血症或血压（BP）≥180/110mmHg
	（2）大多数其他糖尿病患者（一些年轻 1 型糖尿病患者可能属于中低危）
	（3）慢性肾脏病 3 期[GFR 30～59ml/（min·1.73m²）]
	（4）10 年致命性心血管疾病风险≥5%，但＜10%
中危	10 年致命性心血管疾病风险≥1%，但＜5%
低危	10 年致命性心血管疾病风险＜1%

五、治　　疗

（一）生活方式干预

1. 控制饮食中胆固醇的摄入

饮食中胆固醇摄入量<200mg/d，饱和脂肪酸摄入量不超过总热量的 10%，反式脂肪酸不超过总热量的 1%。增加蔬菜、水果、粗纤维食物、富含 ω-3 脂肪酸的鱼类的摄入。

2. 增加体力运动

每日坚持 30～60min 中等强度的有氧运动，每周至少 5 日。需要减重者还应继续增加每周运动时间。

3. 维持理想体重

通过控制饮食总热量摄入及增加运动量，将 BMI 维持在<23kg/m^2。超重/肥胖者减重的初步目标为体重较基线降低 5%～10%。

4. 控制其他危险因素

控制其他危险因素，如吸烟、饮酒等。

（二）中医辨证论治

1. 痰湿内阻证

主症：胸脘满闷，胃纳呆滞，头晕身重，大便不畅，舌苔白腻，脉滑。

治法：化痰祛湿。

方药：温胆汤（《备急千金要方》）。

常用药：陈皮、半夏、茯苓、枳实、竹茹、白术、胆南星等。

方解：温胆汤擅祛痰理气。方中以半夏为君，降逆和胃，燥湿化痰，为主药。竹茹清热化痰，止呕除烦，枳实行气消痰，使痰随气下，均为臣药。佐以陈皮理气燥湿，茯苓健脾渗湿，胆南星清火化痰。使以甘草调和诸药。综合全方，共奏化痰祛湿之效。

2. 湿热蕴结证

主症：头晕，口干口苦，肥胖，疲乏，烦热，便干尿赤，舌红，苔黄腻，脉弦滑。

治法：清热利湿。

方药：龙胆泻肝汤（《医方集解》）。

常用药：龙胆草、黄芩、生地黄、栀子、川木通、柴胡、当归、车前子、泽泻等。

方解：龙胆泻肝汤善治肝胆湿热。方中龙胆草苦寒，专入肝胆，善泻肝胆实火，除下焦湿热，泻火燥湿两全其美，为君药。黄芩清热燥湿，栀子苦寒降泄，共为臣药。泽泻、木通、车前子清热利湿，使邪有出路，肝性体阴用阳，主藏血，善条达，热盛易伤阴血，气机壅滞，故用生地黄滋阴生津，当归、柴胡养血疏肝，共为佐药。

3. 痰瘀结滞证

主症：头晕身重，胸胁胀闷，肢体麻木，口干纳呆，大便不爽，舌质暗红或紫暗，有瘀斑，舌苔白腻，脉弦滑或细涩。

治法：化痰行瘀。

方药：二陈汤（《太平惠民和剂局方》）合血府逐瘀汤（《医林改错》）。

常用药：陈皮、半夏、茯苓、柴胡、枳实、赤芍、桔梗、牛膝、生地黄、当归、川芎、桃仁、红花等。

方解：二陈汤为燥湿化痰的代表方。方中半夏辛温性燥，燥湿化痰，降逆止呕，为君药。橘红理气化痰，芳香醒脾，使气顺痰消，为臣药。君臣相配，体现了治痰先理气，气顺则痰消之意。茯苓甘淡，健脾渗湿，使湿祛痰消，治生痰之源，为佐药。诸药合用，标本兼顾燥湿化痰，理气和中。血府逐瘀汤善治血瘀胸中。方中桃仁、红花活血祛瘀，为君药。赤芍、川芎、当归活血养血，为臣药。柴胡疏肝解郁，调畅气机，枳实下气除痞，开胸行气，桔梗开宣肺气，载药上行，牛膝通行血脉，引血下行。四药相配，升降并用，使清者升，浊者降，血活而气行。生地黄清热凉血，清心除烦，配当归能养血润燥，以上均为佐药。诸药合用共奏化痰行瘀之功。

4. 脾虚湿盛证

主症：倦怠乏力，腹胀纳呆，头晕身重，大便溏薄，舌质淡胖，边有齿痕，苔白腻，脉濡缓。

治法：健脾利湿。

方药：胃苓汤（《丹溪心法》）。

常用药：泽泻、茯苓、猪苓、白术、苍术、厚朴、陈皮、桂枝。

方解：胃苓汤擅健脾化湿。方中重用泽泻，利水渗湿，为君药。茯苓、猪苓甘淡利水，健脾渗湿，共为臣药。白术健脾祛湿，苍术燥湿健脾，厚朴除湿散满，陈皮理气化痰，桂枝助阳化气，共为佐药。诸药合用，使水行气化，表解脾健。

5. 肝肾阴虚证

主症：腰膝酸软，口燥咽干，头晕耳鸣，右胁隐痛，手足心热，舌质红，苔少，脉弦细。

治法：滋补肝肾。

方药：一贯煎（《柳州医话》）合杞菊地黄丸（《医级》）。

常用药：沙参、麦冬、当归、地黄、枸杞子、山茱萸、山药、牡丹皮、茯苓、泽泻、菊花。

方解：一贯煎擅养肝阴，疏肝气。方中地黄滋肝肾之阴为君药，枸杞子与地黄配伍补肝阴，养肝血为臣药，当归补血养肝，北沙参、麦冬养阴生津，润肺清燥，均为佐药。诸药合用共奏补养肝阴之功。杞菊地黄丸擅补益肾阴，方中重用熟地黄滋阴补肾、填精益髓，为君药。山茱萸滋养旺肾、秘涩精气，山药健脾补虚、涩精固肾，补后天以充先天，共为臣药。泽泻淡渗泄浊，并防熟地黄之滋腻恋邪，牡丹皮清泻相火，并制山茱萸之温涩；茯苓渗湿健脾，既助泽泻以泻肾浊，又助山药之健运以充养后天，枸杞子平补肝肾，菊花清肝泻火，均为佐药。诸药合用，共奏滋阴除烦，益肾健脾之功。

6. 脾肾阳虚证

主症：腰膝酸软，畏寒肢冷，脘痞腹胀，夜尿频多，大便不实，舌质淡，苔薄白，脉沉迟。

治法：补肾健脾。

方药：右归丸（《景岳全书》）合参苓白术散（《太平惠民和剂局方》）。

常用药：熟地黄、枸杞子、山萸肉、杜仲、菟丝子、附子、肉桂、山药、人参、茯苓、白术、白扁豆。

方解：右归丸擅温补肾阳，方中附子、肉桂培补肾中元阳，温里祛寒，为君药。熟地黄、山萸肉、枸杞子、山药滋阴益肾，养肝补脾，填精补髓，取"阴中求阳"之义，为臣药。再用菟丝子、杜仲补肝肾、强腰膝为佐药。诸药合用，以温肾阳为主而阴阳兼顾，肝脾肾并补。参苓白术散补益脾胃，淡渗止泻，方中人参、白术、茯苓益气健脾渗湿为君。配伍山药、莲子肉助君药以健脾益气，兼能止泻，白扁豆、薏苡仁助白术、茯苓以健脾渗湿，均为臣药。砂仁醒脾和胃，行气化滞，桔梗宣肺利气，通调水道，又能载药上行，为佐药，炒甘草健脾和中，调和诸药，为使药。诸药合用，使脾气健运，湿邪得去，则诸症自除。

（三）西医治疗

1）他汀类药物：能显著降低血清 TC、LDL-C 和 ApoB 水平，也能轻度降低血清 TG 水平和升高 HDL-C 水平。适用于高胆固醇血症、混合型高脂血症和动脉粥样硬化性心血管疾病（ASCVD）的防治。目前国内临床上有洛伐他汀、辛伐他汀、普伐他汀、氟伐他汀、阿托伐他汀、瑞舒伐他汀和匹伐他汀。不同种类与剂量的他汀类药物降胆固醇幅度有一定差别，但任何一种他汀类药物剂量倍增时，LDL-C 进一步降低幅度仅约 6%，即所谓“他汀类药物疗效 6%效应”。他汀类药物尚可使 TG 水平降低 7%～30%，HDL-C 水平升高 5%～15%，可减缓和逆转动脉粥样硬化病变，减少心血管事件，降低心血管疾病的病死率及总死亡率。

2）贝特类药物：可以降低血清 TG 水平和升高 HDL-C 水平。常用的贝特类药物有非诺贝特、苯扎贝特、吉非贝齐。常见的不良反应包括消化不良、胆石症、肝酶升高，可引起肌病。贝特类药物与他汀类药物联用时增加肝酶异常和肌病的发生风险，应监测肝酶与肌酶的变化。

3）烟酸类药物：大剂量时具有降低 TC、LDL-C 和 TG 及升高 HDL-C 的作用。常见不良反应包括颜面潮红、高血糖、高尿酸血症（或痛风）等。

4）胆固醇吸收抑制剂：包括依折麦布和海博麦布，研究显示依折麦布与他汀类药物联合时可以进一步降低 LDL-C 水平，同时降低心血管事件的发生率。依折麦布的推荐剂量为 10mg/d，可晨服或晚上服用，其安全性和耐受性良好。另一种胆固醇吸收抑制剂海博麦布是近期上市的国产一类新药，其作用机制、用法和降脂疗效等与依折麦布相似。

5）PCSK9 抑制剂：PCSK9 单抗的作用机制系靶向作用于 PCSK9 蛋白。PCSK9 抗体结合血浆 PCSK9，减少细胞表面的低密度脂蛋白受体相关蛋白分解代谢，从而降低循环 LDL-C 水平。目前获批上市的有两种全人源单抗，分别是依洛尤单抗和阿利西尤单抗。依洛尤单抗 140mg 或阿利西尤单抗 75mg，每两周 1 次皮下注射，安全性和耐受性好。研究证实依洛尤单抗和阿利西尤单抗可降低 LDL-C 水平达 50%～70%。依洛尤单抗还可降低 TG 水平 26%，升高 HDL-C 水平 9%，阿利西尤单抗也有类似效果。依洛尤单抗和阿利西尤单抗均可降低 Lp（a）水平 30%左右。

6）高纯度 ω-3 脂肪酸：主要降低 TG，主要用于治疗高甘油三酯血症。包括 ω-3 脂肪酸羧酸制剂（含 DHA 和 EPA），ω-3 脂肪酸乙酯化制剂（含 DHA 和 EPA，以及只含 EPA 的 IPE）。美国 FDA 已批准用于严重高甘油三酯血症（≥5.6mmol/L）成人患者。

7）胆酸螯合剂：可阻断肠道内胆汁酸中胆固醇的重吸收，从而降低血清总胆固醇含量。常见的不良反应包括胃肠不适、便秘，影响部分药物的吸收。由于服用不便，近年较少使用。

（四）常用中成药

1）血脂康胶囊：主要成分为红曲，其作用与他汀类药物相似，主要用于降低高胆固醇血症。常用剂量为一次 2 粒，一日 2 次，适用于脾虚痰瘀阻滞证者。

2）脂必泰胶囊：由山楂、泽泻、白术、红曲组成，具有消痰化瘀、健脾和胃之功效。研究表明其能促进和提高脂质代谢水平，降低 TC 和升高 HDL-C。常用剂量为一次 1 粒，一日 2 次，适用于痰瘀结滞证者。

3）荷丹片：由荷叶、丹参、山楂、番泻叶、盐补骨脂组成，具有化痰降浊、活血化瘀之功效，可以改善血脂异常，降低胆固醇、TG 和体重，调节炎症反应和氧化应激，改善脂代谢。常用剂量为一次 2 片，一日 3 次，适用于痰瘀结滞证者。

（五）中医外治疗法

1. 针灸

1）体针：取穴内关、郄门、间使、神门、通里、合谷、曲池、足三里、丰隆、阳陵泉、三阴交、肺俞、厥阴俞、心俞、督俞、公孙、太白、曲泉、中脘、鸠尾。每次选取 3～5 穴，交替使用，日针 1 次，留针 20～30min。

2）耳针：取饥点、口、肺、脾、内分泌、直肠下段等穴，或取敏感点，用揿针或用王不留行、白芥子贴压。

2. 推拿

揉内关，先左后右；揉屋翳、渊腋、辄筋等穴，重点揉左侧，每穴揉 30 次；摩肾堂，运膏肓各 50 次，每日 2～3 次。

3. 传统气功

习练传统气功，如太极拳、八段锦、易筋经等。

（六）其他治疗

1）脂蛋白分离：是家族性高胆固醇血症的重要辅助治疗措施，临床效果肯定，治疗频率可每周 1～2 次。但此治疗价格昂贵且存在感染风险，未在我国广泛推广。

2）肝移植和外科手术：肝移植、回肠旁路手术和门静脉分流术由于并发症多，移植术后还存在排斥反应、死亡率高等风险，现有指南与共识基本不做推荐。

六、预　　后

高脂血症患者预后需要从血脂水平和并发症两方面综合评估。高脂血症患者如果无并发症，经过改善生活方式及合理药物治疗，预后相对较好。如果高脂血症患者合并动脉粥样硬化等疾病，则预后取决于慢性疾病管理情况。

七、展　　望

血脂异常是动脉粥样硬化性心血管疾病的重要危险因素之一，在我国血脂异常的发病率逐年升高，但其知晓率、治疗率和控制率极低，急需加强健康知识科普，促进广大居民建立良好的生活习惯，推进基层血脂异常的筛查和管理，降低心血管事件的发生率。现阶段血脂异常治疗还存在现有药物无法满足临床需求的问题，如何探索新的干预治疗靶点、发挥中西医结合治疗的优势、制订精准个性化的联合用药方案，有待进一步研究。

（张　芳）

参 考 文 献

安冬青，吴宗贵，梁春，等，2017. 血脂异常中西医结合诊疗专家共识. 中国全科医学，20（3）：262-269.

陈文强，王玉来，2013. 基于“脉浊”理论对动脉粥样硬化发病的再认识. 中医杂志，54（17）：1450-1452.

代爽，何庆勇，杨戈，等，2022. 基于对应分析探讨血脂异常患者中医证候与合并病的相关性. 中华中医药杂志，37（2）：1141-1144.

葛均波，徐永健，王辰，2018. 内科学. 9 版. 北京：人民卫生出版社.

刘宗莲，杨凤珍，王秋风，2017. 国医大师路志正调理脾胃治疗高脂血症经验. 中华中医药杂志，32（9）：4012-4014.

王增武，刘静，李建军，等，2023. 中国血脂管理指南（2023 年）. 中国循环杂志，38（3）：237-271.

中华中医药学会，2008. 中医内科常见病诊疗指南·西医疾病部分. 北京：中国中医药出版社.

Beaumont J L，Carlson L A，Cooper G R，et al，1970. Classification of hyperlipidaemias and hyperlipoproteinaemias. Bull World Health Organ，43（6）：891-915.

第十三章 内分泌与代谢性疾病的中医临床/科研思路和方法

内分泌与代谢性疾病是研究激素调节机体代谢及功能的一门学科，其发病机制复杂多样。内分泌学主要包括激素合成—分泌—转运—靶器官及组织、激素受体的应答。代谢性疾病则主要包括糖、脂肪、蛋白、尿酸等代谢异常导致的一系列临床综合征。祖国医学早在公元前 3 世纪已有关于“瘿病”的记载。战国时期的《庄子·德充符》中即有“瘿”的病名。对于“消渴”“肥人”“痹证”的认识，最早可追溯到秦汉时期成书的《黄帝内经》。中医古籍的相关内容已有现代医学“糖尿病”“甲状腺疾病”“肥胖”“高尿酸血症”等内分泌与代谢性疾病的理论雏形。

中医学在治疗内分泌与代谢性疾病中，尤其是对于“消渴”“瘿病”等慢性疾病，有着“整体观、个体化”的特色与优势。整体观强调“天人合一”，人与自然环境相呼应，人的五脏六腑是一个整体，可通过调整人体内部的稳态平衡来解决局部乃至全身的问题。个体化，是指医家针对患者的体质特点、疾病类型、刻下症状，开出专属方药，能充分体现辨证施治的特点，是一种先进的个体化诊疗策略。然而，“整体观、个体化”也面临着现代环境的挑战。如何能在临床中“既守中医之正，又能达到中西医融会贯通”是值得我们思考的问题。

传统中医学欲在当今医学界赢得全球认可及信赖，需要提供客观、科学、系统的评价体系及数据支持，因此临床及科研水平是中医药现代化建设的核心竞争力和原动力。作为未来的中医人才，需要具备中医思维下的科研能力，用现代科学技术解析中医经典，进行合理的科研实践探索，促进中医药传承创新至关重要。

一、中医临床思维

现代西方医学与传统中医有着截然不同的历史渊源及理论体系。基于循证医学的西方医学具备系统化的诊疗策略和疗效评价体系，自 20 世纪传入我国后迅速占据了主流医学的地位，同时一定程度上也促进了中医的分科及专科化的发展。中西医融汇结合形势下以西医诊断为基础的“病证结合”模式将现代疾病与中医的证相结合，这种创新是对中医诊疗体系的重构及探索。近年来，我国高度重视中医药临床发展，包括构建多个中医临床研究基地，围绕重点病种开展临床及基础专项研究，建立各个疾病系统中医特色病种临床诊疗方案及临床路径，推动中医临床诊疗循证指南的制订，使中医的理论与临床方法提升到了全新的水平。

不论时代如何变迁，中医的临床思维仍然以“整体观、个体化”为核心。

1. 整体思维

道家著作《老子·四十二章》有云：“道生一，一生二，二生三，三生万物。”《易传·系辞上》：“易有太极，是生两仪，两仪生四象，四象生八卦。”所谓“一”或“太极”，皆强调世界的本原性、统一性、规律性。在哲学思想的影响下，中医思维以整体大局为主，擅长于整体、全面地思考问题，主张人与自然的和谐统一，以“天人合一”为根本内容。《素问·气交变大论》云：“善言天者，必应于人；善言古者，必验于今；善言气者，必彰于物；善言应者，同天地之化；善言化言变者，通神明之理。”强调人存在于天地自然之间，随着四季昼夜的变化，人体也相应发生改变。传统中医运用阴阳、五行系统等抽象思维来解释“天-地-人”之间的关系及相互作用。例如，人体是由五脏、六腑及九窍等构成的一个复杂系统。自然界万物分为金、木、水、火、土五行，使用类比的方式提出五脏分属五行，如肺属金，肝属木，肾属水，心属火，脾属土，五脏间存在类似五行相克、相生的关系。治疗疾病时根据五脏的关系，维持整体平衡才能达到治疗效果。

2. 辨证思维

中医认为人体或感受外来邪气，或正气不足，或情志外伤等各种原因造成机体的气血、阴阳、脏腑功能失衡，最终导致疾病发生发展。医者通过“望、闻、问、切”来收集患者的各种症状，明确病机，辨别证型，从而指导用药。《伤寒论》中提出了“观其脉证，知犯何逆，随证治之”，也体现了辨证论治的理念。辨证论治思维是中医临床诊疗所独有的指导思想，突出体现了中医个性化的治疗特点、朴素的唯物主义观念及理法方药高度统一的思维模式，作为中医临证诊疗之大法为历代医家所推崇与实践，其重要性不言而喻。

3. 病证结合新思维

在中医现代化的过程中，病名的认识一直是中西医结合的首要难点。传统的病名已不能体现现代疾病的全貌。如高尿酸血症，传统中医无法归属相关疾病，当尿酸持续性升高导致急性痛风性关节炎发作时，则归属于“痹证”，但风湿性关节炎、骨性关节炎、强直性脊柱炎根据症状表现往往也可归属于此类病证。而现代化的生活方式，人种基因易感性等也揭示了高尿酸血症与古代不同的发病机制，迫切需要合适的新思维来衔接上述中西医结合诊治的理念。考虑到西医对于疾病的命名具有系统化的优势，且被主流医学所承认，目前主张以西医为诊断基础的“病”与中医的“证”相联系结合，在此模式上发挥中医辨证论治的特色，这也是当今中西医诊疗体系的重大革新。以仝小林院士为代表的中医名家，对于中医思维现代化，病证合一的体系框架提出了一系列的突破性指导，形成了有特色的理论体系。以糖尿病为例，目前全球糖尿病流行病学调查结果显示，肥胖、超重人群占据较大比例，糖尿病患者病因有了新的变化，以能量摄入过多，消耗减少为主，同时便捷的血糖检测仪器广泛普及应用，使得糖尿病早期诊断率大大提高。“消渴”理论在诊断技术落后的古代，多作为糖尿病晚期辨治理论，显然已不合适指导目前糖尿病早期临床的诊治。仝小林院士根据古今临床实际，将糖尿病分为“脾瘅”“消瘅”两大类，每一类分为前期、早中期、晚期、并发症期四期，每一期再分不同的证型，分证论治。根据《素问·奇病论》，“脾瘅”属于2型糖尿病伴有肥胖症患者，以伤阳为主，在前期、早中期以中满内热为核心病机，热耗气阴，晚期阴虚燥热，转为消渴；根据《灵枢·五变》，“消瘅”属于五脏虚弱的糖尿病伴有消瘦患者，以伤阴为主。

二、中医特色的科研方法及思路

现代内分泌学进展非常迅速，20世纪已经出现了人工生物合成激素，如胰岛素。进入21世纪，通过转基因、基因敲除、基因打靶等技术，精细到了具体激素或激素受体。而现代生物物理学、计算机学、网络技术等手段，提供了便捷的大数据收集统计及分析功能，快速推动了内分泌及代谢性疾病的现代化进程。中医药循证医学研究同样也包含Meta数据分析、随机对照试验、真实世界研究、病例报告、动物或者细胞实验等方法。《素问·阴阳应象大论》云：“治病必求于本。”与现代医学研究设计相比，传统的中药复方制剂在研究方案的设计中具有“证”的特色，中医的证候诊断标准化是客观、系统评价中医临床疗效的重要前提，也是设计方案的难点。为了加速实现传统中医现代化的进程，更好地将中医特色融入目前的临床思维及科研中，需要未来的中医研究者们付出更多的努力，不断完善及创新。

1. 随机对照临床试验

随机对照临床试验（randomized controlled trial，RCT）是一种对某种疗法或药物的效果进行检测的手段。采用随机分配的方法，将符合要求的研究对象随机分配到试验组与对照组，在条件一致的基本环境中，不同组施加不同的干预，同步进行研究和观察试验效应，具有前瞻性论证强度高的特点。RCT 研究属于一级设计方案，可以提供循证医学的最佳证据，是临床评价有效性的“金标准”，因此高质量的 RCT 研究成果，是作为专家共识，甚至权威指南制订的导向性关键依据。RCT 研究较为耗时耗力，当然也受到样本量大小、涉及的人群、干预的条件、统计等各因素的干扰而造成此方法实施的局限性及增加了临床操作难度。

以“消渴”为例，气阴两虚证是较为常见的类型，临床可表现为口干、咽干、便干等津液亏虚之证，同时可伴有头晕心悸，五心烦热等阴虚表现。研究目标为某种药物干预后改善“消渴”气阴两虚证患者口干的前瞻性效果的研究。通过临床病例信息采集来获取患者的临床症状、舌象、脉象，但若缺乏规范化标准，不同医师对舌脉的认知和判断会增加获取信息的异质性，不利于标准化辨证。且在具体临床患者中，异质化体征较多，如何准确、客观、标准化纳入是 RCT 研究的关键。要考虑临床研究受试者纳入标准中采用的证候诊断标准是否可得到中医及西医研究者的理解和认同，最好选择标准化的指南、专家共识中的相关内容指导，否则将影响研究结果的科学评价。

例如，可参照 2002 年版《中药新药临床研究指导原则（试行）》。

主症：咽干口燥，倦怠乏力。

次症：气短懒言，多食易饥，口渴喜饮，五心烦热，头晕心悸，失眠，便秘。

舌脉：舌红少津，苔薄或花剥，脉细数无力，或细而弦。

以上主症必备 2 项，或者 1 项主症加 1～2 项次症，参照舌脉即可做出诊断。

研究的有效指标如口干，是患者的主观感受，如何量化也是需要思考的问题。可选择中医证候评分量表、口干评分量表积分进行量化实施评价。而一个好的中医证候量表，需要测量结果的稳定性和一致性，同时还需要量表的设计内容能全面反映所考察的中医内容。而标准化的中医证候量表的权威性有待日后进一步规范完善。其次口干的评价指标也可增加现代医学的辅助检查来评估，使用静息状态下唾液流速监测，或者唾液腺超声诊断、唾液腺 ECT 显像定性分析及半定量分析，使用丰富的多方面的指标来具体化口干的严重程度，使得整体 RCT 设计对于指标的量化更为合理。

2. 大数据背景下的真实世界研究

真实世界研究（real-world study，RWS）是收集与利用真实世界数据（real-world data，RWD）形成真实世界证据（real-world evidence，RWE）的临床研究方法。相对于 RCT 研究的选择性干预性，RWS 研究是利用科技大数据对其进一步补充，其缺陷是数据来源于真实因素，分组存在不均衡、缺乏有效的可比性的情况。大数据来源可以是医院 HIS 系统电子病历数据、问卷调查数据、医疗费用监测类数据、临床试验数据，研究设计分为横断面研究、病例对照研究、队列研究、非随机对照研究、实效性研究、经济效益研究等。大数据背景下，可以更好地利用生物科技技术来为中医现代化服务。关键在于建立体现中药辨证论治特色的 RWS 模式，实现评价中药特色治疗的有效分析及成果。

在目前已有的真实世界的数据基础上，可以通过收集数据平台的有效信息，或收集中医名家的有效临证医案，运用数据平台软件，或者 SPSS 分析软件等辅助工具，来进一步挖掘治疗内分泌及代谢性疾病专病专用方、经验方，进行中药配伍规律的研究，挖掘高频率的中药药对及配伍，分析药性、归经。但也存在一些数据无效的分析及配伍，如甘草，作为调和诸类药物的调和剂，往往在数据挖掘中成为高频次分析的首选，需要对无效的一些数据进行整理优化，形成有效的挖掘成果。举例来说：我们通过常用的中国知网、维普网数据库，输入关键词“高尿酸血症”“糖尿病”等需要研究的内分泌疾病，检索特定年限期间中药复方制剂治疗的文献资料，来筛选出有效的复方制剂。将收集的数据导入中医传承计算平台，使用统计分析功能，进行相关的数据挖掘，靶向基本证候或主导病机的主方组合，形成高质量的治疗方案证据。

3. 网络药理学研究

网络药理学和分子对接是现代药理学研究的两个重要领域，它们为理解中药复方药物的作用机制提供了强大的工具。网络药理学基于"疾病-基因-靶点-药物"相互作用网络，通过网络分析，系统综合观察中药复方对疾病网络的干预与影响，挖掘中草药有效成分，预测其潜在作用靶点，并探讨其与病证的相关性，可有助于发现中草药的多靶点、多途径作用模式，预测潜在的药物不良反应，以及优化药物设计和筛选过程，为复方制剂的研发和应用提供理论依据。而分子对接则是基于计算模拟的一种方法，用于研究分子间的相互作用。通过模拟蛋白质、DNA/RNA、小分子的相互作用，可以预测中药药物与靶点之间的结合模式，从而预测药物的活性。这种方法有助于在早期阶段筛选出具有潜在活性的药物候选者，提高药物发现的效率和成功率。

例如，研究"加味四妙丸"中药复方制剂治疗痹证，通过检索中药系统药理学数据库和分析平台（TCMSP）数据库，获得加味四妙丸（薏苡仁、牛膝、黄柏、苍术、土茯苓、山慈菇、桂枝、乌梢蛇、泽泻）这 9 味单味药化学成分及分子信息，使用 R 软件中的 clusterProfiler 软件包对急性痛风性关节炎-加味四妙丸靶基因进行 GO、KEGG 富集分析。通过 GO 富集可以发现"加味四妙丸"对于急性痛风性关节炎的治疗作用主要通过抑制炎症基因的酶活性，调控炎症基因的转录，完成细胞修复与再生，从分子层面消除不利因素，有效改善症状，符合中医治病求本的思路。KEGG 信号通路进一步分析可发现"加味四妙丸"治疗痹证主要相关通路包括 IL-17、TH17 细胞分化信号通路、MAPK、PI3K-Akt、NF-κB 信号通路。这为进一步研究加味四妙丸治疗痛风提供了相关靶点通路及方向。

4. 基础研究的中医模型构建

中医药的基础研究设计在思路上与现代医学的基础研究没有太大的差异，均要求突出研究的可行性及创新性。中医研究需要"证"，而辨证论治的个体化诊疗才能体现中医临床的独特优势，从而能够实现创新方药的临床运用和实践。但证候的纳入作为一种复杂干预对基础研究提出了极大挑战。动物模型需要满足研究结果与中医理论吻合，才能有利于阐明中医"证"的本质，验证并探讨中药方剂的疗效及机制，这也是中医研究中动物造模的难点。动物模型的证候建立必须符合中医证候形成的诸多条件，因此此类模型的制作难度大，且不易得到现代研究者的广泛认可。反之，如果单纯采用广泛认同的现代医学造模手段，很难体现在药物干预下改善证候的实验性疗效验证。

例如，要研究湿热蕴积型痛风性关节炎，采用传统的造模手段，用配备注射针头的注射器将尿酸钠溶液注入大鼠一侧踝关节腔内。注射部位及方法：将大鼠固定在操作台上，充分暴露右侧踝关节，将其摆放成直角后找到后肢背侧正中胫腓骨与踝关节的间隙处，注射器针头倾斜通过此间隙直接进入关节腔内，将尿酸钠溶液注射进关节腔内，并观察对侧关节囊，以关节囊突出为标准从而建立急性痛风性关节炎大鼠模型。然后用清热利湿类方药灌胃进行干预，但该模型不能很好地体现湿热证的特点，只是单纯套用了现代医学的痛风性关节炎的造模方式，如果使用该模型设计实验，不符合中医湿热的病因病机规律，因此药物干预后不能体现治疗证候的疗效及结果。又例如，需要研究阴虚型 2 型糖尿病。目前 2 型糖尿病的动物模型造模方式常常采用联合诱导法，以高脂饲料喂养诱导大鼠超重产生胰岛素抵抗，联合小剂量链脲佐菌素（STZ）注射造成胰岛 β 细胞损伤，这种造模方式比较符合典型的临床 2 型糖尿病发病过程。在此基础上需要再模拟阴虚证的表现，可采用甲状腺素片混悬液每日灌胃一次，待大鼠表现为躁动不安、进食量增加、皮毛光泽度差、体温升高、体重减轻、疼痛反应敏感，即提示造模成功。再使用滋阴药物干预治疗观察是否可显著改善阴虚型糖尿病大鼠的症状。当然随着技术的进一步创新，在动物伦理允许的范围内，可以呈现多种形式的中西医结合的动物模型造模方案，以更好地贴合中医证候特色的治疗理念。

我国目前大力提倡并实行中西医并重的健康医疗发展模式。中医辨证论治是临床中医师必须掌握的基本技能，同学们在学习的过程中，需要多阅读中医经典、努力学习掌握中西医理论，夯实临床基础知识，才能更好地发挥中西医的优势，为日后独立从事临床工作做好铺垫。而培养科研实践能力亦是新时代对于中医、中西医结合学生的要求。我们鼓励同学们积极进行科技创新，选取具有临床实践意义的方药或经典理论，用科学严谨的实验、前沿的科学技术，获得翔实有力的数据来完成对中医理论的有效论证。我们要学会运用中西医结合的方式，探索并发现中药方剂对疾病治疗的新机制、新靶向，为更好地实现中医现代化而共同努力。

（曹　赟）

参考文献

何莉莎，宋攀，赵林华，等，2020. 态靶辨证：中医从宏观走向精准的历史选择. 辽宁中医杂志，47（1）：1-4.
仝小林，2021. 态靶医学：中医未来发展之路. 中国中西医结合杂志，41（1）：16-18.
夏淑洁，林雪娟，赖新梅，等，2020. 中医思维方式与特征的文献研究. 中华中医药杂志，35（4）：2034-2037.
尹笑玉，陈明，2024. 试论中医诊疗中病、证、症的离合关系及其应用. 中华中医药杂志，39（2）：636-641.
周雪忠，王世华，张迪，等，2023. 构建中医药特色真实世界临床研究新模式的实践与思考. 科技导报，41（14）：22-31.